Physiotherapie Basics

Herausgegeben von
Udo Wolf, Frans van den Berg und Bernard C. Kolster

Bernard C. Kolster

Massage

Klassische Massage, Querfriktionen, Funktionsmassage,
Faszienbehandlung

4. Auflage

Unter Mitarbeit von Frans van den Berg, Astrid Waskowiak,
Udo Wolf, Sönke Preck

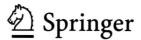 Springer

Dr. med. Bernard C. Kolster
Marburg

ISBN 978-3-662-47272-9   ISBN 978-3-662-47273-6 (eBook)
DOI 10.1007/978-3-662-47273-6

Die Deutsche Nationalbibliothek verzeichnet diese Publikation in der Deutschen Nationalbibliografie; detaillierte bibliografische Daten sind im Internet über http://dnb.d-nb.de abrufbar.

Springer-Verlag Berlin Heidelberg

Gesamtherstellung: KVM - der Medizinverlag, ein Unternehmen der Q.V. Verlagsgruppe
Umschlaggestaltung: deblik Berlin
Fotos: Peter Mertin, Cologne Enterprise Production, Köln; Martin Kreutter, Marburg; Dr. Günter Körtner, Marburg
Grafiken und Zeichnungen: David Kühn, Marburg

Gedruckt auf säurefreiem und chlorfrei gebleichtem Papier.
Springer-Verlag GmbH Berlin Heidelberg ist Teil der Fachverlagsgruppe Springer Science+Business Media
(www.springer.com)

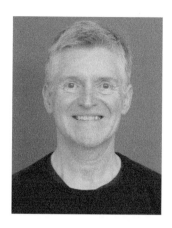

Autor – Dr. med. Bernard C. Kolster

Nach seiner Ausbildung zum Physiotherapeuten studierte er Humanbiologie und Humanmedizin. Klinische Tätigkeit in den Bereichen Gynäkologie und Geburtshilfe, Physikalische Medizin. Als Autor und Herausgeber zahlreicher Fachbücher gehört die Vermittlung von Wissen und Umsetzung alltagstauglicher Strategien zu seinen Hauptanliegen. Schwerpunkte seiner praktischen Tätigkeit sind die Physikalische Medizin, Reflextherapie und Ernährungsmedizin.

Für Karin, Tonia und Felix

Reihenvorwort

Die Reihe „Physiotherapie Basics" richtet sich in erster Linie an Physiotherapieschüler, aber auch an Physiotherapeuten in der Praxis.

Die Inhalte sind praxisorientiert aufgearbeitet. Alle Elemente der Untersuchung (z. B. Anamnese, Inspektion, Tastbefund und Funktionsuntersuchung) werden ausführlich beschrieben und erleichtern so eine optimale Befundung und Behandlung. Neben den manuellen Tests werden auch Messinstrumente und Skalen vorgestellt. Anleitungen für die Dokumentation und Interpretation der Befunde erleichtern dem Anwender den Einstieg in die Behandlung. Diese wird nach Behandlungszielen gegliedert dargestellt. Dazu bedienen wir uns des bewährten Bildatlas-Konzeptes: Die Praxis wird vorrangig über Bildsequenzen mit erklärenden Texten vermittelt.

Über das didaktische Prinzip klassischer Schulbücher hinausgehend, ist es ein Anliegen der Herausgeber, die physiotherapeutischen Verfahren zusammenhängend und anwendungsbezogen darzustellen. So soll bei der Entscheidung für eine der vielen Techniken unseres Faches eine wirkungsvolle Entscheidungshilfe für Alltagssituationen in der therapeutischen Praxis gegeben werden. Fundierte Kenntnisse über die zugrunde liegenden Wirkungsmechanismen sollen den Dialog mit dem verordnenden Arzt bereichern und zu einer Optimierung der Indikationsstellung beitragen. Sie werden in ausführlichen Theorie-Kapiteln verständlich dargelegt.

Dem Leser soll durch „Lernziele" am Beginn und „Zusammenfassungen" am Ende eines Kapitels eine Fokussierung auf das Wesentliche erleichtert werden. Wichtige Informationen werden durch optische Kästen als „Memo" und Warnungen unter „Vorsicht" hervorgehoben. Ferner kann das Erlernte durch die unter „Überprüfen Sie Ihr Wissen" formulierten Fragen im Hinblick auf eine optimale Prüfungsvorbereitung rekapituliert werden.

Auch der erfahrene Praktiker kann auf unsere „Basics" zurückgreifen, wenn er sein Wissen auffrischen und aktualisieren möchte. Zudem bietet die Reihe das nötige „Knowhow", um sich die praxisrelevanten Grundlagen für verschiedene Spezialgebiete aneignen zu können. Dies gilt auch für Studenten der Bachelor-Studiengänge für Physiotherapeuten.

Um die Buchreihe optimal auf die Bedürfnisse von Schülern und Studierenden ausrichten zu können, wurde ein Schülerbeirat in die Planung eingebunden. An dieser Stelle möchten wir Martin Müller, Alice Kranenburg (Rudolf-Klapp-Schule, Marburg), Silvia Weber, Martin Dresler, Eva Maria Plack (IFBE, Marburg) sowie Antonia Stieger für ihre konstruktive Mitarbeit danken.

Udo Wolf
Frans van den Berg
Bernard C. Kolster

Vorwort zur 3. Auflage

Warum ein Buch über Massage:

Als ich mit meinen Freunden und Kollegen Udo Wolf und Frans van den Berg auf die Idee kam, eine Schulbuchreihe für angehende Physiotherapeuten auf den Weg zu bringen, sollte bei den geplanten Themen die Klassische Massage nicht fehlen. Da wir alle drei von Haus aus Physiotherapeuten sind, lag es nahe, dass wir uns selbst dieses Themas annahmen. Dabei erlebten wir eine ziemlich große Überraschung: Es gibt in der deutschsprachigen Literatur nur wenige aktuelle Veröffentlichungen. Betrachtet man die gesamte Literatur (bezogen auf die Standardwerke), so stellt man fest, dass die Darstellung der Klassischen Massage sehr unterschiedlich erfolgt. Es gibt folgende Grundkategorien:

- Effleurage – Streichungen,
- Pétrissage – Knetungen,
- Friktionen – Reibungen/Zirkelungen und
- Tapotements – Hackungen, Klatschungen, Klopfungen.

Aber wohin gehören Vibrationen, Schüttelungen, Walkungen und Hautmobilisationsgriffe? Was sind die spezifischen Wirkungen der einzelnen Griffe? Wie sieht ein typischer, vollständiger Massageablauf einer Körperregion aus?

Fragen über Fragen und nur wenige Antworten! Weiterhin kamen uns leise Zweifel, ob die Klassische Massage allein und einsam als Therapeutikum in einer immer komplexer werdenden Physiotherapie ihre Berechtigung hat. Muss man die Klassische Massage nicht eher als ein Therapieelement in einem komplexen Rehabilitationsprogramm sehen? Und wenn ja, welche Therapieformen sind mit ihr therapeutisch verwandt? Wir entschlossen uns daher, in das Buch der Klassischen Massage die Funktionsmassage sowie die Querfriktionen nach Cyriax aufzunehmen. Sie schienen uns thematisch so verwandt und vor allem die Klassische Massage ergänzend, dass sich mit diesen drei Verfahren ideale Behandlungspläne gestalten lassen.

Die Einbeziehung dieser Therapieoptionen warf eine weitere, fast banale Frage auf: Was macht man wann? Um zu entscheiden, welche der möglichen Therapieoptionen auszuwählen ist, bedarf es einer vorherigen Befunderhebung. Aus diesem Grund sahen wir uns veranlasst, ein eigenes Kapitel zu diesem Thema mit aufzunehmen. Wir sprechen dabei nicht von dem „klassischen" ausführlichen orthopädischen, chirurgischen oder neurologischen Befund, sondern von einer Befunderhebung, die pragmatisch auf die Bedürfnisse der hier dargestellten Therapieoptionen zugeschnitten ist.

Ein weiteres wichtiges Thema mit immer stärker werdender Bedeutung ist die Qualitätskontrolle. Es handelt sich dabei um die Frage, ob die ausgewählten und verabreichten Maßnahmen ihren Sinn und Zweck bezüglich der Behandlungsziele erfüllen. In der Physiotherapie gibt es im Prinzip zwei Zielgrößen, die man messen (quantifizieren) und dokumentieren kann: Schmerz und Bewegungseinschränkung. Schmerz als subjektives Gefühl kann mit der so genannten Visuellen Analog-Skala (VAS) gemessen und dokumentiert werden. Die Anwendung der VAS wird in diesem Buch ausführlich dargestellt. Bewegungseinschränkungen können mit einfachen Gelenkmessungen nach der Neutral-Null-Methode nach Debrunner dokumentiert werden, die hier ebenfalls detailliert beschrieben wird. Damit kann die Effizienz von Maßnahmen dokumentiert werden.

Weiterhin war uns die Darstellung der Dokumentation ein extrem wichtiges Anliegen. Um eine Systematik bezüglich der vielen möglichen Techniken herzustellen, haben wir uns für eine regionäre Einteilung entschlossen. Im Vordergrund stehen die einzelnen Körperregionen, die stets nach einem einheitlichen Schema aufgebaut sind:

1. Befunderhebung (bezogen auf die Erfordernisse der hier dargestellten Therapieverfahren)
2. Palpation
3. Funktionsprüfung (aktive und passive Bewegung)
4. Alarmzeichen (Symptome oder Zeichen, bei deren Vorliegen ohne vorherige Abklärung keine weiteren Therapiemaßnahmen erfolgen dürfen)
5. Klassische Massage
6. Querfriktionen
7. Funktionsmassage
8. Behandlungsbeispiele

Um einen stärkeren Praxisbezug herzustellen, haben wir für jede Körperregion ein bis zwei Behandlungsbeispiele vorgestellt, die sich mit den hier beschriebenen Therapieverfahren behandeln lassen. Diese Behandlungsbeispiele finden sich immer am Ende des jeweiligen Kapitels.

Die gezeigten Therapieoptionen sind so umfassend wie möglich, vergleichbar mit einem Werkzeugkasten. Es werden die Techniken (Werkzeuge) aus den einzelnen Bereichen ausgewählt, die einerseits sinnvoll sind, um das Behandlungsziel zu erreichen und die dem Therapeuten andererseits von der Ausführung her liegen. Es ist unserer Ansicht nach sinnvoller, einige Techniken richtig gut und sicher im Griff zu haben, anstatt alle Techniken nur oberflächlich zu beherrschen.

Auch die Sportmassage ist ein Anwendungsbereich, der in einem so umfassenden Lehrwerk nicht fehlen sollte. Ihren Grundlagen sowie speziellen Einsatzmöglichkeiten wurde ein eigenes Kapitel gewidmet.

Bei der Konzeption dieses Buches haben wir uns am Curriculum des ZVK (Zentralverband der Physiotherapeuten und Krankengymnasten) orientiert und konsequent die hier geforderten Inhalte sowohl im Grundlagenteil als auch in den Praxis-Kapiteln umgesetzt.

Wir hoffen, dass wir mit dieser Gliederung eine praxisorientierte und umfassende Darstellung der Massage erreichen konnten.

Dieses vorliegende Werk hätte ohne die engagierte Mitarbeit vieler Personen nicht entstehen können. Allen Personen, die einen Beitrag geleistet haben, sei hiermit herzlich gedankt. Namentlich erwähnt seien:

Markus Voll, iAS interActive Systems, Günter Körtner und David Kühn für die Grafiken; Peter Mertin und Martin Kreutter für die Fotografien; Mirjam Groll, Peter Düsing und Erik Schmelter, unsere Fotomodelle; Marius Nowak und Christian Rau für die elektronische Bildbearbeitung; Professor Dr. Walter Krause (Uniklinik Marburg) für die Abbildungen der dermatologischen Erkrankungen; Angela Weber (IFBE Physiotherapie-Schule, Marburg) für ihre Beratung; Eva Maria Plack und Martin Müller (Schülerbeirat); Astrid Frank für die Korrekturen; Sarah Monz für die Recherche; Astrid Waskowiak, Sabine Poppe, Katrin von der Decken, Martina Kunze und Christine Zeuke (KVM-Verlag); Katja Kubisch und Anja Bruun für Satz und Layout; Parastita Dubois und Birgit van den Berg für das Catering.

Herrn Prof. Thomas danken wir für die Überarbeitung der dermatologischen Krankheitsbilder und die ausgewählten Abbildungen, die er für dieses Buch aus seinem Archiv zur Verfügung gestellt hat.

Für die 3. Auflage wurden alle Kapitel überarbeitet.

Wir hoffen, dass auch die 3. Auflage regen Anklang findet und in Theorie und Praxis wertvolle Hilfestellungen leistet.

Marburg, im April 2010

Für die Autoren
Bernard C. Kolster

Vorwort zur 4. Auflage

Der Muskel oder – genauer gesagt – das Muskel-Faszien-System ist in den Fokus der Aufmerksamkeit gerückt, und etliche Publikationen und Bücher über Faszien sind in den letzten Jahren erschienen. Dies ist umso erstaunlicher, als man in der Medizin und der klinischen Anatomie diesen Strukturen wenig funktionelle Bedeutung beigemessen hat. Inzwischen haben sich allerdings die Faszien zu einem „faszinierenden" Objekt entwickelt. Was sind eigentlich Faszien und welche Aufgaben erfüllen sie in unserem Körper?

Das in dieser Auflage neu hinzugekommene Kapitel „Faszienbehandlung" beantwortet diese Fragen. Es liefert eine unglaublich komprimierte und anschauliche Beschreibung dieses Gewebes. Ferner bietet das Kapitel eine Anleitung und einen visuellen Einstieg in die Faszienbehandlung. Hierbei muss man sich allerdings darüber im Klaren sein, dass Faszien nicht isoliert behandelt werden, sondern zusammen mit dem Muskel. Muskel, Faszien, Sehnen, Knochen, der gesamte Körper ist über das Fasziensystem miteinander verbunden, daher passt die Thematik sehr gut in diese neue Auflage.

Die hier dargestellten Techniken sollen eine Anregung geben, wie sich das Spektrum der Klassischen Massage erweitern lässt. Es gibt inzwischen zahlreiche Techniken der Faszienbehandlung und die hier dargestellten bieten eine Möglichkeit. Mein Dank geht deshalb an Sönke Preck, der mit seinen langjährigen Erfahrungen und Kenntnissen maßgeblich am Zustandekommen dieses neuen Kapitels beteiligt ist. Auch Günter Körtner sei in diesem Zusammenhang für sein fotografisches Geschick bei den Aufnahmen gedankt. Für die Endredaktion dieser 4. Auflage danke ich weiterhin Renate Mannaa.

Ansonsten wünsche ich mir, dass dieses Buch allen Interessierten einen umfassenden Einblick in die Techniken und therapeutischen Möglichkeiten der Massage gewährt.

In diesem Sinne wünsche ich allen gute Therapieerfolge.

Marburg, Herbst 2015   **Bernard C. Kolster**

Hinweise für die Benutzer

Dieses Buch stellt ein Werkzeug dar, das Ihnen helfen soll, therapeutische Fragestellungen zu beantworten.

Aufbau des Buches
Sie finden in diesem Werk drei Hauptkapitel:
1. Grundlagen: Hier werden mit zahlreichen Illustrationen die „Basics" erläutert. Unter den „Basics" verstehen wir das Wie und das Warum. Wie und warum funktioniert Massage? Welche Wirkungsprinzipien gibt es? Dies ist aus unserer Sicht ein extrem wichtiges Kapitel, welches der Leser gleich zu Anfang bearbeiten sollte.

2. Praxis: Der Hauptteil des Buches untergliedert sich in die Teile Untersuchung, Befunderhebung, regionäre Anwendungen, Sportmassage und Faszienbehandlung. Untersuchung, Befunderhebung und Dokumentation stellen unserer Meinung nach wichtige Grundlagen für die Formulierung problemorientierter Therapiepläne dar. Insofern liefern diese Kaptiel wichtige Grundlageninformationen. Ein weiteres Kapitel befasst sich mit der schonenden Arbeitsweise (Ergonomie) und mit der Didaktik der zur Verfügung stehenden Techniken der Klassischen Massage, der Querfriktionen nach Cyriax und der Funktionsmassagen. In diesen Abschnitten werden die einzelnen Griffe und Techniken detailliert mitsamt der möglichen Fehlerquellen beschrieben. Anschließend werden die Anwendungen – bezogen auf die einzelnen Körperregionen – dargestellt. Dieser Teil dient auch als Nachschlagewerk. Jedes regionäre Kapitel ist gleichermaßen aufgebaut und ermöglicht durch das Farbleitsystem eine rasche Orientierung.

3. Anhang: In diesem Teil des Buches befinden sich neben dem Sachverzeichnis Informationen, die einen übergeordneten Nutzwert haben. Dies sind ein kurzer Farbatlas wichtiger dermatologischer Hautkrankheiten, ein Verzeichnis gängiger Medikamente und ihrer Anwendungsspektren, deren Kenntnisse für die Massagebehandlung von Bedeutung sein können. Des Weiteren finden Sie ein Verzeichnis wichtiger Erkrankungen, so dass Sie gezielt auf einzelne Informationen zugreifen können.

Didaktik
Dieses Buch ist ein Lehrbuch. Wie erschließt man sich Informationen optimal? Lerntheoretisch kann man Fakten am besten behalten, wenn man sie in ein bestimmtes Vorwissen einordnen kann oder wenn sie Probleme lösen. Gemeinsam mit Physiotherapieschülern und -lehrern haben wir überlegt, wie man das Lernen durch verschiedene Hilfsmittel erleichtern kann. Aufgrund der geführten Diskussionen haben wir uns entschlossen, verschiedene optisch hervortretende Stilmittel einzusetzen. Am Anfang ei-

nes Kapitels gibt es die Lernziele. Diese „schärfen" bereits den Blick für die wesentlichen Informationen des folgenden Textes. Am Ende eines jeden Abschnitts finden sich kurze und prägnante Zusammenfassungen und einige Fragen, mit denen Sie ihr Wissen überprüfen können. Die Antworten gehen eindeutig aus dem Gelesenen hervor, so dass wir uns die Beantwortung erspart haben. Diese Zusammenfassungen und Fragen eignen sich unserer Ansicht nach zur raschen Wiederholung und Prüfungsvorbereitung.

Uns wichtig erscheinende Informationen haben wir mit den „Memo-Kästen" hervorgehoben. Eine weitere Kategorie von Hervorhebungen sind die „Praxistipps". Hier finden Sie Informationen, die sich in der therapeutischen Praxis umsetzen lassen. Die dritte Hervorhebungskategorie sind die „Vorsicht-Kästen". Hier finden Sie unter anderem wichtige Hinweise, die bei der Ausübung bestimmter Techniken unbedingt zu beachten sind. Alle genannten Kategorien sind mit auffälligen, beim Durchblättern bereits ins Auge springenden, Symbolen versehen.

Zu vielen Körperregionen haben wir Fallbeispiele formuliert. Anhand dieser Beispiele wird deutlich, wie Sie die zahlreichen Techniken strukturiert anwenden können.

Ansprache
Uns ist bekannt, dass das weibliche Geschlecht in der Physiotherapie absolut in der Überzahl ist. Dennoch haben wir uns entschlossen, die männliche Form (der Therapeut, der Patient) durchgehend zu verwenden. Verständnis und Lesbarkeit stehen für uns im Vordergrund, so dass wir die Alternativen (jeweils beide Geschlechter zu nennen, Abkürzungen wie PatientInnen, TherapeutIn usw.) verworfen haben. Daraus ergibt sich, dass mit der männlichen Form natürlich beide Geschlechter angesprochen werden sollen.

Inhalt

1 Grundlagen **2**

1.1	Geschichte der Massage	2
1.2	Anatomie und Physiologie	5
1.3	Wirkprinzipien der Massage	22
1.4	Indikationen und Kontraindikationen	35

2 Befund **38**

2.1	Anamnese	38
2.2	Inspektion	42
2.3	Palpation	48
2.4	Funktionsprüfung	51
2.5	Objektivierung	54
2.6	Dokumentation und Behandlungsplan	58

3 Vorbereitung und Techniken **64**

3.1	Hände und Körper des Therapeuten	64
3.2	Die Massageumgebung	66
3.3	Der Massagetisch	67
3.4	Lagerung	67
3.5	Hilfsmittel	70
3.6	Ergonomie	72
3.7	Behandlungsaufbau	77
3.8	Umgang mit Problemen	79
3.9	Klassische Massage: die Techniken	80
3.10	Funktionsmassage: die Techniken	110
3.11	Querfriktionen: die Techniken	113
3.12	Thermotherapie	119

4 Regionale Anwendungen   **127**

4.1 Einleitung 127
4.2 Rücken 129
4.3 Zervikalregion 169
4.4 Schulter 189
4.5 Oberarm 221
4.6 Unterarm 243
4.7 Hand 269
4.8 Thorax 291
4.9 Abdomen 311
4.10 Glutealregion 323
4.11 Oberschenkel 351
4.12 Unterschenkel 375
4.13 Fuß 409
4.14 Kopf 433

5 Sportmassage   **451**

5.1 Voraussetzungen und Ziele der Sportmassage 452
5.2 Die Möglichkeiten der Sportmassage 453

6 Faszienbehandlung (Sönke Preck)   **459**

6.1 Grundlagen 460
6.2 Behandlungstechniken 467
6.3 Zusammenfassung 494

7 Anhang   **495**

7.1 Medikamente 496
7.2 Dermatologische Krankheitsbilder 503
7.3 Curriculum 510
7.4 Kontaktadressen 513
7.5 Literatur 514
7.6 Register Behandlungsbeispiele/Erkrankungen 518
7.7 Sachverzeichnis 519

Kapitel

 1 Grundlagen

 2 Befund

 3 Vorbereitung und Techniken

 4 Regionale Anwendungen

 5 Sportmassage

 6 Faszienbehandlung

 7 Anhang

Techniken

 Klassische Massage

 Querfriktionen

 Funktionsmassage

 Untersuchung

Symbole

✗ Fixierung passiv (Funktionsprüfung)

✗ Fixierung (alle übrigen Kapitel)

⟶ Aktive Bewegung

⟶ Passive Bewegung

⟶ Bewegungsrichtung

 Vibrationen

Abkürzungen

ACG	Acromioclaviculargelenk	LWS	Lendenwirbelsäule
Art.	Articulatio	M.	Musculus
Artt.	Articulationes	MCP	Metacarpophalangealgelenk
ASTE	Ausgangsstellung	Mm.	Musculi
B	Bewegung	N.	Nervus
BWS	Brustwirbelsäule	Nn.	Nervi
DIP	distales Interphalangealgelenk	PIP	proximales Interphalangealgelenk
ESTE	Endstellung	Proc.	Processus
H	Handfassung	Procc.	Processi
HWS	Halswirbelsäule	ROM	Range of Motion
ISG	Iliosakralgelenk	SCG	Sternoclaviculargelenk
L	Lage	WS	Wirbelsäule
Lig.	Ligamentum	ZNS	Zentrales Nervensystem
Ligg.	Ligamenta		

Behandlungsbeispiel/Erkrankung

	Seite
Achillodynie	432
Chondrose	166
Coxarthrose	350
Discusverlagerung	450
Epicondylitis humeri radialis	267
Epicondylitis humeri ulnaris	268
Eversionstrauma	431
Gonarthrose	407
Insertionstendopathie des M. biceps femoris	408
Inversionstrauma	431
Irritation des Ursprungs der Adduktoren	350
Kapsuloligamentäre Hypomobilität	450
Lumbalsyndrom	167/322
Obstipation	322
Omarthrose	219
Osteochondrose	166
Patellarspitzensyndrom	407
Rhizarthrose	289
Spondylarthrose	166
Spondylose	166
Supraspinatus-Sehnen-Syndrom	218
Tendovaginitis de Quervain	289
Zervikalsyndrom	187
Zervikozephalgie	187

1 Grundlagen

1	**Grundlagen**	**2**
1.1	**Geschichte der Massage**	**2**
	Die Alte Zeit	2
	Das Mittelalter	2
	Die Neuzeit	3
1.2	**Anatomie und Physiologie**	**5**
	Die Haut	5
	Die Muskeln	12
	Die Sehnen	20
1.3	**Wirkprinzipien der Massage**	**22**
	Mechanische Effekte	22
	Biochemische Effekte	24
	Reflektorische Effekte	26
	Psychogene Wirkungen	33
	Immunmodulierende Effekte	34
1.4	**Indikationen und Kontraindikationen**	**35**
	Indikationen	35
	Kontraindikationen	35

1 Grundlagen

1.1 Geschichte der Massage

Die Massage als wahrscheinlich älteste Heilkunst der Erde gilt auch als Urform der Behandlung verschiedenster Erkrankungen. Jeder von uns hat sie bereits oftmals eingesetzt, ohne dabei speziell an Massage zu denken: Schmerzhafte Körperbereiche werden intuitiv gedrückt oder mit der Hand gestrichen, um eine Linderung der Beschwerden zu erreichen. Heute hat die Massage ihren festen Platz in der Medizin und dient sowohl der Prävention als auch der Therapie verschiedenster Erkrankungen.

MEMO

Massage

Die Ursprünge des Wortes Massage finden sich sowohl im Griechischen (massein = kneten), im Hebräischen (massa = betasten) als auch im Arabischen, hier bedeutet „massah" so viel wie reiben oder streichen.

Die Alte Zeit

Die meisten alten Kulturen praktizierten ihre eigene Art von Massage: Ab 500 v. Chr. beschrieben Griechen, Japaner, Ägypter, Perser, Römer und andere alte Völker massage-ähnliche Techniken, oft in ritueller Form und meist in Kombination mit Ölen und Kräutern.

Die ältesten Wurzeln reichen nach China. Hier wurde bereits im Jahr 2700 v. Chr. die Massage als eine der vier klassischen medizinischen Behandlungsformen in der Chinesischen Medizin beschrieben. Sie diente der Krankheitsvorbeugung durch eine gesunde Lebensführung und der Steigerung des Wohlbefindens. Im Jahre 1800 v. Chr. trat die Massage in Form von Ölmassagen als Bestandteil der Ayurvedischen Heilkunst im Nordwesten Indiens auf.

Der griechische Arzt Hippokrates (460-377 v. Chr.), bekannt als der „Vater der Medizin", beschrieb die Massage als die Kunst des Streichens. Er war der Auffassung, dass jeder Arzt die Massage beherrschen muss und schrieb dazu ca. 400 v. Chr.: „Der Arzt muss viele Dinge beherrschen, in jedem Falle (sicher) aber das Reiben." Hippokrates verwendete den Begriff Anatrepsis, der später als Friktion (= Reiben) übersetzt wurde (griech. anatrepsis = Umsturz, Zerstörung).

Mehr als 500 Jahre später beschrieb sein Landsmann Galenos (= Galen, um 129-199 n. Chr.), der in Pergamon als Gladiatorenarzt praktizierte, die Anwendung der Klassischen Massage bei Athleten. Er unterschied bereits 18 verschiedene Arten von Massage. Bevor griechische Athleten an den Olympischen Spielen teilnehmen konnten, unterzogen sie sich einer Massagebehandlung, ebenso im Anschluss an die Wettkämpfe. Dies war nichts anderes als eine frühe Form der heutigen Sportmassage (**s. S. 451**).

Von den Griechen aus kam die Massage zu den Römern. Auch Julius Caesar ließ sich täglich behandeln, um seine Kopfschmerzen und Neuralgien zu mildern und epileptischen Anfällen vorzubeugen.

Das Mittelalter

Im Mittelalter wurde die Massage als Heilmethode zunehmend populärer, allerdings verband man mit ihr gleichzeitig den Gedanken des Übernatürlichen. Der kirchliche Glaube sah die Heilkraft durch Massage als teuflische Kraft an, und nicht wenige Heilkundige, die diese Praktiken anwendeten, wurden hingerichtet.

Erst im 16. Jahrhundert erlangte die Massage wieder Anerkennung durch den französischen Chirurgen Ambroise Paré (1517-1590). Dieser wendete verschiedene Massagetechniken an, um nach Operationen eine bessere Wundheilung zu erzielen. Damit war er so erfolgreich, dass er zum Hofarzt von vier Königen ernannt wurde.

Noch heute wird an der Vielzahl der französischen Begriffe in der Massagetherapie wie z. B. Effleuragen (Streichungen), Pétrissagen (Knetungen) und Tapotagen (Klopfungen) der französische Einfluss sichtbar.

Die Neuzeit

Die Anerkennung der Massage durch die Schulmedizin erreichte der schwedische Gymnastiklehrer Per Henrik Ling (1776-1839). Er erlernte verschiedene Massagetechniken und experimentierte ständig weiter. Unter Einbeziehung seiner eigenen Erfahrungen mit gymnastischen Übungen erschuf er die so genannte Schwedische Massage, deren Grundtechniken heute noch Gültigkeit besitzen. Mit der Gründung des Zentralinstituts für Gymnastik in Stockholm (1813) wurden die Schweden Vorreiter für die Ausbildung von therapeutischen Massagetechniken in ganz Europa.

Ungefähr zur gleichen Zeit begannen auch wissenschaftliche Untersuchungen zu den Wirkprinzipien der Massage.

1856 wurden die schwedischen Massagetechniken durch die Brüder Charles F. und George H. Taylor in die USA gebracht. Anschließend veröffentlichte Dr. John Harvey Kellogg (1852-1943) mehrere Artikel und Bücher über Massage und Hydrotherapie.

Albert Hoffa (1859-1907) veröffentlichte 1893 ein Buch für Ärzte, in dem er die fünf Handgriffe: Streichen, Klopfen, Kneten, Reiben und Erschütterungen in übersichtlicher Form zusammenstellte. Dieses Werk mit dem Titel „Technik der Massage" wurde ein Standardwerk und erschien später in weiteren Auflagen, jeweils herausgegeben von seinen Nachfolgern H. Gocht (1925), H. Storck (1937) und H. J. Lüdke (1966).

Sigmund Freud (1856-1936) untersuchte 1895 in einer Studie den Nutzen von Massage in der Behandlung von neurotischer Hysterie.

1914 erschien von A. Müller das „Lehrbuch der Massage". Damit begann man, die Massage nicht nur als eine bloße Behandlungstechnik anzusehen, sondern sie zu einer medizinischen Spezialwissenschaft zu erklären. Für Müller war insbesondere der Hypertonus eine Erkrankung, deren „wahrhaft spezielle Behandlungsweise" die Massage war (Haman, 1980).

Ebenfalls ein Vorläufer der heutigen Spezialmassagemethoden war F. Hartmann. Er untersuchte in den zwanziger Jahren die Gelosen der Körperdecke und beschrieb deren Auswirkungen auf verschiedene Organe und Dermatome. Für ihn war es ein Kunstfehler, die Gelosen der Körperdecke nicht mit Massage zu behandeln.

Auch M. Lange beschäftigte sich mit der Entstehung und Heilung der Gelosen. Seine Art der Behandlung bestand in der so genannten Gelotripsie, d. h. dem Zerdrücken der Verhärtungen mit Hilfe der Fingerkuppen oder der Knöchel.

Die Entstehung der Spezialmassagemethoden schritt voran und es bildeten sich verschiedene Schulen mit unterschiedlichen Methoden und Techniken.

Um 1920 entwickelte die deutsche Physiotherapeutin Elisabeth Dicke in Zusammenarbeit mit H. Teirich-Leube die Bindegewebsmassage; ungefähr zur gleichen Zeit arbeiteten der Däne Emil Vodder und seine Frau an einer neuen Technik, die eine leichte Massage entlang der oberflächlichen Lymphwege darstellte. Diese Technik wird heute noch praktiziert und als manuelle Lymphdrainage bezeichnet.

1942 veröffentlichten Dicke und Leube eine Darstellung über die Massage reflektorischer Zonen im Bindegewebe, fünf Jahre später folgte J. v. Puttkamer mit Berichten über die Beeinflussung von Organen durch Massage. 1953 beschrieben Vogler und Krauss ihre Methode der Periostbehandlung als eine weitere Spezialmethode in der Massage.

Seit den sechziger Jahren des 20. Jahrhunderts stieg die Akzeptanz der Massage als Therapieform verschiedenster Erkrankungen stetig an, nicht zuletzt aufgrund der Ausweitung der Untersuchungen über die Effekte der Massage. So eröffnete 1991 an der Universität von Miami das Touch Research Institute unter der Leitung von Dr. Tiffany Field. Dies ermöglichte die Durchführung von zahlreichen Studien zu den Wirkprinzipien der Massage, ganz besonders im Bereich der Schmerzhemmung.

ZUSAMMENFASSUNG

Geschichte der Massage

- Bereits im Jahr 2700 v. Chr. wurde Massage als eine der vier klassischen medizinischen Behandlungsformen in der chinesischen Medizin beschrieben.
- Hippokrates betrachtete um 400 v. Chr. die Massage als die Kunst des Streichens.
- Im zweiten Jh. n. Chr. wurden durch Galen die ersten frühen Formen der heutigen Sportmassage an Gladiatoren durchgeführt.
- Die Anerkennung der Massage in Europa erreichte im 16. Jahrhundert der französische Chirurg Ambroise Paré, indem er durch Massagebehandlungen nach Operationen eine bessere Wundheilung erzielte.
- Die Anerkennung der Massage durch die Schulmedizin erreichte der Schwede Per Henrik Ling. Er war Begründer der Schwedischen Massage.
- In Deutschland erschien 1893 durch Albert Hoffa mit dem Buch „Technik der Massage" ein erstes Standardwerk der Massage für Ärzte.
- 1914 folgte von A. Müller das „Lehrbuch der Massage", wodurch Massage als eine medizinische Spezialwissenschaft anerkannt wurde.
- Um 1920 entwickelte die deutsche Physiotherapeutin Elisabeth Dicke in Zusammenarbeit mit H. Teirich-Leube die Bindegewebsmassage.
- Gleichzeitig entwickelte der Däne E. Vodder die Technik der manuellen Lymphdrainage.
- T. Field untersucht seit 1991 im eigenen Institut die Effekte der Massage.

ÜBERPRÜFEN SIE IHR WISSEN

- Welche Bedeutung haben Berührungen der Haut?
- Welche Forschung trug dazu bei, dass Massage heutzutage anerkannt ist?

1.2 Anatomie und Physiologie

Die Haut

LERNZIELE

- Aufbau der Haut
- Lokalisation und Aufgabe der verschiedenen Zelltypen
- Blut- und Lymphgefäße der Haut
- Die Haut als Sinnesorgan
- Bau und Funktion der Rezeptortypen

Mit einer Fläche von 1,5 bis 1,8 m² und einem Anteil von 16 % des Körpergewichts ist die Haut das größte Einzelorgan des Menschen.

Ihre Funktionen sind sehr vielfältig: Von großer Bedeutung ist der Schutz des Körperinneren. Die Haut bildet sozusagen die Grenzschicht zwischen dem Körperinneren und dem –äußeren. Sie schützt den Körper vor mechanischen Einflüssen sowie vor UV-Strahlung, Kälte, Wärme, Verdunstung und dem Eindringen von Bakterien, Viren oder Pilzen.

In Abhängigkeit vom zentralen Nervensystem kontrolliert und reguliert die Haut die Körpertemperatur. Aufgrund des Vorhandenseins von zahlreichen Rezeptoren und freien Nervenendigungen fungiert sie auch als Sinnesorgan. Sie erkennt Reize aus dem Bereich des Tastsinnes und des Temperatursinnes. Durch ihre Fähigkeit zur Vitamin-D-Synthese hat sie einen bedeutenden Anteil am Aufbau und an der Stabilität der Knochen.

Aufbau

Die Haut besteht aus mehreren Schichten, die in der Regel gut gegeneinander abgegrenzt sind (**s. Abb. 1.1**):
- Die Epidermis, auch Oberhaut genannt,
- die Dermis, auch als Lederhaut oder Corium bezeichnet und
- die Hypodermis, auch Unterhaut oder Subkutis genannt.

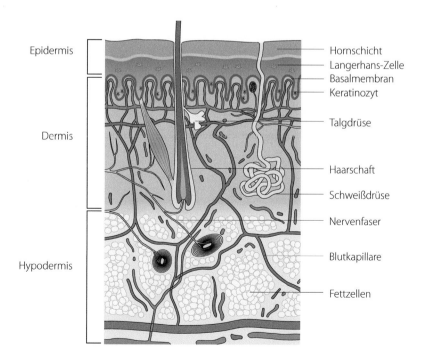

Abb. 1.1. Aufbau der Haut im Querschnitt

Epidermis und Dermis sowie die zwischen ihnen liegende Basalmembran (s. Abb. 1.1) fasst man auch unter dem Begriff Kutis, das heißt Haut im engeren Sinne, zusammen.

Die **Epidermis** ist je nach Körperteil und mechanischer Beanspruchung 0,1 bis 1,5 mm dick und besteht aus mehreren Schichten verhornenden Plattenepithels. Die Umgestaltung der Zellen geht in der Epidermis sehr rasch vonstatten, ständig werden in den basalen Bereichen neue Zellen gebildet, die in einem Zeitraum von ca. drei Wochen an die Oberfläche wandern und sich währenddessen umwandeln. Letztendlich liegen sie als Hornschuppen vor und werden abgestoßen. Durch diese ständigen Neu- und Umbildungsvorgänge liegen in jeder Schicht der Epidermis Zellen, die sich gerade in der Umwandlung befinden.

Den Aufbau der Epidermis veranschaulicht **Abb. 1.2.** Direkt oberhalb der Basalmembran befindet sich das **Stratum basale**, häufig auch Stratum germinativum genannt. Die Zellen dieser Schicht sind kubisch bis hochprismatisch und durch zahlreiche Desmosomen (= Haftplatten, Zellverbindungen) untereinander verbunden, was einen gewissen Grad an Stabilität bewirkt. Als Hemidesmosomen bezeichnet

man speziell die Verbindungselemente zwischen den Zellen des Stratum basale und der Basalmembran. Wird die Epidermis an einer bestimmten Körperstelle sehr stark beansprucht, so können sich diese Hemidesmosomen lösen, die Bildung einer Blase wird erkennbar.

Ein weiterer Stabilitätsfaktor sind die **Tonofilamente**. Darunter versteht man lockere Bündel aus Prokeratin, die im Cytoplasma der Zellen liegen und über Zellbrücken mit benachbarten Zellen in Verbindung stehen.

Neben den das verhornende Plattenepithel bildenden **Keratinozyten** findet man im Stratum basale noch drei weitere Zelltypen:

Melanozyten, die Pigment produzieren und somit die Haut bis zu einem gewissen Grad vor schädlichen UV-Einwirkungen schützen können.

Langerhans-Zellen (Makrophagozyten) aktivieren das Immunsystem, indem sie die Information über lokale Antigene an die T-Lymphozyten weiterleiten und – ähnlich den Makrophagen – Interleukin 1 produzieren. Sie locken so die umliegenden Lymphozyten an.

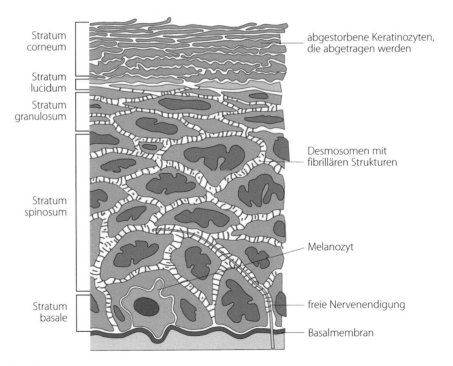

Stratum corneum — abgestorbene Keratinozyten, die abgetragen werden
Stratum lucidum
Stratum granulosum
Desmosomen mit fibrillären Strukturen
Stratum spinosum
Melanozyt
freie Nervenendigung
Stratum basale
Basalmembran

Abb. 1.2. Schichten der Epidermis

Die ebenfalls im Stratum basale liegenden **Merkel-Zellen (s. Abb. 1.4. und 1.5., S. 10 und 11)** sind die einzigen Hautrezeptoren in der Epidermis. Sie reagieren auf Tastreize, indem sie Neurotransmitter ausschütten, die über die in der Nähe liegenden freien Nervenendigungen die Information zum zentralen Nervensystem weiterleiten.

Oberhalb des Stratum basale liegt das **Stratum spinosum**, die Stachelzellschicht. Hier werden die Zellen bereits etwas flacher. Den Namen bekommt diese Zellschicht durch ihr stacheliges Aussehen im Lichtmikroskop; die Stacheln werden gebildet durch zahlreiche und lange Cytoplasmaausläufer. In dieser Schicht gibt es weiterhin die Tonofilamente. Sie ziehen in die Fortsätze hinein, kreuzen aber nicht die Interzellularspalten. Aufgrund ihrer besonderen räumlichen Anordnung stabilisieren sie die Haut insbesondere gegen Scherkräfte wie z. B. Abschürfungen.

Das **Stratum granulosum** enthält die letzten lebenden Zellen in der Epidermis. Sie sind hier bereits stark abgeflacht und umgeben von Keratohyalingranula, die den Interzellularraum abdichten und dafür sorgen, dass kein unkontrollierter Flüssigkeitsaustausch zwischen dem inneren und dem äußeren Milieu stattfindet.

Das **Stratum lucidum** ist meist nur an Körperstellen mit dicker Epidermis wie Hand- und Fußsohlen vorhanden. Es handelt sich hierbei um eine sehr dünne Schicht mit sehr flachen Zellen und zahlreichen dicht gepackten Filamenten.

Die oberste Schicht der Epidermis ist das **Stratum corneum**, die Hornschicht. In dieser Zone werden die Verhornungsvorgänge abgeschlossen. Je nach Körperregion und mechanischer Beanspruchung variiert die Zahl der Zellschichten im Stratum corneum; an der Bauchhaut sind es meist nur 15–20 Schichten, an Hand- oder Fußsohle können es mehrere hundert sein. Die obersten zwei bis drei Schichten des Stratum corneum werden täglich abgestoßen und durch die darunter liegenden Zellen ersetzt. Im Durchschnitt wird einmal im Monat die gesamte Epidermis neu gebildet. Diese schnelle Regeneration erfordert eine ständige Zellteilung, die besonders in den unteren Schichten, nämlich dem Stratum basale und in geringerem Maße auch im Stratum spinosum stattfindet.

Die **Basalmembran** stellt die Verbindung zwischen Epidermis und Dermis dar. Sie ist in der Regel dreischichtig und besteht aus Kollagen und Glykoproteinen, die von Fibroblasten produziert werden und die Haftung zwischen den verschiedenen Schichten bewirken.

Die aus Bindegewebe bestehende **Dermis** hat eine sehr große Zerreißfestigkeit und trägt so wesentlich zur Stabilität der Haut insgesamt bei. Von dieser Eigenschaft machen die Gerber Gebrauch, indem sie die Dermis der Tierhaut zur Herstellung von Leder verwenden.

In der Dermis findet man einen zweischichtigen Aufbau: das dünne **Stratum papillare**, welches in Form von Papillen in die Epidermis hineinragt sowie das **Stratum reticulare** als tiefere und dickere Dermisschicht. Im Stratum papillare gibt es verschiedene Zellarten, unter anderem die die Immunabwehr beeinflussenden Lymphozyten und Plasmazellen, Makrophagen und Mastzellen. Daneben findet man zahlreiche Gefäße, Nerven und nervale Rezeptoren wie Ruffini-Körperchen, Meissner-Tastkörperchen und Vater-Pacini-Körperchen (s. S. 10). Das Stratum reticulare besteht aus kräftigen Kollagenfaserbündeln, deren Anordnung regional unterschiedlich ist, und elastischen Fasern, die der Haut nach einer Dehnung wieder ihr ursprüngliches Aussehen verleihen. Neben den arteriellen und venösen Gefäßen bilden auch zahlreiche Lymphgefäße dichte Netze in der Dermis. Der Lymphabfluss geschieht insbesondere über die Subkutis.

Die vorwiegend aus lockerem Bindegewebe und Fettzellen bestehende **Hypodermis** stellt die Verbindung zu den Körperfaszien bzw. dem Periost dar. Die Fettschicht hat hier die Funktion eines Druckpolsters und Wärmeisolators. Da auch das Fettgewebe gut durchblutet ist, kann bei Bedarf Fett in die Blutbahn abgegeben werden.

 MEMO

Blaue Flecke

So genannte „blaue Flecke" sind Blutergüsse (Hämatome) in der stark durchbluteten Dermis und/oder der Hypodermis.

Durchblutung

Blutgefäße findet man in der Haut nur im Bereich der Dermis und der Subkutis; die Epidermis ist selbst nicht vaskularisiert und wird ausschließlich über Diffusion und Osmose mit Nährstoffen versorgt.

Im oberen Teil der Subkutis bilden die Arterien ein Gefäßnetz, das **Rete cutaneum**, aus dem heraus Äste bis ins Stratum papillare und die Hautanhangsgebilde wie Haarwurzeln und Schweißdrüsen reichen (**s. Abb. 1.3**). Diese Äste bilden ihrerseits wieder ein Geflecht, auch **Rete subpapillare** genannt, welches immer kleiner werdende Blutkapillaren bis in die Papillen der Dermis entsendet. Die beiden Netzwerke, Rete subpapillare und Rete cutaneum, stehen untereinander durch natürliche Verbindungen, so genannte **Anastomosen**, in Kontakt.

Auch die Venen bilden Gefäßnetze in Dermis und Subkutis. Zwei venöse Geflechte liegen neben dem Rete subpapillare und dem Rete cutaneum, ein drittes befindet sich etwa in der Mitte der Dermis. Über zahlreiche arterio-venöse Anastomosen kann das arterielle Blut den direkten Weg in die venöse Strombahn nehmen. Daneben hat jede arterielle Kapillare in den Papillen der Dermis Verbindung zu einem venösen Gefäß. Somit ist der Austausch von Nährstoffen und Abfallprodukten gewährleistet, mit Hilfe von Diffusion und Osmose werden über die Basalmembran auch die Zellen der Epidermis versorgt.

Die zahlreichen arterio-venösen Anastomosen spielen auch eine wichtige Rolle bei der Thermoregulationsfunktion der Haut. Sinkt die Umgebungstemperatur ab, so drosselt der Körper die Durchblutung der Kapillaren und leitet das Blut direkt über die arterio-venösen Anastomosen. Damit versucht er, die Wärmeabgabe über die Haut nach außen zu mindern und die Temperatur des Körperkerns möglichst konstant zu halten. Diese verminderte Durchblutung der Haut wird nach außen sichtbar durch eine Veränderung der Hautfarbe. Die Haut wird blass, die Lippen scheinen blau.

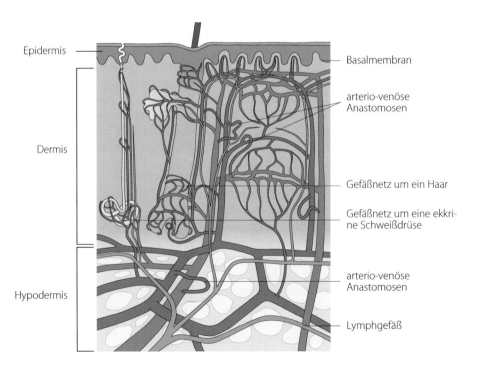

Abb. 1.3. Das Gefäßsystem der Haut

Steigt dagegen die Umgebungstemperatur deutlich an, so werden die arterio-venösen Anastomosen geschlossen und das Blut wird in die Kapillaren in den Papillen geleitet. Darüber kann die Wärme nach außen abgegeben werden, die gut durchblutete Haut sieht äußerlich rot aus.

Die Dichte der Kapillarschlingen im Stratum papillare der Dermis schwankt zwischen 20 und 60 Schlingen pro mm². Sie sind in der Regel immer geöffnet, da der Blutdruck in den Kapillaren normalerweise größer ist als der Gewebedruck. Kommt es aber vor, dass der Gewebedruck oder der äußere Druck deutlich ansteigt, so bewirkt dies eine Verminderung des Blutflusses durch die Kapillaren. Hält dieser Zustand über eine längere Zeit an, wie es z. B. bei bettlägerigen Patienten vorkommt, so wird die Haut nicht mehr ausreichend ernährt. Dies kann relativ schnell zu Geschwüren, dem so genannten Dekubitus, führen.

Lymphsystem

Die Lymphgefäße der Haut sind ebenfalls netzförmig angeordnet. Sie liegen in zwei Geflechten parallel zu den arteriellen Gefäßnetzen. Kleine Lymphgefäße beginnen blind in den Papillen der Dermis, nehmen die Lymphflüssigkeit auf und leiten sie über die beiden Gefäßnetze in die subkutanen Lymphbahnen ab.

Innervation/Rezeptoren

Wie bereits erwähnt, ist die Haut ein Sinnesorgan. Sie besitzt zahlreiche Rezeptoren und erfasst Druck- und Berührungsreize, Schmerzreize, Wärme- und Kältereize. Die einzelnen Rezeptoren und freien Nervenendigungen sind jedoch innerhalb der verschiedenen Hautschichten unterschiedlich verteilt.

Die Epidermis besitzt **freie Nervenendigungen** und als einzige Rezeptoren die **Merkel-Zellen** (s. Abb. 1.4, 1.5). Diese liegen in den basalen Bereichen der Epidermis, jeweils in unmittelbarer Nähe von freien Nervenendigungen. Merkel-Zellen reagieren auf mechanische Reize, insbesondere auf Druck- und Berührungsreize und vermitteln somit den feinen Tastsinn. Auf einen Reiz hin schütten sie Neurotransmitter aus, welche direkt von den freien Nervenendigungen aufgenommen werden und hier ein Aktionspotenzial auslösen. Eine Reizadaptation erfolgt hier nur sehr langsam, das heißt, auch bei länger anhaltenden gleichartigen Reizen wird die Empfindung immer noch wahrgenommen.

Die **freien Nervenendigungen** reagieren auf Schmerz, Wärme- und Kältereize. In der Epidermis finden sich vorwiegend freie Nervenendigungen, die für Kältereize empfindlich sind. Unter einer freien Nervenendigung versteht man die dendritische Endigung des ersten Neurons der afferenten Leitung. Sie sind unmyelinisiert, da sie ihre Myelinscheide beim Eintritt in die Epidermis verloren haben. In der Epidermis können die freien Nervenendigungen bis zum Stratum corneum vorkommen. Zum Teil bilden sie auch Nervengeflechte um die Haarfollikel herum. Schmerzreize werden von freien Nervenendigungen hauptsächlich in der Epidermis, weniger auch in der Dermis vermittelt.

ZUSAMMENFASSUNG

Funktionen der Haut

- Sinnesorgan
- Temperaturkontrolle
- Schutz des Körperinneren
- Grenzschicht

Aufbau der Haut

1. Epidermis mit Stratum basale, Stratum spinosum, Stratum granulosum und Stratum corneum
2. Dermis mit Stratum reticulare und Stratum papillare
3. Hypodermis

Durchblutung und Lymphsystem der Haut

- Blutgefäße findet man in der Haut nur im Bereich der Dermis und der Subkutis; die Epidermis ist selbst nicht vaskularisiert und wird ausschließlich über Diffusion und Osmose mit Nährstoffen versorgt. Es gibt zwei Gefäßnetze (Rete cutaneum und Rete subpapillare), die untereinander durch Anastomosen in Verbindung stehen.
- Die Lymphflüssigkeit zirkuliert ebenfalls in Geflechten, welche parallel zu den arteriellen Gefäßnetzen liegen.

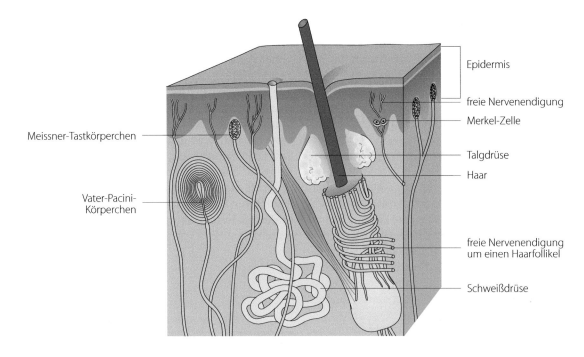

Epidermis

freie Nervenendigung

Merkel-Zelle

Talgdrüse

Haar

Meissner-Tastkörperchen

Vater-Pacini-Körperchen

freie Nervenendigung um einen Haarfollikel

Schweißdrüse

Abb. 1.4. Die Nervenzellen der Haut

In der Dermis haben freie Nervenendigungen vorwiegend die Funktion der Aufnahme und Weiterleitung von Wärmereizen. Andere freie Nervenendigungen in der Haut üben auch efferente Funktionen aus. So können beispielsweise freie Nervenendigungen des Sympathikus in der Haut die Aktivität der Schweißdrüsen und der Mm. arrectores pilii beeinflussen. Zu den Rezeptoren der Dermis gehören auch die **Vater-Pacini-Körperchen (s. Abb. 1.4, 1.6)**. Sie sind ca. 1 mm groß und bestehen aus vielen Schichten flachen Bindegewebes. Vater-Pacini-Körperchen sind spezialisiert für die Aufnahme und Weiterleitung von Druckreizen. Da sie aber schnell adaptieren, wird ein lang andauernder gleichbleibender Reiz relativ schnell nicht mehr wahrgenommen. Eine optimale Stimulation erfahren die Vater-Pacini-Körperchen durch intermittierende Druckreize, wie es z. B. bei Vibrationen der Fall ist. Noch größer als die Vater-Pacini-Körperchen können die **Ruffini-Körperchen (s. Abb. 1.7)** werden. Die bis zu 2 mm großen Rezeptoren in der Dermis reagieren auf Druck- und Zugreize. Sie adaptieren wie die Merkel-Zellen nur sehr langsam. Ruffini-Körperchen bestehen aus einer einfachen Bindegewebskapsel, die Bündel von langen Kollagenfasern

und Flüssigkeit umgibt. Die jeweils zugehörige Nervenfaser ist myelinisiert, hat aber (wie bei den Vater-Pacini-Körperchen auch) an dem Teil, der sich im Ruffini-Körperchen befindet, keine Myelinscheide. Eine Signalübertragung wäre sonst nicht möglich. Als weitere Rezeptorenart der Haut sind die **Meissner-Tastkörperchen (s. Abb. 1.4, 1.8)** zu nennen. Sie sind wesentlich kleiner und treten meist in unbehaarten Hautregionen auf. Sie bestehen aus einer bindegewebigen Kapsel, die im Inneren Stapel von modifizierten Schwann'schen Zellen enthält. Unter Schwann'schen Zellen im eigentlichen Sinne versteht man Zellen, die die Markscheiden der peripheren Nervenfasern bilden. Nervenfasern, die von einer solchen Myelinscheide umhüllt werden, leiten die Impulse wesentlich schneller weiter als unmyelinisierte Fasern. Die im Meissner-Tastkörperchen enthaltenen modifizierten Schwann'schen Zellen werden auch als terminale Schwann-Zellen bezeichnet. Der ankommende myelinisierte Nerv verläuft in mehreren Richtungen innerhalb dieses Zellstapels. Die Meissner-Tastkörperchen vermitteln den feinen Tastsinn. Sie reagieren auf Druck- und Berührungsreize und adaptieren ähnlich den Vater-Pacini-Körperchen sehr schnell.

Merkel-Zelle

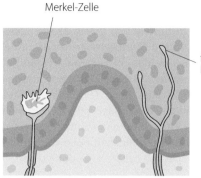

freie
Nervenendigung

Abb. 1.5. Merkel-Zelle und freie Nervenendigung

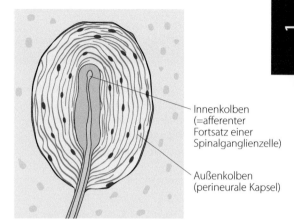

Innenkolben
(=afferenter
Fortsatz einer
Spinalganglienzelle)

Außenkolben
(perineurale Kapsel)

Abb. 1.6. Vater-Pacini-Körperchen

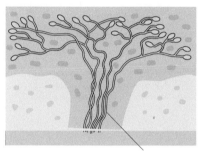

Abb. 1.7. Ruffini-Körperchen   Kollagenfasern

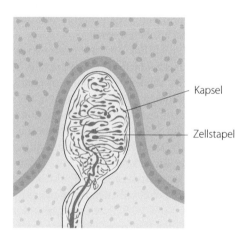

Kapsel

Zellstapel

Abb. 1.8. Meissner-Tastkörperchen

ZUSAMMENFASSUNG

Rezeptoren der Haut

- Merkel-Zellen: Druck- und Berührungsreize (Tastsinn)
- Vater-Pacini-Körperchen: Überwiegend Druckreize, adaptieren aber schnell, optimal reizbar durch Vibrationen.
- Ruffini-Körperchen: Reagieren auf Druck und Zug und adaptieren sehr langsam.
- Meissner-Tastkörperchen: Reagieren auf feine Berührungs-, Tast- und Druckreize, adaptieren schnell.
- Freie Nervenendigungen: Reagieren auf Schmerz-, Wärme- und Kältereize. Kälterezeptoren sind eher in der Epidermis, Wärmerezeptoren in der Dermis lokalisiert.

ÜBERPRÜFEN SIE IHR WISSEN

- Welche Funktionen übt das Organ Haut aus?
- Wie heißen die einzelnen Schichten der Epidermis und der Dermis?
- In welchen Hautschichten sind Blut- und Lymphgefäße lokalisiert?
- Welche verschiedenen Rezeptortypen der Haut kennen Sie?
- Welche Rezeptoren reagieren auf Druckreize?

Die Muskeln

LERNZIELE

- Anatomie des quergestreiften Skelettmuskels und seiner kontraktilen Elemente
- Erregungsleitung in der Muskelfaser
- Ablauf der Muskelkontraktion
- Nervale Rezeptoren im Muskel

Die Muskulatur des Menschen zeigt je nach auszuübender Funktion eine unterschiedliche Struktur. Da im Bereich der Massagebehandlung die quergestreifte Muskulatur von Bedeutung ist, soll diese hier eingehend beschrieben werden.

Der Mensch benötigt die quergestreifte Skelettmuskulatur sowohl für die dynamische als auch für die statische Muskelarbeit. Unter dynamischer Muskelarbeit versteht man Muskelarbeit, die Bewegung beinhaltet. Die statische Muskelarbeit dient im Gegensatz dazu der Stabilisierung der Körperhaltung.

Mit Hilfe der Sklettmuskulatur überwindet der Mensch die Schwerkraft der Erde und richtet sich auf. Aber dies ist nicht die einzige Funktion der Muskulatur. Sie dient ebenfalls der Fortbewegung und dem Schutz des Skeletts. Möglich wird dies durch die beeindruckenden funktionellen Eigenschaften der Skelettmuskulatur: Kontraktion, Dehnbarkeit, Elastizität. Bei Männern beträgt der Anteil der Skelettmuskulatur am gesamten Körpergewicht je nach Trainingszustand 40–50 %, bei der Frau 25–35 %.

Die quergestreifte Skelettmuskulatur setzt sich aus Bündeln langer vielkerniger Zellen zusammen.

Die Bezeichnung „quergestreift" beruht auf der Anordnung der Aktin- und Myosinfilamente, die lichtmikroskopisch betrachtet erkennbar werden.

Um die teilweise komplizierten, aber genauso auch faszinierenden Vorgänge der Muskelkontraktion verstehen zu können, ist es notwendig, sich mit der Struktur des gesamten Muskels und der Muskelzelle im Einzelnen zu befassen.

Aufbau des quergestreiften Skelettmuskels

Ein Muskel besteht aus vielen **Muskelfaserbündeln (s. Abb. 1.9)** und Bindegewebe. Außen ist der Muskel umhüllt von dichtem Bindegewebe (Epimysium). Von diesem ausgehend ziehen Bindegewebsstränge in das Innere des Muskels hinein (Perimysium) und grenzen die einzelnen Muskelfaserbündel voneinander ab. Innerhalb eines Muskelfaserbündels werden wiederum die einzelnen **Muskelfasern** von dünnen bindegewebigen Septen umhüllt (Endomysium).

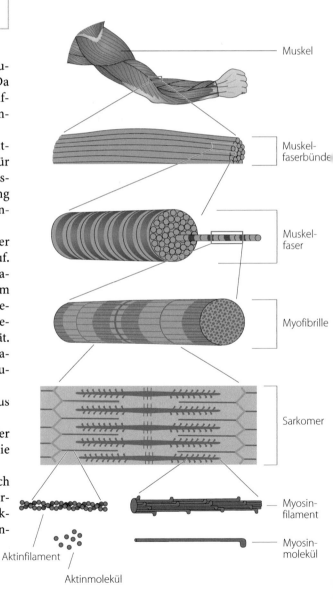

Muskel

Muskelfaserbünde

Muskelfaser

Myofibrille

Sarkomer

Myosinfilament

Myosinmolekül

Aktinfilament

Aktinmolekül

Abb. 1.9. Aufbau des quergestreiften Skelettmuskels

Dem Bindegewebe des Muskels kommen wichtige Funktionen zu: zum einen führt es Nerven und Gefäße, zum anderen bewirkt es den Zusammenhalt der einzelnen Komponenten und ermöglicht gleichzeitig die Verschieblichkeit der Muskelfasern untereinander und des ganzen Muskels gegenüber seiner Umgebung. Nicht zuletzt überträgt das Bindegewebe die Muskelkraft sowohl von einer Muskelfaser auf die andere als auch vom Muskel auf die Umgebung. Die Gefäße, die im Bindegewebe verlaufen, verzweigen sich im Muskel zu feinsten Kapillarnetzen. Sie liegen parallel zur Faseroberfläche einer jeden einzelnen Muskelfaser. Auch die Nerven verzweigen sich stark. Ein Motoneuron sendet seine zahlreichen motorischen Endplatten zu den einzelnen Muskelfasern. Letztendlich sitzt auf der Oberfläche jeder einzelnen Muskelfaser eine motorische Endplatte. Dabei bildet das Motoneuron zusammen mit seinen zugehörigen Mus-

kelzellen die so genannte **motorische Einheit** (motor unit, MU). Die verschiedenen Muskelzellen einer motorischen Einheit liegen allerdings verstreut in verschiedenen **Faszikeln** (= Muskelfaserbündeln). Dadurch ist gewährleistet, dass die Erregung eines Motoneurons eine Kontraktion im gesamten Muskel und nicht nur in einem Faszikel hervorruft.

Struktur der Muskelzelle (= Muskelfaser)

Die vielkernige Muskelzelle entstand aus der Verschmelzung vormals einkerniger Myoblasten (Muskelstammzellen). Sie kann bis zu 20 cm lang sein und hat eine zylindrische Form. Ihr Durchmesser reicht von 10 bis 100 μm. Das Zytoplasma der Muskelzelle wird als **Sarkoplasma** bezeichnet, das endoplasmatische Retikulum heißt entsprechend **sarkoplasmatisches Retikulum**. Die Kerne der Muskelzelle liegen direkt unterhalb der Zellmembran (**Sarkolemm**).

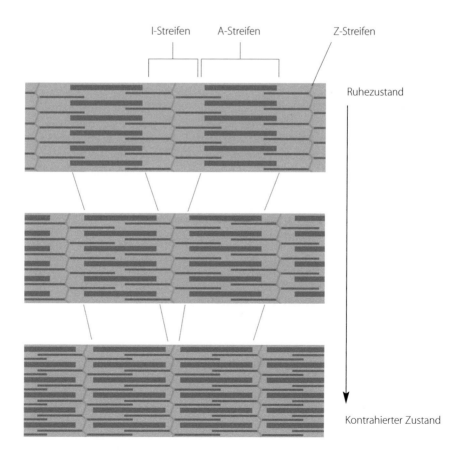

Abb. 1.10. Sarkomer mit Aktin- und Myosinfilamenten

Das Sarkolemm ist eine Membran, die in der Lage ist, durch Öffnen und Schließen ihrer Kanäle auf Reize zu reagieren. Sie wird durch eine Basalmembran vom Endomysium getrennt.

Die Muskelzelle besteht aus vielen faserartigen **Myofibrillen**, die dünn oder dick sein können und miteinander verzahnt sind. Myofibrillen enthalten zwei verschiedene proteinhaltige Filamente: dicke vorwiegend myosin-haltige Filamente und dünne Filamente, die aus Aktin, Troponin und Tropomyosin bestehen. Die Querstreifung der einzelnen Myofibrillen beruht auf der speziellen Anordnung ihrer Myofilamente (**s. Abb. 1.10**). Man bezeichnet die dunklen Banden als A-Streifen, da sie anisotrop, d. h. stark lichtbrechend sind. Entsprechend werden die hellen Banden als I-Streifen bezeichnet. Sie sind isotrop, d. h. weniger stark lichtbrechend. Mitten im I-Streifen findet man eine dunkle Linie, an der die Aktinfilamente angeheftet sind. Dieses ist die Z-Linie, sie beschreibt Anfang und Ende eines Sarkomers. Jede Myofibrille besteht also aus mehreren aneinandergereihten Sarkomeren. Da die verschiedenen Myofibrillen in einer Muskelfaser parallel zueinander verlaufen, liegen in der Regel die jeweiligen A- und I-Streifen genau übereinander. Dadurch wird die Querstreifung auch bei großer Vergrößerung im Lichtmikroskop erkennbar.

Das ca. 2 μm lange **Sarkomer** ist die kleinste funktionelle Einheit in einer Myofibrille. Es umfasst einen halben I-Streifen, einen vollständigen A-Streifen und wieder einen halben I-Streifen.

 MEMO

- Muskelfaser = bis zu 20 cm lange, zylindrische, vielkernige (mehrere 1000 Kerne) Muskelzelle, Durchmesser von 10 bis 100 μm. Besteht aus vielen Myofibrillen. Jede Faser wird von Sarkolemm, Basalmembran und Endomysium umschlossen.
- Faszikel = Muskelfaserbündel, von Perimysium umhüllt
- Myofibrille = ist quergestreift; besteht aus Myosin- und Aktinfilamenten. Die Myofibrille ist zylindrisch, hat einen Durchmesser von 0.5–2 μm und liegt in Längsrichtung in der Muskelfaser.
- Sarkomer = kleinste funktionelle Einheit des kontraktilen Elements, läuft von einer Z-Linie bis zur nächsten Z-Linie. Es umfasst einen halben I-Streifen, einen vollständigen A-Streifen und wiederum einen halben I-Streifen.
- Sarkolemm = Zellmembran der Muskelzelle
- Sarkoplasma = Zytoplasma der Muskelzelle. Enthält Zellorganellen, Myofibrillen, Glykogen als Energiedepot und Myoglobin als Sauerstoffträger
- Aktin, Myosin, Troponin, Tropomyosin = kontraktile Proteine
- Sarkoplasmatisches Retikulum = glattes endoplasmatisches Retikulum der Muskelzelle

 ZUSAMMENFASSUNG

Aufbau des Muskels

- Ein Muskel besteht aus vielen Muskelfaserbündeln und Bindegewebe.
- Als Epimysium, Perimysium und Endomysium umhüllen Bindegewebssträng die einzelnen Elemente.
- Ein Muskelfaserbündel umfasst zahlreiche Muskelfasern, die auch als Muskelzellen bezeichnet werden. Jede einzelne Muskelfaser ist über eine motorische Endplatte mit einer Nervenfaser (Motoneuron) verbunden.

Innervation und Muskelkontraktion

Bei der Betrachtung des Vorgangs der Muskelkontraktion muss man unterscheiden zwischen der **isotonischen Kontraktion**, bei der eine Längenveränderung des Muskels erfolgt und der **isometrischen Kontraktion**, die eine Kraftentwicklung ohne Veränderung der Muskellänge bewirkt.

Die isometrische Muskelarbeit bezeichnet man auch als statische Muskelarbeit oder -kraft. Demgegenüber stehen die konzentrische und die exzentrische Muskelkraft. Das folgende Beispiel soll dies verdeutlichen:

Hebt man mit gebeugtem Arm einen schweren Gegenstand hoch, so arbeitet der Bizeps (Beugemuskel) **konzentrisch**: die kontraktilen Elemente verkürzen sich (Ansatz und Ursprung nähern sich).

Wird nun der Arm in der erreichten Stellung gehalten, arbeitet der Muskel **statisch** (isometrisch): es kommt zu keiner Längenveränderung des Muskels, aber die Spannung muss aufrecht erhalten werden, um die Last zu halten.

Wird der schwere Gegenstand wieder abgestellt, muss sich der Muskel unter Anspannung verlängern, er arbeitet nun exzentrisch (Ansatz und Ursprung entfernen sich).

MEMO

- Die konzentrische Muskelarbeit überwindet Widerstände und führt zu einer Bewegung in den beteiligten Gelenken bei Muskelverkürzung.
- Bei exzentrischer Muskelarbeit verlängert sich der Muskel unter Anspannung.
- Die statische (isometrische) Muskelarbeit ist eine reine Haltearbeit.

Am Anfang jeder Art von Muskelkontraktion steht die entsprechende Erregung des Muskels und seiner kontraktilen Elemente durch motorische Nerven (= Motoneurone). Ein Neuron verzweigt sich in viele kleine Äste mit motorischen Endplatten; jeweils eine motorische Endplatte sitzt auf der Oberfläche einer Muskelfaser. Mehrere Muskelzellen werden von einem motorischen Neuron innerviert.

MEMO

- Motoneuron + mehrere Muskelzellen = motorische Einheit = motor unit (MU) = physiologische funktionelle Einheit des Muskels
- Die verschiedenen Muskelzellen einer motorischen Einheit liegen nicht alle in einem Faszikel (Muskelfaserbündel), sondern verstreut in diversen Faszikeln. Damit verursacht die Aktivität jeder motorischen Einheit eine globale Kontraktion des Muskels und bleibt nicht nur auf einen Faszikel beschränkt.

Vorgang der Innervation zur Muskelkontraktion

Für die Erregungsleitung in der Muskelfaser haben das Sarkolemm und das sarkoplasmatische Retikulum eine bedeutende Funktion. Das Sarkolemm umgibt die Muskelfaser ähnlich einer Zellmembran. Es ist eine reizbare Membran, das heißt, Erregungsreize werden aufgenommen und weitergeleitet. Dies wird ermöglicht über das so genannte **transversale Tubulussystem** oder T-System. Darunter versteht man senkrechte Einstülpungen an vielen Stellen des Sarkolemms, die als Kanäle fungieren und sich in Abhängigkeit von Aktionspotenzialen öffnen und schließen (**s. Abb. 1.11**).

Das sarkoplasmatische Retikulum bildet einen weiteren Teil des Erregungsleitungssystems in der Muskelfaser. Es formiert sich als so genanntes **longitudinales Tubulussystem** zu einem Netzwerk von Kammern (Bläschen), die parallel zu den Myofibrillen liegen und in der Nähe der Z-Streifen (d. h. an jedem Ende eines Sarkomers) in einer sackartigen Erweiterung münden. Diese nennt man terminale Zisterne. Sie bildet einen Ring um die ganze Fibrille.

Das longitudinale Tubulussystem hat die Funktion eines Kalzium-Speichers. Im Ruhezustand werden die Kalzium-Ionen im sarkoplasmatischen Retikulum gelagert.

Jede Muskelfaser hat an ihrer Oberfläche eine motorische Endplatte. Löst nun ein ankommender Nervenimpuls hier ein Aktionspotenzial aus, so wird dieses mit einer Ausbreitungsgeschwindigkeit von 1–2 m/s entlang der Zellmembran (des Sarkolemms) weitergeleitet. Es dringt über das T-System in die Tiefe und erreicht dann das longitudinale Tubulussystem. Durch die damit verbundene Aktivierung der Membran des sarkoplasmatischen Retikulums werden Kalzium-Ionen freigesetzt, zuerst in den Zisternen, danach im übrigen sarkoplasmatischen Retikulum. Dies bewirkt eine schlagartig erhöhte intrazelluläre Kalzium-Konzentration, die wiederum

eine Kettenreaktion startet, wodurch letztendlich die Muskelkontraktion ausgelöst wird. Sobald das freigesetzte Kalzium durch die Kalziumpumpe (= Retikulummembran) wieder in das sarkoplasmatische Retikulum zurückgepumpt wird, setzt die Muskelrelaxation ein. Geschieht dies nicht, kommt es zu einer Dauerkontraktion des Muskels.

MEMO

Den Vorgang von der Auslösung eines Aktionspotenzials bis zur Auslösung der Muskelkontraktion nennt man elektromechanische Koppelung.

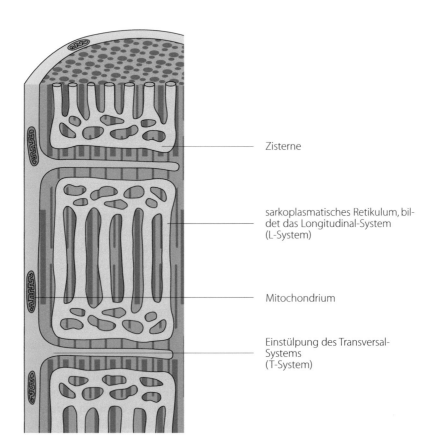

Zisterne

sarkoplasmatisches Retikulum, bildet das Longitudinal-System (L-System)

Mitochondrium

Einstülpung des Transversal-Systems (T-System)

Abb. 1.11. Das Erregungsleitungssystem einer Myofibrille

Vorgang der Muskelkontraktion

Zur isotonischen Muskelkontraktion ist heute immer noch die 1954 von Hugh Huxley et al. begründete **Sliding-Filament-Theorie** von allgemeiner Gültigkeit. Laut dieser Theorie kann sich ein Muskel verkürzen oder ausdehnen, indem die Filamente ineinander gleiten, ohne dass diese ihre jeweiligen Längen verändern (Huxley et al., 1954 a, b).

Demnach gibt es drei Stadien im Vorgang der Muskelkontraktion:

1. die Erregung
2. die Kontraktion
3. die Relaxation

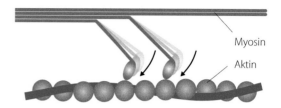

Abb. 1.12a. Phase 1: Bindung von Myosin an Aktin (Ankuppeln)

Erregung:

Die Erregung beginnt mit der Depolarisierung des Sarkolemms. Das Aktionspotenzial breitet sich entlang des T-Systems aus und wird weiter übertragen auf die treminale Zisterne des sarkoplasmatischen Reticulums. Dieser Vorgang löst die Freisetzung von Kalzium aus dem sarkoplasmatischen Retikulum in das Sarkoplasma aus.

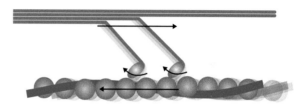

Abb. 1.12b. Phase 2: Umbiegen des Myosinkopfes. Demzufolge gleiten die Enden des Sarkomers aufeinander zu.

Kontraktion:

Der eigentliche Kontraktionsmechanismus geschieht im A-Streifen **(s. Abb. 1.10)** Normalerweise liegt der Troponin-Tropomyosin-Komplex auf dem Aktin und hält ihn sozusagen besetzt, so dass Myosin nicht direkt mit Aktin reagieren kann. Sobald vermehrt Kalzium freigesetzt wird, binden die Kalziumionen an die entsprechende Stelle des Troponins. Dadurch verändert Troponin seine räumliche Anordnung und rutscht tiefer in die Aktinhelix hinein, Aktin wird an der Oberfläche frei und kann mit Myosin reagieren. Es kommt zur Brückenbildung zwischen dem Myosinkopf im dicken und dem Aktinmolekül im dünnen Filament. Durch ATP-Spaltung wird Energie freigesetzt und der Myosinkopf ein kleines Stück umgebogen. Das anhängende Aktinfilament wird bei dieser Verformung über das Myosinfilament gezogen. Der Muskel verkürzt sich **(s. Abb. 1.12 a–d)**.

Es sind nicht immer gleichzeitig alle Myosinköpfe mit Aktin in Verbindung. Während Aktin entlang des Myosins gezogen wird, treten andere Myosinköpfe mit Aktin in Kontakt und verbinden sich. Das geht aber erst dann, wenn noch ein ATP-Molekül zur Verfügung steht. Es werden also ständig Brücken gebildet und wieder gelöst (= Ankuppeln-Entkuppeln-Prozess).

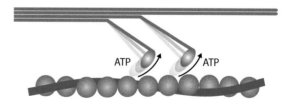

Abb. 1.12c. Phase 3: ATP löst die Bindung (Entkuppeln)

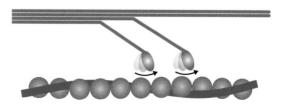

Abb. 1.12d. Phase 4: Das Sarkomer erreicht wieder seine Ausgangslänge (Relaxation)

Sobald kein ATP mehr zur Verfügung steht oder alle Kalziumionen verschwunden sind, werden keine Brücken mehr gebildet, der Myosin-Tropomyosin-Komplex liegt wieder auf dem Aktinfilament. Dies bedeutet das Ende der Kontraktion.

Relaxation:

Nachdem das Kalzium wieder in das sarkoplasmatische Retikulum zurückgepumpt worden ist, lösen sich die Bindungsbrücken wieder auf. Die Hemmung der Myosin- und Aktinbindung ist wieder hergestellt, die aktive Spannung verschwindet und der Muskel erreicht wieder seine Ausgangslänge.

Das bisher Gesagte betrifft den Vorgang der isotonischen Kontraktion. Betrachtet man noch einmal das Modell (s. Abb. 1.10, S. 13), wird deutlich, dass während einer Kontraktion der A-Streifen immer die gleiche Länge behält. Der I-Streifen verkürzt sich bei der konzentrischen Kontraktion und kann sogar ganz verschwinden, während er sich bei der exzentrischen Kontraktion verlängert.

Bei der isometrischen Kontraktion reagieren jedoch immer wieder die gleichen Stellen zwischen Myosinköpfchen und Aktinmolekül. Es kommt auch zu einer Drehbewegung des Myosinkopfes, allerdings wird die Kraft, die dabei entsteht, nach außen abgegeben. Es findet kein Verschieben statt und die Sarkomerlänge bleibt gleich. Die Stärke der Kraftentwicklung hängt ab von der Zahl der beteiligten Aktin-Myosin-Verbindungen pro Sarkomer.

Rezeptoren

Alle Bewegungen der Skelettmuskulatur können nur ausgeführt werden, wenn die entsprechenden Informationen, die aus dem ZNS zum Muskel geleitet werden, dort auch erkannt werden können. Dafür besitzt der Skelettmuskel verschiedene Arten von Rezeptoren:
- Muskelspindeln
- Golgi-Sehnenorgane

Muskelspindeln

Muskelspindeln bestehen aus einer bindegewebigen Kapsel, die eine spindelartige Form aufweist (s. Abb. 1.13). Sie sind ca. 5–10 mm lang und 0,2 mm dick. In dieser Spindel befinden sich 10–20 sehr dünne Muskelfasern. Diese **intrafusalen Muskelfasern** sind abzugrenzen von den gewöhnlichen **extrafusalen Muskelfasern** (außerhalb der Spindel) der Skelettmuskulatur. Die intrafusalen Muskelfasern besitzen nur in ihren Endbereichen quergestreifte Myofibrillen, in der Mitte fehlen diese kontraktilen Elemente. Aus diesem Grund sind die intrafusalen Muskelfasern auch nicht fähig zur Kontraktion. Die intrafusalen Muskelfasern lassen sich selbst noch einmal in zwei Gruppen unterteilen: die **Kernsackfasern** und die **Kernkettenfasern**.

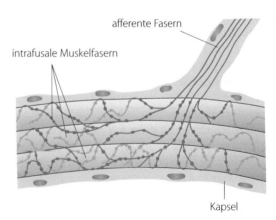

afferente Fasern

intrafusale Muskelfasern

Kapsel

Abb. 1.13. Muskelspindel

Pro Muskelspindel gibt es ca. ein bis zwei Kernsackfasern. Sie besitzen in der Mitte eine sackartige Erweiterung, in der bis zu 50 Zellkerne liegen. Alle anderen intrafusalen Fasern einer Spindel sind die Kernkettenfasern, deren Zellkerne längs hintereinander angeordnet sind.

ZUSAMMENFASSUNG

Innervation und Muskelkontraktion

- Die nervale Erregung erreicht die Muskelzelle über das Sarkolemm sowie das longitudinale und transversale Tubulussystem.
- Es folgt eine Erhöhung der intrazellulären Kalzium-Konzentration.
- Diese wiederum ruft Änderungen der räumlichen Anordnung in den Filamenten hervor, wodurch Energie freigesetzt wird und der Muskel sich kontrahiert.

Die intrafusalen Muskelfasern haben sowohl zu affe-
renten als auch zu efferenten Nervenfasern Kontakt.
Afferente Neurone sind hier z. B. die **A-Alpha- und
A-Beta-Fasern**, die kurz nach dem Eintritt in die
Muskelspindel ihre Schwann'sche Scheide verlieren.
Sie treten mit ihren verzweigten Endigungen an die
Fasern heran. Efferente Neurone sind die motorischen
A-Gamma-Fasern. Sie bilden über motorische End-
platten oder auch Endnetze den Kontakt zu den intra-
fusalen Fasern.

Die Aufgabe der Muskelspindeln ist hauptsächlich
die eines Dehnungsrezeptors. Muskelspindeln registrieren die Länge eines Muskels und damit dessen
Dehnung und geben diese Informationen an das ZNS
weiter: Wird ein Muskel gedehnt, so dehnen sich die
darin liegenden Muskelspindeln mit. Dadurch werden in den zugehörigen afferenten Fasern Aktionspotenziale ausgelöst.

Die ankommenden Aktionspotenziale der efferenten Gamma-Fasern bewirken an den Enden der intrafusalen Fasern eine Kontraktion. Dadurch wird der
zentrale Bereich dieser Fasern gedehnt und führt zu
einer Erregung der in diesem Bereich liegenden Deh-
nungsrezeptoren. Es ist leicht verständlich, dass die
Skelettmuskulatur der Augen oder der Hände, die
sehr differenzierte Bewegungen ausführen müssen,
eine höhere Dichte an Muskelspindeln besitzt als z. B.
die Muskulatur des Rumpfes.

Golgi-Sehnenorgane

Die als Golgi-Sehnenorgane bezeichneten Rezeptoren
liegen in Serie zu den Muskelfasern zwischen den kollagenen Fasern der Sehnen. Sensorische Nerven und
kollagene Faserbündel sind umgeben von einer bindegewebigen Hülle **(s. Abb. 1.14)**. Die dazugehörigen
Nervenfasern sind ebenfalls myelinlos, d. h., sie verlieren bei Eintritt in das Sehnenorgan ihre Schwann'sche
Scheide. Mit ihren kolbenförmigen Endungen bilden
sie zwischen den kollagenen Fasern ein Netzwerk.

Die Golgi-Sehnenorgane registrieren die Spannung
des Muskels. Wird er kontrahiert, so werden die entsprechenden Sehnen gespannt. Die Sehnenfasern nähern sich aneinander an, damit kommt es zu einer
räumlichen Verengung im Bereich der Sehnen. Die
Sehnenorgane werden komprimiert und stimuliert.
Auf Neurone, die die Skelettmuskulatur versorgen (Al-
pha-Motoneurone), haben Golgi-Sehnenorgane eine
hemmende Wirkung.

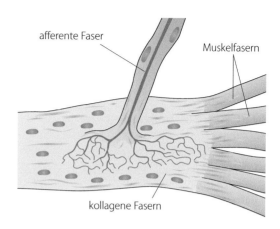

afferente Faser

Muskelfasern

kollagene Fasern

Abb. 1.14. Golgi-Sehnenorgan

ZUSAMMENFASSUNG

Rezeptoren des Muskels

- Muskelspindeln sind hauptsächlich Dehnungsrezepto-
  ren: sie registrieren die Länge und damit die Dehnung
  eines Skelettmuskels. Muskelspindeln findet man am
  zahlreichsten in Körperregionen, die differenzierte Bewegungen ausüben müssen.
- Golgi-Sehnenorgane registrieren die Muskelspannung.
  Sie liegen zwischen den kollagen Fasern der Sehnen
  und bilden hier ein Netzwerk.

ÜBERPRÜFEN SIE IHR WISSEN

- Welches sind die kontraktilen Elemente einer Muskel-
  faser?
- Was versteht man unter konzentrischer, exzentrischer
  und isometrischer Muskelarbeit?
- Was besagt die Sliding-Filament-Theorie?
- Welche Rezeptoren im Muskel registrieren die
  Dehnung?

Die Sehnen

- Anatomie der Sehne
- Differenzierung des Muskel-Sehnen-Übergangs und der Insertion
- Insertionstendopathien

Die Befestigung der Muskeln am Knochen geschieht durch die aus dichtem (straffem) parallelfaserigem Bindegewebe bestehenden Sehnen. In ihnen setzen sich die Bindegewebsfasern des Muskels fort. Ebenso erlauben die Sehnen die Verbindung von Muskelbäuchen untereinander. Die Aufgabe der Sehnen als Verbindungselement zwischen Muskeln und Knochen besteht darin, mit Hilfe der Muskelkraft die Knochen zu bewegen.

MEMO

- Den Ansatz der Sehne am Knochen nennt man auch Insertionszone oder kurz Insertion.
- Die Befestigung der Sehne am Muskel wird als muskulotendinöser Übergang oder Muskel-Sehnen-Übergang bezeichnet.

Aufbau

Sehnen bestehen aus dichten, straffen kollagenen Bindegewebsfasern, die durch das **Peritendineum internum** (= das die Sehne umhüllende Bindegewebe) zu Bündeln zusammengefasst sind. Sie liegen parallel nebeneinander und laufen in eine definierte Richtung. Die Faserbündel werden gemeinsam umhüllt vom **Peritendineum externum**. Peritendineum internum und externum bestehen aus lockerem Bindegewebe. In ihnen werden Nerven und Blutgefäße in die Sehnen geführt.

Zwischen den einzelnen Fasern liegen die so genannten **Flügelzellen** (auch Sehnenzellen genannt) in langen Reihen angeordnet (**s. Abb. 1.15**). Ihre äußere Form weist schmal ausgezogene, zipfelige Enden auf, die Flügel. Diese ermöglichen es den Sehnenzellen, sich der Form der sie umgebenden Kollagenfaserbündel anzupassen und sich entsprechend anzulagern.

Je nach ihrer Lokalisation besitzen die Sehnen unterschiedliche Formen von rundlich (z. B. die Sehnen der Extremitätenmuskeln) über flachoval bis flächenförmig (z. B. die Sehnen der Abdominalmuskeln).

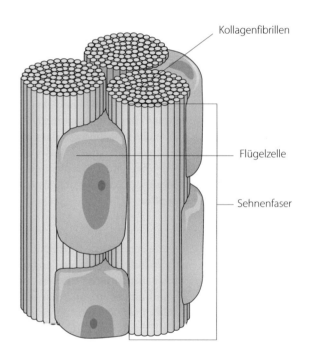

Kollagenfibrillen

Flügelzelle

Sehnenfaser

Abb. 1.15. Aufbau einer Sehne

Muskel-Sehnen-Übergang

Die Skelettmuskelfaser bildet mitsamt der Basalmembran an den Enden tiefe Einstülpungen, die wie die Finger eines Handschuhs in das Muskelinnere ragen (s. Abb. 1.16). In diese Einstülpungen wiederum ragen gebündelte kollagene Fasern der Sehnen und befestigen sich an der Basalmembran. Retikuläre Fasern der Muskelfaseroberfläche verlaufen auf der Oberfläche der Sehne weiter.

Insertion

Die Insertionszone beschreibt die Verbindungsstelle der Sehne zum Knochen. Da Sehne und Knochen eine sehr unterschiedliche Elastizität aufweisen, besteht die Funktion der Insertionszone darin, über die Befestigung hinaus den Ausgleich zwischen diesen beiden Systemen herzustellen. Hieraus wird leicht verständlich, dass diese Zone einer hohen Beanspruchung unterliegt und damit leicht verletzbar ist. Störungen in diesem Bereich bezeichnet man als **Insertionstendopathien**. Sie entwickeln sich vor allem durch hohe und sich schnell wiederholende Zugwirkungen. Auf solche Reize reagiert das Sehnengewebe mit Entzündungen und Verschleißerscheinungen (**s. Memo**). Im Besonderen gilt dies für die Achillessehne, Supraspinatussehne, Quadrizepssehne, Patellarsehne, Adduktorensehnen und die Sehne des M. extensor carpi radialis. Im akuten Stadium behandelt man Insertionstendopathien mit Schonung und partieller Ruhigstellung. Sobald möglich, beginnt man mit lockernden dynamischen Übungen im beschwerdefreien Bewegungsbereich. Im chronischen Stadium kommen Friktionen und die Behandlung mit Ultraschall zur Anwendung. Damit verfolgt man das Ziel, die Durchblutung anzuregen und die Wundheilung zu optimieren.

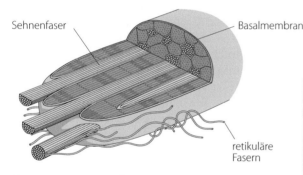

Sehnenfaser

Basalmembran

retikuläre Fasern

Abb. 1.16. Muskel-Sehnen-Übergang

ZUSAMMENFASSUNG

- Sehnen befestigen die Muskeln am Knochen sowie die Muskeln untereinander.
- Sie bestehen aus dichtem kollagenen Bindegewebe und zeigen je nach Lokalisation eine unterschiedliche äußere Form.
- Die Verbindung der Sehne zum Muskel nennt man Muskel-Sehnen-Übergang, die Befestigung der Sehne am Knochen wird als Insertion bezeichnet. Verletzungen in diesem Bereich werden unter dem Begriff Insertionstendopathien zusammengefasst.

MEMO

- Reißen aufgrund plötzlicher Überbelastung einzelne Sehnenfaserbündel ein, so kann dies sehr schmerzhaft sein und wird als Zerrung bezeichnet.
  Von einer Sehnenruptur hingegen spricht man, wenn die komplette Sehne gerissen ist.
- Bei langjähriger chronischer Überbeanspruchung (beispielsweise bei Leistungssportlern) unterliegen die Sehnen frühzeitigen degenerativen Veränderungen (= Verschleißerscheinungen). Die Kollagenfibrillen spleißen an einigen Stellen des Sehnengewebes auf. Dies vermindert die Stabilität und Funktionalität der Sehne, sodass sie in der Folge schon bei geringen Belastungen reißen kann.

ÜBERPRÜFEN SIE IHR WISSEN

- Aus welchem Gewebe bestehen Sehnenfasern?
- Was versteht man unter einer Insertion?
- Wie verändern sich die Sehnen bei chronischer Überbeanspruchung?

1.3 Wirkprinzipien der Massage

Die Massagebehandlung beruht auf vielfältigen Vorgängen, die z. T. eng miteinander verflochten sind und sich auch gegenseitig beeinflussen. Von daher lassen sie sich nur bedingt in unterschiedliche Kategorien einteilen. Um aber eine Übersicht über die einzelnen Wirkprinzipien zu schaffen und das Geschehen verständlich zu gestalten, ist im Folgenden eine Differenzierung der Effekte dargestellt:

- Mechanische Effekte
- Biochemische Effekte
- Reflektorische Effekte
- Psychogene Wirkungen
- Immunmodulierende Effekte

Mechanische Effekte

LERNZIELE

- Physiologie der Steigerung des Blut- und Lymphflusses
- Auswirkung auf den Stoffwechsel

Unter mechanischen Effekten versteht man die Effekte, die durch die Bewegung der Hände auf der Haut entstehen.

Mobilisationseffekt

Die Massage bewirkt eine Verschiebung der verschiedenen Gewebe gegeneinander, beispielsweise bei der Mobilisation von Kutis und Subkutis gegenüber der Körperfaszie oder dem Periost. Ein solcher Mobilisationseffekt ist erwünscht bei der manuellen Narbenbehandlung oder auch verschiedenen Anwendungen der Bindegewebsmassage.

Der Mobilisationseffekt lässt sich in zwei Schritte aufgliedern:

1. Verklebungen zwischen den einzelnen Gewebsschichten können aufgelöst werden. Solche Verklebungen werden z. B. durch Ablagerungen von Hyaluronsäure oder Fett verursacht.

2. Bei längerer Ruhigstellung gebildete pathologische Crosslinks (anpassungsbedingte wasserunlösliche strukturelle Veränderungen, die das Bewegungsausmaß deutlich einschränken) zwischen den kollagenen Fasern des Bindegewebes z. B. im Muskel werden gelöst durch die Freisetzung von Kollagenase aus Fibroblasten und Makrophagen.

Ausstreichende Wirkung

Die Steigerung der Durchblutung und des Lymphflusses sind zwei der am meisten untersuchten Effekte der Massage. Die verbesserte Durchblutung in den oberflächlichen Hautgefäßen ist ein sofort sichtbares Ereignis, die Haut wird gerötet und erwärmt. Die tiefliegenderen Gefäße werden ebenfalls beeinflusst, was auch einen länger anhaltenden Effekt erzielt. So kann z. B. der verlangsamte Blutfluss in erweiterten Venen durch bestimmte Massagetechniken beschleunigt werden. Dabei bewirkt die mechanische Kompression des Gewebes in Richtung des Herzens eine Entleerung der venösen Gefäße. Demzufolge sinkt kurzfristig der venöse Druck, und die Venen können wieder gefüllt werden. Insgesamt wird auf diese Weise das venöse Blut schneller abtransportiert und ersetzt. Mit dem Blut werden die Endprodukte des Stoffwechsels schneller ausgeschieden und die Gewebezellen besser mit Sauerstoff und Nährstoffen versorgt (**s. Abb. 17**).

Der Effekt beruht jedoch nicht nur auf der Anregung des Blutflusses in den bestehenden Gefäßen. Földi beschrieb bereits 1978, dass Massage in der Lage ist, Blutkapillaren zu öffnen, die vorher geschlossen waren (Földi, 1978). Dies bewirkt eine Vergrößerung der totalen Kapillaroberfläche. Zusammen mit dem durch die Gewebekompression gleichzeitig steigenden venösen Druck wird folgende Situation erzielt: Die Durchblutung steigt und Stoffwechselendprodukte werden vermehrt ausgeschieden. Die bei Ödemen vermehrte Flüssigkeit wird über die ableitenden Harnwege ausgeschieden. Klinisch zeigt sich dies in einem gesteigerten Harnvolumen.

Bei all diesen Vorgängen ist natürlich neben der Anregung des venösen Blutflusses die Anregung des Lymphflusses von großer Bedeutung: In den Lymphgefäßen ist die Zirkulation normalerweise sehr langsam, sie wird durch Massage zum einen vermehrt und zum anderen beschleunigt. Dieser gesteigerte Lymphfluss bewirkt eine Verkleinerung des Interstitialraums, dadurch sind die Diffusionswege für Sauerstoff und Nährstoffe kürzer, und die Versorgung geschieht entsprechend schneller und effektiver. Das zentrale Anwendungsgebiet der manuellen Lymphdrainage ist daher die Therapie von Ödemen, d. h. den vermehrten Ansammlungen von Flüssigkeit im Interstitialraum, und chronischen Stauungen (s. Abb. 18). Nach Untersuchungen von Kurz et al. ist durch Massage (hier die manuelle Lymphdrainage) bei bestehendem Lymphödem eine Steigerung des Harnvolumens um das Drei- bis Vierfache möglich (Kurz et. al., 1978).

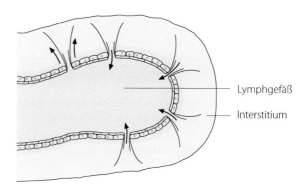

Abb. 1.18. Wirkungen der Massage auf die Flüssigkeitsbewegungen zwischen Bindegewebe und Lymphgefäßen:
Die Anregung des Lymphflusses bewirkt eine Verkleinerung des Interstitialraums. Klinisch zeigt sich dies in einer Verminderung der Ödeme bzw. der Aufhebung einer Stauung. Auch hier resultiert eine Verkürzung der Diffusionswege für Nährstoffe.
Durch Lücken zwischen den Endothelzellen tritt die Flüssigkeit in das Lymphgefäß ein.

MEMO

Das Ansteigen der Blut- und Lymphzirkulation ist der am häufigsten untersuchte und beschriebene physiologische Effekt der Massage. Damit eng verbunden ist der verbesserte Abtransport von Stoffwechselendprodukten sowie die verbesserte Versorgung der Zellen mit Sauerstoff und Nährstoffen.

ZUSAMMENFASSUNG

Mechanische Effekte

- Lösen von Verklebungen zwischen Gewebsschichten
- Lösen von pathologischen Crosslinks
- Steigerung der Durchblutung
- Vermehrung und Beschleunigung des Lymphflusses
- Abbau von Ödemen
- Gesteigerte Ausscheidung von Stoffwechselendprodukten
- Verbesserung der Versorgung mit Nährstoffen

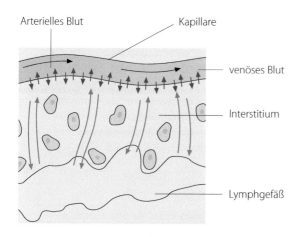

Abb. 1.17. Diffusionswege zwischen dem Blutgefäßsystem und dem Interstitium:
Aufgrund der Anregung des Blutflusses steigt der Druck in den Kapillaren. Dies bewirkt eine verbesserte Diffusion der Nährstoffe aus dem Blut in die Zellen.

ÜBERPRÜFEN SIE IHR WISSEN

- Was versteht man unter einem Crosslink?
- Wie ist es zu erklären, dass nach einer Massagebehandlung die Versorgung mit Nährstoffen im behandelten Gebiet verbessert wird?

Biochemische Effekte

Stimulation der Freisetzung von Entzündungsmediatoren

Die Behandlung der Gewebe mit verschiedenen Massagetechniken bewirkt neben der bereits erwähnten Steigerung des Blut- und Lymphflusses als weiteren Effekt auch eine Freisetzung verschiedener Proteine.

Massagetechniken wie die Friktionen, insbesondere die Querfriktionen, führen zu einer (minimalen) Verletzung des Gewebes, vergleichbar mit einer leichten traumatischen Veränderung. Einzelne Zellen werden geschädigt, wodurch verschiedene Substanzen freigesetzt werden (s. Abb. 1.19). Eine davon ist die lysosomale Phospholipase A_2, die unter anderem aus den Granulozyten stammt und nun aktiviert wird. Sie bewirkt die Stimulierung von Mastzellen, aus denen als weiterer Schritt Arachidonsäure freigesetzt wird. Arachidonsäure ist ein Bestandteil der Membran-Phospholipide aller Zellen und bildet das Ausgangsmaterial zur Synthese von sehr wirksamen und weit verbreiteten Entzündungsmediatoren (wie Prostaglandin E_2 und die hoch entzündlichen Leukotriene B_4, C_4 und D_4).

Eine weitere bedeutende Substanz für die biochemischen Effekte der Massage ist das Histamin. Histamin ist ein Entzündungsmediator, für dessen Freisetzung bereits allein der mechanische Reiz durch die Massage ausreichend ist. Die Wirkung des Histamins zeigt sich in der Erweiterung der Kapillaren und Arteriolen sowie der Permeabilitätssteigerung der Gefäßwände.

Dies lässt sich an einem ganz einfachen Experiment veranschaulichen: Reibt man etwas stärker z. B. die Haut des Unterarms, so treten an den entsprechenden Stellen Rötungen und evtl. auch Schwellun-

gen auf. Das Ganze wird meist von einer leichten Überwärmung und einem mäßigen Juckreiz begleitet. All diese klinischen Zeichen finden ihre Ursache in der Ausschüttung von Histamin. Es bewirkt eine Steigerung der Hautdurchblutung durch Erweiterung der Arteriolen und eine Eröffnung ruhender Kapillaren. Die über diesen Weg ausgelöste Rötung hält ca. 20–30 Minuten an. Man versucht, durch spezielle Massagetechniken noch weitere Mediatoren freizusetzen und die Wirkungsdauer zu verlängern.

Zusammenarbeit der Entzündungsmediatoren

Die Prostaglandine steigern synergistisch zum Histamin die lokale Durchblutung durch Erweiterung der Gefäße und sind dadurch für die rasche Hyperämie nach einem Entzündungsreiz verantwortlich. Leukotriene wirken ebenfalls durchblutungssteigernd. Sie brauchen dafür einen längeren Zeitraum als das Histamin, zeigen aber auch einen länger anhaltenden Effekt.

Stimulation der Freisetzung von Endorphinen

Neben den Entzündungsmediatoren hat man weitere biochemische Substanzen als Ursache für die Wirkung der Massagebehandlung identifiziert.

Die Endorphine beispielsweise sind als opiatähnliche Substanzen bekannt für ihre schmerzhemmende Wirkung. In verschiedenen Studien (Field, 2000) wurde ihre vermehrte Freisetzung unter Massage untersucht. Ihre Ausschüttung wird ebenfalls gesteigert durch Akupunkturbehandlungen und bei körperlicher Betätigung.

Stimulation der Freisetzung von Serotonin

Serotonin ist ein biogenes Amin, welches aus der Aminosäure Tryptophan gebildet wird. Es kommt vor in speziellen Zellen der Darmschleimhaut, im ZNS, in Thrombozyten und in den Granula der basophilen Granulozyten. Im Gehirn dient Serotonin als Neurotransmitter und wirkt u. a. antidepressiv, antriebssteigernd und angstlösend. Die schmerzhemmende Wirkung des Serotonins beruht darauf, dass es die Weiterleitung von Schmerzreizen zum Cortex unterbricht.

Untersuchungen beschreiben die vermehrte Freisetzung von weiteren neuroendokrinen Substanzen wie Oxytocin sowie die Minderung von Arginin-Vasopressin, Kortisol und Adrenocorticotropin (Morhenn et al., 2012; Rapaport et al., 2012).

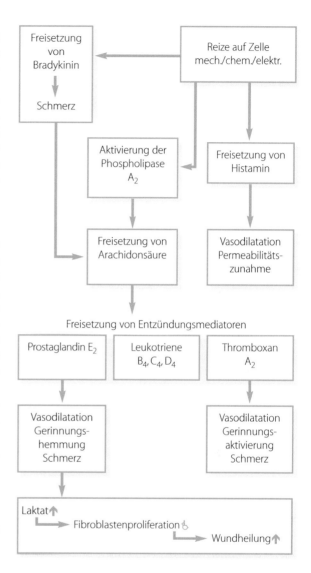

Abb. 1.19. Biochemische Effekte der Massage

ZUSAMMENFASSUNG

- Als biochemische Effekte der Massage beschreibt man die Freisetzung von verschiedenen Substanzen wie Entzündungsmediatoren, Endorphinen und Serotonin und deren Wirkung im Bereich der Gewebedurchblutung, Wundheilung und Schmerzhemmung.
- Dabei spielt die Art der Massagebehandlung sowie deren Intensität und zeitliche Dauer eine wichtige Rolle.
- Insbesondere die Querfriktionen zeigen einen positiven Einfluss auf die verbesserte Durchblutung und Wundheilung. Setzt man sie allerdings nach einer Verletzung zu früh ein oder behandelt zu intensiv, so kann es zu einer überschießenden Entzündungsreaktion mit nachfolgender Gewebeschädigung kommen.

ÜBERPRÜFEN SIE IHR WISSEN

- Welche Rolle spielt das Histamin bei den Wirkprinzipien der Massage?
- Was kann geschehen, wenn nach einer Verletzung zu früh mit Massage begonnen wird?
- Welchen Effekt hat die vermehrte Freisetzung von Endorphinen während bzw. nach einer Massagebehandlung?

Reflektorische Effekte

Wie bereits im Kapitel über die Anatomie beschrieben, stimulieren bei einer Massage die mechanischen Reize die Rezeptoren und freie Nervenendigungen in Haut und Muskulatur. Es folgt die nervale Weiterleitung der Impulse zum ZNS, welche wiederum verschiedenste reflektorische Effekte hervorrufen. Dieses sind im Einzelnen analgetische (= schmerzhemmende), sympathikushemmende und den Muskeltonus regulierende Effekte.

Schmerzhemmende Effekte

Es hat sicher jeder Mensch die Erfahrung gemacht, dass akute Schmerzreize gemindert werden, wenn man mit der Hand über die schmerzende Stelle reibt oder einen leichten Druck darauf ausübt. Um dieses Phänomen zu verstehen, muss man sich den Weg von der Entstehung des Schmerzes bis zu dessen Wahrnehmung auf nervaler Ebene betrachten (**s. Exkurs „Was ist Schmerz?", S. 28**).

Ihre schmerzhemmende Wirkung erreicht die Massage über verschiedene Wege:

Stimulation von Rezeptoren der Haut

Massagebehandlungen stellen einen mechanischen Reiz über die Haut dar. Es werden z. B. die A-Beta-Fasern angesprochen, die die Hautafferenzen für Berührung und Druck repräsentieren. Sie leiten die Impulse über das Rückenmark zum Gehirn. Aufgrund ihres großen Durchmessers haben sie eine sehr hohe Leitungsgeschwindigkeit, können also die Impulse sehr schnell übertragen. Da sie auch wesentlich schneller sind als die schmerzleitenden A-Delta– und C-Fasern, dominieren sie über dem langsameren Stimulus bereits an den Synapsen auf Rückenmarksebene.

Sie gewinnen sozusagen gegenüber dem Konkurrenten und blockieren die Schmerzimpulse der A-Delta- und C-Fasern. Diesen Vorgang bezeichnet man als präsynaptische Hemmung (**s. Abb. 1.20**). Die Schmerzimpulse können nicht mehr über den Thalamus zum Großhirn weitergeleitet werden, damit wird der Schmerz auch nicht mehr bewusst wahrgenommen. Die erfolgreiche Schmerzhemmung zieht noch einen weiteren Effekt nach sich: die Aktivität des Sympathikus lässt nach und der Muskeltonus sinkt (**s. S. 33**).

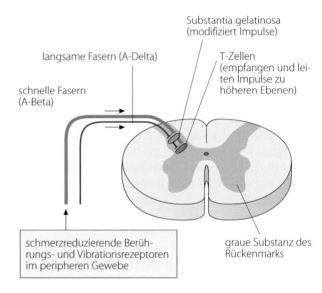

langsame Fasern (A-Delta)

schnelle Fasern (A-Beta)

Substantia gelatinosa (modifiziert Impulse)

T-Zellen (empfangen und leiten Impulse zu höheren Ebenen)

schmerzreduzierende Berührungs- und Vibrationsrezeptoren im peripheren Gewebe

graue Substanz des Rückenmarks

Abb. 1.20. Verschaltung der Schmerzreize (präsynaptische Hemmung)

PRAXISTIPP

In verschiedenen Untersuchungen hat man festgestellt, dass neben den Berührungs- und Druckreizen ganz besonders die Vibrationsreize einen effektiven schmerzhemmenden Effekt zeigen. Allerdings sollte bei der Vibrationsmassage darauf geachtet werden, dass die Frequenz variiert. Bei konstanter Frequenz adaptieren die Rezeptoren relativ schnell, was bedeutet, dass die schmerzhemmende Wirkung bald wieder nachlässt.

Stimulation von Rezeptoren in der Muskulatur

Durch die Massagebehandlung werden auch im Muskelgewebe Rezeptoren stimuliert. Dazu gehören z. B. die Pacini-Körperchen im Bindegewebe des Muskelbauches. Sie leiten die Impulse ebenfalls über dicke myelinisierte Fasern zum ZNS und erreichen über den Weg der präsynaptischen Hemmung, dass die bewusste Wahrnehmung des Schmerzes eingeschränkt bzw. ganz vermieden wird (**s. auch Gate-Control-Theorie S. 29**).

Stimulation von Rezeptoren im Bereich der Gelenke

Auch die Stimulierung von bestimmten Rezeptoren in der Gelenkkapsel kann einen schmerzhemmenden Effekt auslösen. Es handelt sich hier um die so genannten dynamischen Mechanorezeptoren. Unter den verschiedenen Massagetechniken, bei denen auch die Gelenke bewegt werden, sind beispielsweise die Manipulative Massage, die Pumpmassage, die Funktionsmassage und die spezifische hemmende Mobilisationstechnik zu nennen.

Lokale Durchblutungssteigerung

Des Weiteren bewirkt die Massage schmerzender Körperbereiche eine örtliche Durchblutungssteigerung. Damit werden Endprodukte des Stoffwechsels, sofern sie im geschädigten Gebiet vorhanden sind, verringert oder beseitigt (**s. auch Kap. 3.1, 3.2, Mechanische Effekte, Biochemische Effekte**).

Es ist noch nicht bewiesen, dass Massage auch direkt die höheren Zentren beeinflusst oder evtl. einen direkten Einfluss auf die endogene Opiatausschüttung hat.

In den letzten Jahren wurde in zahleichen Studien der Einfluss von Massage auf die Schmerzwahrnehmung und die Schmerzschwelle untersucht. Dabei zeigte sich, dass bei Patienten, die an Tumorschmerzen litten, diese zumindest für kurze Zeit durch Massage reduziert werden konnten (Weinrich und Weinrich, 1990). Pan et al. konnten in einem systematischen Review belegen, dass Massage bei Brustkrebspatientinnen die Schmerzlinderung unterstützt (Pan et al., 2014). Puustjarvi et al. berichteten, dass bei Frauen mit chronischem Spannungskopfschmerz nach mehreren Massagebehandlungen sowohl die Schmerzintensität als auch die Schmerzhäufigkeit vermindert wurde (Puustjarvi et al., 1990). Cherkin et al. konnten zeigen, dass eine Massage pro Woche, im Zeitraum von insgesamt zehn Wochen, einen schmerzlindernden Effekt auf chronische Kreuzschmerzpatienten hat. Zusätzlich konnte durch die Behandlung die Einnahme von Schmerzmedikamenten im Vergleich zur Kontrollgruppe gemindert werden (Cherkin et al., 2011).

Eine Studie an Gesunden ergab, dass mit Massage behandelte Menschen eine höhere Schmerzschwelle haben (Carreck, 1994). Besonders jene Studie zeigt, wie wertvoll Massage für Patienten im Umgang mit ihren Schmerzen sein kann.

ZUSAMMENFASSUNG

Die Schmerzweiterleitung von den Geweben an das ZNS über dünne unmyelinisierte Nervenfasern kann gehemmt werden durch Stimulation von Rezeptoren der Haut, Muskeln und Gelenke, die über dicke myelinisierte Nervenfasern ihre Informationen zum ZNS leiten. Dabei bestimmt der Durchmesser der Nervenfaser ihre Leitungsgeschwindigkeit, d. h. dicke Fasern leiten Impulse schnell weiter, dünne Fasern leiten Impulse nur langsam weiter. Auch die durch Massage erzielte lokale Durchblutungssteigerung bewirkt eine Schmerzhemmung.

Exkurs: Was ist Schmerz?

Laut Definition ist Schmerz eine komplexe Sinneswahrnehmung unterschiedlicher Qualität, die in der Regel durch Störung des Wohlbefindens gekennzeichnet ist und in ihrer chronischen Form ein eigenständiges Krankheitsbild darstellt. Darüber hinaus ist Schmerz aber auch mehr; es ist eine subjektive Empfindung und zugleich ein Gefühl, welches entsteht durch die psychische Wahrnehmung realer, aber durchaus auch vorgestellter (irrealer) Schmerzen.

Entstehung des Schmerzes

Schadensrezeptoren (= Nozizeptoren) in der Haut und in anderen Geweben erkennen Störungen über mechanische, thermische oder chemische Reize. Von dort aus werden die Impulse über die so genannten **afferenten Neurone** zum zentralen Nervensystem weitergeleitet. Dort wird der Reiz als Schmerz wahrgenommen.

Afferente Neuronen sind:
- die schnell leitenden dicken A-Delta-Fasern
- die langsam leitenden dünnen (unmyelinisierten) C-Fasern

A-Delta-Fasern haben einen Durchmesser von 1–7 μm und sind myelinisiert. Die auch als Markscheide bezeichnete Myelinschicht besteht aus Schwann'schen Zellen. Sie umhüllt die Axone der Nervenzellen und bildet damit eine Art Isolierung der Zelle. Die Myelinscheide ist in regelmäßigen Abständen durch Einschnürungen in Segmente getrennt, entlang derer die Weiterleitung von Reizen abläuft. Ein Abbau der Myelinschicht würde für eine solche Nervenzelle den Funktionsverlust bedeuten. Die mittlere Leitungsgeschwindigkeit der A-Delta-Fasern liegt bei ca. 15 m/s. Sie stellen Hautafferenzen für Temperatur und Schmerz dar und reagieren auf intensive Stimuli, wie z. B. einen Nadelstich auf der Haut mit schnellen Reflexen und anderen Verhaltensreaktionen.

In der Gruppe der A-Fasern gibt es weiterhin noch die **A-Beta-Fasern**. Sie sind Hautafferenzen für Berührung und leichten Druck und spielen eine wichtige Rolle in der Hemmung des Schmerzes. Ihr mittlerer Durchmesser beträgt 8 μm, sie leiten die Impulse mit einer mittleren Geschwindigkeit von 50 m/s weiter, sind also wesentlich schneller als die schmerzleitenden Fasern einschließlich der A-Delta-Fasern.

Die **C-Fasern** sind Hautafferenzen allein für Schmerzreize. Ihr Durchmesser beträgt 0,5–1 μm, ihre mittlere Leitungsgeschwindigkeit liegt bei ca. 1 m/s. Da die C-Fasern keine Myelinscheide besitzen, bezeichnet man sie als marklose Fasern.

MEMO

Die Myelinisierung und damit der Durchmesser der Nervenfasern bestimmen die Geschwindigkeit, mit der die Impulse weitergeleitet werden. Dicke Fasern leiten die nervalen Reize schnell weiter, dünne Fasern nur langsam.

Schmerzqualitäten

Mit dem Begriff „Qualität des Schmerzes" beschreibt man die verschiedenen Schmerzarten, wie z. B. stechender, drückender oder ziehender Schmerz.

Die verschiedenen Schmerzqualitäten werden verursacht durch die unterschiedlichen Nervenfasern, die die jeweiligen Schmerzreize weiterleiten. So wird der akute Schmerz in seiner scharfen und stechenden Ausprägung von den A-Delta-Nervenfasern weitergeleitet; der tiefe Schmerz hat einen dumpfen und drückenden Charakter und wird hauptsächlich von den C-Fasern übermittelt. Schmerzreize, die über die A-Delta-Fasern übermittelt werden, lösen in der Regel affektive Reaktionen wie schnelle Reflexe aus. Dazu gehören z. B. der Fluchtreflex und der Beugereflex als Schutzmechanismus vor Verletzungen. Bei dem über die C-Fasern weitergeleiteten Tiefenschmerz (wie z. B. Kopfschmerz) machen solche Reaktionen keinen Sinn, man kann sich nicht durch Weglaufen dem Schmerz entziehen. In diesem Fall treten eher vegetative Reaktionen wie Übelkeit oder Schweißausbrüche auf.

Hemmung des Schmerzes

Wie bereits erwähnt, sind die A-Beta-Fasern, die Berührungs- und Vibrationsreize übermitteln, um ein Vielfaches schneller als die schmerzleitenden A-Delta- und C-Fasern.

Dies bedeutet: Eine Schadensmeldung tritt auf, die Reize werden über die A-Delta- und C-Fasern zum ZNS weitergeleitet, und erst bei Ankunft im Großhirn wird die Wahrnehmung des Schmerzes bewusst. Wird nun die schmerzende Stelle z. B. durch Streicheln oder Druck massiert, so werden diese Impulse über die A-Beta-Fasern zum ZNS geleitet. Da sie aber wesentlich schneller sind als die schmerzleitenden Fasern, dominieren sie über den langsameren Stimulus bereits an den Synapsen auf Rückenmarksebene. Sie gewinnen sozusagen gegenüber den Konkurrenten, Impulse der A-Delta- und C-Fasern werden nicht mehr weitergeleitet. Die Folge ist, dass der Schmerz nicht mehr wahrgenommen wird. Diesen Vorgang bezeichnet man als präsynaptische Hemmung **(s. Abb. 1.20, S. 26)**.

Bereits 1965 fassten Melzack und Wall die Mechanismen von Entstehung und Hemmung des Schmerzes in der so genannten **Gate-Control-Theorie** zusammen (Melzack und Wall, 1965). 1983 legten sie eine überarbeitete Version vor. Danach wird die Rückenmarksebene als ein Tor (= gate) beschrieben, in dem von peripher ankommende Nervenimpulse zum zentralen Nervensystem hin umgeschaltet werden **(s. Abb. 1.21)**. Gleichzeitig wirken an dieser Stelle verschiedene Mechanismen ein, die die Schmerzweiterleitung kontrollieren. Dazu gehören zum einen die oben erwähnten A-Beta-Fasern, die an den Synapsen mit den schmerzleitenden Fasern konkurrieren und über den Weg der präsynaptischen Hemmung den Schmerz verhindern. Zum anderen sind es absteigende Bahnen aus dem Hirnstamm, dem Mittelhirn und dem Kortex, die an diesem Tor die Schmerzweiterleitung blockieren.

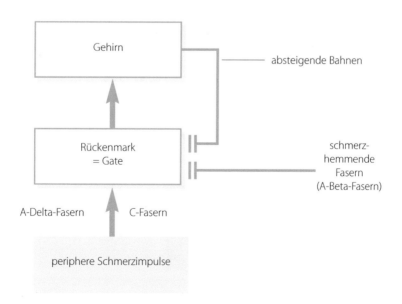

Abb. 1.21. Entstehung und Hemmung des Schmerzes nach der Gate-Control-Theorie in vereinfacht dargestellter Form

Sympathikushemmende Effekte

Es ist unumstritten, dass eine enge Beziehung zwischen den inneren Organen und den somatischen Geweben wie Haut, Muskeln, Sehnen usw. besteht. Dies äußert sich insofern, als Veränderungen an den inneren Organen auch Veränderungen z. B. an der Haut hervorrufen. Ebenso zeigen umgekehrt Manipulationen am somatischen System einen direkten Einfluss auf die inneren Organe. Beispielsweise kann eine Veränderung im Bereich des Magens eine Hyperalgesie (d. h. ein gesteigertes Schmerzempfinden) auf der linken Vorderseite des Rumpfes von der Brust bis unterhalb des Rippenbogens auslösen. Genauso kann eine Massagebehandlung der beschriebenen Körperoberfläche eine harmonisierende Wirkung auf den Magen haben.

Diese segmentalen Beziehungen finden ihren Ursprung in der frühen Embryonalentwicklung und sind Ausdruck der vegetativen Reflexe des Rückenmarks.

Unter einem **Reflexbogen** versteht man die synaptische Verschaltung zwischen den zuführenden Leitungsbahnen (= **Afferenzen**) und den zum Zielorgan hinführenden Bahnen (=**Efferenzen**). Der vegetative Reflexbogen besitzt einerseits einen somato-viszeralen und andererseits einen viszero-somatischen Anteil, die beide über den Sympathikusnerv ihr Zielorgan beeinflussen. Somato-viszeral bedeutet, dass Reize, die auf ein somatisches Organ treffen (wie Haut, Muskeln, Sehnen usw.), weitergeleitet werden zum Rückenmark (= **somatische Afferenz**). Von dort aus wirken sie über den Sympathikus auf die inneren Organe wie z. B. den Darm (= **sympathische Efferenz**).

Der Reflexbogen funktioniert auch umgekehrt, er wird dann als viszero-somatischer Reflex bezeichnet. Dies bedeutet: Eine Störung an den inneren Organen wirkt über diesen Reflexbogen auch auf die Haut, auf periphere Gelenke und die Wirbelsäule.

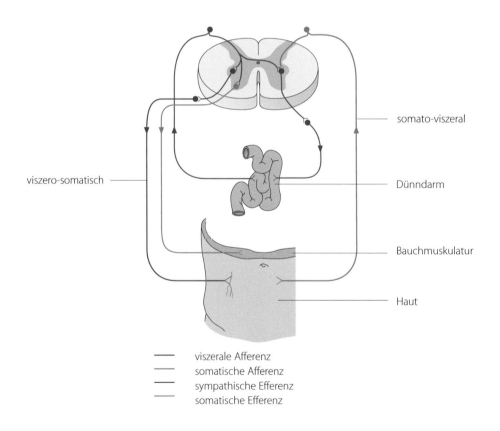

Abb. 1.22. Vegetativer Reflexbogen

Seit langer Zeit schon beschäftigen sich Wissenschaftler mit diesen viszero-somatischen Zusammenhängen. Es gelang sogar, bestimmte Gebiete zu definieren, die fest miteinander in Beziehung stehen. Man bezeichnet sie als **Reflexzonen.** Dazu gehören auch die so genannten Bindegewebszonen, Head-Zonen, Muskelzonen und Periostzonen.

Die Wege des vegetativen Reflexbogens verlaufen über das sympathische Nervensystem. Da sie auf die Rückenmarksebene beschränkt bleiben, gelangen die Reize nicht ins Gehirn und bleiben somit außerhalb des Bewusstseins. Abb.1.22 veranschaulicht das Prinzip der segmental-spinalen Reflexe.

Wo liegt nun die Bedeutung dieser neuronal reflektorischen Vorgänge für die Massage? Die Massagebehandlung selbst stellt einen somatischen Reiz im oben beschriebenen Sinne dar. Über den vegetativen Reflexbogen werden Effekte an den entsprechenden Organen erzielt. Sato und Schmidt untersuchten 1973 die Wirkung der somatischen Reize auf die Aktivität des Sympathikus. Dabei beobachteten sie Folgendes: Reize über dicke Fasern führen kurzfristig zu einer Aktivitätssteigerung, dann aber sofort zu einer starken Aktivitätsminderung des Sympathikus. Reize über dünne unmyelinisierte Fasern führen dagegen direkt zu einer deutlichen und dauerhaften Steigerung der sympathischen Reflexaktivität (Sato und Schmidt, 1973).

MEMO

Massage bewirkt überwiegend eine Stimulation der dicken Fasern. Dies führt zu einer Schmerzhemmung und Minderung der sympathischen Reflexaktivität.

PRAXISTIPP

Die Wirkung auf den Sympathikus ist bei Massage direkt in dessen Ursprungsgebiet, also im BWS-Bereich, besonders stark. Deshalb sollte man mit der Massage immer zuerst an einer anderen Stelle beginnen und sich dann langsam an diese Bereiche herantasten. Dabei richtet man sich kontinuierlich nach der Reaktion des Patienten.

VORSICHT

- Zu den dicken Fasern gehören auch die A-Delta-Fasern, die den scharfen Schmerz vermitteln. Dies bedeutet, dass im Rahmen einer Massagebehandlung auch ein kurzfristiger scharfer Schmerz auftreten kann. Er wird vom Patienten aber nur wahrgenommen, solange der Reiz ausgeübt wird, nicht mehr danach.
- Im Gegensatz dazu steht der dumpfe Schmerz, der über die dünnen C-Fasern vermittelt wird. Dieser hält länger an, verstärkt die Aktivität des Sympathikus und ist im Rahmen einer Massagebehandlung unerwünscht.
- Fazit: Das so genannte Nachgefühl (Schmerz oder Druckgefühl, welches nach der Behandlung weiter besteht), darf nicht auftreten.

Tonusregulierende Effekte

Die eigentliche direkte manuelle Wirkung der Klassischen Massage dient der Regulierung des Muskeltonus. Massage ermöglicht sowohl eine tonussteigernde als auch eine tonussenkende Wirkung. Auch dieser Vorgang beruht ebenfalls auf reflektorischen Vorgängen.

Wie bereits mehrfach erwähnt, setzt die Massage einen mechanischen Reiz an der Muskulatur, genauer gesagt an der Muskelspindel (**s. Kap. 2.2**). Von hier aus wird der so genannte **myostatische Reflex** ausgelöst. Bei diesem Reflexbogen liegen Effektor und Rezeptor im gleichen Organ, nämlich der Muskulatur. Der mechanische Reiz wird von den kontraktilen Elementen der Muskelspindel registriert und als sensible Afferenz zum Hinterhorn des Rückenmarks geleitet. Auf der Ebene des Rückenmarks erfolgen polysynaptische Verschaltungen; letztendlich wird über die Motoneurone im Vorderhorn des Rückenmarks wieder die Muskelspindel beeinflusst und der Muskeltonus reguliert bzw. die Kontraktionsbereitschaft des Muskels verändert.

Durch verschiedene Techniken der Klassischen Massage ist es möglich, den Tonus der Muskulatur zu senken oder zu steigern.

Das **Senken des Tonus** ist möglich durch rhythmische Dehnung der Muskelspindeln oder rhythmische Kompression. Des Weiteren trägt die Schmerzhemmung durch Massage zu einer Muskeltonussenkung bei. Über die Wirkung auf das limbische System und die Formatio reticularis setzt ein Gefühl der Entspannung ein.

Die **Steigerung des Tonus** ist möglich durch stärkere und intensivere Techniken wie Kneten oder Klopfen und wird z. B. als Vorbereitung für sportliche Aktivitäten genutzt. Die Stimulation der Muskelspindeln durch kurze und aggressive Reize löst in der Regel eine Muskelkontraktion aus.

ZUSAMMENFASSUNG

- Vegetative Reflexe sind zum einen somato-viszeral, d. h. somatische Reize (wie die Massagebehandlung als mechanischer Reiz) üben eine Wirkung auf innere Organe aus.
- Zum anderen gibt es den viszero-somatischen Weg, der zeigt, wie Störungen der inneren Organe einen Einfluss auf die Haut, auf periphere Gelenke und die Wirbelsäule haben können.
- Die Aktivität des Sympathikus wird gemindert durch somatische Reize, die über dicke schmerzhemmende Fasern weitergeleitet werden.

Weg des myostatischen Reflexes

Sensible Afferenz der Muskelspindel ⇨ Hinterwurzel ⇨ Hinterhorn ⇨ polysynaptische Verschaltungen ⇨ Vorderhorn ⇨ Muskelspindel

ÜBERPRÜFEN SIE IHR WISSEN

- Welche Nervenfasern leiten den Schmerz an das Gehirn weiter?
- Wodurch kann dieser Vorgang unterbrochen werden?
- Welche verschiedenen afferenten Neurone kennen Sie?
- Worin unterscheiden sie sich?
- Was besagt die Gate-Control-Theorie?
- Auf welchem Weg können durch Massage Störungen an inneren Organen beeinflusst werden?
- Wie kommt es während einer Massage zu einer Senkung des Muskeltonus?

Psychogene Wirkungen

LERNZIELE

Wirkung der Massage auf den Gemütszustand

Die psychogene Wirkung ist eine der wichtigsten Effekte der Massage. Sie führt zu einer allgemeinen Entspannung und Gelockertheit. Die Massagetherapie wird von der Mehrheit der Bevölkerung akzeptiert, da sie meist zusammen mit positiver Wirkung und fehlenden Nebenwirkungen assoziiert wird. Die meisten Patienten empfinden sie als angenehm und vertrauen ihr. Die positive Wirkung der Massage beeinflusst selbst wieder die meisten anderen im Vorfeld dargestellten Wirkungen wie z. B. die Regulierung des Muskeltonus, die Schmerzhemmung, die Hemmung des Sympathikus sowie über den Abbau von Stresshormonen eine gesteigerte Wundheilung und verbesserte Immunität. Das Gefühl der Entspannung und des Sich-Wohlfühlens nach einer Massagebehandlung wird im Gehirn über das **limbische System** vermittelt. Von hier aus wird wiederum der Hypothalamus beeinflusst und die Ausschüttung der Stresshormone Kortisol und Adrenalin kontrolliert. Die Entspannung vermindert den Muskeltonus und die Aktivität des Sympathikus, dadurch werden Schmerzen weniger stark wahrgenommen und der Allgemeinzustand insgesamt gebessert.

Tiffany Field untersuchte in einem Review u. a. die psychologischen Wirkungen der Massage bei verschiedenen Krankheitsbildern von Kindern und Erwachsenen (Field, 2014) und kam zu folgenden Ergebnissen: Nach einer Massage wird die Blutzirkulation in Hirnrealen, die für Depression und Stressregulation verantwortlich sind, gesteigert. Somit können Massagen als begleitende Therapien bei psychischen Erkrankungen mit Angstsymptomatik eingesetzt werden (vgl. Kim und Buschmann, 1999; Moller, 1994, Field et al., 1992). Zusätzlich sinkt das bei Depression oft erhöhte Kortisollevel und die Serotonin- und Dopaminlevel steigen an, die aktivierend und stimmungsaufhellend wirken. Mehrere Studien zeigen, dass durch Massage vermehrt auch Oxytocin freigesetzt wird (Morhenn et al., 2012; Rapaport et al., 2012). Dieses Hormon ruft im Körper Gefühle wie Liebe, Vertrauen und Ruhe hervor. Probanden, die eine 15-minütige Massage erhielten, zeigten erhöhte Aufmerksamkeit und verminderte Alpha- und Beta-Ak-

tivität im EEG im Vergleich zu Probanden, die sich 15 Minuten im Massagestuhl nur ausgeruht hatten (Field et al., 1996). Direkt nach der Massage konnten sie mathematische Berechnungen schneller und mit weniger Fehlern lösen. In den von Field eingeschlossenen Studien wurden auch Effekte von Massage auf Frühgeborene untersucht. Massierte Kinder hatten eine höhere tägliche Gewichtszunahme, schliefen besser, weinten weniger und waren stressresistenter im Vergleich zu nicht massierten Kindern (Field, 2014). Die Wirkungen auf die Gewichtszunahme bestätigen Ang et al., auf diese Weise erreichen Frühgeborene schneller einen stabilen Zustand (Ang et al., 2012).

Zusätzlich zum Review von Field konnten Pan et al. belegen, dass Massage bei Brustkrebspatientinnen signifikant den Zorn und Ärger der Probandinnen mindert (Pan et al, 2014). Auch auf die gesundheitsbezogene Lebensqualität hat Massage einen positiven Effekt. Probanden, die Massage erhielten, erreichten einen höheren Wert als die in der Kontrollgruppe (Cherkin et al., 2011).

Quintessenz aller Studien ist, dass Massage die depressive Stimmung, die Ausprägung der Angst und die Stresshormonspiegel vermindert. Mit Blick auf deren Rolle für die Immunität stellte Field die Hypothese auf, dass Massage auch einen stabilisierenden Einfluss auf das Immunsystem zeigt.

ZUSAMMENFASSUNG

Psychogene Wirkungen der Massage können sein:
- Entspannung
- Verbesserung des Allgemeinzustandes
- Verminderung des Muskeltonus
- Verminderte Wahrnehmung von Schmerzen
- Verminderte Aktivität des Sympathikus
- Verminderte Ausschüttung der Stresshormone Kortisol und Adrenalin
- Verminderung von Angstgefühlen
- Besserung einer depressiven Stimmungslage
- Stabilisierung des Immunsystems

ÜBERPRÜFEN SIE IHR WISSEN

- Nennen Sie die psychogenen Wirkungen der Massage.
- Mit welchen Messungen kann man solche Wirkungen verifizieren?

Immunmodulierende Effekte

LERNZIELE

- Wirkungen der Massage auf das Immunsystem
- Bedeutung für die Wundheilung

1996 untersuchten Ironson und Field den Einfluss von Massage auf die Immunparameter bei HIV-positiven Erwachsenen. Die Studienteilnehmer erhielten einen Monat lang täglich (an 5 Tagen in der Woche) eine 45-minütige Massagebehandlung. Sie beobachteten im Vergleich zur Kontrollgruppe sowohl einen signifikanten quantitativen Anstieg als auch eine gesteigerte Toxizität der Natural Killer Cells. Daneben zeigte sich eine Verminderung an Adrenalin und Noradrenalin sowie an Kortisol, was wiederum die Immunitätslage verbessert (Ironson et al., 1996, Field et al., 1996). Ang et al. konnten dagegen einen quantitativen Anstieg der Natural Killer Cells bei Frühgeborenen, die Massage erhielten, nicht nachweisen, jedoch war die Zytotoxizität der Natural Killer Cells höher als in der Kontrollgruppe (Ang et al., 2012).

1997 untersuchte Werner den Einfluss von Massage auf gesunde Probanden. Er beobachtete hier eine Steigerung der unspezifischen Abwehr (Leukozyten, Monozyten, Thrombozyten, Mastzellen waren vermehrt bzw. aktiver) und eine Verminderung der spezifischen Abwehr (IgE, Il 4, Il 6, y-Interferon). Daher wurde vermutet, dass durch Massagebehandlungen Überempfindlichkeitsreaktionen abnehmen und das Immunsystem insgesamt stabilisiert wird (Werner et al., 1997).

Die Verminderung der Stresshormone Kortisol und Adrenalin hat auch eine wichtige lokale Bedeutung: Die Kollagensynthese wird verbessert und damit die Wundheilung nach Verletzungen gefördert.

ZUSAMMENFASSUNG

Immunmodulierende Effekte der Massage

- Steigerung der unspezifischen Abwehr durch zelluläre Veränderungen
- Verminderung der spezifischen Abwehr, dadurch Verminderung der Überempfindlichkeitsreaktionen
- Verminderung der Stresshormone Adrenalin, Noradrenalin und Kortisol
- Verbesserung der Wundheilung

ÜBERPRÜFEN SIE IHR WISSEN

- Wie wirken sich Massagebehandlungen auf das Immunsystem aus?
- Welche Parameter untersucht man, um dies zu verifizieren?

1.4 Indikationen und Kontraindikationen

Indikationen

Die Indikationen zur Massage sind vielfältig. Im Grunde genommen lassen sich unter Berücksichtigung der Kontraindikationen und Einhaltung von Vorsichtsmaßnahmen alle reversiblen Veränderungen der Strukturen des Bewegungsapparates mit Massage behandeln.
Ziele der Massage sind generell:
- Schmerzreduzierung bzw. –beseitigung
- Tonusreduzierung
- Tonussteigerung
- Förderung der Durchblutung
- Förderung der Lymphzirkulation
- Senkung der sympathischen Reflexaktivität
- Mobilisation der verschiedenen Gewebeschichten und Strukturen

Indikationsbeispiele im Sinne häufiger Erkrankungen werden in den einzelnen Kapiteln der regionären Anwendungen ausführlich beschrieben.

Kontraindikationen

Wie bei jeder Therapieform gibt es auch bei der Massage Kontraindikationen, die beachtet werden müssen.

> **MEMO**
>
> Die Kenntnis der Kontraindikationen, die Fähigkeit, sie zu erkennen und das Verständnis ihrer Relevanz bilden die Grundlage, welche die Massage zu einer sicheren und effektiven Behandlungsmaßnahme macht.

Kontraindikationen werden in zwei Kategorien eingeteilt. Die erste Kategorie umfasst die **absoluten Kontraindikationen** und beschreibt Situationen, in denen eine Massage keinesfalls durchgeführt werden darf. Die zweite Kategorie enthält die **relativen Kontraindikationen**. Mit diesem Begriff definiert man Situationen, in denen die Massage nur eingeschränkt möglich ist und die Anwendungsart und -häufigkeit individuell entschieden werden muss. Dies sind zum Beispiel Kontraindikationen, die außerhalb des Behandlungsgebietes liegen. So kann bei einer akuten Beinvenenthrombose (absolute Kontraindikation für die Behandlung des Beines) eine Schulter-Arm-Massage durchgeführt werden.

Bei Hinweisen auf akute Notfälle muss der Therapeut eine umgehende Abklärung veranlassen.

Absolute Kontraindikationen

Vaskuläre Erkrankungen:
- Akute Thrombose: Thrombosen der tiefen Beinvenen bergen immer die Gefahr einer Lungenembolie. Klinisch zeigt sich möglicherweise eine Schwellung mit Überwärmung sowie Schmerzen im Venenverlauf. Weiterhin sind das Homans - Zeichen (Wadenschmerz bei Dorsalflexion im Sprunggelenk) und das Payr -Zeichen (Fußsohlenschmerz bei Druck auf die Fußsohle) positiv.
- Thrombophlebitis
- Arterielle Durchblutungsstörungen
- Arterielle Verschlusskrankheiten
- Dekompensierte Herzinsuffizienz
- Herzinfarkt
- Lymphangitis

Erkrankungen der Haut:
- Offene Wunden
- Infektionen
- Tumore
(**s. Anhang, S. 511**)

Akute Verletzungen (in den ersten zwei bis drei Tagen nach der Verletzung):
- Muskelfaserriss
- Bandruptur
- Sehnenruptur

Entzündliche Erkrankungen des Muskels:

- Alle Arten der Myositis
- Myositis ossificans: Hierbei kommt es zu einer umschriebenen Verknöcherung durch pathologische Kalkeinlagerungen. Die Ursache ist meist traumatisch, z. B. als Folge von Muskelprellungen oder Muskelfaserrissen.

Systemische Erkrankungen:

- Hohes Fieber
- Tumore

Zustand nach Operationen:

- Nach verschiedenen chirurgischen Eingriffen am Bewegungsapparat, z. B. bei Laminektomien und anderen Eingriffen an der Wirbelsäule

Neurologische Erkrankungen:

- Akute neurologische Nervenkompressionssyndrome mit Sensibilitätsstörungen oder Ausfallserscheinungen
- Kaudakonussyndrom: Hierbei kommt es zu einer Kompression im Konus- bzw. Kaudabereich, die Läsionshöhe ist ab L4. Dieses Krankheitsbild kann sich in Form von Schmerzen im Lendenbereich mit Ausstrahlungen in die Rückseiten beider Ober- und Unterschenkel äußern. Klinisch findet man eine Parese der Fuß- und Zehenbeuger sowie Empfindungsstörungen im Dermatom L5. Nach einem stillen Intervall, was möglicherweise einen Behandlungserfolg suggeriert, kommt es zu plötzlichen Lähmungen. Hierbei handelt es sich um einen neurologischen Notfall, der eine sofortige neurochirurgische Intervention erfordert.

ZUSAMMENFASSUNG

- Zu den absoluten Kontraindikationen gehören Erkrankungen der Gefäße, der Haut, der Muskeln und der Nerven sowie akute Verletzungen und systemische Erkrankungen.
- Bei Vorliegen von absoluten Kontraindikationen darf unter keinen Umständen eine Massagebehandlung durchgeführt werden.
- Liegen relative Kontraindikationen vor, so ist die Massage eingeschränkt möglich; der Therapeut entscheidet in Absprache mit dem behandelnden Arzt individuell.

ÜBERPRÜFEN SIE IHR WISSEN

- Was unterscheidet die relativen von den absoluten Kontraindikationen?
- Nennen Sie fünf absolute Kontraindikationen einer Massage.

2 Befund

2	**Befund**	**38**
2.1	**Anamnese**	**38**
	Allgemeine Daten	39
	Aktuelle Beschwerden	39
	Eigenanamnese	41
	Familienanamnese	41
2.2	**Inspektion**	**42**
	Frontalebene – Inspektion von dorsal	43
	Frontalebene – Inspektion von ventral	43
	Sagittalebene – Inspektion von lateral	44
	Befundbeispiele	44
	Inspektion der Haut	45
2.3	**Palpation**	**48**
	Durchführung	48
2.4	**Funktionsprüfung**	**51**
	Durchführung	51
2.5	**Objektivierung**	**54**
	Visuelle Analog-Skala (VAS)	54
	Neutral-Null-Methode	55
	Algometer	56
2.6	**Dokumentation und Behandlungsplanung**	**58**
	Auswertung der erhobenen Daten	58
	Formulierung der Behandlungsziele	58
	Auswahl der geeigneten Maßnahmen	58
	Durchführung der Behandlung	58
	Dokumentation	59
	Befundbogen	60

2 Der Befund

Eine sorgfältige Befunderhebung ist die Basis für eine erfolgreiche Therapie. Erst wenn spezifische Probleme identifiziert wurden, kann ein genauer und bedürfnisgerechter Behandlungsplan erstellt werden.

Eine wichtige Rolle spielt die Dokumentation. Dokumentiert werden müssen sowohl der Befund als auch die Art der therapeutischen Maßnahmen und deren Auswirkung auf das Wohlbefinden des Patienten. Nur durch eine kontinuierliche Rückmeldung und durch ständige Anpassung der therapeutischen Maßnahmen an die momentanen Erfordernisse kann ein nachhaltiger Therapieerfolg erzielt werden. Hinzu kommt, dass die Kostenträger (Krankenkassen) eine entsprechende Dokumentation fordern. Diese Dokumentation kann mit einfachen und effektiven Mitteln, die weiter unten beschrieben werden, erfolgen.

Der komplette Untersuchungsgang erfordert Zeit. Für den Erstkontakt können 45–60 Minuten erforderlich sein. Doch sollte man sich darüber im Klaren sein, dass für eine präzise Therapieplanung eine sorgfältige Befunderhebung unerlässlich ist, die den genannten Zeitaufwand mehr als rechtfertigt. Folgende einzelne Schritte sind erforderlich, um eine Behandlung zu planen, durchzuführen und zu dokumentieren:

- Anamnese
- Inspektion
- Palpation
- Funktionsprüfung
- Objektivierung
- Behandlungsplanung
- Dokumentation

Auch wenn die oben genannten Schritte zunächst sehr umfangreich erscheinen, sollten sie in dieser Reihenfolge durchgeführt werden. Sich auf die individuellen Beschwerden der Patienten einzustellen erfordert zwar Zeit und Aufmerksamkeit, führt aber im Gegenzug zu einem soliden Verhältnis zwischen dem Therapeuten und den Patienten. Diese wissen es zu schätzen, wenn ein Therapeut genau und individuell auf die Beschwerden eingeht.

2.1 Anamnese

LERNZIELE

- Strukturierung der Anamnese
- Formulieren der Fragen
- Wichtige Details der Eigen- und Familienanamnese

Eine ausführliche Anamnese geht der Behandlung voraus. Durch Offenheit, Freundlichkeit und Unvoreingenommenheit kann seitens des Therapeuten ein Vertrauensverhältnis zum Patienten geschaffen werden, welches die Basis für die spätere Therapie darstellt. Insofern ermöglicht die Anamnese den Zugang zum Patienten. Sie stattet den Therapeuten mit allen relevanten Informationen über den Patienten aus und hilft, wichtige Bedingungen oder Informationen zu erfassen, die möglicherweise eine Kontraindikation für die geplante Therapie darstellen können.

Durch die Erhebung der Anamnese wird der Therapeut keinesfalls in die Lage versetzt, medizinische Diagnosen zu erstellen. Es geht vielmehr um eine physiotherapeutische Befunderhebung als Basis für eine differenzierte Behandlung. Es empfiehlt sich, die Ergebnisse der Anamnese in einem entsprechenden Formularblatt festzuhalten. Dieses Dokument muss im Sinne der Schweigepflicht vertraulich sein; niemand mit Ausnahme des Therapeuten selbst sollte zu diesem Dokument Zugang haben.

Die Anamnese gliedert sich in folgende Abschnitte:

- Allgemeine Daten
- Aktuelle Beschwerden
- Eigenanamnese
- Familienanamnese

Am Ende der Anamnese sollten noch einmal alle für den Patienten relevanten Punkte hervorgehoben und ihrer Wichtigkeit nach geordnet werden.

Allgemeine Daten

Hier werden die persönlichen Daten des Patienten erfasst:

- Name und Adresse
- Telefonnummern (privat und beruflich)
- Geburtsdatum
- Größe
- Gewicht
- Adresse des überweisenden Arztes (wichtig für Rückfragen)

 MEMO

Durch die Erhebung der Anamnese wird der Therapeut keinesfalls in die Lage versetzt, Diagnosen zu erstellen. Es geht vielmehr um eine physiotherapeutische Befunderhebung als Basis für die differenzierte Behandlung.

Aktuelle Beschwerden

Genauen Aufschluss über die aktuellen Beschwerden geben die sieben „W's":

1. „Was schmerzt oder wo schmerzt es?" Diese Frage informiert bezüglich der Schmerzlokalisation. Hierbei wird der Patient angehalten, den Ort und die Ausbreitung des Schmerzes zu beschreiben.
2. „Wann schmerzt es?" Häufig treten Schmerzen in einem bestimmten zeitlichen Muster auf. Dazu gehören beispielsweise die so genannten Anlaufschmerzen, die morgens kurz nach dem Aufstehen beginnen und bei weiterer Bewegung wieder nachlassen. Nächtliche Schmerzen treten unter anderem bei entzündlichen Gelenkerkrankungen auf.
3. „Seit wann bestehen die Schmerzen?" Mit dieser Frage soll zwischen akuten und chronischen Beschwerden unterschieden werden. Des Weiteren hilft sie bei der Suche nach einem möglichen Auslöser. So kann beispielsweise ein zurückliegender Auffahrunfall ursächlich für entsprechende Beschwerden im HWS-Bereich sein (Schleuder-Trauma).
4. „Wie sind die Schmerzen?" Mit dieser Frage sind Schmerzcharakter, -stärke und -verlauf zu beurteilen.
5. „Wodurch werden die Schmerzen beeinflusst?" Häufig werden durch bestimmte Bewegungen, Körperhaltungen oder mechanische Einflüsse Schmerzen ausgelöst oder verstärkt. Die Kenntnis solcher auslösenden Faktoren gibt wichtige Hinweise für die spätere Therapie. Im Gegensatz dazu können Beschwerden auch durch bestimmte Bewegungen oder Haltungen (z. B. Schonhaltung) verbessert werden.
6. „Welche Begleitbeschwerden treten auf?" Anhaltende Kopfschmerzen und Herzsensationen können beispielsweise Herzprobleme anzeigen, die eine gründliche ärztliche Abklärung erfordern.
7. „Was wurde bisher gemacht?" Häufig haben Patienten insbesondere mit chronischen Erkrankungen eine Odyssee an Therapien hinter sich. Daher muss erfragt werden, welche Therapieversuche bisher unternommen wurden und welchen Erfolg sie erbrachten. Diese Informationen sind im Hinblick auf die spätere Therapieplanung von Bedeutung: bislang erfolglose therapeutische Ansätze können aus der Liste der weiteren Therapiemaßnahmen gestrichen werden.

Schmerz	Erläuterung
Einseitig/beidseitig	In der Regel treten Schmerzen einseitig auf. Bei chronischer Polyarthritis beispielsweise finden sich häufig Schmerzen in der rechten und linken Körperhälfte.
Lokalisiert	Bei lokalisierten Beschwerden konzentriert sich der Schmerz z. B. auf ein Gelenk. Die Ursachen können degenerative, entzündliche oder stoffwechselbedingte Erkrankungen darstellen. Wenn ein kleines Gelenk (z. B. das Großzehengrundgelenk) betroffen ist, kann dies ein Hinweis auf einen erhöhten Harnsäurespiegel sein. Hinweis: Je peripherer eine Verletzung ist, desto lokalisierter wird der Schmerz angegeben. Je proximaler ein Schmerz ist, desto diffuser wird der Schmerz angegeben.
Multilokal	Mehrere Gelenke gleichzeitig sind z. B. bei rheumatischen Erkrankungen betroffen.
Ausstrahlend	Der Schmerz breitet sich im Verlauf von Nerven, Gefäßen oder Muskeln aus, z. B. radikuläre Schmerzsyndrome projizieren auf die jeweiligen Dermatome, Schmerzen infolge Schädigung peripherer Nerven strahlen in das entsprechende Versorgungsgebiet aus.
Unklare Schmerzangaben	Unklare Schmerzangaben sind typisch für chronische Schmerzzustände. Sie spiegeln die Sensibilisierung des ZNS wider. Differenzialdiagnostisch können z. B. auch psychosomatische Ursachen in Betracht kommen.

Tabelle 2.1. Mögliche Ausdehnung von Schmerzen

Schmerz	Zuordnung
Stechend, scharf, spitz, einschießend, ziehend	Nerven(läsionen)
Bohrend, dumpf, krampfartig	Muskeln, Gelenke, innere Organe
Pulsierend, stoßend, rhythmisch, hämmernd	Gefäße

Tabelle 2.2. Zuordnung zu den jeweiligen geschädigten Strukturen anhand der Schmerzcharakteristik

Eigenanamnese

Die Eigenanamnese umfasst Fragen nach aktueller Lebenssituation, Begleiterkrankungen, früheren Erkrankungen (geordnet nach Organsystemen) und Krankenhausaufenthalten. Die Art der Berufstätigkeit kann Hinweise auf Stress und Überlastungssyndrome sowie Tätigkeiten in ungünstigen körperlichen Positionen geben, die zu Fehlhaltungen und Muskelverspannungen führen können. Ebenso sollten die Ernährungsgewohnheiten sowie die Einnahme von Medikamenten und Nahrungsergänzungsmitteln erfragt werden. Ein weiterer wichtiger Punkt ist der drastische, ungewollte und schnelle Gewichtsverlust, der möglicherweise eine ernsthafte Grunderkrankung wie z. B. bösartige Erkrankungen anzeigen kann. Hier sollte unbedingt eine weitergehende ärztliche Abklärung erfolgen.

Wichtig ist auch die Dokumentation von Medikamenten, die eingenommen werden. Obwohl die Patienten in der Regel bereit sind, die Details ihrer Anamnese darzulegen, werden manchmal auch ungewollt wichtige Punkte verschwiegen. Die Frage nach der derzeitigen Medikation kann wertvolle Hinweise geben.

PRAXISTIPP

Zahlreiche Medikamente können Auswirkungen auf die Behandlung haben. Eine Liste dieser Medikamente und die entsprechenden Auswirkungen befindet sich im Anhang **(s. S. 160)**.

Familienanamnese

Die Familienanamnese vervollständigt die Anamnese. Hier wird nach Erkrankungen von Eltern, Geschwistern und Kindern gefragt (Verwandte ersten Grades). So werden das Alter oder gegebenenfalls die Todesursache der Eltern erhoben. Von besonderem Interesse sind chronische Erkrankungen in der Familie. Gezielt sollte nach folgenden Krankheiten gefragt werden:

- erbliche Erkrankungen (z. B. Hämophilie)
- bösartige Erkrankungen
- Stoffwechselerkrankungen (z. B. Diabetes mellitus)
- Infektionserkrankungen (z. B. Tuberkulose)
- Missbildungen
- psychische Erkrankungen (z. B. Depressionen)

ZUSAMMENFASSUNG

- Die Ziele der Anamnese bestehen darin, die aktuellen Beschwerden des Patienten herauszuarbeiten, Anhaltspunkte für die Ursache der Beschwerden zu verifizieren und daraus bereits Ansätze für die Therapieplanung zu gewinnen.
- Die Anamnese besteht aus vier Abschnitten oder Säulen:
  - allgemeine Daten
  - aktuelle Beschwerden
  - Eigenanamnese
  - Familienanamnese

ÜBERPRÜFEN SIE IHR WISSEN

- Was ist der Sinn der Anamnese?
- Nennen Sie die sieben „W's"!
- Nach welchen familiären Erkrankungen sollten Sie fragen?

2.2 Inspektion

LERNZIELE

Erlernen eines festen Schemas zur Inspektion in
verschiedenen Körperebenen

Man unterscheidet zwischen einer direkten und einer
indirekten Inspektion. Bei der indirekten Inspektion
beobachtet man den Patienten in seinem natürlichen
Umfeld, bei der Ausübung von Tätigkeiten des tägli-
chen Lebens wie beispielsweise Gehen, Anziehen,
Ausziehen. Auch der Habitus, das Auftreten, die Ges-
tik und das Sprechen sind Dinge, die dem Therapeuten bereits beim Erstkontakt auffallen und die bereits
Hinweise zu den Beschwerden ergeben können.

Bei der direkten Inspektion betrachtet der Therapeut gezielt einzelne Kriterien. So wird die Haltung im
Stand beurteilt. Die Betrachtung erfolgt in der Fron-
tal- und Sagittalebene aus einem Abstand von zwei bis
drei Metern. Der Patient ist bis auf den Slip (und bei
weiblichen Patienten auch BH) unbekleidet. Ergänzende Hinweise zur Inspektion finden sich bei den jeweiligen regionären Massageanwendungen.

**Beobachtungskriterien
für die Dorsalansicht:**

- Muskelrelief: an Rücken, Armen und Beinen symmetrisch?
- Malleoli lateralis: beidseits auf gleicher Höhe?
- Kniefalten: symmetrisch auf gleicher Höhe?
- Gesäßfalte: auf gleicher Höhe?
- Analfalte: ist sie senkrecht?
- Spina iliaca posterior superior: auf gleicher Höhe?
- Beckenkämme: auf gleicher Höhe?
- Arme: symmetrisch in Länge und Form?
- Taillendreiecke: symmetrisch?
- Achselfalten: auf gleicher Höhe?
- Schulterblätter: auf gleicher Höhe? Symmetrisch zur
  Wirbelsäule?
- Schultern: Rundung? Rechte und linke Schulter auf
  gleicher Höhe (Symmetrie)?
- Hals: Länge und Muskelrelief im Seitenvergleich?
- Kopf: Schädelform symmetrisch?

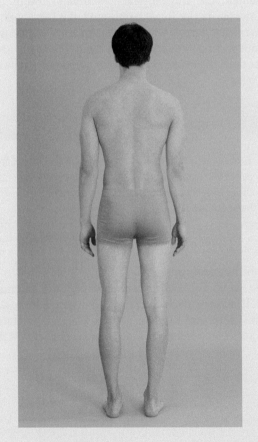

Inspektion von dorsal

Frontalebene – Inspektion von dorsal
Ausgangsstellung
Normalbefund: Im Stand sind beide Beine gleichmäßig belastet. Die Füße stehen parallel etwa 20 cm auseinander, die Fußspitzen zeigen leicht nach außen; Ansicht von dorsal.

Achsen
- Kopflot: Verlauf von der Protuberantia occipitalis entlang der Mittellinie abwärts bis zu den Malleoli medialis
- Beinachse: beidseitiger symmetrischer Verlauf von der Mitte der Leistenbeuge über Patella und Malleolengabel bis zum zweiten Zehenstrahl

Frontalebene – Inspektion von ventral
Ausgangsstellung
Normalbefund: Im Stand sind beide Beine gleichmäßig belastet. Die Füße stehen etwa 20 cm auseinander, die Fußspitzen zeigen leicht nach außen; Ansicht von ventral.

Achsen
- Kopflot: Verlauf von der Nasenspitze entlang der Mittellinie bis zwischen die Malleoli medialis
- Beinachse: symmetrischer Verlauf von der Mitte der Leistenbeuge über Patella und Malleolengabel bis zum zweiten Zehenstrahl

Beobachtungskriterien für die Ventralansicht:

- Muskelrelief: an Bauch, Armen und Beinen symmetrisch?
- Zehen: normal geformt
- Fußgewölbe: zu flach?
- Patellae: beidseits symmetrisch und auf gleicher Höhe?
- Spina iliaca anterior superior: beidseits auf gleicher Höhe?
- Arme: symmetrisch in Länge und Form?
- Nabel: in der Lotlinie?
- Untere Rippenbögen: in der gleichen Höhe?
- Schlüsselbeine: auf der gleicher Höhe? Symmetrisch?
- Schultern: Rundung? Rechte und linke Schulter auf gleicher Höhe (Symmetrie)?
- Hals: Länge und Muskelrelief im Seitenvergleich?
- Kopf: Schädelform symmetrisch?

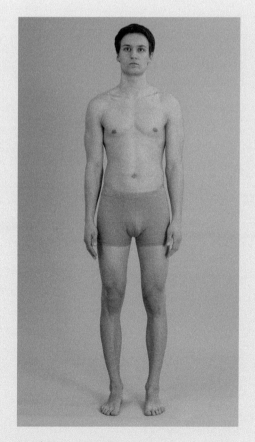

Inspektion von ventral

Sagittalebene – Inspektion von lateral
Ausgangsstellung
Normalbefund: Im Stand sind beide Beine gleichmäßig belastet, beide Füße stehen parallel mit einem Abstand von ca. 20 cm auseinander; Ansicht von lateral.

Achse
- Kopflot: Verlauf hinter dem Gehörgang, Hüftgelenk, Fußwurzel (Os naviculare)

Befundbeispiele
Skoliose
Als Skoliosen bezeichnet man eine Abweichung der Wirbelsäule nach links oder rechts. Dabei entstehen eine konvexe und eine konkave Krümmung. Die Muskeln auf der konkaven Seite sind verkürzt und gespannt, während die auf der konvexen Seite verlängert und geschwächt, aber hyperton überbelastet sind.

Hyperlordose
Eine verstärkte Lordose führt zu einem ausgeprägten Hohlkreuz im lumbalen Bereich. Sie kann auch im zervikalen Bereich auftreten. Die lumbale Lordose ist ein gutes Beispiel für eine Muskeldysbalance: Der M. erector spinae ist im LWS-Bereich beidseits verkürzt, während die Bauchmuskeln in der Regel geschwächt sind. Weiterhin sind auch der M. iliopsoas verkürzt und die Glutealmuskulatur abgeschwächt.

Rotation der Wirbelsäule
Einzelne Segmente oder mehrere Wirbel der Wirbelsäule können um die vertikale Achse rotiert sein. Die Rotation wird äußerlich durch eine Erhebung seitlich der Wirbelsäule sichtbar. Dies ist nicht immer leicht zu erkennen und kann verwechselt werden mit einer überentwickelten Muskulatur.

**Beobachtungskriterien
für die Lateralansicht:**

- HWS: Lordose?
- BWS: Kyphose?
- LWS: Lordose?
- Kopfstellung: normal?
- Thorax: regelrechte Form?
- Bauchdecke: straff?
- Kniestellung: überstreckt?

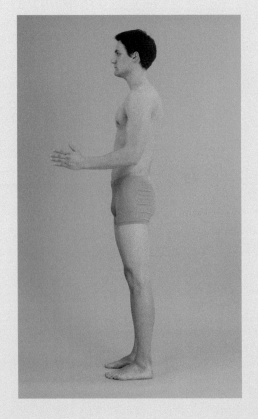

Inspektion von lateral

Erhöhter Muskeltonus

Muskeln, die kontrakt oder verkürzt sind, können sich durch die Haut abzeichnen wie beispielsweise der M. levator scapulae oder die oberen Anteile des M. trapezius.

Muskelatrophie

Eine Abschwächung oder Atrophie des M. seratus anterior führt zu einer Aufklappung des Schulterblattes am medialen Rand (Scapula alata).

Muskelhypertrophie

Muskeln, die im Seitenvergleich größer oder ausgeprägter erscheinen, werden als hypertrophiert bezeichnet. So ist beispielsweise der rechte Oberschenkelmuskel bei rechtsfüßigen Fußballspielern des Öfteren hypertrophiert.

Fehlstellungen des Beines

Im Stand werden X-Abweichungen (Genu valgum) oder O-Abweichungen (Genu varum) des Beines leicht deutlich. Dies kann ohne Bedeutung für die Massagebehandlung sein, sollte aber auf dem Befundbogen dokumentiert werden.

Inspektion der Haut

Für den Therapeuten sind Hautveränderungen bedeutsam, da sie möglicherweise eine Kontraindikation für die Durchführung der Massage darstellen können. Massage ist kontraindiziert bei jeglichen Formen ansteckender Erkrankungen, wie z. B. Herpes zoster. Weiterhin darf keine Massage im Bereich von Wunden verabreicht werden, zumal hier auch ein erhöhtes Risiko für die Übertragung infektiöser Erkrankungen wie AIDS besteht. Die meisten Hauterscheinungen sind keine Kontraindikation, vorausgesetzt, dass die Massage selbst die Beschwerden nicht verstärkt. Im Folgenden werden die Kriterien zur Inspektion der Haut beschrieben. Auffälligkeiten der Haut sowie deren mögliche Veränderungen im Verlauf der Behandlung sollten auf jeden Fall dokumentiert werden. Beispiele gutartiger und bösartiger Hauterkrankungen finden sich im Anhang (s. S. 467).

Hautfarbe

Die Hautfarbe ist im Normalfall rosig und ändert sich in Abhängigkeit der zugrunde liegenden Störung:

- Eine **Rötung** kann Zeichen eines erhöhten Blutdrucks, einer lokalen Entzündung oder eines Alkoholabusus sein.
- Eine **bläuliche Hautverfärbung** (Zyanose) kann verursacht werden durch eine Verminderung des Blutfarbstoffs Hämoglobin oder durch eine Verminderung von Sauerstoff im Blut. Sie wird bei pulmonalen Erkrankungen wie Asthma bronchiale, Tuberkulose, Emphysem und Keuchhusten beobachtet.
- Eine **gelbliche Verfärbung** kann durch Lebererkrankungen oder durch Einnahme von bestimmten Nahrungsergänzungsmitteln (Carotinoiden) verursacht werden.
- **Braungelbe Flecken** können vermehrt während der Schwangerschaft sowie bei Lebererkrankungen auftreten.

Hautzustand

- Trockene Haut: In den häufigsten Fällen ist trockene Haut das Ergebnis übertriebener Körperpflege (zu häufiges Duschen). Sie kann aber auch Zeichen einer Unterfunktion der Schilddrüse (Hypothyreose) sein. Hierbei erscheint die Haut besonders im Gesicht rau und verdickt.
- Feuchte Haut: Eine erhöhte Feuchtigkeit der Haut kann als vegetative Begleitreaktion bei Angst oder Nervosität auftreten.
- Fettige Haut: Auf dem Boden fettiger Haut entstehen kleine eitergefüllte Pusteln, die so genannte Akne, hauptsächlich im Gesicht und auf dem Rücken. Dies tritt insbesondere in hormonellen Umstellungsphasen wie der Pubertät auf, seltener auch unter der Behandlung mit Hormonpräparaten.

Effloreszenzen der Haut

Umschriebene Hautveränderungen sind häufig zu beobachten. Sie können auf entzündliche Hauterkrankungen hinweisen, die unter Umständen eine Kontraindikation zur Massage in dem befallenen Körperbereich darstellen. Zur möglichst genauen Beschreibung in der Dokumentation solcher Hautveränderungen ist die auf der nächsten Seite folgende Effloreszenzenlehre hilfreich (Effloreszenzen = die kleinsten Elemente eines Hautausschlags).

Makula

Die Makula ist eine umschriebene Farbänderung der Haut, die kleiner als 5 mm ist und weder eine Erhöhung noch eine Verhärtung oder Schuppung zeigt. Ist die Veränderung größer als 5 mm, so wird sie als Fleck bezeichnet.

Squama

Als Squama bezeichnet man eine Schuppe. Sie besteht aus flachen Hornzellen, die sich vom Stratum corneum (Hornschicht) gelöst haben.

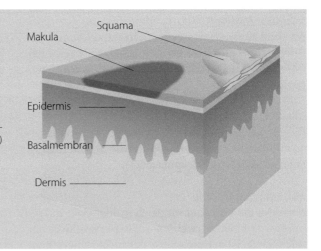

Papel

Die Papel ist eine umschriebene Erhabenheit ist auf der Hautoberfläche, die kleiner als 5 mm ist. Ist sie größer als 5 mm, wird sie als Knoten bezeichnet.

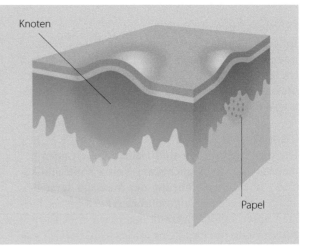

Blase

Als Blase bezeichnet man einen mit Flüssigkeit gefüllten Hohlraum. Ist die Effloreszenz kleiner als 5 mm, wird sie als Bläschen bezeichnet.

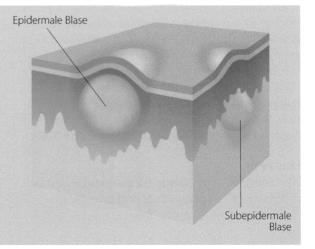

Pustel
Eine Pustel ist ein mit Eiter gefüllter Hohlraum.

Quaddel
Die Quaddel ist ein vorübergehend auftretender, stark juckender, meist rosafarbener Plaque, der durch ein Ödem in der Dermis entsteht.

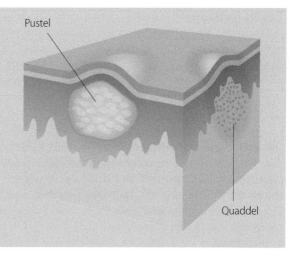

Erosion
Als Erosion bezeichnet man den Verlust des Epithels (beispielsweise durch Abschürfung) bis zur Basalmembran, sie heilt ohne Narbenbildung ab.

Exkoriation
Eine Veränderung der Hautoberfläche durch Kratzen nennt man Exkoriation. Der Gewebedefekt reicht bis ins Stratum papillare.

Ulkus
Ein Ulkus ist ein Substanzdefekt, der bis in die Dermis oder Subkutis reicht, er heilt stets narbig ab.

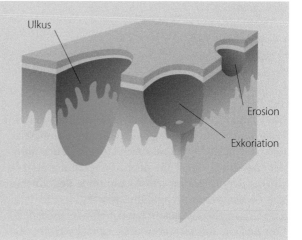

ZUSAMMENFASSUNG

- Die Inspektion dient der Beurteilung des Patienten im Hinblick auf die bestehenden Beschwerden.
- Betrachtet und dokumentiert werden Alltagsbewegungen (Gehen, Aus- und Ankleiden), Haltung (Symmetrie, Achsen) und Strukturen (Knochen, Gelenke, Muskeln, Haut).
- Die Inspektion gibt wichtige Hinweise für die spätere Behandlungsplanung. Spezielle Befunde stellen Kontraindikationen in den betroffenen Hautarealen dar.

ÜBERPRÜFEN SIE IHR WISSEN

- In welcher Position und nach welchen Kriterien beurteilen Sie die Schultern?
- Welchen Untersuchungsbefund würden Sie bei einer rechtskonvexen Skoliose erwarten?
- Was sind Effloreszenzen?
- Wie unterscheiden sich Quaddel und Pustel voneinander?

2.3 Palpation

> **LERNZIELE**
>
> Palpationstechnik und Palpationskriterien

Die dritte Säule der Untersuchung stellt die Palpation dar. Sie wird mit Fingerbeeren, Handfläche und Handrücken durchgeführt und dient der Untersuchung und Beurteilung von tastbaren Geweben und Organen. Dies sind im Einzelnen:
- Haut
- Unterhaut
- Muskeln
- Sehnen
- Ligamente
- Bursen
- Nerven
- Gelenkkapseln
- Knochen
- Innere Organe

Die Fähigkeit zur systematischen Palpation steht im Mittelpunkt der Massagebehandlung. Kompetenz und Geschicklichkeit sind sowohl für die Beurteilung der Gewebe als auch für deren Behandlung enorm wichtig. Die Palpation selbst kann ohne den Einsatz von Gleitmitteln durchgeführt werden und ist eine gute Übung für die Sensitivität der Hände. Die Palpation und die mit ihr verbundene gezielte Wahrnehmung zieht sich durch die ganze Massagebehandlung hindurch.

Durchführung
Die Durchführung der Palpation erfordert eine besondere Aufmerksamkeit. Dies bedeutet, dass der Therapeut seine gesamte Konzentration benötigt, um die taktilen Informationen aufzunehmen und zu verarbeiten. Möglicherweise ist es hilfreich, während der Palpation die Augen zu schließen und sich allein auf den Vorgang des Tastens zu konzentrieren.

Ein einfühlsamer und sicherer Kontakt ist eine Grundvoraussetzung für die Durchführung. Die Palpation mit entspannten Händen verstärkt die Sensitivität. Sie wird häufig mit den Fingerspitzen durchgeführt, da diese Zonen am dichtesten mit Mechanorezeptoren besetzt sind und somit die höchste

Empfindlichkeit aufweisen. Es können jedoch auch die gesamte Handfläche und der Handrücken eingesetzt werden. Die Stärke des Drucks hängt ab vom Zielgewebe: Ein leichter Druck bzw. eine leichte Berührung wird für die oberflächlichen Gewebeschichten benötigt, während ein stärkerer Druck für die tieferen Schichten erforderlich ist. Zu starker oder anhaltend gleichförmiger Druck führt zu einer Adaption der Mechanorezeptoren mit der Folge, dass die Sensitivität nachlässt und keine Unterschiede mehr differenziert werden können.

> **MEMO**
>
> Ergeben sich Auffälligkeiten bei der Palpation, so sollte versucht werden, genau zu differenzieren, in welcher Schicht sie sich befinden oder welche anatomische Struktur betroffen ist.
> Die Palpationsrichtung erfolgt in der Regel rechtwinklig zu deren Verlauf. Zunächst werden die oberflächlichen, dann die tieferen Schichten erfasst.

Haut
Mithilfe der Hautpalpation können die folgenden Qualitäten erfasst werden:
- Temperatur
- Oberflächenbeschaffenheit
- Turgor/Gewebe

Temperatur
Zur Wahrnehmung der Temperatur werden die Hände mit dem Handrücken leicht auf die Haut aufgelegt. Soll die Temperatur von verschiedenen Körperstellen miteinander verglichen werden, ist es sinnvoll, dies mit der gleichen Hand durchzuführen. Grund dafür ist die unterschiedliche Temperaturwahrnehmung zwischen rechter und linker Hand. Die Hauttemperatur beträgt im Rumpfbereich ca. 32°C und an Händen und Füßen etwa 28°C.
- Temperaturerhöhung: Eine lokale (umschriebene) Erwärmung mit Rötung, Schwellung und Druckschmerzhaftigkeit kann Anzeichen einer akuten Entzündung (Trauma, Abszess oder Phlegmone) sein. Eine generelle Temperaturerhöhung ist systemischer Natur (Fieber).
- Temperaturerniedrigung: Eine lokale Temperaturerniedrigung geht einher mit einer verminder-

ten Gewebedurchblutung. Sie ist in den meisten Fällen vorübergehend und kann vor allem im Bereich der Hände und Füße beobachtet werden. Eine allgemeine Temperaturerniedrigung der Haut kann Anzeichen einer Kreislaufschwäche sein.

Oberflächenbeschaffenheit

Wenn die Handfläche mit sanftem Druck über die Haut gleitet, lassen sich die Beschaffenheit und Feuchtigkeit wahrnehmen. Die Haut ist im Idealfall glatt, elastisch und von normaler Feuchtigkeit.

Eine rissige, raue, trockene, feuchte oder fettige Hautoberfläche kann als Begleiterscheinung anderer Erkrankungen auftreten.

Turgor/Gewebespannung

Der Turgor zeigt den vom Flüssigkeitsgehalt abhängigen Spannungszustand des Gewebes an.

Um ihn beurteilen zu können, bildet man zwischen Daumen und Zeigefinger eine Hautfalte. Lässt man diese Hautfalte los, glättet sich die Haut im Normalfall unverzüglich. Bei vermindertem Flüssigkeitsgehalt bleibt die Falte stehen und bildet sich nur langsam zurück. Bei erhöhtem Flüssigkeitsgehalt fällt es schwer, überhaupt eine Hautfalte bilden zu können.

Muskulatur

Die Palpation der Muskeln erfolgt nach den Kriterien:
- Tonus
- Myogelosen
- Trigger-Punkte

Muskelgewebe ist normalerweise weich, elastisch und auf Zugreize leicht nachgebend. Die meisten Muskeln lassen sich durch willkürliche An- und Entspannung leicht lokalisieren und palpieren. Tiefer liegende Muskeln werden quer zu ihrem Faserverlauf palpiert. Dadurch lassen sich die Grenzflächen und der Verlauf der Strukturen besser abgrenzen.

Tonus

Muskeln können einen erhöhten oder erniedrigten Tonus aufweisen. Ein hypertoner Muskel fühlt sich derb und fest an, er gibt auf Zugreize kaum nach. Im Gegensatz dazu ist ein hypotoner Muskel schlaff, weich, verformbar und auf Dehnungsreize leicht nachgebend.

Myogelosen/Trigger-Punkte

Myogelosen (= Muskelverhärtungen) lassen sich als umschriebene verhärtete und druckschmerzhafte Muskelareale tasten.

Trigger-Punkte sind umschriebene Areale innerhalb eines Muskels. Sie sind als derbe, ein bis drei Zentimeter durchmessende Knoten tastbar. Ein weiteres Merkmal ist die starke Druckdolenz und das Ausstrahlen der Schmerzen. Der Unterschied zwischen Myogelosen und Triggerpunkten besteht in der Schmerzlokalisation. Triggerpunkte verursachen bei Druck Schmerzen in entfernten Arealen (fortgeleiteter Schmerz). Myogelosen lösen lokale Schmerzen aus.

Sehnen

Sehnen sind bei Muskelanspannung oder –dehnung gut tastbar. Sie sind von der Struktur her elastisch und mobil. Die Sehnen der Finger und Zehen werden von Sehnenscheiden umgeben, in denen die Sehne gleitet. Sehnenscheidenentzündungen beeinträchtigen zum Beispiel das Gleitvermögen der Sehne in ihrer Scheide.

Ligamente

Ligamente bestehen aus verdichtetem Bindegewebe und lassen sich als diskrete flache oder runde Bänder tasten. Dies ist jedoch relativ schwierig, da sie tiefer und näher am Knochen liegen und strukturell kaum von der Gelenkkapsel abgrenzbar sind.

Bursen

Nur oberflächliche Bursen (= Schleimbeutel) lassen sich palpieren, wenn sie geschwollen und entzündet sind.

Nerven

Nerven lassen sich als runde, feste und scharf umgrenzte Strukturen („Spaghetti al dente") in ihrem anatomischen Verlauf palpieren.

Gelenkkapseln

Kapseln sind in der Regel dann tastbar, wenn pathologische Veränderungen bestehen, z. B. bei einer Synovitis. in diesem Fall lässt sich dann eine verdickte Kapsel palpieren.

Knochen

Knochen sind von harter Konsistenz und in der Regel leicht von den anderen Geweben abzugrenzen. Man beurteilt die regelrechte Form und die Beschaffenheit. Knochenvorsprünge dienen der anatomischen Orientierung, da hier Bänder, Sehnen und Muskeln ansetzen.

Innere Organe

Durch die gezielte Palpation lassen sich Form, Größe, Spannung und Mobilität der Organe im Bauchraum erfassen.

ZUSAMMENFASSUNG

Die Palpation der verschiedenen Strukturen (Haut, Muskeln, Sehnen etc.) stellt die dritte Säule der Untersuchung dar. Mit ihrer Hilfe werden Temperatur, Oberflächenbeschaffenheit und Turgor der Haut sowie Verhärtungen, Trigger-Punkte und Tonusveränderungen im Bereich der Muskeln erfasst.

ÜBERPRÜFEN SIE IHR WISSEN

- Welche Gewebe und Organe können mit der Palpation erreicht und beurteilt werden?
- Auf welche Weise testen Sie den Hautturgor?
- Welchen Palpationsbefund erwarten Sie bei einem hypertonen Muskel?

2.4 Funktionsprüfung

LERNZIELE

Durchführung der Funktionsprüfung in drei Schritten und Interpretation der Befunde

Die vierte Säule der Untersuchung stellt die Funktionsprüfung dar. Hierbei erfolgt die aktive und passive Bewegungsprüfung der Gelenke in ihren verschiedenen Bewegungsrichtungen. Die Funktionsprüfung hat folgende Ziele:

- Differenzierung und Abgrenzung zwischen muskulären und arthrogenen Funktionsstörungen
- Beurteilung der Quantität (Bewegungsausmaß)
- Beurteilung der Qualität (Bewegungsausführung, Ausweichbewegungen, Schmerzangaben)
- Beurteilung des Endgefühls (weich-elastisch, fest-elastisch, hart-elastisch)

Durchführung
Die Durchführung der Funktionsprüfung erfolgt in drei Schritten.
1. Zunächst führt der Patient die Zielbewegung aktiv durch (Aktive Bewegung).
2. Am Bewegungsende angelangt erfolgt die Fixation beider Gelenkpartner durch den Therapeuten (Handfassung). Der Therapeut führt die Bewegung ein Stück weiter.
3. Im dritten Schritt bewegt der Therapeut das Gelenk passiv über die gesamte Bewegungsbahn (Passive Bewegung) bis an das Ende der Bewegung.

Schritt 1: Aktive Bewegung
Zunächst gibt der Therapeut dem Patienten einen Bewegungsauftrag. Er erläutert und demonstriert die auszuführende Bewegung. Der Patient bewegt dann die entsprechende Region aktiv so weit wie möglich in die zu testende Richtung. Am Ende der Bewegung verharrt er in dieser Position. Der Therapeut registriert bei der aktiven Bewegungsausführung das Bewegungsausmaß (Quantität), die Bewegungsausführung, eventuelle Ausweichbewegungen und Schmerzangaben (Qualität).

PRAXISTIPP

- Diejenige Bewegung, die bereits in der Anamnese als schmerzhaft angegeben wurde, sollte erst zum Schluss durchgeführt werden, um eine vorzeitige Irritation der betroffenen Gewebe zu vermeiden.
- Bei der aktiven Bewegungsausführung sollte der Therapeut die Gelenkpartner nicht berühren.

Interpretation der aktiven Bewegung
Die Überprüfung erfolgt immer im Seitenvergleich. Eine verringerte Bewegung spricht für eine Hypomobilität. Eine vergrößerte Bewegung ist kennzeichnend für eine Hypermobilität oder Instabilität der betroffenen Strukturen.

Schritt 2: Handfassung
Im zweiten Schritt erfolgt die Fixierung. Der Therapeut fixiert hierzu mit einer Hand den Gelenkpartner, der nicht bewegt wird. Mit der anderen Hand fixiert er den zu bewegenden Gelenkpartner so gelenknah wie möglich. Durch diese Fixierung sollen Ausweichbewegungen vermieden werden. Der Patient wird nun aufgefordert, locker zu lassen. Sobald die Muskulatur entspannt ist, bewegt der Therapeut das Gelenk bis zum absoluten Ende der Bewegung passiv weiter, sofern der Schmerz dies erlaubt. Dabei registriert er, ob das Gelenk sich passiv weiterbewegen lässt. Gleichzeitig stellt er den Bewegungsausschlag fest, der in der Regel gering ist.

MEMO

- Die Handfassung muss flächig und weich erfolgen, damit kein Schmerz ausgelöst wird.
- Bei größeren Röhrenknochen kann die Fixierung auch distal vorgenommen werden.
- Bei kleineren Knochen ist eine gelenknahe Fixierung erforderlich, um sicherzustellen, dass keine anderen Gelenke mitgetestet werden.

Schritt 3: Passive Bewegung

Im dritten Schritt führt der Therapeut das Gelenk passiv durch die gesamte Bewegungsbahn. Er beurteilt dabei das Endgefühl (Qualität) der Bewegung.

Interpretation der aktiven und passiven Bewegung

- **Differenz:** Eine große Differenz zwischen der aktiven und passiven Bewegung spricht für eine Hemmung oder Schwächung der Muskeln, die diese Bewegung ausführen.
- **Endgefühl:** Entscheidend ist weiterhin, wie die passive Bewegung stoppt. Je nach Gelenk ist ein definiertes Endgefühl zu erwarten. Man unterscheidet den weich-elastischen Bewegungsstopp durch Muskeldehnung oder -kompression, den fest-elastischen Bewegungsstopp durch Kapsel- oder Bänderdehnung, den hart-elastischen Bewegungsstopp durch knöcherne Annäherung und das pathologische, leere (nicht testbare) Endgefühl.

Spezifische Gelenkuntersuchung

Die passive spezifische Beurteilung des Gelenks erfolgt durch translatorische Bewegungstests (Traktion, Kompression und Gleiten).

Widerstandstests

Mit Widerstandstests beurteilt man das kontraktile System auf Schmerzhaftigkeit und Kraft. Widerstandstests sollten isometrisch (d. h. ohne Gelenkbewegung) durchgeführt werden. Dabei sollte die maximale Kontraktionskraft in der zu testenden Bewegungsrichtung provoziert werden.

PRAXISTIPP

An der Wirbelsäule ist es meistens nicht möglich, ein Segment selektiv zu testen. Aus diesem Grund untersucht man vorrangig die Quantität der Bewegung. Das Endgefühl kann nur noch bedingt erfasst werden.

ZUSAMMENFASSUNG

Die Funktionsprüfung als vierte Säule der Untersuchung umfasst die aktive und passive Bewegungsprüfung der Gelenke in ihren verschiedenen Bewegungsrichtungen. Sie läuft in drei Schritten ab:
- aktive Zielbewegung durch den Patienten
- Fixation beider Gelenkpartner durch den Therapeuten
- passive Weiterbewegung durch den Therapeuten

ÜBERPRÜFEN SIE IHR WISSEN

- Wie werden Quantität und Qualität der Bewegung geprüft?
- Wozu dient die Fixierung im zweiten Schritt der Funktionsprüfung?
- Wie interpretieren Sie eine große Differenz zwischen der aktiven und der passiven Bewegung?

Die einzelnen Schritte der Funktionsprüfung (aktive
und passive Bewegung) werden anhand der Prüfung
der Flexion im Kniegelenk dargestellt.

Beispiel Knieflexion

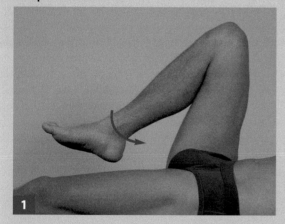

Aktiv
Der Patient bewegt sein Bein im Kniegelenk aktiv so weit wie
möglich in Richtung Flexion.

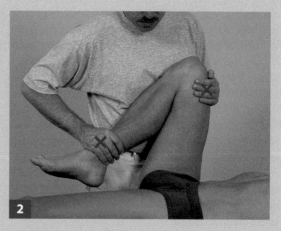

Handfassung
Der Therapeut umfasst mit der linken Hand den distalen Oberschenkel von anterior, mit der rechten Hand umfasst er den distalen Unterschenkel.

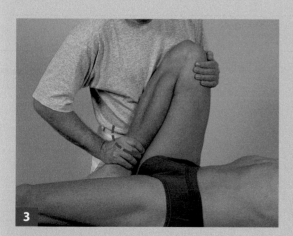

Passiv weiter
Nachdem der Patient entspannt hat, bewegt der Therapeut das
Kniegelenk passiv weiter in Richtung maximal mögliche Flexi-
on, indem er den Unterschenkel dem Oberschenkel annähert.

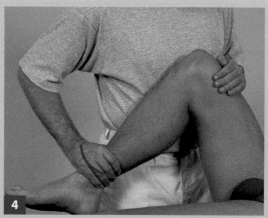

Passiv
Der Therapeut bewegt das Bein des Patienten passiv aus der
vollen Extension im Kniegelenk in die maximal mögliche Flexion in diesem Gelenk.

2.5 Objektivierung

LERNZIELE

Möglichkeiten der objektiven Erfassung und Bewertung der Untersuchungsbefunde

Die Objektivierung von Beschwerden ist die Basis für die Behandlung. Anders ausgedrückt bedeutet dies, dass ein Therapeut nur das sinnvoll behandeln kann, was er auch in einem Wertesystem erfassen kann. Die Dokumentation dient ebenfalls der Absicherung der Effizienz der therapeutischen Intervention. Weiterhin stellt sie ein Mittel zur Qualitätssicherung dar. Dazu muss beurteilt werden, wie sich ein Symptom oder mehrere Symptome auf der Basis des Eingangsbefundes verändern. Die Objektivierung lässt sich mit sehr wenig Aufwand in die Befunddokumentation integrieren. Die wichtigsten Beobachtungsmerkmale in diesem Rahmen sind:

- Schmerzintensität
- Bewegungsausmaß

Beide Merkmale lassen sich mit einfachen Messinstrumenten, die überall zur Verfügung stehen (sollten), dokumentieren:

- Visuelle Analog-Skala (VAS)
- Gelenkmesser (Neutral-Null-Methode)
- Algometer (Bestimmung der individuellen Schmerzsensibilität)

Visuelle Analog-Skala (VAS)

Die Visuelle Analog-Skala (VAS) ist ein einfaches Instrument, das einem Rechenschieber gleicht. Mit ihm kann das Kardinalsymptom „Schmerz" in seiner subjektiven Intensität erfasst und dokumentiert werden.

Hierzu wird der Patient gebeten, die Schmerstärke mit dem Schieberegler darzustellen. Der Therapeut liest auf der Rückseite den zugehörigen Zahlenwert ab.

Die Einschätzung mit der Visuellen Analog-Skala (VAS) dauert nur wenige Sekunden und kann sowohl vor als auch nach der Behandlung durchgeführt werden. Damit bietet sich bezogen auf das Merkmal „Schmerz" eine zuverlässige Dokumentationsmöglichkeit.

Visuelle Analog-Skala (VAS), Anwendung

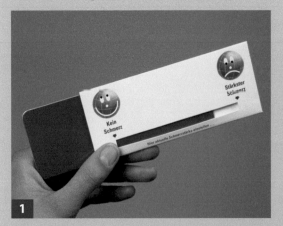

1
Man bittet den Patienten, den Grad seiner Beschwerden mittels Schieberegler einzustellen. Das Spektrum reicht von keinem Schmerz bis hin zu stärkstem Schmerz.

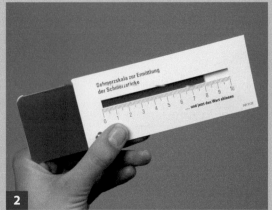

2
Der Therapeut liest den dazugehörigen numerischen Wert auf der Rückseite der Skala ab. Dieser Wert kann vor und nach der Behandlung jeweils erfragt und protokolliert werden.

Neutral-Null-Methode

Mit der Neutral-Null-Methode wird das Bewegungsausmaß eines Gelenks bestimmt. Hierzu wird mittels eines einfachen Winkelmessers oder eines Goniometers der Bewegungsausschlag aus der Neutral-Null-Stellung protokolliert. Sie ist eine für jedes Gelenk definierte Position. Am aufrecht stehenden Menschen ist die Einstellung aller Gelenke als 0° definiert.

Neutral-Null-Methode

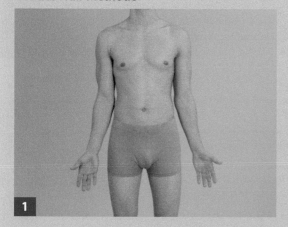

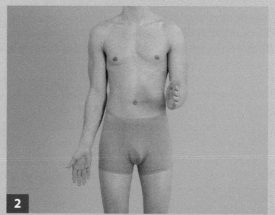

Die Arme sind so positioniert, dass die Handflächen nach vorne weisen.

Die Pro- und Supination erfolgt aus 90° Flexion im Ellenbogen, mit dem Daumen nach oben.

Messgeräte

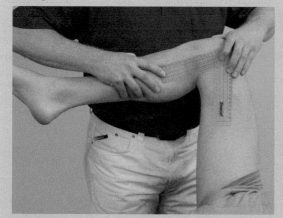

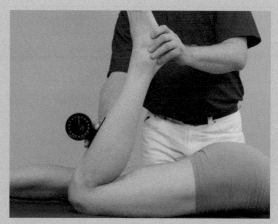

Winkelmesser
Die standardisierte Gelenkmessung mit einem Winkelmesser stellt eine weitere reproduzierbare Messung dar, die vor und nach der Behandlung erhoben und protokolliert werden kann.

Goniometer
Das Goniometer stellt eine Alternative zum Winkelmesser dar. Mit dem Goniometer können ebenfalls die Gradzahlen nach der Neutral-Null-Methode erhoben und vor sowie nach der Behandlung protokolliert werden.

Algometer

Das Algometer ist ein Gerät zur Messung der Druckstärke. Mit diesem Gerät kann beispielsweise die individuelle Schmerzschwelle bestimmt werden. Dazu übt der Untersucher auf einen anatomisch definierten Punkt mit der Messsonde einen definierten Druck aus. Anschließend gibt der Patient die individuelle Sensibilität mittels der Visuellen Analog-Skala (VAS) an. Es folgen die Behandlung und anschließend die Kontrolle mit dem Algometer. Im Idealfall sollte nach der Behandlung die individuelle Schmerzempfindlichkeit verringert sein. Dieses Verfahren ist für die tägliche Praxis allerdings zu aufwändig. Die Algometrie wird daher eher bei wissenschaftlichen Untersuchungen eingesetzt.

Eine zweite Anwendungsmöglichkeit der Algometrie besteht in der Bestimmung der Schmerzschwelle unter einem zunehmendem Druck. Man erhöht den Druck mit der Messsonde an einer anatomisch definierten Stelle solange, bis der Patient den maximal tolerierbaren Schmerz angibt. Dieser Wert wird abgelesen und auf eine Schemazeichnung des Körpers im Befundbogen übertragen.

Algometer

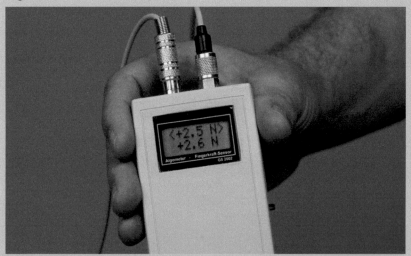

Das hier gezeigte Algometer hat zwei Bestandteile, die Messsonde und die Ableseeinheit. Im Sichtfenster kann der ausgeübte Druck abgelesen und dann protokolliert werden. Die physikalische Einheit ist das Newton (N).

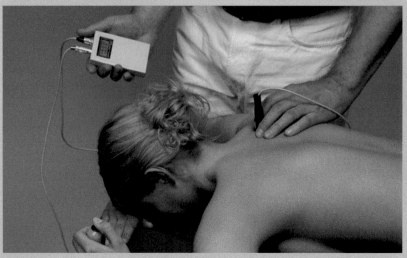

Die Messsonde kann über bestimmten Punkten oder Muskeln aufgesetzt werden. Der ausgeübte Druck wird an dem Messgerät direkt abgelesen. Der Einsatz des Algometers liefert objektivierbare Befunde und erfolgt daher bei wissenschaftlichen Untersuchungen zur Protokollierung.

ZUSAMMENFASSUNG

Zur objektiven Bewertung von Qualität und Quantität der Bewegung stehen verschiedene Methoden zur Verfügung. In der Praxis haben sich die Visuelle Analog-Skala zur Objektivierung der Schmerzintensität sowie die Neutral-Null-Methode zur Bewertung des Bewegungsausmaßes bewährt. In wissenschaftlichen Untersuchungen kommen Algometer zum Einsatz.

ÜBERPRÜFEN SIE IHR WISSEN

- Welches sind die beiden Beobachtungsmerkmale, die es im Verlauf der Behandlung zu objektivieren gilt?
- Mit welchen Methoden lässt sich die Qualität der Bewegung objektivieren?

2.6 Dokumentation und Behandlungsplanung

LERNZIELE

Erarbeitung eines Schemas zur Auswertung und Dokumentation der Befunde sowie zur genauen Planung der Behandlung

Die Dokumentation erfolgt am besten mit Hilfe eines Befundbogens. Ein Beispiel für einen Befundbogen findet sich auf Seite 60.

Wenn die Anamnese vollständig ist und die körperliche Untersuchung durchgeführt wurde, sind die folgenden Schritte zur Dokumentation und Therapieplanung notwendig:

- Auswertung der erhobenen Daten
- Formulierung der Behandlungsziele
- Auswahl der geeigneten Maßnahmen
- Durchführung der Behandlung
- Dokumentation

Die Verdeutlichung dieser Schritte erfolgt an dem konkreten Beispiel „Supraspinatus-Sehnen-Syndrom" (s. S. 218)

Auswertung der erhobenen Daten

Im ersten Schritt erfolgt die Datenanalyse. Dazu werden die erhobenen Befunde strukturiert; gegebenenfalls können Zusammenhänge zwischen den einzelnen Befunden entdeckt werden.

Mögliche Befunde beim Supraspinatus-Sehnen-Syndrom:

- Bewegungsabhängiger chronischer Schulterschmerz
- Schmerzhafte Bewegung zwischen 60° und 120° Abduktion („schmerzhafter Bogen", engl.: painful arc)
- Schmerzhafte Widerstandstests bei Abduktion des Arms
- Druckschmerz an der Insertionsstelle, dem Tuberculum majus

Formulierung der Behandlungsziele

Aus den vorliegenden Befunden ergeben sich die Behandlungsziele. In der Regel lassen sich kurzfristige und langfristige Ziele formulieren. Ein kurzfristiges Ziel könnte beispielsweise in der Reduktion von Schmerzen bestehen, während ein langfristiges Ziel zum Beispiel als dauerhafte freie Gelenkbeweglichkeit definiert werden könnte. Diese Behandlungsziele werden in einem Behandlungsplan, der auch die spezifischen Maßnahmen berücksichtigt, formuliert.

Behandlungsziele beim „Supraspinatus-Sehnen-Syndrom":

- Schmerzreduktion bzw. -beseitigung
- Verbesserung der Beweglichkeit
- Tonussenkung der hypertonen Schulter- und Nackenmuskulatur

Auswahl der geeigneten Maßnahmen

In Abhängigkeit der jeweiligen Behandlungsziele erfolgt die Auswahl der erforderlichen Maßnahmen.

Maßnahmen beim „Supraspinatus-Sehnen-Syndrom":

- Querfriktion an der Insertionsstelle der Supraspinatussehne mit dem Ziel, die lokale Entzündungsreaktion zu beeinflussen
- Klassische Massage: Schulter- und Nackenmassage
- Funktionsmassage des M. supraspinatus
- Haltungskorrektur
- Begleitmaßnahme: Thermotherapie

Durchführung der Behandlung

In diesem Stadium sind die technischen Fähigkeiten und die Kompetenz des Therapeuten von entscheidender Bedeutung. Bei der Behandlungsplanung werden Schwerpunkte gesetzt und zunächst die im Vordergrund stehenden Probleme berücksichtigt.

Behandlungsplan beim „Supraspinatus-Sehnen-Syndrom":

- Behandlung der betroffenen Struktur: Muskelbauch, Sehne und Insertion des M. supraspinatus. -Klassische Massage, Querfriktionen und Funktionsmassage

- Behandlung der benachbarten Strukturen: Schulter- und Armmuskeln
  -Klassische Massage und Funktionsmassage
  -Zusätzliche physiotherapeutische und physikalische Behandlungsmethoden: Dehnung, Elektrotherapie (Ultraschall), Manuelle Therapie, Haltungskorrektur u.s.w.

Dokumentation

Die Dokumentation der Daten erfolgt zweckmäßigerweise in einem Befundbogen. Hier werden die Angaben des Patienten, die Befundergebnisse, die Behandlungsziele und die Maßnahmen dokumentiert.

ZUSAMMENFASSUNG

- Nach der Objektivierung der Untersuchungsbefunde werden Behandlungsziele formuliert und entsprechende therapeutische Maßnahmen ausgewählt.
- Die Behandlung orientiert sich an einem Behandlungsplan.
- Dokumentiert werden müssen Untersuchungsbefunde, geplante und tatsächlich durchgeführte Maßnahmen sowie die Behandlungsergebnisse.

MEMO

Für den Fall, dass der Arzt auf dem Rezept um einen Therapiebericht gebeten hat, ist es mittlerweile Pflicht, nach Abschluss der Behandlung den verordnenden Arzt über die durchgeführten Behandlungen und deren Ergebnisse schriftlich zu informieren. Diese Mitteilung ermöglicht es den Ärzten wiederum, im Falle einer Überprüfung, die Wirtschaftlichkeit ihrer Heilmittelverordnung nachzuweisen.

ÜBERPRÜFEN SIE IHR WISSEN

- Was versteht man unter kurzfristigen und langfristigen Behandlungszielen?
- Nach welchen Kriterien planen Sie die Behandlung?
- Wie führen Sie die Dokumentation durch?

Befundbogen

Datum der Befundaufnahme:...

Name des Therapeuten:..

Patientendaten

Nachname: ....

Vorname: ....

PLZ, Ort: ....

Straße, Hausnummer: ....

Tel.-Nr.: ....

Geburtsdatum: ....

Größe: ....

Gewicht: ....

Berufliche Tätigkeit: ....

Sportliche Aktivitäten: ....

Behandelnder Arzt:...

Ärztliche Diagnose: ....

Ärztliche Verordung: ....

Anamnese (Unfallzeitpunkt: Hergang, ärztl. Versorgung):...

....

....

....

Medikation: ....

Versorgung mit Hilfsmitteln: ....

Aktuelle Beschwerden „Die sieben W s"

1   Was oder wo?...

2   Wann? ....

3   Seit wann?..

4   Wie?..

5   Wodurch werden die Beschwerden beeinflusst? ....

6   Welche Begleiterscheinungen treten auf?..

7   Was wurde bisher unternommen? ....

Sonstiges

Frühere Verletzungen:...

Operationen:..

Internistische o. a. Erkrankungen: ....

Inspektion

Befunde in das Schema eintragen

Hautveränderungen: ....

Narben: ....

Schwellungen: ....

Atrophien: ....

Haltungsstatus (dorsal, ventral und lateral): ....

Abweichende Bewegungsmuster (Gebrauchsbewegung, Gang): ....

....

Palpation

Befunde in das Schema eintragen
Gewebsspannung: ....
    Bindegewebe: ....
    Muskulatur: ....
Narbenbeschaffenheit: ....
Temperatur: ....
Feuchtigkeit: ....
Schwellung, Ödem, Erguss: ....
Sensibilitätsstörungen: ....
Schmerzhafte Palpationspunkte: ....
....

Funktionsbefund

Belastungsfähigkeit: ....
nicht belastbar (übungsstabil) ....
teilbelastbar ....
voll belastbar (belastungsstabil) ....

Gelenk	Bewegung	akt. Ausmaß		pass. Ausmaß		pass. Endgefühl		Kraft	
		re	li	re	li	re	li	re	li

Behandlungsdokumentation

Datum	Maßnahmen	VAS vor Behandlung	nach Behandlung	Bemerkung

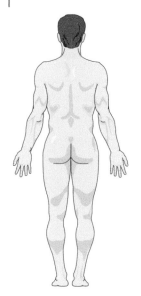 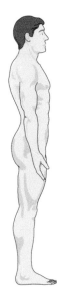 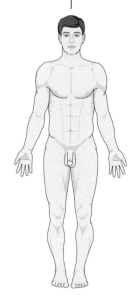

3 Vorbereitung und Techniken

3	**Vorbereitung und Techniken**	**64**
3.1	**Hände und Körper des Therapeuten**	**64**
	Übungen zur Kräftigung und Dehnung	65
	Hygiene	65
3.2	**Die Massageumgebung**	**66**
	Raumtemperatur	66
	Belüftung und Ventilation	66
	Privatsphäre	66
	Beleuchtung	66
3.3	**Der Massagetisch**	**67**
3.4	**Lagerung**	**67**
	Rückenlagerung	68
	Bauchlagerung	69
	Seitlagerung	69
3.5	**Hilfsmittel**	**70**
	Lagerungsmaterialien	70
	Abdeckmaterialien	71
	Gleitmittel	71
3.6	**Ergonomie**	**72**
	Optimale Höhe der Behandlungsfläche	73
	Stellung des Therapeuten	74
	Gewichtsverteilung	75
	Handhaltung	76
3.7	**Behandlungsaufbau**	**77**
	Sich dem Patienten nähern	77
	Abfolge der Griffe (Klassische Massage)	77
	Dauer der Massage	78
	Häufigkeit	78
	Auswahl der therapeutischen Maßnahmen	78
3.8	**Umgang mit Problemen**	**79**
	Körperbehaarung	79
	Veränderung der Haut	79
	Vermeiden von Kitzeln	79
	Nichtansprechen auf die Therapie	79
	Verstärkung der Beschwerden	79
3.9	**Klassische Massage: die Techniken**	**80**
	Streichungen (Effleurage)	80
	Knetungen (Pétrissage)	90
	Hautmobilisation	95
	Reibungen (Friktionen)/Zirkelungen	98
	Tapotements	100
	Vibrationen	103
	Sägegriff	106
	Schüttelungen/Walkungen	108
3.10	**Funktionsmassage: die Techniken**	**110**
3.11	**Querfriktionen: die Techniken**	**113**
3.12	**Thermotherapie**	**119**
	Wärmeanwendung	119
	Kälteanwendung – Kryotherapie	122

3 Vorbereitung und Techniken

In diesem Abschnitt werden die Bedingungen für die Durchführung der Massage dargestellt. Neben den räumlichen Gegebenheiten kommt es auf die korrekte Lagerung und die optimale Durchführung der Massagetechniken an, hierzu werden verschiedene Hilfsmittel vorgestellt. Ein besonders wichtiger Punkt ist die Ergonomie. Hierunter versteht man die körperschonende Ausgangsstellung des Therapeuten bei der Durchführung der Massage. Eine optimale Ausgangsstellung erleichtert die Ausführung enorm und beugt darüber hinaus Überlastungsschäden vor. Im Folgenden werden die einzelnen Techniken genau beschrieben. Auch hier steht die ergonomische Durchführungsweise im Vordergrund. Die Optimierung der Techniken der Klassischen Massage erfolgt durch Querfriktionen nach Cyriax und Funktionsmassagen nach Evjenth sowie durch die Thermotherapie.

3.1 Hände und Körper des Therapeuten

LERNZIELE

- Vorbereitende Maßnahmen des Therapeuten
- Übungen zur Kräftigung und Dehnung der Hand- und Unterarmmuskeln

Die Hände sind die wichtigsten „Instrumente" des Therapeuten; durch sie wird die Therapie vermittelt. Sie müssen sauber sein und vor jedem Patientenkontakt gewaschen und desinfiziert werden. Schmuckstücke wie Ringe oder Armbänder werden vor der Massage abgelegt. Die Fingernägel sollen so kurz sein, dass sie die Fingerkuppen nicht überragen. Die Kontaktaufnahme und die Massage erfolgen mit trockenen und warmen Händen. Kalte Hände sollten vor der Massage durch Reiben oder Waschen mit warmem Wasser aufgewärmt werden. Die Berührung des Patienten mit feuchten, kalten oder schweißigen Händen führt bei diesem in der Regel zu Missempfindungen und Abwehr.

Die Durchführung der Massage stellt besondere Anforderungen an die Kraft und Ausdauer der Hand-

Kräftigung/Dehnung der Hand- und Unterarmmuskeln

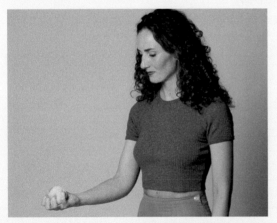

Zur Kräftigung der Hand- und Unterarmmuskeln kann ein kleiner Gummiball verwendet werden. Dieser wird 10 bis 20-mal mit der Hand zusammengedrückt. Die Spannung wird jeweils für mindestens 10 s aufrecht erhalten.

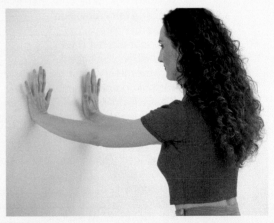

Zur Dehnung der Unterarmflexoren werden die Hände schulterbreit und mit gestreckten Armen flach an eine Wand aufgesetzt. Finger und Handteller werden leicht angehoben. Die Handwurzeln behalten den Kontakt zur Wand. Die Spannung wird 20–30 s gehalten und anschließend gelöst. Die Übung sollte zwei- bis dreimal wiederholt werden.

und Armmuskeln. Besonders beansprucht werden die Muskeln der Hände und die Flexoren des Unterarms. Dehnungs- und Kräftigungsübungen fördern Geschmeidigkeit und Ausdauer und beugen Überlastungsschäden vor.

Übungen zur Kräftigung und Dehnung

Die Kräftigung der Hand- und Unterarmmuskeln kann durch das Zusammendrücken eines kleinen, elastischen Balls trainiert werden. Dieser wird 10 bis 20-mal mit einer Hand zusammengedrückt. Die Spannung muss 10 s gehalten werden, bevor die Hand langsam wieder entspannt. Danach wird die Hand gewechselt.

Anschließend folgt die Dehnung der Hand- und Unterarmmuskeln. Dazu werden die Hände in Schulterhöhe und Schulterbreite an eine Wand gelegt. Die Finger sind gestreckt und gespreizt. Mit gestreckten Ellenbogen werden nun die Handgelenke gegen die Wand gedrückt. Bei dieser Übung ist es wichtig, dass die Schultern nicht hochgezogen werden. Diese Dehnung wird 20–30 s gehalten. Danach können aus dieser Position die Finger und Handteller abgehoben werden, die Handgelenke bleiben jedoch an der Wand. Die Anspannung wird auch 20–30 s gehalten und anschließend gelöst. Die Übung sollte mehrmals wiederholt werden.

Hygiene

Es ist wichtig und selbstverständlich, dass der Therapeut auf seine eigene Hygiene achtet und Körpergeruch vermeidet, da Patienten sehr sensibel auf diese Gerüche reagieren können. Dazu gehören auch stark riechende Körperpflegemittel oder Parfüms, deren Geruch für Patienten ebenso unangenehm sein kann. Auch nach Nikotin riechende Hände des Therapeuten können für empfindliche Patienten eine Belästigung darstellen.

ZUSAMMENFASSUNG

- Die Hände des Therapeuten sind die eigentlichen „Werkzeuge" und müssen sauber, warm, trocken und frei von Schmuckstücken sein.
- Verschiedene Übungen verbessern Geschmeidigkeit und Ausdauer der Unterarm- und Handmuskeln.

ÜBERPRÜFEN SIE IHR WISSEN

- Wie trainieren Sie die Kraft Ihrer Hand- und Unterarmmuskeln?
- Wie dehnen Sie Ihre Hand- und Unterarmmuskeln?

Dehnung der Handmuskulatur

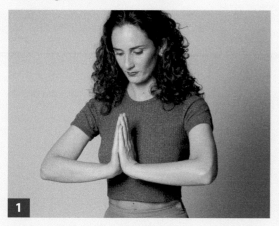

Die Handflächen werden vor dem Körper in Brusthöhe zusammengeführt.

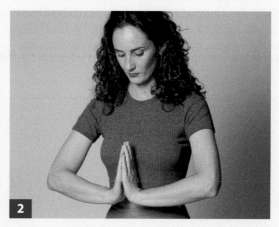

Durch das Senken der zusammengelegten Hände vor dem Oberkörper werden die Handmuskeln auf einfache und effektive Weise gedehnt.

3.2 Die Massageumgebung

Es ist wichtig, dem Patienten ein hohes Maß an professioneller Fürsorge zu vermitteln. Dazu gehört unter anderem eine Atmosphäre, die zur Entspannung des Patienten beiträgt. Es sollte sichergestellt sein, dass seine Privatsphäre gewahrt wird. Der Massageraum muss hell, sauber, gut belüftet und angenehm temperiert sein. Die Beleuchtung darf den Patienten jedoch nicht blenden. Er sollte von allen Seiten für den Therapeuten bequem zugänglich sein.

Raumtemperatur

Die Raumtemperatur sollte 20–22 °Celsius („Wohlfühltemperatur") betragen. Die Massage bewirkt über eine Vasodilatation, dass die Hautoberfläche besser durchblutet wird. Dadurch wird die Körperwärme auch wieder rasch abgeleitet, was zu schnellem Auskühlen der Patienten führen kann. Insbesondere ältere Patienten sind in der Regel kälteempfindlicher. Frierende Patienten sind jedoch kaum in der Lage, sich zu entspannen. Abhilfe bietet eine elektrische Wärmedecke auf dem Tisch, die den Patienten während der Massage bei Bedarf wärmt. Eine weitere einfache, aber trotzdem effektive Möglichkeit besteht darin, dem Patienten eine Wärmflasche an die Füße zu legen.

Belüftung und Ventilation

Die Massageräume sollten die Möglichkeit einer Frischluftzufuhr haben. Falls eine natürliche Frischluftzufuhr nicht verfügbar ist, sollte ein Ventilator verwendet werden. An der Decke oder an der Wand bewegt dieser die Luft, ohne dass Zugluft entsteht.

Privatsphäre

Patienten benötigen eine ruhige und geschützte Umgebung, um ihre Kleidungsstücke abzulegen. Es ist eine Selbstverständlichkeit, dass der Massageraum vom Publikumsverkehr abgetrennt ist; der Patient kann sich dort für die Massage entkleiden. Mithilfe eines Wandschirms oder eines Vorhangs kann ein großer Raum in zwei getrennte Areale unterteilt werden. Der Patient sollte die Möglichkeit haben, seine Wertsachen sicher aufzubewahren, um sich entspannen zu können.

Beleuchtung

Der Massagebereich muss ausreichend gut beleuchtet sein. Sehr helles Deckenlicht wirkt jedoch oft grell und unangenehm für den Patienten. Natürliches Licht und indirekte Lichtquellen sollten bevorzugt werden.

 ZUSAMMENFASSUNG

Bei der Planung des Behandlungsraumes sind wichtig:
- Belüftung
- Beleuchtung
- Raumtemperatur
- Wahrung der Privatsphäre

 ÜBERPRÜFEN SIE IHR WISSEN

- Welche Temperatur ist für den Behandlungraum geeignet?
- Was tun Sie, um die Privatsphäre der Patienten zu achten?

3.3 Der Massagetisch

Die Behandlung des Patienten erfolgt in der Regel auf dem Massagetisch. Dieser sollte höhenverstellbar sein. Dadurch kann eine optimale Anpassung der Arbeitshöhe an die Größe des Therapeuten erfolgen und ein rückenschonendes und ergonomisches Arbeiten in aufrechter Körperhaltung gewährleistet werden. Weiterhin sollte das Kopfteil mit einer Aussparung für das Gesicht versehen sein. Zur Massage des Nackens und der Arme können spezielle Schulter-Arm-Tische eingesetzt werden. Die Massage erfolgt in sitzender Position, der Patient legt seine Stirn auf der erhöhten Fläche ab.

3.4 Lagerung

LERNZIELE

Verschiedene Möglichkeiten der Lagerung des Patienten bei der Massage

Die Ausgangsstellung wird abhängig von der zu behandelnden Region und gegebenenfalls vorhandener Grunderkrankungen (**Anamnese, S. 38**) gewählt. Grundsätzlich sollte zur Massage die Lagerung bequem sein und eine Annäherung der Ansatz- und Ursprungspunkte der zu massierenden Muskeln ermöglichen. Vorsicht ist bei verschiedenen Grunderkrankungen geboten. So ist beispielsweise bei Patienten mit Herz-Kreislauferkrankungen die flache Lagerung

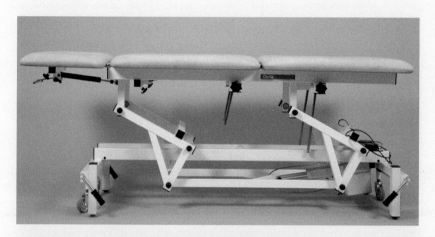

Massagetisch
Für die Massage wird ein stabiler Tisch benötigt, der von allen Seiten zugänglich ist. Besonders geeignet ist der hier abgebildete höhenverstellbare und frei verschiebbare Tisch.

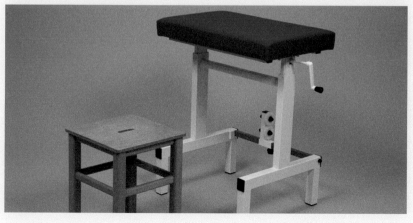

Schulter-Arm-Tisch
Die isolierte Teilmassage im Bereich der Zervikalregion, der Schulter-, Ober-, Unterarm- und Handregion kann mit einem so genannten Schulter-Arm-Tisch durchgeführt werden. Der Schulter-Arm-Tisch ist in seiner Höhe verstellbar und lässt sich so optimal der Größe des Therapeuten und des Patienten anpassen.

3.4

ungünstig. Hier muss der Oberkörper erhöht gelagert werden. Bei Schwangeren darf im letzten Trimenon keine Massage in Rückenlage durchgeführt werden. In jedem Falle sollte der Patient befragt werden, ob er die Lagerung als angenehm empfindet.

Rückenlagerung

Die Rückenlage wird für alle Techniken eingenommen, die sich auf die Vorderseite des Körpers beziehen.

Bei der Massage der Körpervorderseite sollte die Lendenwirbelsäule gut auf der Unterlage aufliegen. Die Beine werden dazu leicht angewinkelt. Hilfreich ist hier eine Rolle in der Kniekehle des Patienten. So werden die Beine in den Knien und den Hüften leicht gebeugt. Der Kopf kann in der Rückenlage auf einem dünnen Kissen oder einem zusammengelegten Handtuch ruhen.

Lagerung und Abdeckung
Aus hygienischen Gründen werden die Oberfläche der Behandlungsbank sowie die Lagerungsmaterialien mit einem sauberen Laken oder Handtuch abgedeckt.

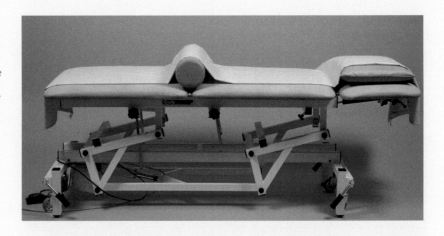

Rückenlagerung
Bei der Rückenlagerung sollten die Knie mit einer Rolle unterstützt werden. Das Gewicht der Beine übt so keinen Zug am Becken aus, die Rumpfmuskulatur ist entspannt. Der Kopf kann durch ein flaches Kissen unterstützt werden.

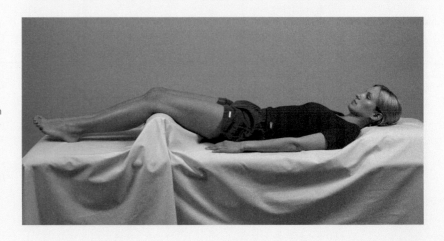

Bauchlagerung

Die Bauchlagerung empfiehlt sich für alle Techniken, die die Dorsalseite des Körpers betreffen. Bei einem Tisch mit Gesichtsaussparung sollte die HWS in neutraler, nicht rotierter und nicht flektierter Stellung positioniert sein. Bei der Bauchlagerung werden die Unterschenkel mit einer Rolle unter den Sprunggelenken unterlagert. Dadurch ist das Sprunggelenk entlastet. Falls Schmerzen oder eine Hyperlordose vorligen, könnte zum Ausgleich ein dünneres Kissen unter den Bauch gelegt werden. Eine normale Lordose der LWS wird nicht unterlagert.

Seitlagerung

Die Seitlagerung wird beispielsweise bei Massage während der fortgeschrittenen Schwangerschaft eingenommen. Der Grund hierfür ist, dass in der Rückenlage der Uterus auf die Vena cava drückt und somit den venösen Rückstrom behindert. Dies kann zu Schwindel, Bewusstlosigkeit und einer Minderdurchblutung auch des Uterus (Vena cava Syndrom) führen. Daher muss die Rückenlage im fortgeschrittenen Schwangerschaftsstadium vermieden werden. Das oben liegende Bein ruht in diesem Fall angewinkelt auf einem Lagerungskeil, um es hüftbreit zu lagern.

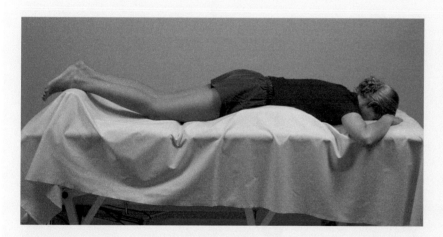

Bauchlagerung
Die Arme sind abduziert, die Unterarme ruhen in Pronation neben dem Kopf. Eine Lordose kann durch ein flaches Kissen ausgeglichen werden. Die Sprunggelenke werden mit einer Rolle unterlagert.

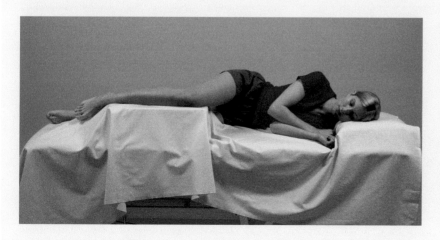

Seitlagerung
Die Seitlagerung wird dann eingenommen, wenn die Bauchlagerung oder Rückenlagerung nicht möglich ist. Insbesondere bei fortgeschrittener Schwangerschaft ist die Seitlagerung die Lagerungsmethode der Wahl. Das oben liegende Bein wird hierbei durch ein quaderförmiges Polster gestützt.

3.5 Hilfsmittel

LERNZIELE

- Hilfsmittel zur hygienischen Abdeckung der Massageliege, zur Lagerung der Patienten und zur Reduktion der Reibung bei friktionierenden Massagetechniken
- Kenntnisse über den Einsatz von Gleitmitteln

Lagerungsmaterialien

Die Massage der Muskeln erfolgt in entspannter Position. Dazu werden Ansatz und Ursprung durch die Verwendung diverser Lagerungsmaterialien in Annäherung gebracht. Konventionelle Lagerungsmaterialien haben die unterschiedlichsten Formen und Größen. Alternativ kann man aus hypoallergenem Schaumstoff eigene Formen herstellen und mit passenden Tüchern umhüllen. Zur Grundausstattung gehören flache Kissen, eine Rolle und längere Schaumstoffteile.

Hilfsmittel

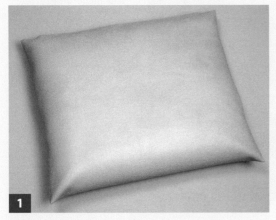

1 Kissen

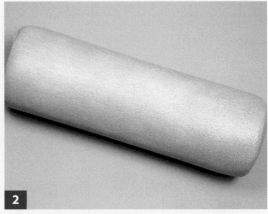

2 Rolle

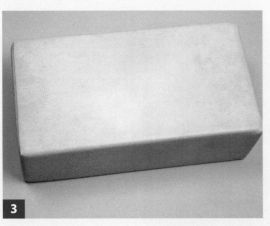

3 Schaumstoffquader

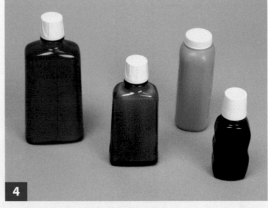

4 Verschiedene Gleitmittel

Abdeckmaterialien

Abdeckmaterialien schützen und wärmen den Patienten. Aus hygienischen Gründen deckt man die Massageliege mit einem Tuch ab. Hierzu eignen sich Standardbetttücher und normale Bezüge. Es ist ökonomisch und umweltschonend, wenn jeder Patient sein eigenes Tuch mitbringt. Dieses kann in der Praxis aufbewahrt und für mehrere Massagesitzungen von dem Patienten verwendet werden.

Gleitmittel

Bei streichenden Anwendungen reduzieren Gleitmittel die Reibung auf der Haut. Es gibt unterschiedliche Arten von Gleitmitteln:

Öle und Cremes können aus pflanzlichen, mineralischen oder auf Erdöl basierenden Grundlagen bestehen. Puder enthält häufig noch Talkum. Talkum sollte jedoch nicht mehr verwendet werden, da viele Personen allergisch auf diese Substanz reagieren, was zur Auslösung von Atemwegsbeschwerden führen kann. Alle Gleitmittel müssen einem kontaminationsfreien Container entnehmbar sein.

Traditionell wird für die Massage Öl verwendet. Es ist einfach zu verteilen und kann leicht keimfrei gehalten werden. Öle haben jedoch auch Nachteile: Sie können die Unterlagen verschmutzen und verfärben, tropfen oder ganz auslaufen. Natürliche Pflanzenöle werden schnell ranzig. Manche kommerziellen Produkte beinhalten Zusätze, die wiederum allergische Reaktionen hervorrufen können. Eine gute Variante sind Cremes. Sie lassen sich ebenfalls gut verteilen und werden in kontaminationsgeschützten Spendern aufbewahrt. Puder kommen zum Einsatz, wenn Cremes und Öle nicht erwünscht sind.

Einsatz von Gleitmitteln

Gleitmittel werden zur Reduktion der Reibung bei Streichungen eingesetzt. Auch sind sie erforderlich, um stark behaarte Körperpartien massieren zu können. In manchen Fällen, z. B. bei Unverträglichkeiten gegen fettende Cremes oder Öle, ist jedoch der Einsatz von Massagepudern sinnvoller. Gleitmittel werden gleichmäßig und nur sehr dünn aufgetragen und mit langen streichenden Bewegungen verteilt. Zur Entfernung von überschüssigem Gleitmittel sollte immer ein sauberes Handtuch bereit liegen. Das Gleitmittel darf nicht direkt aus der Flasche oder dem Spender auf den Patienten „gekippt" werden. Es sollte zunächst in der Hand unter reibenden Bewegungen

angewärmt werden. Die Applikation erfolgt nur in dem Körperbereich, der unmittelbar danach massiert werden soll. Auf keinen Fall dürfen Gleitmittel bei Querfriktionen oder Funktionsmassagen eingesetzt werden. Hierbei „rutschen" Hand oder Finger über die Haut und führen zu Hautirritationen bis hin zu Blasen. Auch im Gesicht sowie im Bereich des behaarten Kopfes sollte darauf verzichtet werden.

Manche Patienten möchten, dass das Gleitmittel nach der Massage wieder entfernt wird. Dazu eignet sich am besten ein saugfähiges Handtuch. Die Verwendung alkoholhaltiger Präparate ist ungünstig, da Alkohol die Haut sehr stark austrocknet.

PRAXISTIPP

Da Kopfschmerzen und allergische Reaktionen auf Gleitmittel häufig durch flüchtige Duftessenzen in parfümierten Produkten hervorgerufen werden, sollten Gleitmittel stets unparfümiert sein.

ZUSAMMENFASSUNG

- Zur Lagerung der Patienten sind Schaumstoffrollen, -keile und -kissen verschiedenster Formen sehr hilfreich.
- Bei streichenden Anwendungen der Klassischen Massage können Gleitmittel in Form von Ölen oder Cremes zum Einsatz kommen.

ÜBERPRÜFEN SIE IHR WISSEN

- Nennen Sie die Vor- und Nachteile von Massageölen.
- Bei welchen Massageformen dürfen keine Gleitmittel eingesetzt werden?

3.6 Ergonomie

LERNZIELE

Definition des Begriffes Ergonomie sowie dessen Bedeutung und Umsetzung in der Massagetherapie

Unter dem für die Massage sehr wichtigen Begriff „Ergonomie" versteht man die rücken- und gelenkschonende Arbeitsweise des Therapeuten. Chronische Fehlhaltungen und Überbelastungen können zu Problemen beim Therapeuten führen, die sich in Form von Rückenschmerzen, Kopfschmerzen, Schulter-Arm-Syndrom und Epikondylopathien bemerkbar machen. Derartige Beschwerden lassen sich jedoch durch ergonomische Arbeitsweise größtenteils vermeiden. Zu den Grundprinzipien der Ergonomie gehört das Arbeiten mit gerade aufgerichtetem Oberkörper. Der gesamte Körper wendet sich ohne Rotation zwischen Becken und Schultergürtel der Behandlungsrichtung zu. Sind Drehungen notwendig, werden sie unter Einbeziehung des ganzen Körpers durchgeführt.

Ergonomie – Drehung mit dem ganzen Körper

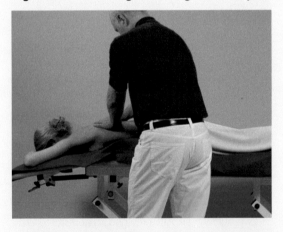

Optimale Haltung
In dieser Position sind Becken und Schultern nicht gegeneinander rotiert, sondern befinden sich beide zusammen in der Frontalebene.

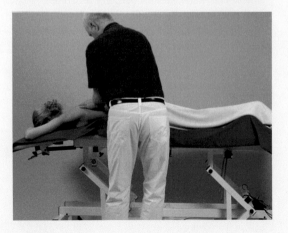

Falsche Haltung
Rumpf und Becken sind gegeneinander rotiert. Dies führt zu einer verstärkten Belastung der Gelenke und Bandscheiben im LWS-Bereich.

Optimale Höhe der Behandlungsfläche

Die Höhe der Behandlungsfläche ist optimal, wenn sie sich auf Beckenhöhe des Therapeuten befindet.

Die Schultern hängen locker herab und das gesamte Behandlungsgebiet ist optimal erreichbar.

Höhe der Behandlungsfläche

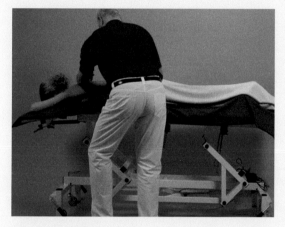

Optimale Tischhöhe
Die Behandlungsfläche befindet sich in Höhe des Beckens des Therapeuten. Die Schultern sind entspannt und das ganze Behandlungsgebiet kann erreicht werden.

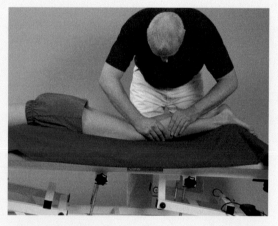

Falsche Tischhöhe
Der Tisch befindet sich in der Höhe der Oberschenkel des Therapeuten. Dadurch kommt es zu einer unphysiologischen Flexion der Wirbelsäule, was wiederum zu einer Überlastung der Muskeln, Bänder und Bandscheiben führt.

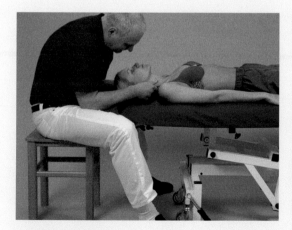

Falsche Tischhöhe
Bei dieser Position kommt es ebenfalls zur unphysiologischen Belastung der gesamten Wirbelsäule.

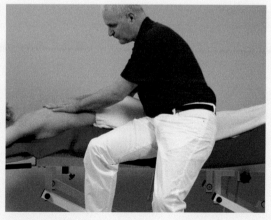

Falsche Tischhöhe
Hier wird die falsche Tischhöhe durch Sitz auf der Behandlungsfläche ausgeglichen. Zusätzlich zur Flexion erfolgt eine Rotationsbewegung. Diese kombinierte Bewegung führt zu einer verstärkten Belastung der Bandscheiben.

Stellung des Therapeuten

In der korrekten Grundstellung ist das vordere Bein leicht gebeugt, das hintere gestreckt. Der Brustkorb ist aufgerichtet, die Schultern hängen locker herab. Schultergürtel und Becken dürfen nicht gegeneinander verdreht sein.

Stellung des Therapeuten

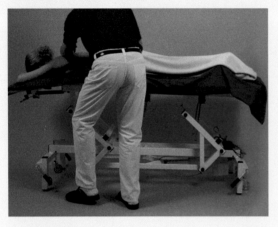

Korrekte Haltung
Das vordere Bein ist leicht gebeugt, das hintere fast gestreckt. Diese Beinstellung ermöglicht optimales Arbeiten.

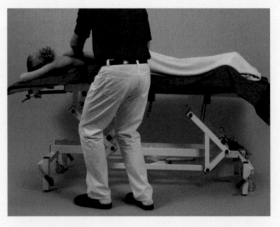

Ungünstige Haltung
Beide Beine sind zu stark gebeugt, dies führt zu einer vorzeitigen Ermüdung der Beinmuskulatur und zu einer mangelnden Stabilität des Rumpfes.

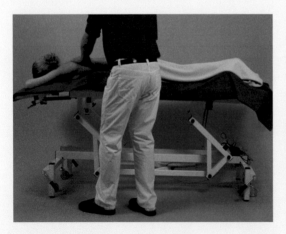

Ungünstige Haltung
Beide Beine sind zu stark gestreckt, dies führt zu einer Überbelastung der Kniegelenke und zu einer mangelnden Stabilität des Rumpfes.

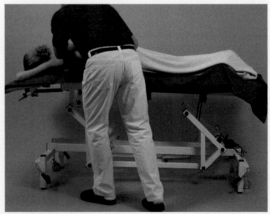

Ungünstige Haltung
Der Rumpf ist zu weit nach vorne geneigt; dadurch wird die LWS übermäßig belastet.

Gewichtsverteilung

Das Gewicht liegt etwas mehr auf dem hinteren Bein. Größere Bewegungen, z. B. lange paravertebrale Streichungen, erfolgen durch Gewichtsverlagerungen vom hinteren auf das vordere Bein.

Gewichtsverteilung

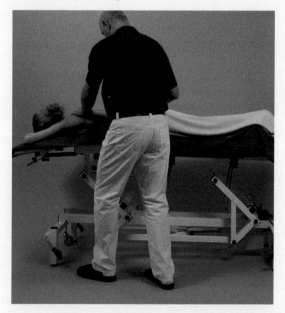

Optimale Gewichtsverteilung
Das Gewicht ruht etwas stärker auf dem hinteren Bein. Größere Bewegungen werden durch eine Verlagerung des Gewichts zum vorderen Bein und zurück ermöglicht.

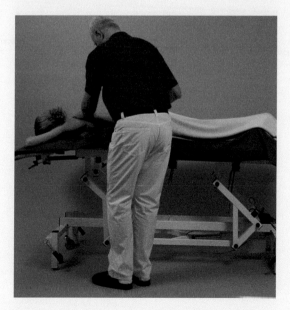

Falsche Gewichtsverteilung
Die Unterstützungsfläche ist zu klein. Größere Bewegungen können hierbei nur durch Rumpfbeugung erzeugt werden. Dies führt zu einer verstärkten Belastung im LWS-Bereich.

Handhaltung

Bei der Handhaltung ist darauf zu achten, dass die Hände möglichst flächigen Hautkontakt haben und die Hand- und Fingergelenke gelenkschonend eingesetzt werden. Hand-, Finger- und Daumengelenke befinden sich bei der Ausübung der Techniken in Mittel-

stellung. Aus der Nichtbeachtung resultieren häufige Fehler: mangelnde Kontaktfläche und überstreckte Gelenke der Therapeutenhände. Die korrekte Handfassung einschließlich ihrer typischen Fehlerquellen wird bei der Darstellung der einzelnen Grifftechniken ausgeführt.

Handhaltung

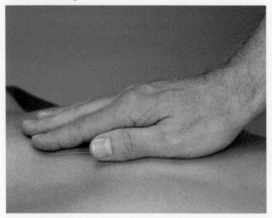

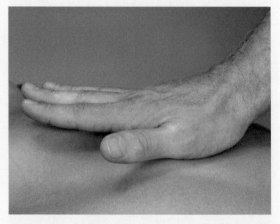

Korrekt
Die Hand des Therapeuten nimmt mit der gesamten Handfläche Kontakt zum Patienten auf. Fingerspitzen, Thenar und Hypothenar passen sich der Hautoberfläche und den Konturen des Patienten an.

Falsch
Durch eine zu starke Spannung in der Hand verlieren Daumen und Finger den Kontakt. Die Berührung erfolgt hier nur mit der Handwurzel und über das Thenar.

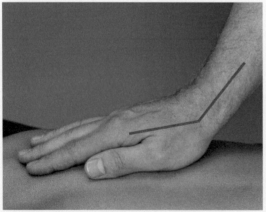

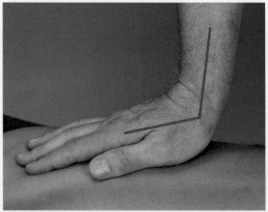

Korrekter Winkel zwischen Hand und Unterarm
Eine ergonomische Arbeitsweise erfordert es, die eigenen Gelenke nicht übermäßig zu beanspruchen. Dazu gehört, dass möglichst immer eine physiologische Haltung eingenommen wird. Der hier gezeigte Winkel von ca. 120° ist optimal, um mit der Hand Druck oder Zug auszuüben.

Falscher Winkel
Das Handgelenk ist zu stark gebeugt, länger andauerndes Arbeiten in dieser Position führt zu einer Überanstrengung des Handgelenks und der Flexoren. Abhilfe schafft hier eine Erhöhung der Arbeitsfläche.

3.7 Behandlungsaufbau

Es versteht sich von selbst, dass der Patient vor der ersten Massagebehandlung über die Art und Weise sowie den genauen Ablauf der Massage aufgeklärt wurde. Nimmt man zu Beginn der eigentlichen Massage Kontakt zum Patienten auf, ist es wichtig, auf eine angemessene Berührung zu achten.

Sich dem Patienten nähern

Die initiale Kontaktaufnahme ist behutsam und einfühlsam und erfolgt mit warmen, trockenen und entspannten Händen. Sie kann so zu der Entspannung des Patienten beitragen. Eine Berührung mit kalten und verkrampften Händen dagegen signalisiert die Anspannung des Therapeuten und führt zu einer Abwehrhaltung des Patienten gegenüber dem Therapeuten. Sowohl bei der Kontaktaufnahme als auch der gesamten Dauer der anschließenden Massage konzentriert sich der Therapeut auf den Patienten und hält kontinuierlich Kontakt zu ihm. Im Fall einer Unterbrechung des körperlichen Kontaktes während der Behandlung sollte der Therapeut den verbalen Kontakt zum Patienten aufrecht erhalten. Dies erreicht er beispielsweise, indem er erklärt, warum er die Hände entfernt bzw. was er zu tun beabsichtigt. Eine erneute Kontaktaufnahme sollte verbal angekündigt werden, um den Patienten nicht durch plötzliche Berührung zu erschrecken.

Abfolge der Griffe (Klassische Massage)

Nach der initialen Kontaktaufnahme werden zur Einleitung der Massage Streichungen (Effleurage) durchgeführt. Diese langsamen und flächigen Bewegungen sind ferner dazu geeignet, Gleitmittel auf der Körperoberfläche zu verteilen. Die rhythmische Wiederholung der Streichungen unter zunehmender Druckerhöhung ist eine ideale Technik, um das Gewebe zu wärmen und für die folgenden spezifischen Massagetechniken vorzubereiten. Anschließend werden je nach Indikation die spezifischeren und tiefenwirksamen Griffe wie beispielsweise Knetungen oder Reibungen und Friktionen eingesetzt. Zwischen den einzelnen Techniken können immer wieder Streichungen durchgeführt werden. In der Regel beendet man die Klassische Massage auch mit Streichungen.

Dauer der Massage

Für eine Teilkörpermassage werden 12 bis 15 Minuten, für eine Ganzkörpermassage 45 bis 60 Minuten benötigt. Wie häufig und in welcher Geschwindigkeit ein Griff oder eine Technik durchgeführt wird, hängt von der individuellen Reaktion des Patienten ab. Als Faustregel gilt, dass eine langsame Durchführung mit wenig Druck eher relaxierend und die schnelle Durchführung mit stärkerem Druck eher tonisierend wirkt.

MEMO

- langsam, mit wenig Druck ⇨ relaxierende Wirkung
- schnell, mit viel Druck ⇨ tonisierende Wirkung

Häufigkeit

Die Massage wird im Rahmen der ambulanten Versorgung und unter Bezug auf den neuen Heilmittelkatalog vom Arzt verordnet. In der Regel werden zunächst sechs Behandlungen 2–3-mal pro Woche verschrieben, die jedoch oft nicht ausreichend sind, um einen nachhaltigen Behandlungserfolg erzielen zu können. Die weitere Verordnung hängt vom Verlauf der Beschwerden ab. Daher ist es wichtig, die Behandlungsfortschritte exakt zu dokumentieren **(Kap. 5.6, S. 59)**. Man erhält somit eine Argumentationsgrundlage für die Anforderung weiterer Behandlungsserien. Unter stationären Bedingungen kann die Massage täglich angewendet werden.

Auswahl der therapeutischen Maßnahmen

Die Auswahl der therapeutischen Maßnahmen richtet sich nach dem Befund und den sich daraus ergebenden erforderlichen Therapieansätzen. Die Klassische Massage kann mit anderen Verfahren kombiniert werden. Eine Behandlung kann beispielsweise mit einer regionären Klassischen Massage eingeleitet werden. Im Anschluss kann eine Querfriktion der betroffenen Struktur durchgeführt werden. Abschließend können Funktionsmassagen in ein Behandlungskonzept integriert werden. Typische Behandlungsvorschläge bei ausgewählten Erkrankungen befinden sich im Anschluss an die jeweilige Region.

ZUSAMMENFASSUNG

- Nach der Aufklärung des Patienten über die geplanten Maßnahmen ist auch die initiale Kontaktaufnahme eine Phase, in der der Therapeut mit ganzer Aufmerksamkeit beim Patienten sein sollte.
- Die eigentliche Behandlung beginnt mit Streichungen, anschließend folgen abhängig von der Indikation Knetungen oder Reibungen. Die Massagesitzung wird mit Streichungen beendet.
- Eine Ganzkörpermassage dauert etwa 45–60 Minuten, eine Teilkörpermassage entsprechend weniger, ca. 12–15 Minuten.

ÜBERPRÜFEN SIE IHR WISSEN

- Mit welchen Griffen beginnen und beenden Sie die Massage einer Körperregion?
- Welche Wirkung erzielen Sie auf den Muskeltonus, wenn Sie das Gewebe mit starkem Druck bearbeiten?

3.8 Umgang mit Problemen

LERNZIELE

Erkennen und Bewältigen häufig auftretender Probleme

Nicht immer herrschen Idealbedingungen für die Durchführung der Klassischen Massage. Im Folgenden werden häufiger auftretende Probleme und der Umgang mit ihnen beschrieben.

Körperbehaarung
Beim Vorhandensein übermäßiger Körperbehaarung kann die Massage schnell zu einem leidvollen Erlebnis für den Patienten werden. Der Einsatz von Gleitmitteln wird dann ebenso wie die Durchführung von Streichungen und Knetungen schnell unangenehm. In solchen Fällen können stattdessen Vibrationen, Klopfungen, Klatschungen, Walkungen, Querfriktionen und Funktionsmassagen angewendet werden.

Veränderungen der Haut
Patienten mit Ausschlag, Akne, Psoriasis und anderen Hautproblemen erfordern Modifikationen der Klassischen Massage. Kleinere Hautläsionen und Warzen werden ausgespart. Großflächige Hautveränderungen und -verletzungen sind eine klare Kontraindikation (s. S. 35) für die Durchführung der Massage. Im Zweifelsfall sollte eine Rückfrage bei dem überweisenden Arzt erfolgen. Auf jeden Fall muss der Therapeut Kontakt mit infektiösen Körperflüssigkeiten vermeiden. Auf einen mit Akne befallenen Körperbereich kann ein sauberes Handtuch gelegt und die Massage über dem Handtuch verabreicht werden.

PRAXISTIPP

Generell können alle Griffe, die nicht über die Haut gleiten, über einem Handtuch, einem Laken oder lockerer, nicht einengender Kleidung durchgeführt werden.

Vermeiden von Kitzeln
Manche Patienten sind sehr berührungsempfindlich. So kann die Berührung durch den Therapeuten als unangenehmes Kitzelgefühl imponieren. Dies lässt sich normalerweise durch Verminderung der Geschwindigkeit und Erhöhung des Drucks bei den streichenden Bewegungen vermeiden. Eine weitere Möglichkeit zur Massage überempfindlicher Patienten ist das oben beschriebene Massieren über einem sauberen Tuch.

Nichtansprechen auf die Therapie
Wenn ein Patient nach mehreren (ca. drei) Behandlungen keine Therapieerfolge zeigt, sollten die Diagnose und die durchgeführte Behandlung kritisch analysiert werden. Wenn sich zum Beispiel bei einer Friktionsbehandlung einer Epikondylitis lateralis (s. S. 267) keine positive Veränderung nach ca. drei Behandlungen einstellt, erfolgt eine Überprüfung der Diagnose: Möglicherweise liegt die Schädigung nicht im Ursprungsbereich des M. extensor carpi radialis brevis, sondern im zervikalen Bereich (Wurzelirritation C6): Irritation des Nervus radialis im Bereich des M. supinator (beim Durchtritt durch den Arcus von Frohse). An diesem Beispiel wird deutlich, dass eine lokale Friktionsbehandlung nicht erfolgreich sein kann, da nicht die Ursache behandelt wird.

Verstärkung der Beschwerden
Es gibt Situationen, bei denen die Behandlung zu einer Verstärkung der Symptome führt. Eine kurzfristige und innerhalb weniger Stunden nach der Behandlung auftretende Verstärkung gefolgt von einer Besserung der Beschwerden kann eine physiologische Reaktion auf die Behandlung darstellen und sollte toleriert werden. Chronische Reizzustände, zum Beispiel der Achillessehne, können mit einer länger durchgeführten (ca. 20 Minuten) Friktionsmassage behandelt werden. Ziel dieser Maßnahmen ist es, den chronischen Reizzustand in einen aktiven Entzündungsprozess zu überführen, um die Wundheilung anzuregen. Bei dieser Behandlungsstrategie können die Beschwerden über einen Zeitraum von etwa zwei Tagen verstärkt sein.

MEMO

- Eine Verstärkung der Beschwerden kann auf eine zu hohe Intensität der Behandlung zurückzuführen sein.
- Bei frischen Verletzungen (innerhalb der ersten drei Tage) tritt eine erhöhte Irritationsbereitschaft der Gewebe auf.
- Bei einer Behandlung von Strukturen, die nicht direkt der Massage zugänglich sind, wie zum Beispiel Nerven, reagieren diese häufig mit einer Verstärkung der Symptome.

ZUSAMMENFASSUNG

Häufig auftretende Probleme bei der Massage sind neben einer vermehrten Körperbehaarung krankhafte Veränderungen der Haut, übermäßige Berührungsempfindlichkeit, Verstärkung der Beschwerden während der Behandlung sowie Beschwerden, die auf die Therapie gar nicht ansprechen. Bei letzteren sollten die Diagnose und die Therapiemaßnahmen noch einmal überdacht und gegebenenfalls geändert werden.

ÜBERPRÜFEN SIE IHR WISSEN

- Welche Hautveränderungen stellen eine Kontraindikation für die Massage dar?
- In welchem Zeitraum nach der Behandlung ist eine Verstärkung der Beschwerden noch eine physiologische Reaktion?

3.9 Klassische Massage: die Techniken

LERNZIELE

Wirkung, Durchführung und mögliche Fehlerquellen der Massagetechniken: Streichungen, Knetungen, Reibungen, Klopfungen sowie Hautmobilisation und zusätzliche Techniken.

Bei der Klassischen Massage werden verschiedene Grundtechniken verwendet, die im Einzelnen detailliert dargestellt werden. Unterschieden werden vier Kategorien:
- Streichungen (Effleurage)
- Knetungen (Pétrissage)
- Reibungen (Friktion)
- Klopfungen (Tapotements)

Jede dieser Kategorien enthält unterschiedliche Griffe, die in einem Behandlungskonzept miteinander kombinierbar sind. Die Griffe der genannten Kategorien haben unterschiedliche Wirkungen.

Darüber hinaus existieren weitere Techniken, die sich nicht eindeutig einer der oben genannten Kategorien zuordnen lassen. Zu deren Beschreibung ist es didaktisch sinnvoll, noch weitere Kategorien einzuführen. Dies sind:
- Hautmobilisationen
- Vibrationen, Sägegriff
- Schüttelungen und Walkungen

Streichungen (Effleurage)

Effleurage leitet sich vom französischen Verb „effleurir" ab und bedeutet soviel wie leichte Bewegung. Streichende Bewegungen stellen gewissermaßen die Grundbewegungen der klassischen Massagebehandlung dar.

Streichungen werden in der Regel als einleitende Sequenz einer Massagebehandlung angewendet. Überhaupt ist die erste Berührung wichtig für den Kontakt und den Aufbau der Therapeut-Patienten-Beziehung. Die Kontaktaufnahme durch streichende Bewegungen erfolgt daher sensibel und respektvoll. Der Patient erhält auf diese Weise das Signal, dass er sich entspannen kann. Gleichzeitig gewinnt der Therapeut zusätzliche Informationen über Hauttemperatur, Muskeltonus, Ödeme, Schmerzen oder Empfindlichkeiten. Diese Informationen sind wichtig für den Aufbau und die Durchführung der folgenden Massagebehandlung.

Eine Sonderstellung in der Effleurage besitzt der Harkengriff. Er stellt eine Mischung aus Streichung und Reibung dar und ist eine Variante der Streichungen. Der Harkengriff vermittelt mechanische, biochemische und reflektorische Effekte. Die betonte Aufwärtsbewegung mit den Knöcheln entspricht einer Streichung. Die schnelle Abwärtsbewegung mit den Fingerkuppen erzeugt Reibungswärme. Nach der Druckstärke richtet sich die Tiefenwirkung: Eine schnelle Bewegung mit stärkerem Druck wirkt tonisierend auf die paravertebrale Muskulatur. Die langsame Durchführung wirkt eher detonisierend.

Wirkung

Das Wirkungsspektrum der Streichungen wird durch die Faktoren Druck, Geschwindigkeit, Richtung und Rhythmus bestimmt und macht diese Behandlungstechnik zu einer der vielseitigsten in der Massage überhaupt. Das Wirkungsspektrum umfasst:

- Senkung des Sympathikotonus, des Muskeltonus, Schmerzdämpfung (z. B. über die Stimulation der A-Beta-Fasern durch langsame und leichte Streichungen)
- Mobilisierung von Gewebsflüssigkeiten (Förderung des venösen Rückstroms, Lymphdrainage)
- Detonisierung und Tonisierung der Muskulatur je nach Druckstärke und -tempo

Durchführung

Streichungen werden in der Regel von der Peripherie nach zentral bzw. von distal nach proximal durchgeführt und folgen dem Muskelfaserverlauf. Sie lassen sich in zahlreichen Varianten mit einer Hand, mit zwei Händen oder mit einzelnen Fingern ausführen. Der Therapeut nimmt mit der ganzen Hand (oder beiden Händen) flächigen Kontakt auf. Dabei modellieren sich die Hände der Körperoberfläche an.

Leichte Streichungen werden gerade mit so viel Druck ausgeübt, dass die Gewebeflüssigkeiten der Haut „verschoben" werden. Die peripheren Venen werden mit Streichungen von distal nach proximal ausgestrichen. Aufgrund ihrer drainierenden und tonussenkenden Wirkung sind Streichungen ein guter Einstieg in die Behandlung. Die Frequenz bei drainierenden Streichungen ist niedrig. Ein Ausstreichungszyklus einer Extremität erfolgt in drei bis fünf Sekun-

den. In dieser Zeit werden die Hände einmal von distal nach proximal geführt.

Streichungen können aber auch zu Anregung oder Tonisierung der Muskeln angewendet werden. Hierzu werden ein stärkerer Druck und eine höhere Frequenz gewählt. Die Dosierung der einzelnen Techniken ist also abhängig von der Druckstärke und der Geschwindigkeit der Durchführung.

Der Harkengriff (s. S. 88) beginnt mit einer Aufwärtsbewegung der Handknöchel und der dorsalen Fingerseiten paravertebral in der Lumbalregion. Die Hände werden nach kranial bis zur Schulter geführt, dort „klappen" sie um und führen eine Abwärtsbewegung durch. Bei dieser Abwärtsbewegung, die in der Regel zügig erfolgt, streichen die Fingerkuppen über die paravertebrale Haut und das darunter liegende Gewebe.

Hinweis:
Um die Klassische Massage optisch von den Techniken der Querfriktionen und Funktionsmassage abzugrenzen, wurde für diese Anwendungen die Hintergrundfarbe Gelb gewählt. Diese dient dem raschen Auffinden der einzelnen Techniken.

ZUSAMMENFASSUNG

- Kontaktaufnahme
- Gewinnung von Zusatzinformationen (Hautbeschaffenheit, -temperatur, Muskeltonus)
- Senkung des Sympathikotonus, des Muskeltonus, Schmerzdämpfung
- Mobilisierung von Gewebsflüssigkeiten (Förderung des venösen Rückstroms, Lymphdrainage)
- Harkengriff: Mischung aus Streichung und Reibung

Praktische Anwendung

Im Folgenden werden die gängigsten Techniken der Streichungen dargestellt. Längs- und Querstreichungen sind einfach durchzuführen und gehören zum Grundrepertoire.

Längsstreichungen

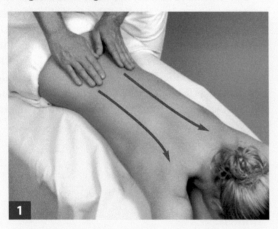

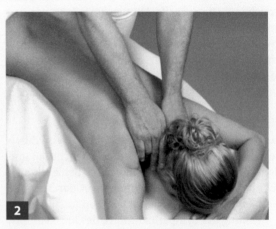

Längsstreichungen werden mit flächig aufgelegten Händen durchgeführt. Bei den hier gezeigten paravertebralen Längsstreichungen beginnt die Bewegung kaudal im Lumbalbereich.

Die Hände gleiten paravertebral der Wirbelsäule über den M. erector trunci bis zu den Schultern. Der Druck nimmt dabei leicht zu. Bei der Rückbewegung werden die Hände umgekehrt ohne Druck, aber mit bleibendem Hautkontakt wieder in die Ausgangsstellung zurückgeführt.

Querstreichungen

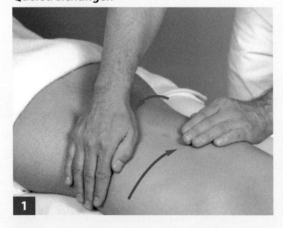

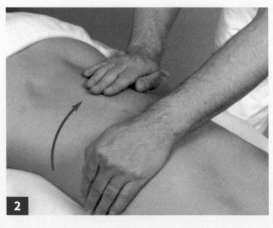

Querstreichungen werden quer zum Körper, bzw. zur Extremität durchgeführt. Auch hier haben die Hände bei den Bewegungen größtmöglichen Kontakt zur Hautoberfläche. Während die eine Hand vorgeschoben wird, vollzieht die andere Hand eine gegenläufige Bewegung.

Die Querstreichungen werden ebenfalls bevorzugt im Bereich des Rückens angewendet. Durch den gleichförmigen Kontakt und die gleichförmige Bewegung entsteht eine beruhigende und fließende Bewegung.

Kreisförmige Streichungen können halb- oder ganzseitig ausgeführt werden. Die Kreise gehen im Prinzip ineinander über und vermitteln dem Patienten ein rhythmisch-fließendes Gefühl.

Kreisförmige Streichungen

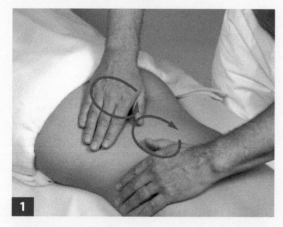

1

Halbseitige Streichungen beziehen sich auf eine Körperhälfte. Halbkreisförmige Streichungen werden mit beiden Händen durchführt. Beide Hände vollziehen hierbei entgegengesetzte kreisförmige Bewegungen.

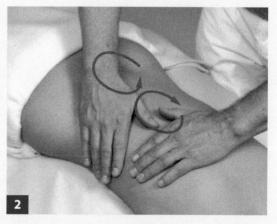

2

Die kreisförmigen Bewegungen werden mit gleichförmigem Druck durchgeführt. Die Hände gleiten jeweils aneinander vorbei und vollziehen kleine Kreise. Die Ausführung erfolgt in einer rhythmischen und fließenden Bewegung.

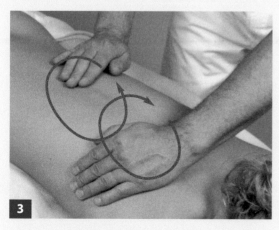

3

In der gleichen Weise werden kreisförmige Bewegungen mit parallel verschobenen Kreisen auch über der ganzen Körperregion, hier dem Rücken, durchgeführt.

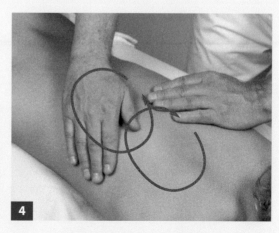

4

Die Kreise sind hierbei größer, die Bewegungsform, d. h. das parallel verschobene, zeitversetzte Kreisen bezieht den ganzen Rücken mit ein.

Statt mit den Handflächen können Streichungen auch mit den Unterarmen sehr flächig durchgeführt werden. Im Bereich der Knöchel werden die Streichungen mit den Fingerspitzen durchgeführt.

Streichungen mit den Unterarmen

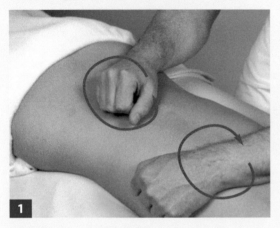

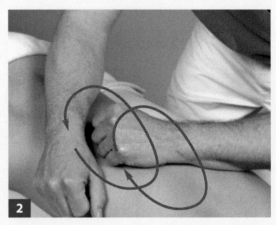

Bei dieser Form der Streichungen werden statt der Handflächen die Unterseiten der Unterarme benutzt. Auf diese Weise entsteht eine größere Kontaktfläche.

Die Unterarme vollziehen alternierend mit gleichmäßigem Druck parallel verschobene Kreise über der gesamten Körperregion. Die Bewegung erfolgt alternierend.

Streichungen um die Knöchel

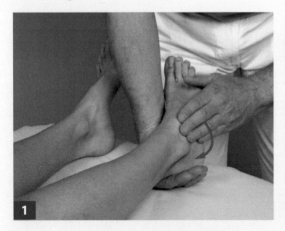

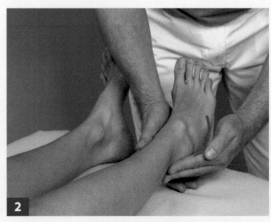

Der Therapeut legt die Fingerspitzen der Zeige-, Mittel- und Ringfinger etwas distal und ventral des Malleolus lateralis auf. Die Ferse ruht auf der rechten Hand des Therapeuten.

Mit leichtem Druck umfährt der Therapeut jetzt den Malleolus lateralis von anterior nach posterior und proximal (halbkreisförmig). Die Fingerspitzen üben einen leichten Druck aus.

Die Hand-über-Hand-Streichungen lassen sich didaktisch in vier verschiedene Phasen teilen. Es sollte aber beachtet werden, dass alle Phasen ineinander übergehen und eine rhythmisch fließende, kontinuierliche Bewegung entsteht, bei der immer eine Hand des Therapeuten Kontakt zur Haut des Patienten hat.

Hand-über-Hand-Streichungen

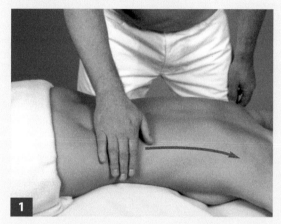

1

Eine Hand wird im Lumbalbereich platziert. Sie führt eine nach kranial gerichtete Bewegung mit gleichmäßigem Druck aus.

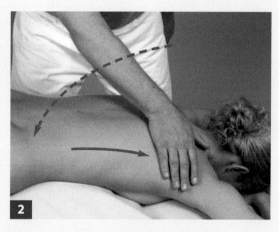

2

Die rechte Hand hat nun die kraniale Position im Bereich der Schulter erreicht.

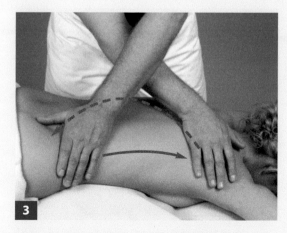

3

Unmittelbar, bevor die rechte Hand abgehoben wird, legt der Therapeut seine linke Hand kaudal im Lumbalbereich auf. Nach Abheben der rechten Hand gleitet die linke Hand nach kranial zur Schulterregion.

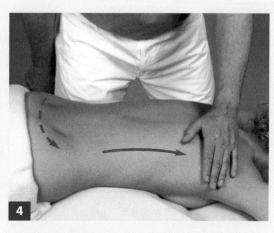

4

Bevor die Hand die Endposition erreicht, legt der Therapeut seine rechte Hand wieder in der Lumbalregion auf. Bei kontinuierlicher Durchführung entsteht so eine rhythmisch fließende Bewegung, bei der immer eine Hand Kontakt mit der Haut des Patienten behält.

Ringförmige Streichungen werden an den Extremitäten ausgeführt. Hierbei umschließt der Therapeut wenn möglich die zu behandelnde Extremität vollständig mit seinen Händen. Zur Massage der Zehenzwischenräume eignen sich insbesondere die Längsstreichungen mit einem Finger.

Ringförmige Streichungen

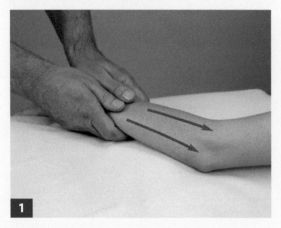

1

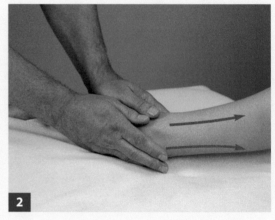

2

Zunächst umfasst der Therapeut mit beiden Händen ringförmig das Handgelenk möglichst distal. Beide Daumen liegen auf der Posteriorseite des Arms. Nun führt der Therapeut eine leichte Kompression aus.

Unter Beibehaltung dieser Kompression gleiten die Hände des Therapeuten mit ringförmigem Druck über die Extremität. Im Falle des Arms gleiten sie bis zur Achselhöhle, am Bein bis zur Leistenbeuge.

Längsstreichungen mit einem Finger

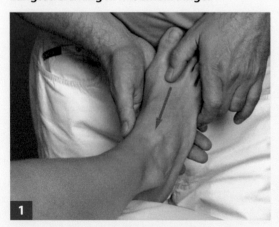

1

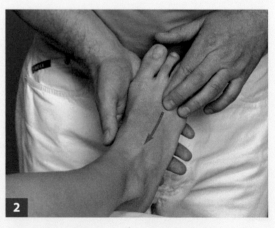

2

Eine Hand des Therapeuten stützt den Fuß an der Fußsohle. Daumen oder Fingerkuppe kontaktieren den Zwischenraum zwischen den Mittelfußknochen in Höhe des Grundgelenks. Die Fingerkuppen gleiten mit leichtem Druck entlang des Zwischenraums bis zu den Fußwurzelknochen.

Die einzelnen Zwischenräume können mit dem Daumen oder mit den Fingerkuppen, wie hier gezeigt, massiert werden.

Der Plättgriff ist eine Streichung, die sowohl mit der Dorsalseite und den Knöcheln der Hand als auch mit der Handfläche ausgeführt wird. Der Plättgriff wird insbesondere am Rücken und in längs verlaufender Richtung angewendet.

Knöchelstreichungen (Plättgriff)

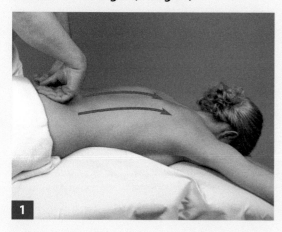

1

In der ersten Phase dieser Streichung werden die Dorsalflächen der Finger- und Fingergelenke II bis V paravertebral im Lumbalbereich aufgelegt.

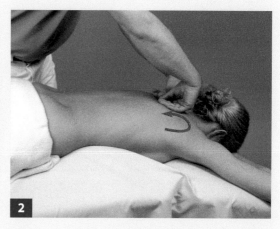

2

Aus dieser Position werden die Finger paravertebral nach kranial geführt. Fingerrückseiten und Knöchel üben dabei einen leicht zunehmenden Druck auf das Gewebe aus.

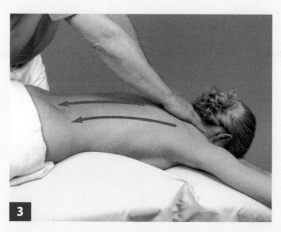

3

Wenn die Hände des Therapeuten den Schulterbereich erreicht haben „klappen" sie um, so dass nun die Handflächen mit gutem Kontakt auf den Schultern liegen. Aus dieser Position werden die Hände wieder nach unten geführt.

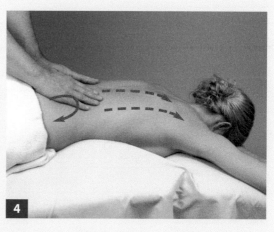

4

Nachdem die Handflächen in der Lumbalregion angekommen sind, nehmen wieder die Dorsalflächen der Finger Kontakt mit der Haut auf und beginnen einen neuen Zyklus.

3.9

Harkengriff

Der so genannte Harkengriff stellt eine Alternative zu den zuvor gezeigten Knöchelstreichungen (Plättgriff) dar.

Harkengriff

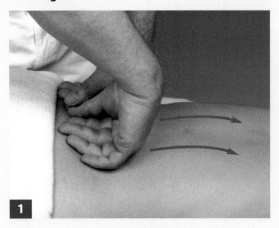

1

In der ersten Phase werden die Dorsalflächen der Finger- und Fingergelenke II bis V im Lumbalbereich aufgelegt.

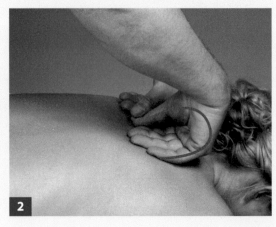

2

Aus dieser Position gleiten die Fingerrückseiten und Knöchel paravertebral nach oben.

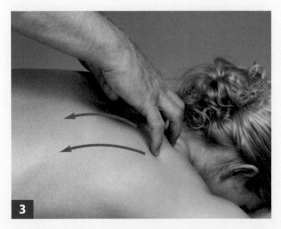

3

Oben angekommen „klappen" die Finger wieder um, so dass nun die Fingerkuppen II bis V Kontakt zur Haut haben.

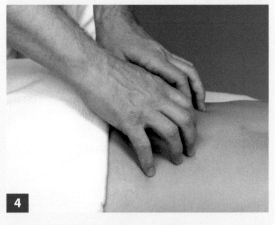

4

Aus dieser Position gleiten nun die Fingerkuppen mit mäßigem Druck über die Haut bis zur Ausgangsstellung, an der anschließend ein neuer Zyklus beginnt.

Fehlerquellen

Streichungen gehören zu den Grundtechniken der Klassischen Massage. Obwohl sie leicht ausführbar sind, gibt es einige Fehlerquellen, die beachtet werden sollten. Sie werden auf dieser Seite der jeweiligen korrekten Ausführung gegenüber gestellt.

Kontaktfläche: richtig

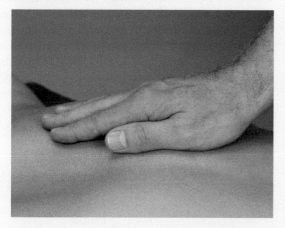

In der korrekten Ausgangsstellung hat die gesamte Hand des Therapeuten mit Fingerspitzen, Handteller, Hypothenar und Thenar flächigen Kontakt zur Haut.

Kontaktfläche: falsch

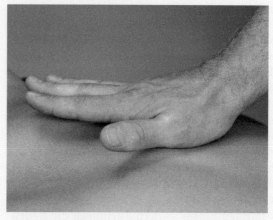

Vermieden werden muss der Teilkontakt der Finger zur Haut. Auf dieser Abbildung besteht zu viel Spannung in der Hand des Therapeuten. Dadurch sind Finger und Daumen abgespreizt und haben keinen Kontakt zur Haut. Die Kontaktfläche wird lediglich aus der Handwurzel gebildet.

Abwinkelung im Handgelenk: richtig

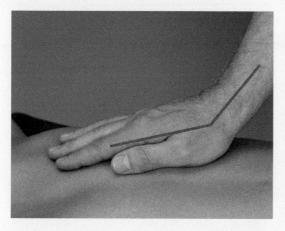

Um eine physiologische Schubwirkung auszuüben, dürfen die Hände des Therapeuten in den Handgelenken nicht zu stark abgewinkelt werden. Ideal ist der hier dargestellte Winkel von ca. 120°, er ermöglicht eine physiologische Zugphase unter Einbeziehung des gesamten Körpers.

Abwinkelung im Handgelenk: falsch

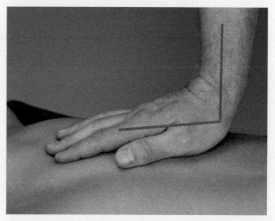

In dieser Position ist das Handgelenk zu stark abgewinkelt. Aus einer solchen Position ist keine tangentiale Schubbewegung mehr möglich, der Druck geht unweigerlich in die Tiefe des Gewebes. Zudem wird das Handgelenk des Therapeuten extrem belastet.

Knetungen (Pétrissage)

Pétrissage leitet sich vom französischen Verb „pétrir" ab und wird mit „kneten" übersetzt. Im übertragenen Sinne bedeutet Pétrissage, dass das Gewebe gerollt, gedrückt und angehoben wird. Kneten bezieht sich sowohl auf den Muskel als auch auf die Haut. Hautknetungen werden im Rahmen der Hautmobilisationstechniken besprochen. Muskelknetungen sind tiefenwirksame Griffe, die quer oder längs zum Faserverlauf erfolgen.

Wirkung

Beim Kneten des Muskels werden zum einen die Muskelspindeln (**s. Kap. 2.2, S. 18**) und zum anderen die in die Sehnen eingebetteten Golgi-Sehnenorgane (**s. Kap. 2.2, S. 19**) angeregt. Rhythmisches und langsames Kneten führt zu einer reflektorischen Entspannung des Muskels. Diese Entspannung führt wiederum zu einer vermehrten Durchblutung und somit zu einer Steigerung des Stoffwechsels. Daher eignen sich langsame Knetungen zur Förderung der Regeneration der Muskeln nach sportlichen Anstrengungen.

Darüber hinaus fördern Knetungen die Beweglichkeit und die Geschmeidigkeit des Muskels. Dies lässt sich auf den mechanischen Einfluss der Knetungen zurückführen. Dieser bewirkt, dass beispielsweise durch mangelnde Aktivität gebildete Crosslinks (**s. Kap. 3.1, S. 22**) zwischen den kollagenen Fasern des Bindegewebes gelöst werden.

Durchführung

Es gibt die unterschiedlichsten Möglichkeiten, Knetungen zu verabreichen. Die gängigsten Verfahren werden im Folgenden dargestellt. Knetungen erfolgen mit der Handfläche, dem Handballen (Thenar und Hypothenar) und den Fingern.

Knetungen sollten rhythmisch sein, damit sie sich für den Patienten richtig anfühlen. Die Geschwindigkeit dieser Behandlungstechnik ist jedoch limitiert. Sie wird ebenso wie die Frequenz der Anwendungen begrenzt durch die Menge des Gewebes, die angehoben wird, sowie die Zeit, die benötigt wird, um das Gewebe zu rollen, zu wringen und zu drücken. Wird das Gewebe zu schnell angehoben oder zu schnell gedrückt, fühlt sich dies für den Patienten unangenehm an und führt zu einer Tonuserhöhung.

ZUSAMMENFASSUNG

- Reflektorische Entspannung des Muskels
- Verbesserung der Stoffwechselsituation
- Verbesserung der Geschmeidigkeit durch Beseitigung pathologischer Crosslinks

Praktische Anwendung

Im Folgenden werden die gängigsten Techniken der Knetungen sowie deren mögliche Fehlerquellen erläutert. Knetungen quer zum Faserverlauf können mit Daumen und Fingern oder mit Fingern und Handwurzeln durchgeführt werden. Letztere Technik ist effektiver, da bei der Knetung mit der Handwurzel mehr Kraft aufgewendet werden kann.

Querknetungen mit Daumen und Fingern

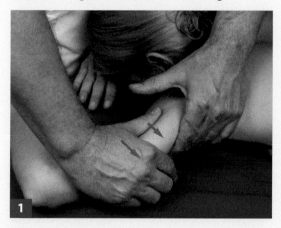
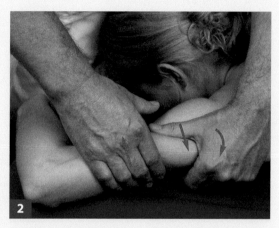

Bei dieser Form der Knetung wird der Muskel quer zu seinem Faserverlauf gedehnt. Diese Technik lässt sich besonders gut an den langen Muskeln der Extremitäten durchführen. Daumenballen und Daumen drücken den Muskel gegen die palmare Fläche der Finger II. bis V. der Gegenhand.

Die Bewegung erfolgt wechselseitig. So wird aus einer drückenden Hand die ziehende Hand und umgekehrt. Diese wechselseitige Bewegung erfolgt rhythmisch und mit flächigem Kontakt. Die Bewegung darf nicht zu schnell erfolgen, da sonst ein gegenteiliger Effekt (Tonisierung) entsteht.

Querknetungen mit Fingern und Handwurzeln

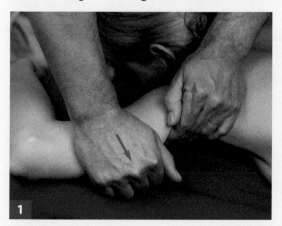
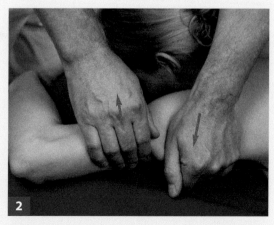

Eine Alternative ist die Knetung zwischen der Handwurzel und den Fingern. Hierbei wird jeweils wechselseitig mit der Handwurzel Druck und mit den palmaren Flächen der Finger II bis V Zug ausgeübt. Die rechte Hand führt hier eine intensive Schubbewegung aus, während ihr die Finger der linken Hand eine Zugbewegung entgegensetzen.

Im zweiten Schritt obliegt der linken Hand die Schubbewegung, die Finger der rechten Hand üben entsprechend eine Zugbewegung aus. Durch die langsame wechselseitige Bewegung entsteht eine intensive Querdehnung des Muskels.

Weitere Möglichkeiten der Knetung sind die so genannten Längsknetungen längs zum Faserverlauf sowie die flächigen Knetungen mit der Handwurzel. Die Phasen der Längsknetung bestehen in einer wechsel- seitigen Komprimierung und Anhebung des Muskels längs zum Faserverlauf. Zur Druckverstärkung kann die untenliegende Hand durch die andere Hand beschwert werden.

Längsknetungen

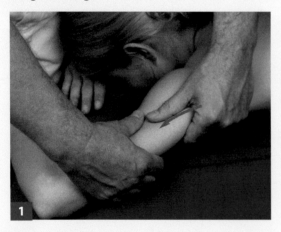 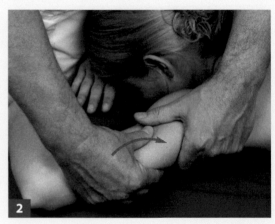

Längsknetungen werden vorzugsweise im Bereich der langen Muskeln im Zervikalbereich und an den Extremitäten durchgeführt. Im ersten Schritt wird der Muskel hier von der linken Hand gepresst und angehoben, während die rechte Hand entspannt ist.

Im nächsten Schritt ergreift die rechte Hand den Muskel, komprimiert und hebt ihn ab, die linke Hand entspannt. Komprimieren und Abheben werden wechselseitig mit je einer Hand ausgeführt, so dass dabei eine Bewegung, ähnlich einem Hin- und Herreichen des Muskels, entsteht.

Flächige Knetungen mit der Handwurzel

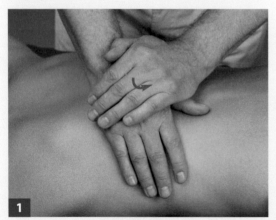 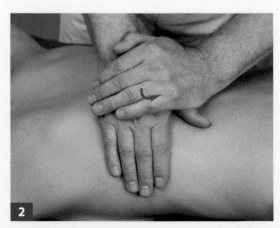

Flächige Knetungen werden bevorzugt an Muskelgruppen angewendet, die eine knöcherne „Unterlage" besitzen, wie z. B. der M. erector trunci. Die Handwurzel übt dabei einen nach unten gerichteten Druck und eine kleine Schubphase aus.

Die Bewegung ist vergleichbar mit dem Kneten von Teig. Er lässt sich, wie die Muskelgruppen, mit der Handwurzel drücken und schieben. Druck- und Schubphase wechseln sich dabei rhythmisch ab. Flächige Knetungen mit der Handwurzel sind tiefenwirksam.

Weitere Varianten der Knetungen sind sowohl mit den Fingern als auch mit der ganzen Hand möglich.

Flächige Knetungen mit den Fingern

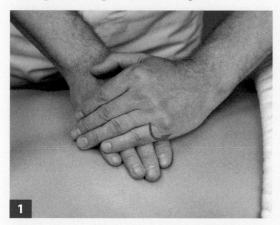

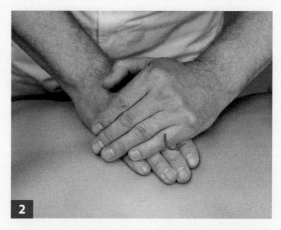

Die flächigen Knetungen mit den Fingern entsprechen in ihrem Bewegungsablauf den flächigen Knetungen mit der Handwurzel. Auf eine Druckphase folgt eine kleine Schubphase. Beide Phasen wechseln sich kontinuierlich ab.

Der Druck der flächigen Knetung mit den Fingern ist dabei weniger intensiv als der mit den Handwurzeln. Flächige Knetungen lassen sich auf großen, von Knochen unterlagerten Muskeln oder Muskelgruppen durchführen. Ein Beispiel sind flächige Knetungen im Bereich des M. latissimus dorsi.

Knetungen mit einer Hand

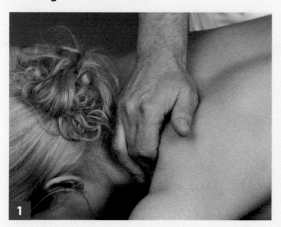

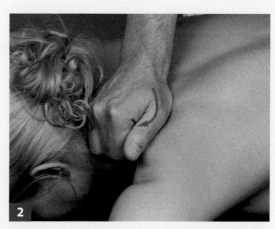

Knetungen können auch mit einer Hand durchgeführt werden. Der Muskel wird zwischen Daumenballen und Handwurzeln gegen die palmaren Flächen der Finger II bis V gepresst. Im ersten Schritt erfolgt die flächige Kontaktaufnahme, hier im Bereich des M. trapezius.

Im nächsten Schritt wird die Muskelmasse zwischen Daumenballen und Handwurzel sowie den palmaren Flächen der Finger II bis V komprimiert. Diese Technik kann im Bereich der Zervikalregion (M. trapezius) und im Bereich der Extremitäten durchgeführt werden.

Eine weitere Möglichkeit der Knetungen besteht in der beidhändigen oder parallelen Knetung. Diese kann an Vorder- und Rückseite eines Muskels, z. B. dem M. deltoideus, durchgeführt werden.

Parallelknetungen

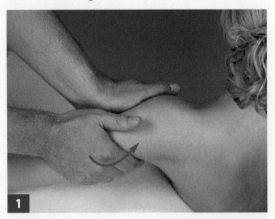 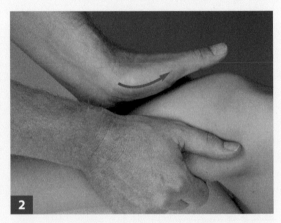

Bei der Parallelknetung werden wechselweise Muskelgruppen mit zwei Händen massiert. Die eine Hand, hier die rechte, führt eine komprimierende und abhebende Bewegung über dem vorderen Anteil des Muskels durch, während die linke Hand entspannt ist.

In der zweiten Phase führt nun die linke Hand eine Kompression und Abhebung des hinteren Muskelanteils durch, während die rechte Hand entspannt bleibt. Die Druckausübung erfolgt zwischen den beiden Händen jeweils wechselseitig, hierbei entsteht eine rhythmische, knetende Bewegung in Längsrichtung zum Faserverlauf.

Fehlerquellen: Kontaktfläche falsch

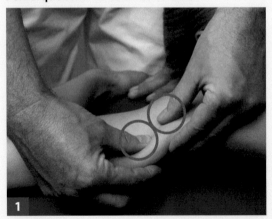 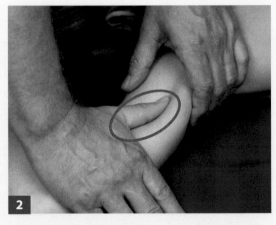

Eine häufige Fehlerquelle ist die zu geringe Kontaktfläche. Wird ein Muskel nur zwischen den Fingerkuppen geknetet, besteht die Möglichkeit, dass man nur die oberflächlichen Fasern oder sogar nur die Haut knetet. Weiterhin werden dabei die distalen Fingergelenke stark beansprucht.

Eine weitere Fehlermöglichkeit besteht darin, den Daumen zu stark zu überstrecken. Dadurch kommt es zu einer Überbelastung des distalen und proximalen Daumengelenks, was nach einiger Zeit zu Problemen in diesen Gelenken führen kann.

Hautmobilisation

Unter Hautmobilisationstechniken werden Techniken verstanden, die im Sinne des Wortes die Mobilität der Haut verbessern. Im geringen Umfang geschieht dies auch durch die oben beschriebenen Streichungen (Effleurage), deren Hauptwirkrichtung jedoch mehr reflektorischer Art ist. Bei den Hautmobilisationen stehen die mechanischen Wirkungen im Vordergrund. Häufig ist die Hautmobilität über verspannten Muskeln verringert. Bei Rückenbeschwerden im Lumbalbereich ist beispielsweise eine rollende Hautverschiebung über den betroffenen Muskeln stark eingeschränkt und/oder sehr schmerzhaft.

Wirkung

Durch unterschiedliche Griffe werden die verschiedenen Gewebe gegeneinander verschoben (**s. Mobilisationseffekt, S. 22**). So können Kutis und Subkutis gegenüber der Körperfaszie mobilisiert werden. Hautmobilisationstechniken werden zum Beispiel bei der Narbenbehandlung sowie den verschiedenen Formen der Bindegewebsmassage eingesetzt. Verklebungen zwischen den einzelnen Gewebeschichten werden verursacht durch:

- Ablagerungen von Hyaluronsäure oder Fett
- die bei längerer Ruhigstellung gebildeten pathologischen Crosslinks (**s. S. 22**)

PRAXISTIPP

Mit beiden Händen erfolgt das Abheben der Haut und das Bilden einer Hautfalte. Diese wird von kranial nach kaudal (oder umgekehrt) den Dermatomen „entlanggerollt". In „Problemzonen" kommt es zu einer vermehrten Schmerzempfindlichkeit (Hyperalgesie) sowie zu einer verdickten und derben Konsistenz der Hautfalte und zu einer verminderten Mobilität und Elastizität.

Hautrollungen haben einen mobilisierenden Effekt auf die darunter liegenden Gewebeschichten und verursachen eine reflektorische Stimulation des Nervensystems. Sie sind eine ausgezeichnete diagnostische Methode. So signalisiert eine eingeschränkte Mobilität meist Störungen in dem vom jeweiligen Spinalnerven versorgten Segment. Solche Störungen können von der Muskulatur, dem Gelenk oder den entsprechenden inneren Organen ausgehen.

Durchführung

Je nach Tiefe, Art und Umfang der Verklebungen setzt man unterschiedliche Techniken ein. Bei der Mobilisierung von Narbengewebe werden sehr oberflächliche Hautknetungen angewendet. Bei verringerter Mobilität zwischen Subkutis und Faszien können rollende oder flächige Hautverschiebungen durchgeführt werden. Die Hautrollung ist eine der wenigen Techniken, die direkt über Knochenvorsprüngen wie Wirbelfortsätzen angewendet werden können, da die Haut nur umfasst und nach oben und weg von dem unten liegenden Knochen gezogen wird.

ZUSAMMENFASSUNG

- Verbesserung der Hautmobilität (bei Narben oder Verklebungen der Gewebeschichten)
- Beseitigung von Ablagerungen
- Beseitigung von pathologischen Crosslinks
- reflektorische Wirkung

Praktische Anwendung

Hautverschiebungen beziehen sich auf die Verbesserung der Mobilität zwischen Haut und Unterhaut gegenüber der Körperfaszie. Im Folgenden werden die gängigsten Techniken zur Verbesserung der Hautmobilität dargestellt.

Hautverschiebungen

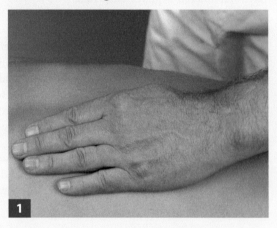

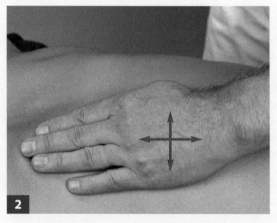

Die Hand wird flächig und mit gutem Kontakt auf der zu verschiebenden Region platziert.

Die Hand wird nun unter Beibehaltung des Kontaktes mitsamt der Haut gegenüber der Körperfaszie langsam verschoben. Die Verschiebung kann sowohl in Längs- als auch in Querrichtung erfolgen. Das Rutschen der Hand über die Haut ist zu vermeiden.

Hautfaltungen

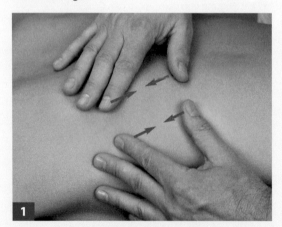

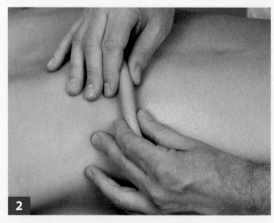

Eine weitere Möglichkeit besteht in der Bildung einer Hautfalte. Daumen und Zeigefinger beider Hände werden auf die entsprechende Hautregion aufgelegt...

... und bilden nun eine Hautfalte. Diese Falte kann zusätzlich noch leicht angehoben, oder, wie später gezeigt, gerollt werden.

Intensivere Hautmobilisationstechniken sind die
Hautrollungen und die Hautknetungen.

Hautrollungen

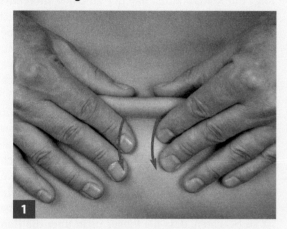

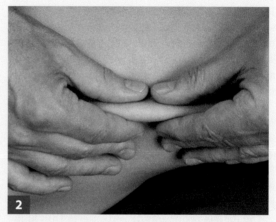

Bei der Hautrollung erfolgt zunächst die Bildung einer Hautfalte zwischen Daumen und Zeigefinger beider Hände.

Diese Hautfalte wird nun quer oder längs zur Körperachse abgerollt.

Hautknetungen

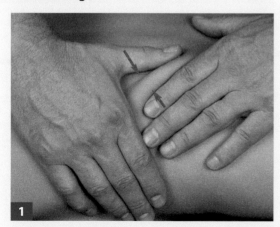

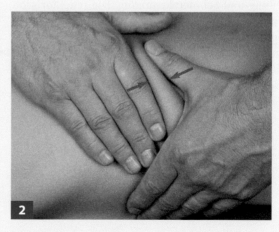

Die Hautknetung bezieht sich nur auf die Haut. Zwischen Daumen und Zeigefinger erfolgt die Bildung einer Hautfalte. In diesem Bild schiebt die linke Hand eine Hautfalte gegen den Daumen der rechten Hand.

In der nächsten Phase schiebt nun der Zeigefinger der rechten Hand die Hautfalte gegen den Daumen der linken Hand. Diese Bewegung wird in gleichmäßigem Rhythmus wiederholt, so dass eine wellenförmige Bewegung oder Knetung der Haut entsteht.

Reibungen (Friktionen)/Zirkelungen

Von den im Rahmen der Klassischen Massage beschriebenen Reibungen oder Zirkelungen sind die Querfriktionen nach Cyriax zu unterscheiden. Ihre Darstellung erfolgt ausführlich in einem gesonderten Abschnitt (s. **Querfriktionen nach Cyriax, S. 113**).

Reibungen, bzw. Zirkelungen, im Rahmen der Klassischen Massage werden angewendet, um flächige, im Faserverlauf auftretende Muskelverhärtungen („Hartspann"), lokale Muskelverhärtungen (Myogelosen) oder Läsionen im Übergangsbereich zwischen Muskeln und Sehnen gezielt zu beeinflussen. Querfriktionen sind gezielte Maßnahmen zur Behandlung von lokalen Verletzungen von Sehnen, Bändern und Insertionen.

Wirkung

Reibungen erzielen lokale mechanische (s. S. 22), biochemische (s. S. 24) und neuroreflektorische (s. S. 26) Wirkungen. Die mechanischen Effekte erreichen durch die Beseitigung von Verklebungen und pathologischen Crosslinks eine Mobilisierung des Gewebes. Die daraus resultierende verbesserte Durchblutung führt zu einem beschleunigten Abbau und zur Ausscheidung von Stoffwechselprodukten sowie zur verbesserten Versorgung mit Nährstoffen. Die biomechanischen Effekte führen zu einer Freisetzung von verschiedenen Substanzen wie Entzündungsmediatoren, Endorphinen und Serotonin und deren Wirkung im Bereich der Gewebedurchblutung, Wundheilung und Schmerzhemmung. Die reflektorische Wirkung beruht auf der Stimulation von Mechanorezeptoren. Dabei spielen die Art der Massagebehandlung sowie deren Intensität und zeitliche Dauer eine wichtige Rolle: Insbesondere die Querfriktionen zeigen einen positiven Einfluss auf Durchblutung und Wundheilung.

Durchführung

Die Bewegungsrichtung bei den hier beschriebenen Reibungen im Rahmen der Klassischen Massage kann quer, zirkulär oder mehr generalisiert verlaufen, der Fokus der Bewegung liegt jedoch im Bereich der Läsion (Myogelosen, Hartspann, Muskel-Sehnen-Übergang, Muskelbauch). Das zu massierende Gewebe wird in eine entspannte Position gebracht. Dann erfolgt die Kontaktaufnahme der zu friktionierenden Region mit den Fingern oder dem Handballen. Nach der erforderlichen Druckaufnahme wird unter Mitbewegung der Haut das Gewebe quer zum Faserverlauf oder kreisförmig massiert. Die erforderliche Gewebetiefe erreicht man durch Modifikation der Druckstärke.

Die Tiefenwirkung der massierenden Hand erhöht man, indem man zusätzlichen Druck mit der anderen Hand ausübt. Zudem dient die zweite Hand als Schutz der ersten Hand, damit hier die Gelenke nicht zu stark belastet werden (Überstreckung). Die Bewegung, die bei den Reibungen ausgeführt wird, ist relativ klein, der Druck wird in die Tiefe gerichtet. Dabei ist zu beachten, dass die Finger nicht über die Haut gleiten, sondern die massierenden Finger zusammen mit der Haut über den schmerzhaften Zonen verschoben werden.

ZUSAMMENFASSUNG

- Gezielte Behandlung von Myogelosen, Hartspann und Läsionen im Muskel-Sehnen-Übergang und Muskelbauch
- Im Gegensatz zu den Querfriktionen unspezifisch
- Mechanische, biochemische und reflektorische Wirkungseffekte

Praktische Anwendung

Reibungen können prinzipiell an allen Muskeln und Muskel-Sehnen-Übergängen durchgeführt werden.

Reibungen im Sinne der Klassischen Massage haben eine stärkere Tiefenwirkung und erreichen flächige oder zirkuläre Verspannungen im Muskel.

Reibungen im Bereich des M. erector trunci

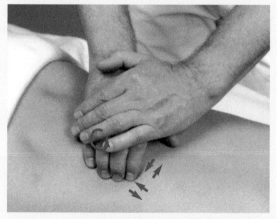

Zunächst erfolgt die Palpation und Lokalisation der verhärteten Zonen. Diese Zonen werden dann, wie hier dargestellt, mit den Fingerspitzen zirkulär oder quer oder längs im Faserverlauf massiert.

Friktionen am Ansatz des M. levator scapulae

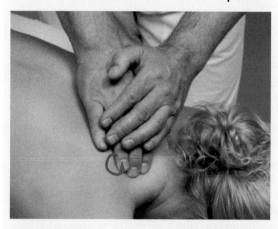

Flächige Muskeln und oberflächliche Verspannungen oder Myogelosen können mit flächigem Auflagedruck massiert werden. Diesen erreicht man, indem man die Fingerendgelenke flach auf die zu massierende Region auflegt.

Reibungen mit einem Finger

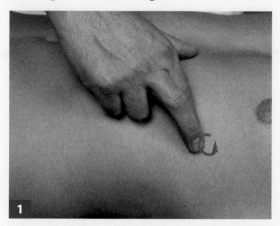

1

Kleine Muskeln oder anatomisch schwer zugängliche Zonen können auch mit der Fingerkuppe massiert werden. Ein Beispiel hierfür sind die Interkostalmuskeln. Nach der Lokalisation schmerzhafter Areale werden mit dem durch den Mittelfinger beschwerten Zeigefinger Reibungen über den entsprechenden Arealen durchgeführt.

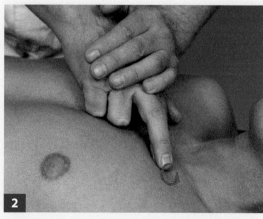

2

Der Druck des massierenden Fingers kann durch die zweite Hand erhöht werden. Reibungen in dieser Art und Weise eignen sich besonders für schwer zugängliche oder tiefliegende Muskeln, wie z. B. den M. subclavius. Auch hier ist darauf zu achten, dass die Haut gemeinsam mit dem massierenden Finger über der Region verschoben wird.

Tapotements

Der Begriff Tapotement kommt vom französischen Verb tapoter. Dies bedeutet Trommeln, Klopfen oder Klatschen. Bei der Anwendung von Tapotements geben die Hände oder Teile der Hände elastische federnde Schläge mit einer hohen Geschwindigkeit auf den Körper. Die Schläge sind direkt nach unten gerichtet und führen zu einer rhythmischen Kompression des Gewebes.

Wirkung

Tapotement ist eine Stimulationstechnik mit neuroreflektorischer Wirkung. Je nach Intensität der Stimulation sediert oder verstärkt das Tapotement sympathische Aktivitäten des autonomen Nervensystems. Abhängig von Tempo und Intensität kann auch eine detonisierende Wirkung erzeugt werden.

Die Anwendung von Tapotements auf der Haut beeinflusst die Hautdurchblutung. Forciertes Tapotement oder verlängerte und leichte Anwendung führt zu einer Dilatation der Gefäße und im weiteren Verlauf zu einer Freisetzung von Histamin und anderen Vasodilatatoren. Dies äußert sich in einer reaktiven Hyperämie: die Haut wird gerötet und erwärmt.

Durchführung

Bei der Verabreichung von Tapotements werden beide Hände im Wechsel eingesetzt. Das Handgelenk bewegt sich vor und zurück, um die Aktion des Tapotements auszuführen. Tapotement ist eine kontrollierte Anspannung der Arme, während die Handgelenke locker vor und zurück schnappen. Zu beachten ist dabei, dass die Handgelenke stets locker bleiben. Starke Tapotements dürfen nicht über der Nierenregion ausgeführt werden oder an solchen Regionen, die bei dem Patienten Missempfindungen oder gar Schmerzen hervorrufen.

ZUSAMMENFASSUNG

- Tapotements = Klopfen, Klatschen, Hacken
- Wirkungsweise neuroreflektorisch
- Verbesserung der Durchblutung

Hackungen

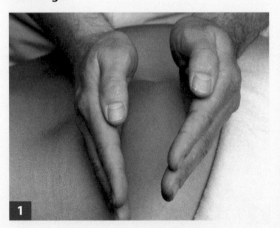

1

Hacken wird mit beiden entspannten Handgelenken und gestreckten Fingern durchgeführt. Nur der kleine Finger an der Ulnarseite der Hand berührt die Oberfläche. Die anderen Finger fallen mit einer elastischen Bewegung aufeinander.

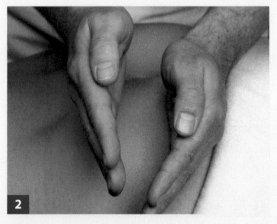

2

Hacken wird mit der ganzen Hand auf größeren Arealen wie dem oberen Rücken, den Schultern oder Extremitäten ausgeführt.

Praktische Anwendung
Tapotements können mit der Handkante, der Hohlhand oder der Faust ausgeführt werden.

Klopfungen mit der Hohlhand

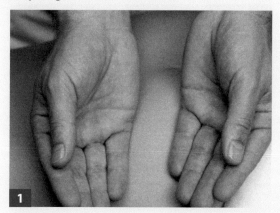

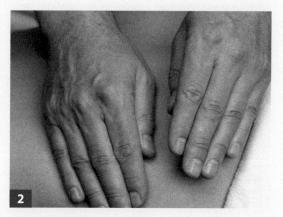

1 Finger und Daumen werden aneinandergelegt, die Finger II bis V in den Carpometacarpalgelenken leicht flektiert. So entsteht eine Hohlhand. Diese Handhaltung würde man formen, um Wasser zu schöpfen.

2 Beide so geformten Hohlhände fallen mit elastischen Bewegungen wechselseitig auf die zu massierende Region. Dabei entsteht ein dumpfes, hohles Geräusch.

Klopfungen mit der Faust

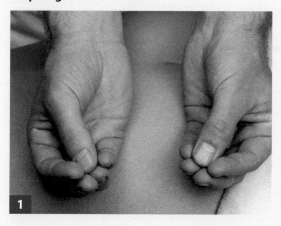

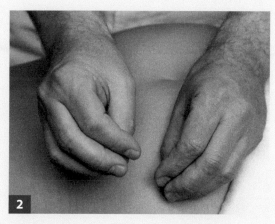

1 Finger und Daumenkuppen werden locker aneinandergelegt. Dadurch entsteht in der Hohlhand ein Hohlraum. Diese Form der Handhaltung wird im englischen Sprachgebrauch auch Cup (Tasse) genannt.

2 Die so geformten Hände treffen mit Fingerkuppen, Daumenseite und Handballen wechselseitig auf die zu massierende Körperregion. Dabei ertönt ein hohles Geräusch, das so ähnlich klingt, als würde man eine Tasse mit der Öffnung auf die Haut klopfen. Im englischen Sprachgebrauch wird diese Technik daher als „Cupping" bezeichnet.

3.9

Weitere Möglichkeiten des Tapotements bestehen im Einsatz der Handflächen oder der Handrückseiten.

Klatschungen pronierend

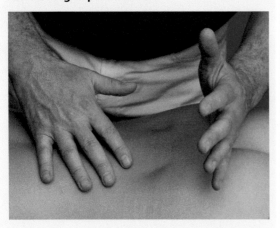

Beim Klatschen verteilt der breitflächig gewölbte Kontakt der ganzen Hand die Kraft seitlich und führt zu einer Histaminfreisetzung der oberflächlichen Hautschicht. Klatschen ist somit eine gute Methode, um die Durchblutung zu verbessern. Es wirkt direkt auf die Haut und kann auch auf den Fußsohlen angewendet werden.

Klatschungen supinierend

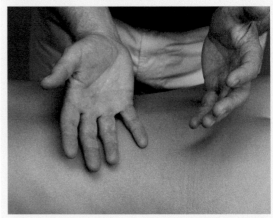

Bei den supinierenden Klatschungen treffen die Dorsalflächen der Hand im Wechsel auf die Körperoberfläche.
Die Bewegung erfolgt durch eine Pronation im Handgelenk. Dieser Bewegungsablauf ist von der Koordination her gewöhnungsbedürftig.

Fehlerquellen

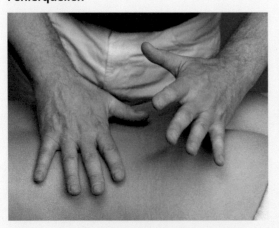

Eine mögliche Fehlerquelle ist das Durchführen von Klatschungen mit verspannter Hand. Hierbei klatschen im wahrsten Sinne des Wortes die Handflächen auf das Hautareal, was zu Missempfindungen beim Patienten führen kann. Außerdem ermüden aufgrund der hohen Spannung in den Extensoren die Armmuskeln des Therapeuten sehr schnell.

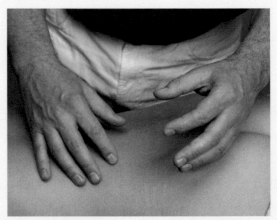

Eine weitere Fehlerquelle ist die Durchführung klatschender Bewegungen mit einem zu schwachen Tonus. Hierbei wird die Bewegungsenergie der schlagenden Hände durch die locker gehaltenen Finger abgefedert. Dies vermindert insbesondere die Tiefenwirkung der Klatschungen.

Vibrationen

Vibrationen sind Durchrüttelungen und Durchschüttelungen des Gewebes. Sie sind wirkungsvoll, wenn sie so lange und so stark durchgeführt werden können, dass sie einen physiologisch-reflektorischen Effekt erzeugen.

Wirkung

In verschiedenen Untersuchungen wurde festgestellt, dass Vibrationsreize einen effektiven schmerzhemmenden Effekt aufweisen. Allerdings müssen bei der Vibrationsmassage Frequenz und Druck variiert werden, da sonst die Rezeptoren relativ schnell adaptieren. Dies bedeutet, dass die schmerzhemmende Wirkung sehr rasch wieder nachlässt.

Durchführung

Alle Vibrationen beginnen mit Kompressionen. Nachdem die gewünschte Druckstärke erreicht ist, muss die Hand vibrieren und die Aktion auf das umliegende Gewebe übertragen. Bei der Durchführung von Vibrationen sollten die Muskeln des Ellenbogens, des Oberarms und der Schulter entspannt sein. Vibrationen werden allein durch wechselseitige Kontraktion und Relaxation der Unterarmmuskeln erzeugt. Von allen Massagetechniken ist wahrscheinlich die Vibration die anstrengendste für den Therapeuten.

Um mit groben Vibrationen zu starten, wird eine Hand auf die zu behandelnde Körperregion gelegt und ein leichter Druck ausgeübt. Allein durch den Einsatz der Unterarmmuskeln wird die Hand nun vor und zurück bewegt, die Bewegung ist dabei limitiert in einem Bereich von 3–5 cm. Die Geschwindigkeit wird nun schrittweise beschleunigt. Dabei müssen Oberarm und Schulter des Therapeuten entspannt bleiben. Das Ausmaß der Vor- und Zurückbewegung wird anschließend verringert, bis die Hand sich nicht mehr über das Gewebe vor und zurück schiebt, die Bewegung selbst aber mit einer hohen Intensität besteht. Dies ist Vibration.

Vibrationen können auch punktuell verabreicht werden. Hierzu werden die Vibrationen mit der Spitze eines, zweier oder aller Finger ausgeführt. Auch bei der Verabreichung von Vibrationen mit den Fingerspitzen wird der Tremor durch den Einsatz der Unterarmmuskeln erzeugt. Hierbei bleiben Ellenbogen, Oberarm und Schultern ebenfalls entspannt.

Die Durchführung von Vibrationen ist für den Therapeuten auch mit optimaler Technik sehr anstrengend, der Einsatz sollte daher sparsam und nur von kurzer Dauer sein.

Der Gebrauch von mechanischen Vibratoren ist vertretbar, vorausgesetzt, sie werden vom Patienten akzeptiert und sie besitzen eine wechselnde Frequenz, da die Mechanorezeptoren an eine gleich bleibende Frequenz rasch adaptieren und die Wirkung dann nachlässt.

ZUSAMMENFASSUNG

- Vibrationen wirken schmerzhemmend.
- Frequenz und Druckstärke sollten modifiziert werden, da durch Adaptation Wirkungsverminderung eintritt.

3.9

Praktische Anwendung
Vibrationen sind wirksame Behandlungstechniken
bei Schmerzen. Sie können mit der flachen Hand oder
mit den Fingerspitzen verabreicht werden.

Vibrationen

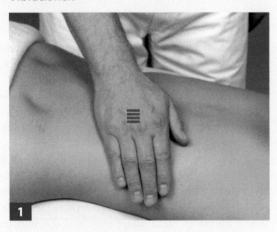

1

Vibrationen können über allen Stellen des Rückens durchgeführt werden. Je nach gewünschter Intensität gibt es unterschiedliche Applikationsmöglichkeiten. Mit der flachen Hand
werden größere und oberflächlichere Areale erreicht.

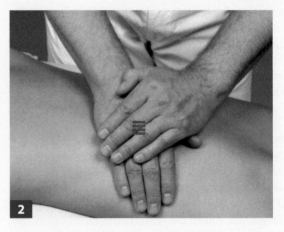

2

Vibrationen mit zusätzlichem Druck erreichen tiefere Muskelabschnitte.

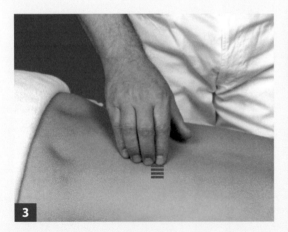

3

Mit den Fingerspitzen können sehr wirksam punktuell Vibrationen durchgeführt werden.

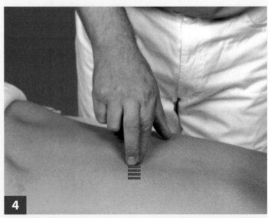

4

Vibrationen, wie hier mit dem durch den Mittelfinger beschwerten Zeigefinger, können punktuell über schmerzenden
Arealen eingesetzt werden.

3

Vibrationen (Fortsetzung)

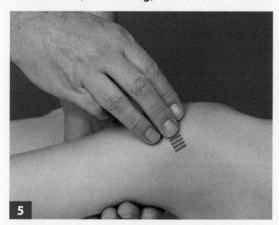

5

Die Fingerspitzen lokalisieren die schmerzhaften Zonen im Muskel und führen punktuelle in die Tiefe gerichtete Vibrationen durch.

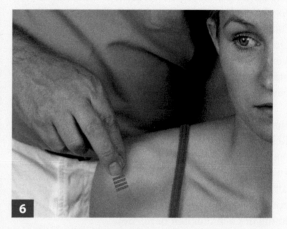

6

Auch Sehnenansätze wie zum Beispiel im Bereich des M. supraspinatus können mit Vibrationen behandelt werden. Der Therapeut lokalisiert die Ansatzstelle des M. supraspinatus und führt mit dem Zeigefinger feine punktuelle Vibrationen durch.

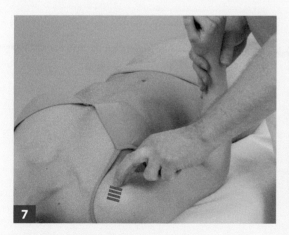

7

Schmerzen im Bereich der Bizepssehne können gezielt mit punktförmigen Vibrationen behandelt werden.

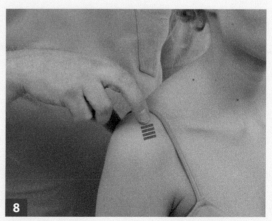

8

Bei schmerzhaften Verletzungen des Schultergelenks können ebenfalls Vibrationen verabreicht werden. Der Zeigefinger wird hierbei mit dem Mittelfinger beschwert.

Sägegriff

Der Sägegriff lässt sich nicht in die oben dargestellten Kategorien einteilen. Mit der Anwendung dieses Griffs werden durch Reibung lokale Verbesserung der Durchblutung und Erwärmung erzeugt.

Wirkung

Die durch den Sägegriff verursachte Reibung erzielt mechanische und biochemische Effekte. Die Reibung führt durch die Reibungswärme zu einer verbesserten Durchblutung (reaktive Hyperämie). Den gleichen Vorgang hat jeder Mensch sicher schon des Öfteren erfahren: Reibt man kalte Hände zum Aufwärmen gegeneinander, so erwärmen sich die Handflächen.

Die biochemischen Effekte werden über eine gesteigerte Histaminausschüttung vermittelt. Durch die Reibung werden die in der Haut befindlichen Mastzellen zur Histaminfreisetzung angeregt. Histamin führt zu einer Erweiterung der Gefäße (Vasodilatation) und unterstützt die mechanischen Effekte. Das Resultat ist eine 20–30 Minuten anhaltende Rötung und Erwärmung des behandelten Bereiches.

Durchführung

Die Reibung wird mit den ulnaren Kanten beider Hände erzeugt. Die Hände werden mit den ulnaren Handkanten aufgelegt und in schnellem Tempo vor und zurück bewegt, was einer sägenden Bewegung entspricht. Der Sägegriff kann über Knochenvorsprüngen angewendet werden. Eine bevorzugte Lokalisation stellt das Kreuzbein dar. Die hier applizierte Reibung strahlt nach kaudal und kranial aus und vermittelt ein angenehmes und anhaltendes Wärmegefühl.

ZUSAMMENFASSUNG

- Verabreichung von Reibungswärme
- Mechanische und biochemische Effekte
- Vermittlung eines lokalen Wärmegefühls

Praktische Anwendung

Durch den Sägegriff erzeugt man Reibungswärme. Die Handkanten werden mit mäßigem Druck über Muskeln oder Knochenvorsprüngen hin und her bewegt.

Sägegriff über dem M. trapezius

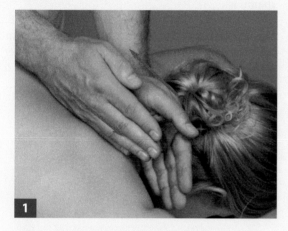

1

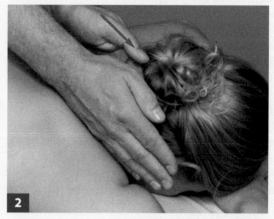

2

Die Handkanten beider Hände werden auf die zu massierende Region aufgelegt und gegeneinander gerieben, so dass die Ulnarkanten beider Hände abwechselnd mit leichtem Druck über die Haut gleiten.

Durch diese wechselseitige, sägende Bewegung entsteht Reibungswärme, die beim Patienten als lokales Wärmegefühl imponiert. Der Sägegriff kann über Muskeln, Sehnen und Knochenvorsprüngen durchgeführt werden.

Sägegriff über dem Kreuzbein

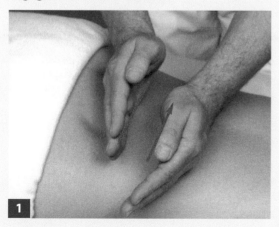

1

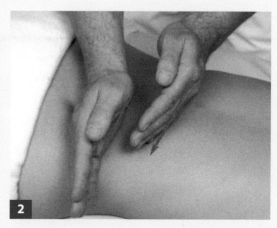

2

Bei dieser Technik bewegen sich die Hände rasch hin und her.

Durch die Reibung mit den Handkanten auf der Hautoberfläche werden Hautabschnitte gezielt erwärmt.

3.9

Schüttelungen/Walkungen

Schüttelungen und Walkungen lassen sich nicht exakt den dargestellten Kategorien zuordnen und werden daher separat beschrieben.

Wirkung

Diese Techniken beziehen sich direkt auf die Muskelfasern. Schüttelungen und Walkungen wirken auf die Rezeptoren von Muskeln und Sehnen (**s. Muskelspindeln, S. 18 und Golgi-Sehnenorgane, S. 19**). Langsame und rhythmische Verabreichungen dieser Griffe führen zu einer Relaxation. Den Wirkmechanismus kann man sich so erklären, dass durch die Schüttelungen den Rezeptoren rhytmische Reize über die Muskelspindeln und die Mechanorezeptoren im Bindegewebe des Muskels mitgeteilt werden. Die natürliche Antwort auf eine solche Stimulation ist eine Muskelrelaxation. Diese führt weiterhin zu einer verbesserten Durchblutung und somit zu einer verbesserten Sauerstoffversorgung des Gewebes. Schüttelungen und Walkungen können abhängig von Tempo und Intensität auch zur Tonisierung eingesetzt werden.

Durchführung

Schüttelungen beinhalten eine Hebe- und Zug-Komponente. Eine Muskelgruppe wird dabei ergriffen, gehoben und geschüttelt.

Besonders geeignet sind lange Muskelgruppen, die gut gegriffen werden können. Bevorzugte Gebiete für Schüttelungen sind die Schulterregion, M. biceps und M. triceps brachii, die Oberschenkelbeugemuskulatur, der M. quadriceps, der M. gastrocnemius sowie die geraden Bauchmuskeln und Anteile des M. pectoralis nahe der Axilla. Je größer der Muskel oder das Gelenk ist, desto intensiver ist die Durchführung. Die Bewegung wird durchgeführt, bis das Gewebe entspannt ist.

Walkungen umfassen größere Muskelgruppen. Mit den Handflächen werden die Muskeln hin und her gewalkt. Die Walkbewegung ist „grobschlägiger" als die der Schüttelung. Die Bewegungsamplitude ist größer und die Bewegung langsamer.

ZUSAMMENFASSUNG

Schüttelungen und Walkungen wirken direkt auf den Muskel. Durch die Entspannung kommt es zu einer erhöhten Durchblutung und einer Verbesserung der Stoffwechselsituation.

Praktische Anwendung
Schüttelungen und Walkungen werden an größeren Muskelgruppen durchgeführt und führen reflektorisch zu einer Muskelentspannung.

Die langen Muskeln der Extremitäten können quer zu ihrem Faserverlauf geschüttelt werden. Dazu bringt man den entsprechenden Muskel in eine entspannte Mittelstellung.

Schüttelungen

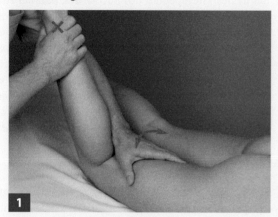

1

Im Falle des M. biceps femoris wird das Kniegelenk in Bauchlage leicht flektiert, während die andere Hand den Muskel flächig umfasst. In dieser Position führt die massierende Hand kleine schüttelnde Bewegungen von medial nach lateral und umgekehrt aus.

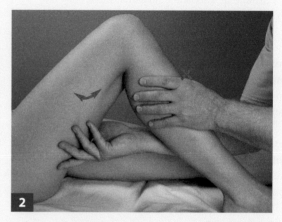

2

Eine Variante ist die Schüttelung des M. biceps femoris in der Rückenlage. Das zu massierende Bein wird im Hüft- und Kniegelenk flektiert. Die andere Hand umgreift flächig die Muskulatur der Oberschenkelrückseite und führt Schüttelungen quer zum Faserverlauf aus.

Walkungen

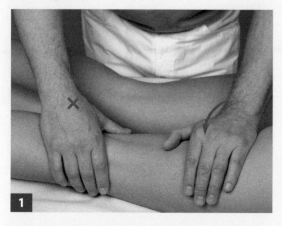

1

Walkungen werden ebenfalls an den langen Muskelgruppen der Extremitäten durchgeführt. Eine Hand fixiert die Extremität, während die andere Hand mit flächigem Kontakt die Muskelgruppe kräftig hin und her bewegt.

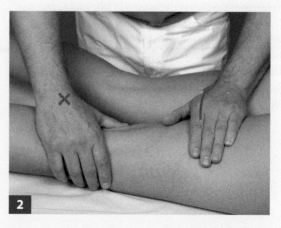

2

Die Walkungen sind in ihrer Frequenz etwas langsamer als die Schüttelungen. Da jedoch mehr Muskelmasse erfasst wird, wirken Walkungen tiefer und unspezifischer.

3.10 Funktionsmassage: die Techniken

LERNZIELE

Wirkungsweise und Duchführung der Funktionsmassage als Maßnahme zur Optimierung der
Klassischen Massage

Zur Optimierung und Ergänzung der Behandlung mit
der Klassischen Massage können Funktionsmassagen
und spezifisch wirkende Querfriktionen eingesetzt
werden.

Prinzip der Funktionsmassage ist es, manuellen
Kontakt und Gelenkbewegungen miteinander zu verbinden. Dabei erfolgt eine Muskelknetung parallel zur
Faserrichtung bei gleichzeitiger Verlängerung des
massierten Muskels.

Wirkungsweise

Die Wirkung basiert auf einer reflektorischen Entspannung und dadurch einer verbesserten Durchblutung der behandelten sowie der benachbarten Muskeln. Die Bewegung führt zu einer kontrollierten
Mobilisierung der Gelenke und zur Bildung längs-
gerichteter zugfester Fasern. Weiterhin bewirkt die
Stimulation von Mechanorezeptoren eine Schmerzlinderung (**s. Schmerzhemmende Effekte, S. 26**).

Behandlungsdauer und -frequenz

Die Massage erfolgt rhythmisch und langsam über
eine Dauer von 3–5 Minuten bzw. solange, bis sich die
Muskelentspannung einstellt. Die Behandlung kann
täglich durchgeführt werden.

Durchführung

Zunächst erfolgt die exakte Lokalisation der zu behandelnden Struktur. Anschließend wird das betroffene Gelenk einige Male passiv durchbewegt, um das
schmerzfreie Bewegungsausmaß zu testen.

Der zu massierende Muskel wird in seine verkürzte Position gebracht, indem Ansatz und Ursprung einander angenähert werden. Die eine Hand (Kontakthand) des Therapeuten übt nun Druck parallel zum
Faserverlauf und in Richtung des Ursprungs des zu
dehnenden Muskels aus, während die andere
Führungshand den Muskel über die Gelenkbewegung
dehnt. Die Kontakthand gibt mit angepasstem Druck
Schub in Dehnrichtung des Muskels (**s. Bild 2 und 3**).
Der Muskel wird nun gedehnt, indem das Gelenk passiv in die Dehnungsstellung bewegt wird. Dann erfolgen die Druckentlastung der Kontakthand und die
Rückkehr in die Ausgangsstellung.

Indikationen und Kontraindikationen

Die Funktionsmassage wird bei schmerzenden und
verspannten Muskeln angewendet. Weitere Indikationen sind Adhäsionen und Narbenverklebungen der
Muskeln als Folge posttraumatischer Veränderungen.
Die Kontraindikationen entsprechen den allgemeinen Kontraindikationen für Massage (**s. S. 35**).

Hinweis:
Um die Funktionsmassage optisch von den Techniken der Klassischen Massage und der Querfriktionen abzugrenzen, wurde für diese Anwendungen
die Hintergrundfarbe Blau gewählt. Diese dient
dem raschen Auffinden der einzelnen Techniken.

Praktische Anwendung

Bei der Funktionsmassage massiert der Therapeut den Muskel in seiner Funktionsbewegung. Der M. quadriceps femoris wird beispielsweise massiert, indem das Bein passiv gebeugt und der Muskel gleichzeitig komprimiert wird. Im Folgenden werden nachstehende Abkürzungen verwendet.

L: Lagerung des Patienten
H: Handfassung des Therapeuten
B: Bewegungsausführung des Therapeuten

Funktionsmassage

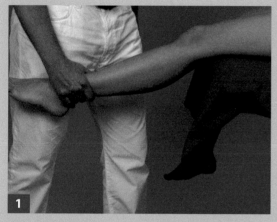

1

L: Sitz auf der Bankkante, Hüftgelenk flektiert, Kniegelenk extendiert, Ursprung und Ansatz des M. quadriceps angenähert

H: Die rechte Hand umfasst flächig den distalen Unterschenkel und hält das Kniegelenk gestreckt.

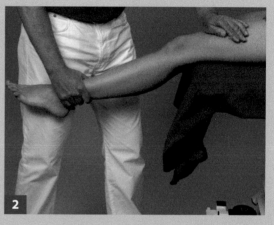

2

Die linke Hand liegt flächig auf dem M. quadriceps und komprimiert den Muskel. Zusätzlich führt die Hand eine leichte Schubbewegung in Richtung des Muskelursprungs durch.

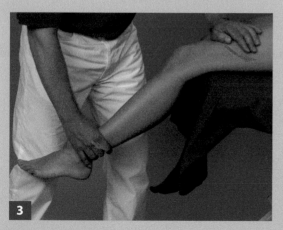

3

B: Unter Beibehaltung des Drucks und der Schubbewegung nach proximal flektiert der Therapeut gleichzeitig mit der rechten Hand passiv das Bein im Kniegelenk.

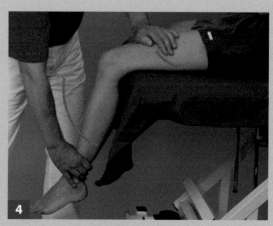

4

Der Therapeut bewegt das Bein im Kniegelenk so weit wie möglich im schmerzfreien Bewegungsausmaß in Richtung Flexion.

Fehlerquellen

Es gibt bei der Funktionsmassage einige Fehlermöglichkeiten, auf die im Folgenden hingewiesen wird.

Zu geringe Kontaktfläche

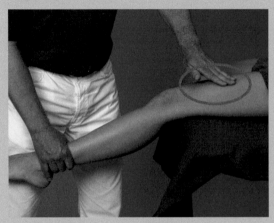

Die linke Hand hat nur punktuellen Kontakt zum Muskel. Dadurch kann keine ausreichende Kompression und Schubbewegung durchgeführt werden. Gleichzeitig können Schmerzen und Abwehrspannung provoziert werden.

Rutschen der Kontakthand

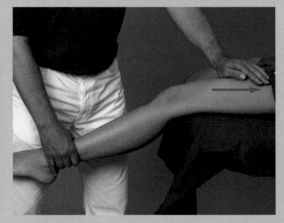

Die linke Hand rutscht während der Flexionsbewegung über die Haut. Dadurch kann keine genügende Schubbewegung durchgeführt werden, gleichzeitig kommt es zu Irritationen der Haut und Abwehrspannung.

Zu starke Anspannung der Kontakthand

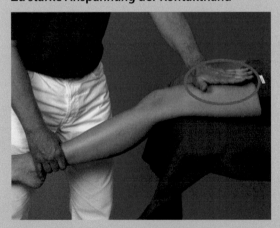

Die linke Hand des Therapeuten ist zu stark angespannt. Dadurch wird die mögliche Kontaktfläche verringert, die Gleitgefahr erhöht und eine Abwehrspannung provoziert.

Führungshand nicht flächig

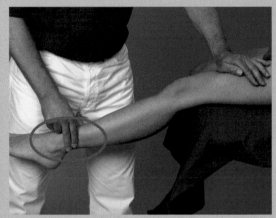

Die Führungshand soll flächig greifen und schmerzhafte Affektionen vermeiden, da sonst keine entspannte Bewegungsausführung möglich ist.

3.11 Querfriktionen: die Techniken

LERNZIELE

Wirkungsweise der Querfriktion als Maßnahme zur Optimierung der Klassischen Massage

Bei den Querfriktionen handelt es sich um eine spezifische tiefenwirksame Massage, die der Auflösung von lokalen Adhäsionen und Verklebungen dient. Die Massage erfolgt dabei quer zum Faserverlauf des Zielgewebes. Behandlungsziele sind die Schmerzlinderung, die Verbesserung der Mobilität und die Förderung der Durchblutung.

Folgende Gewebe sind Querfriktionen zugänglich:
- Muskelbauch
- Sehne
- Muskel-Sehnen-Übergang
- Sehnen-Knochen-Übergang (Insertion)
- Sehnenscheide
- Ligamente und Kapsel

Wirkungsweise

Es lassen sich drei Wirkungsrichtungen ableiten:
1. mechanisch (Lösen von Adhäsionen)
2. neuroreflektorisch (Schmerzlinderung, Verminderung des Sympathikotonus)
3. biochemisch (verbesserte Durchblutung, gesteigerte Histaminausschüttung, Prostaglandin D$_2$)

Durch die mechanische Reizung werden bestehende Adhäsionen gelöst und Fasern dazu angeregt, sich in Zugrichtung des Gewebes zu formieren. Druck und Bewegung induzieren durch Stimulation der Mechanorezeptoren einen neuroreflektorischen Effekt, der zu einer Schmerzlinderung und zu einer Senkung des Sympathikotonus führt. Der wichtigste Effekt scheint jedoch die biochemische Wirkung zu sein. Je nach Behandlungsdauer können die o. g. Effekte in unterschiedlicher Ausprägung beobachtet werden.

Verbesserte Durchblutung: Eine mechanische Reizung über einen Zeitraum von zwei bis drei Minuten führt zu einer gesteigerten Histaminfreisetzung der im Gewebe befindlichen Mastzellen. Histamin verbessert die lokale Durchblutung durch die Weitstellung kleiner Gefäße. Dadurch werden die Neubildung der Matrix des kollagenen Bindegewebes angeregt und pathologische Crosslinks gelöst. Diese Effekte führen letztendlich zu einer verbesserten Beweglichkeit.

Aktivierung einer Entzündungsreaktion: Eine Querfriktion über einen längeren Zeitraum (15–20 Minuten) veranlasst die Mastzellen zur Freisetzung von gefäßerweiternden Substanzen und führt somit zu einer Aktivierung der Entzündungsreaktion, die letztendlich die Wundheilung beschleunigt.

Behandlungsdauer und -frequenz

Die Behandlungsdauer bei akuten Beschwerden beträgt zwei bis drei Minuten, bei chronischen Irritationen einmalig 15–20 Minuten. Bessern sich die Beschwerden unter der Behandlung, wird so weiterbehandelt, bis die volle Funktion wieder hergestellt ist. Tritt nach drei Behandlungen keine deutliche Besserung ein, so sollten die Diagnose und die Therapie kritisch überdacht werden.

Durchführung

Querfriktionen an Muskeln, Sehnen, Ligamenten und deren Insertionen werden nach den folgenden Regeln durchgeführt:
1. Der Patient soll in einer entspannten Ausgangsstellung gelagert werden.
2. Die zu behandelnde Struktur muss korrekt lokalisiert werden.
3. Die Finger des Therapeuten und die Haut des Patienten müssen sich zusammen bewegen. Die Finger dürfen nicht über die Haut rutschen, da durch die so entstehende Reibung Blasen verursacht werden.
4. Der Patient muss informiert werden, dass Querfriktionen an empfindlichen Punkten anfänglich leicht schmerzhaft sein können Diese Schmerzen sollten aber in den ersten ein bis zwei Minuten der Behandlung verschwinden.
5. Die Friktion wird quer zum Faserverlauf der verletzten Struktur durchgeführt.
6. Es muss mit ausreichender Friktionsbreite behandelt werden, die die Läsion komplett einbezieht.
7. Die Friktion muss tief genug verabreicht werden. Erreicht sie die Läsion nicht, kann keine optimale Wirkung erzielt werden.

Struktur	Spannung
Muskelbauch	entspannt
Muskel-Sehnen-Übergang	entspannt
Sehne	gespannt
Indirekter Sehnen-Knochen-Übergang	gespannt
Direkter Sehnen-Knochen-Übergang	entspannt
Sehnenscheide	gespannt
Ligamente	gespannt

Tabelle 3.1. Spannungszustände der unterschiedlichen Strukturen in den Querfriktionen

8. Die Muskeln müssen während der Behandlung entspannt sein. Je empfindlicher und gereizter ein Muskel ist, desto stärker sollten Ansatz und Ursprung angenähert werden.
9. Sehnen (Sehnenscheiden) und Ligamente werden im gespannten Zustand behandelt.
10. Nach der Behandlung von chronischen Läsionen soll sich der Muskel maximal kontrahieren.
11. Bei der praktischen Durchführung der Friktion wird nur in eine der Bewegungsrichtungen Druck ausgeübt, um die Finger und die Muskeln des Therapeuten zu entlasten.

MEMO

- Die Querfriktion sollte nur so stark durchgeführt werden, dass die Behandlung keine Schmerzen verursacht.
- Beim direkten Sehnen-Knochen-Übergang inseriert die Sehne direkt am Knochen (Beispiel: Lig. patellae an der Tuberositas tibiae). Beim indirekten Sehnen-Knochen-Übergang inseriert die Sehne am Periost (Beispiel: Pes anserinus superficialis an der anteromedialen Seite der Tibia).

Indikationen und Kontraindikationen

Querfriktionen werden bei allen Verletzungen des Bewegungsapparates angewendet, bei denen entweder eine lokale Hyperämie erzeugt oder ein chronifizierter Prozess aktiviert werden soll, um den normalen Heilungsverlauf anzuregen.

Akute Muskelverletzungen (Zerrungen, partielle Rupturen) werden ab dem fünften Tag behandelt. Alte Verletzungen werden mit Querfriktionen und anschließenden aktiven Muskelkontraktionen therapiert.

Akute Sehnen- und Bandverletzungen werden ebenfalls nach ca. fünf Tagen behandelt.

Kontraindikationen entsprechen denen der Klassischen Massage (s. S. 35). Außerdem sind Querfriktionen nach Kortisoninjektionen im Behandlungsgebiet innerhalb der letzten fünf Tagen nicht sinnvoll. Der Grund hierfür ist, dass kortisonhaltige Präparate den Entzündungsreiz unterdrücken und kein therapeutischer Effekt durch Querfriktionen zu erwarten ist. Eine weitere Kontraindikation für Querfriktionen besteht bei Kalkeinlagerungen im Behandlungsgebiet.

Hinweis:
Um die Querfriktionen optisch von den Techniken der Klassischen Massage und der Funktionsmassage abzugrenzen, wurde für diese Anwendungen die Hintergrundfarbe Grün gewählt. Diese dient dem raschen Auffinden der einzelnen Techniken.

Praktische Anwendung

Es gibt verschiedene Möglichkeiten zur Durchführung von Querfriktionen. Die Auswahl richtet sich nach der anatomischen Gegebenheit.

Zwei Finger plus Gegenlager

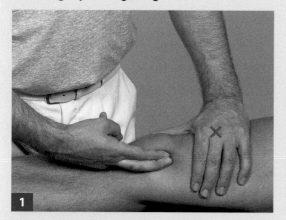

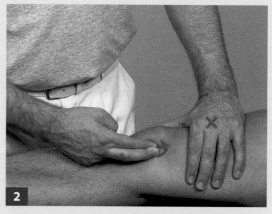

Bei dieser Technik erfolgt die Querfriktion mit dem beschwerten Zeigefinger. Der Patient befindet sich in Rückenlage, der Therapeut fixiert von proximal die Patella zwischen Zeigefinger und abduziertem Daumen. Der Zeigefinger der rechten Hand liegt im schmerzhaften Insertionsbereich der Patellarsehne.

Der Daumen schiebt die Patella nach tibial. Der Zeigefinger wird auf die Läsion platziert. Unter Beibehaltung des Drucks des Zeigefingers wird der Unterarm in Supination bewegt.

Zwei Finger mit Unterstützung

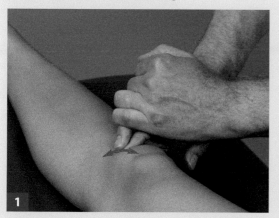

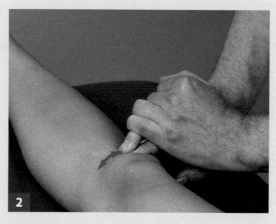

Eine weitere Möglichkeit besteht in einer Verstärkung des Drucks durch die nicht massierende Hand. Der Patient befindet sich in der gleichen Ausgangsstellung. Der Therapeut lokalisiert mit dem Zeigefinger die Läsionsstelle, der Daumen ruht auf der gegenüberliegenden Seite. Zusätzlich wird der Zeigefinger durch die andere Hand beschwert.

Die Bewegung erfolgt auch hier wieder durch eine Extension im Handgelenk. Während der Anspannungsphase streckt der Therapeut das Handgelenk, so dass die beschwerte Zeigefingerspitze von medial nach lateral mitsamt der Haut über die Irritationszone gleitet.

Derbe, feste Strukturen wie das Ligamentum patellae können beispielsweise mit beschwertem Finger (hier dem Daumen) friktioniert werden.

Querfriktionen am Ligamentum patellae

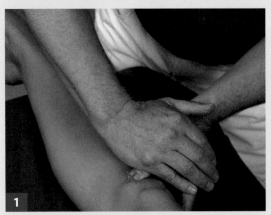 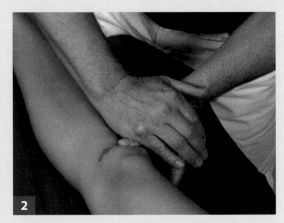

Eine weitere Möglichkeit besteht darin, die Querfriktion mit dem Daumen zu verabreichen. Der Patient befindet sich in der gleichen Ausgangsstellung wie zuvor. Der Daumen ruht auf der Irritationszone und wird zusätzlich mit der anderen Hand beschwert. Der Zeigefinger liegt dem Daumen gegenüber.

Während der Daumen Druck ausübt, führt der Therapeut eine Radialabduktion im Handgelenk durch. Dadurch gleitet der beschwerte Daumen über die Irritationszone.

Querfriktion durch Pro- und Supination

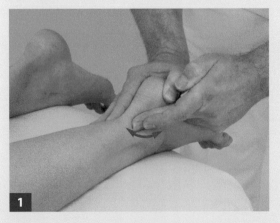 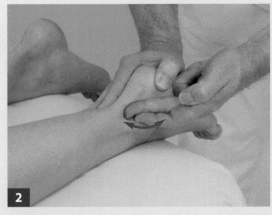

Diese Technik wird vorzugsweise im Bereich der Achillessehne angewendet. Der Patient befindet sich in Bauchlage, der Fuß ist in Plantarflexion. Der Therapeut bringt den Calcaneus mit dem rechten Daumen in eine leichte Varusposition, mit Zeige- und Mittelfinger der gleichen Hand drückt er die Sehne nach lateral.

Der durch den Zeigefinger beschwerte Mittelfinger wird von fibular unter die Achillessehne platziert. Der Therapeut bewegt den Mittelfinger mit Druck von anterior nach posterior über die Achillessehne, indem er gleichzeitig seinen Unterarm supiniert.

Die Auswahl der Technik für Querfriktionen an der Achillessehne richtet sich nach der Lokalisation der Beschwerden.

Querfriktionen am Ansatz der Achillessehne

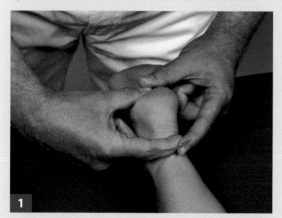

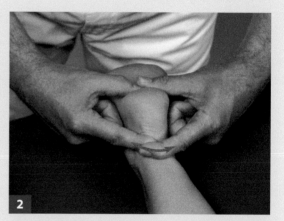

Der Patient befindet sich in Bauchlage, der Therapeut stellt den Fuß mit einem Oberschenkel in leichter Plantarflexion ein. Die eine Spitze des Zeigefingers wird auf den hinteren Teil der Achillessehne unmittelbar oberhalb des Calcaneus platziert. Der andere Zeigefinger beschwert den unten liegenden Zeigefinger.

Der Therapeut bewegt die Zeigefinger mit Druck nach plantar von medial nach lateral über die Läsion. Die Bewegung erfolgt dadurch, dass das Handgelenk der unten liegenden Hand leicht extendiert und das der oben liegenden Hand leicht flektiert wird.

Querfriktion mittels Zangengriff

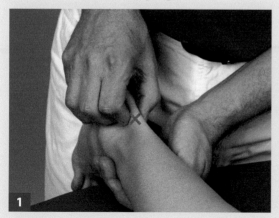

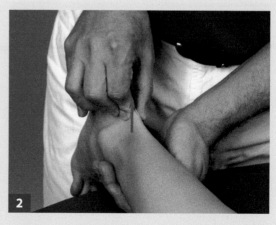

Der Patient befindet sich in Bauchlage, der Therapeut stellt mit seinem Oberschenkel über die Fußsohle den Fuß in Richtung Dorsalextension ein, wodurch die Achillessehne leicht gespannt wird. Er umfasst die Achillessehne so weit wie möglich von anterior im Bereich der schmerzhaften Zone. Daumen und Zeigefinger bilden dabei ein „O".

Der Therapeut zieht die so fixierte Achillessehne nach posterior und übt eine quer zum Faserverlauf der Sehne gerichtete Friktion aus.

Fehlerquellen

Bei den Querfriktionen gibt es einige Fehlerquellen, auf die im Folgenden hingewiesen wird.

Fehlendes Gegenlager

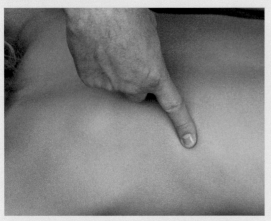

Der friktionierende Finger hat kein Gegenlager, z. B. durch den Daumen der massierenden Hand. Damit ist kein gezieltes punktuelles Arbeiten möglich.

Falsche Unterstützung

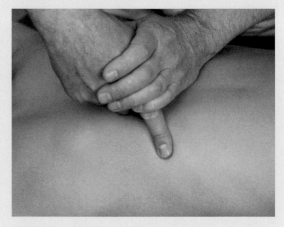

Der friktionierende Finger wird zu weit proximal unterstützt. Dadurch entsteht eine zu starke Belastung des End- und Mittelgelenkes des Zeigefingers.

Überstreckung des Daumens

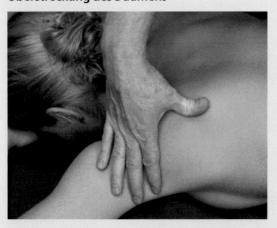

Der friktionierende Daumen ist hier viel zu stark überstreckt. Die Auflagefläche ist dadurch zu groß, gleichzeitig entsteht eine unphysiologische und gelenkschädigende Belastung.

Fehlbelastung der Finger

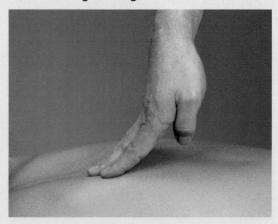

Es fehlt das Gegenlager; weiterhin werden die friktionierenden Finger in den End-, Mittel- und Grundgelenken zu stark belastet. In dieser Position ist kein gezieltes Arbeiten möglich.

3.12 Thermotherapie

LERNZIELE

- Indikationen und Anwendungsprinzipien der Wärme-
  therapie
- Indikationen und Anwendungsprinzipien der Kältethe-
  rapie

Die Thermotherapie umfasst wärmezuführende und wärmeabführende Maßnahmen.

Wärmeanwendung

Die therapeutische Anwendung von Wärme entfaltet eine Vielzahl von Wirkungen auf den Organismus. Wärme erweitert die Gefäße und führt zu einer peripheren Vasodilatation. Infolgedessen kommt es zu einer vermehrten Durchblutung und einer Aktivierung und Steigerung der Stoffwechselvorgänge.

Wärme kann als trockene und feuchte Wärme verabreicht werden. Trockene Wärme stellt beispielsweise die Strahlung dar. Zur einleitenden Wärmeanwendung wird in der Regel das so genannte „Rotlicht" eingesetzt. Dieses Licht entfaltet eine gute Tiefenwirkung bei geringer Wärmebelastung der Haut.

Feuchte Wärme wird in direktem Hautkontakt verabreicht und umfasst Anwendungen wie die so genannte „heiße Rolle" sowie Fango und Parafango.

Praktische Anwendung

Die heiße Rolle kann mit einfachen Mitteln hergestellt werden. Man benötigt mehrere Handtücher und kochendes Wasser. Zwei bis drei Handtücher werden längs gefaltet und sehr fest hintereinander zusammengerollt in der Weise, dass auf der einen Seite ein Trichter und auf der anderen Seite eine Spitze entsteht. In den Trichter gießt man langsam kochendes Wasser, bis die Rolle durchdrungen ist. Zur Anwendung wird die Rolle von außen nach innen abgewickelt, wodurch die gespeicherte Wärme langsam abgegeben wird. Das Tempo des Abrollens richtet sich nach der Geschwindigkeit des Abkühlens. Beim Abrollen wird die Haut vorsichtig betupft, die Dauer des Hautkontaktes hängt von der individuellen Verträglichkeit ab. Nach kurzer Zeit entsteht eine anhaltende reaktive Hyperämie. Das letzte Tuch wird zum Schluss über den Patienten ausgebreitet. Die Anwendungsdauer beträgt 15–20 Minuten bei einem Temperaturspektrum von 45–65 °C.

Fango besteht aus einem Mineralschlamm vulkanischen Ursprungs. Das feinkörnige Sediment bindet Wasser und hat eine hohe Wärmekapazität. Dies bedeutet, dass die gespeicherte Wärme nur sehr langsam abgegeben wird. Fangopackungen werden mit einer Temperatur von 45–50 °C für 10–30 Minuten aufgelegt.

Rotlicht wird mittels einer speziellen Strahlungsquelle (Lampe) verabreicht. Der Bestrahlungsabstand beträgt etwa einen Meter, die Bestrahlungsdauer 15–20 Minuten.

Indikationen und Kontraindikationen

Der Anwendungsbereich umfasst orthopädische und traumatologische Erkrankungen wie:
- rheumatische Erkrankungen im chronischen Stadium
- degenerative Wirbelsäulen- und Gelenkerkrankungen
- Hypertonus der Muskulatur

Wärmeanwendungen werden weiterhin zur reflektorischen Behandlung bei Störungen der inneren Organe eingesetzt. Hierbei erfolgt die Wärmeapplikation im Bereich der den Organen zugeordneten Zonen (Head–Zonen). Auch als vorbereitende Maßnahme in der Klassischen Massage und Funktionsmassage wird Wärme eingesetzt.

Kontraindikationen für Wärmebehandlungen sind akute, mit Fieber einhergehende Erkrankungen, akute Herzerkrankungen, schwere Herzinsuffizienz, Hitzeunverträglichkeit und schwere Sensibilitätsstörungen.

3.12

Heiße Rolle

Die heiße Rolle lässt sich mit einfachen Mitteln, die in
jedem Haushalt vorhanden sind, herstellen.

Herstellung der heißen Rolle

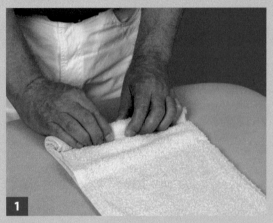

1

Für die heiße Rolle werden mehrere Handtücher benötigt. Diese werden einmal in Längsrichtung gefaltet und aufgerollt. Wichtig ist dabei, dass das Aufrollen sehr fest und kompakt in leicht schräger Richtung erfolgt. Es entsteht so an einem Ende ein leichter Trichter.

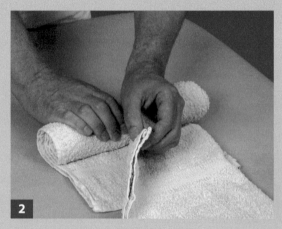

2

Bevor das gesamte Handtuch aufgerollt wurde, wird das nächste Handtuch in die Rolle mit eingerollt.

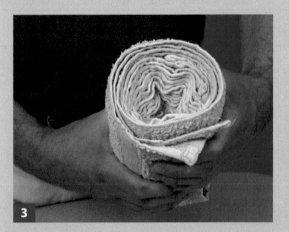

3

Sind drei Handtücher zusammengerollt, entsteht eine feste, etwa 15 cm durchmessende Rolle mit einem Trichter am Ende.

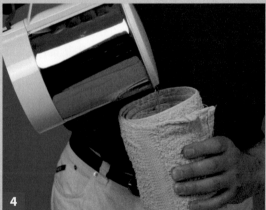

4

In diesen Trichter werden 500–1000 ml heißes bis kochendes Wasser eingefüllt. Das Einfüllen muss langsam erfolgen, damit die gesamte Rolle nach und nach durchtränkt wird. Keinesfalls darf so viel Wasser eingefüllt werden, dass es aus der Trichterspitze heraustropft, da es sonst zu Verbrennungen kommen kann.

Die heiße Rolle kann über den unterschiedlichsten Körperregionen als vorbereitende oder alleinige Maßnahme angewendet werden. Voraussetzung dafür ist, dass der Patient Wärme verträgt.

Anwendungsmöglichkeiten für die heiße Rolle

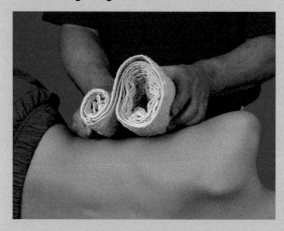

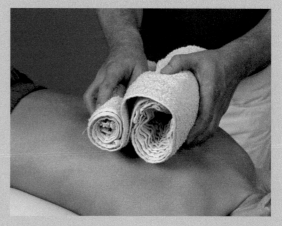

Die heiße Rolle wird nach und nach gegenläufig abgewickelt. An der Abwicklungsseite besteht Hitze, die langsam an den Körper abgegeben wird. So kann die Wärme der heißen Rolle, wie hier gezeigt, im Bereich der seitlichen Thoraxwand ihre Wärme entfalten.

In der gleichen Art und Weise kann die heiße Rolle über verspannten Muskeln angewendet werden. Hier wird die Wärme der heißen Rolle flächig über den M.erector trunci abgegeben.

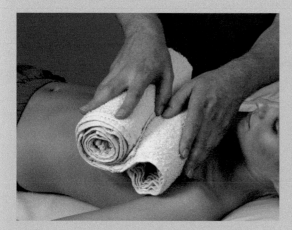

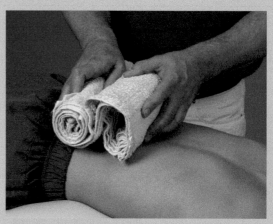

Weitere Anwendungsmöglichkeiten sind Erkrankungen der Atemwege. Die Anwendung der heißen Rolle im Bereich der ventralen Thoraxwand kann beispielsweise bei chronischen Erkrankungen der Atemwege durchgeführt werden.

Auch bei Schmerzen im Lumbalbereich kann die heiße Rolle angewendet werden, um hypertone Muskeln zu behandeln.

3.12

Kälteanwendung – Kryotherapie

Die lokale Anwendung von Kälte in den unterschiedlichsten Darreichungsformen dient als ergänzende Maßnahme zur Massage. Kälteanwendungen wird ein großes Wirkungsspektrum nachgesagt. Doch lassen sich nicht alle Effekte durch Untersuchungen belegen. Gesichert und zum Einsatz als Zusatzmaßnahme zur Massagebehandlung geeignet scheinen die folgenden Effekte:

- Schmerzreduktion
- Verminderung von Gewebeschwellungen
- Senkung des Muskeltonus

Die lokale Anwendung von Eis mit Temperaturen zwischen 0 und -19 °C erfolgt als Kurzzeittherapie bis zu fünf Minuten oder als Langzeittherapie bis zu 20 Minuten. Letzteres wird nur in der Akutphase von Schwellungen wie beispielsweise im Bereich von größeren Gelenken eingesetzt.

Akute geschlossene Verletzungen des Bewegungsapparats werden nach dem so genannten PECH-Schema versorgt:

P – Pause: Unterbrechen/Beenden der Aktivität, Untersuchen der Verletzung
E – Eis: Sofortiges Kühlen zur Schmerzlinderung
C – Compression: Anlegen eines leichten Kompressionsverbands mit elastischen Binden
H – Hochlagerung: Den betroffenen Körperabschnitt erhöht lagern

Anschließend erfolgen gegebenenfalls weitere diagnostische Verfahren (Röntgen, Ultraschall).

PRAXISTIPP

Der Beginn der Eistherapie (Kryotherapie) sollte unmittelbar nach dem Eintreten der Verletzung bzw. in den ersten 20 Minuten erfolgen. Im späteren Verlauf wird dagegen durch Kälte die physiologische Wundheilung eher beeinträchtigt.

3

Eis kann in den verschiedensten Applikationen angewendet werden. Die Utensilien für die meisten An-
wendungsformen sind in jedem Haushalt vorhanden.

„Eis am Stiel"

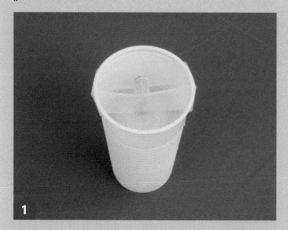

1

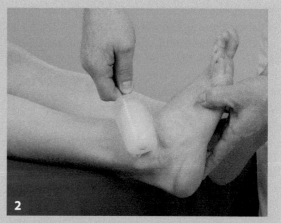

2

„Eis am Stiel" kann man sehr leicht herstellen. Man benötigt einen sauberen und mit Leitungswasser gefüllten Joghurtbecher
und ein Holzstäbchen (z. B. von einem Speiseeis). Das Holzstäbchen wird mit zwei Streifen Klebeband fixiert; der Becher
kommt anschließend in das Gefrierfach.

Der gefrorene Eisblock am Stiel eignet sich gut zur Massage im
Bereich von Sehnen, Bändern und Muskel-Sehnen-Übergängen.

Kühlpack

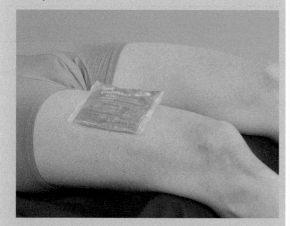

Eine weitere Möglichkeit der Kälteapplikation sind vorgefertig-
te Kühlpacks (Cool packs). Diese werden im Kühlfach aufbewahrt und bei Bedarf über der zu kühlenden Stelle aufgelegt.
Das Kühlpack kann auch über einem feuchten Tuch dem Gelenk oder der Körperpartie anmodelliert werden.

„Eistuch"

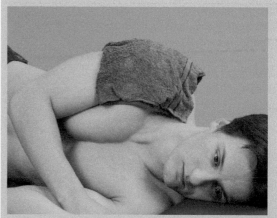

Zur Herstellung eines „Eistuches" weicht man ein Handtuch in
einer Salzlösung (1 kg Salz auf 5 l Wasser) ein. Das Tuch wird
ausgewrungen und in der Tiefkühltruhe gefroren. Bei Bedarf
lassen sich diese Tücher gut größeren Körperarealen anmodellieren.

3.12

Praktische Anwendung

Kälte kann in verschiedenen Darreichungsformen lokal appliziert werden:

Eiswürfel: Hiermit können kleinere Areale versorgt werden. Chips oder Eisstücke werden mit kleinen kreisenden Bewegungen über der Läsion bewegt.

Eisbeutel: Eiswürfel werden mit etwas Wasser in einen Plastikbeutel gegeben. Diese Beutel können breitflächig größeren Gelenken anmodelliert werden.

Eistücher: Handtücher werden in einer Lösung aus fünf Litern Wasser und einem Kilogramm Salz getränkt, ausgewrungen und gefroren. Durch die Salzlösung bleiben die gefrorenen Tücher geschmeidig und formbar. In diesem Zustand lassen sie sich größeren Körperarealen anmodellieren.

„Eis am Stiel": Hierzu gibt man Wasser in ein kleineres Plastikgefäß, zum Beispiel einen Joghurtbecher, und friert es mitsamt einem Holzspatel ein. Dieser Eisblock eignet sich zur Massage im Bereich von Insertionen, Sehnen, Bändern und Muskel-Sehnen-Übergängen.

Kältepackungen: Kältepackungen bestehen aus einer gelartigen, in Plastik eingehüllten Substanz, die die Kälte speichert. Sie werden im Tiefkühlfach aufbewahrt. Im gekühlten Zustand lassen sich die Packungen gut größeren Gelenken oder anderen Körperbereichen anpassen.

Kältespray: Diese Sprays erzeugen Verdunstungskälte und kommen bei der Sofortbehandlung von Sportverletzungen zum Einsatz. Das Kältespray wird aus einer Distanz von 20–30 cm aufgesprüht. Die Sprühdauer beträgt maximal drei Sekunden, die Applikation kann mehrfach wiederholt werden. Kältespray kann auch direkt auf die Bekleidung (zum Beispiel Fußballstutzen) aufgebracht, sollte aber keinesfalls auf offenen Wunden und im Gesicht verwendet werden.

Indikationen und Kontraindikationen

Kältebehandlungen werden posttraumatisch zur Vermeidung einer Schwellung unter Beachtung des PECH-Schemas (**s. o.**) eingesetzt. Des Weiteren dienen sie zur Behandlung von Entzündungen synovialer Strukturen (Bursitiden). Bei sensiblen, kälteempfindlichen Patienten sollte auf andere Therapieoptionen ausgewichen werden. Folgende absolute Kontraindikationen müssen beachtet werden:

- schwere Sensibilitätsstörungen in Folge neurologischer Erkrankungen (Lues)
- trophische Störungen (M. Sudeck)
- Gefäßerkrankungen (M. Raynaud)
- Schädigungen des Lymphsystems (Operation, Bestrahlung)
- schwere Herz-Kreislauferkrankungen.

Bei empfindlichen Patienten kann eine Eisbehandlung zu Überempfindlichkeitsreaktionen führen. Diese äußern sich lokal in Schmerzen, Schwellung und einer fleckigen Rötung der Haut über dem behandelten Körperareal. Auch Beeinträchtigungen des Herz-Kreislaufsystems wie Tachykardie und Blutdruckabfall können auftreten. Solchen generalisierten Reaktionen kann durch eine Probehandlung auf einer kleinen Fläche vorgebeugt werden.

4 Regionale Anwendungen

4	Regionale Anwendungen	127
4.1	**Einleitung**	**127**
4.2	**Rücken**	**129**
	Untersuchung	130
	Behandlung	137
	Behandlungsbeispiele	166
4.3	**Zervikalregion**	**169**
	Untersuchung	170
	Behandlung	177
	Behandlungsbeispiele	187
4.4	**Schulter**	**189**
	Untersuchung	190
	Behandlung	200
	Behandlungsbeispiele	218
4.5	**Oberarm**	**221**
	Untersuchung (s. Schulter)	190
	Behandlung	222
4.6	**Unterarm**	**243**
	Untersuchung	244
	Behandlung	251
	Behandlungsbeispiele	267
4.7	**Hand**	**269**
	Untersuchung	270
	Behandlung	278
	Behandlungsbeispiele	289
4.8	**Thorax**	**291**
	Untersuchung	292
	Behandlung	300
4.9	**Abdomen**	**311**
	Untersuchung	312
	Behandlung	315
	Behandlungsbeispiele	322
4.10	**Glutealregion**	**323**
	Untersuchung	324
	Behandlung	336
	Behandlungsbeispiele	350

4 Regionale Anwendungen

4.11   **Oberschenkel** _____ **351**
Untersuchung (s. Glutealregion) _____ 324
Behandlung _____ 352
4.12   **Unterschenkel** _____ **375**
Untersuchung _____ 376
Behandlung _____ 385
Behandlungsbeispiele _____ 407
4.13   **Fuß** _____ **409**
Untersuchung _____ 410
Behandlung _____ 421
Behandlungsbeispiele _____ 431
4.14   **Kopf** _____ **433**
Untersuchung _____ 434
Behandlung _____ 441
Behandlungsbeispiele _____ 450

4 Regionale Anwendungen

4.1 Einleitung

Im Folgenden werden die einzelnen Körperregionen jeweils in eigenen Kapitel abgehandelt:

- Rücken
- Zervikalregion
- Schulter
- Oberarm
- Unterarm
- Hand
- Thorax
- Abdomen
- Glutealregion
- Oberschenkel
- Unterschenkel
- Fuß
- Kopf

Die einzelnen Kapitel sind jeweils in drei Abschnitte unterteilt:

- Untersuchung
- Behandlung
- Behandlungsbeispiele

Die **Untersuchung** gliedert sich in

- Anamnese
- Inspektion
- Palpation
- Funktionsprüfung
- Zusatzuntersuchung – Schmerzpalpation

Nach der **allgemeinen Anamnese (s. S. 39)** erfolgt die Erhebung der **speziellen Anamnese,** die weitere Informationen bezüglich der zu behandelnden Körperregion liefert.

Der zweite Schritt ist die Inspektion der jeweiligen Körperregion. Nun folgt die **Palpation** mit der Fragestellung, ob Überwärmung oder Schwellungen als Zeichen akuter Entzündungen bestehen.

Anschließend wird die **Funktionsprüfung** aktiv und passiv demonstriert.

Aktive Bewegung:

Zunächst bewegt der Patient die Extremität, bzw. den Körper oder Kopf so weit wie möglich in die vorgegebene Richtung. Der Therapeut gibt hierzu einen entsprechenden Bewegungsauftrag, indem er die auszuführende Bewegung erläutert und demonstriert. Nachdem das Ende der aktiven Bewegung erfolgt ist, führt der Therapeut die Bewegung passiv weiter (Quantität). Die als schmerzhaft vermuteten Bewegungen sollten erst am Ende der aktiven und passiven Rotationsbewegung durchgeführt werden, um eine vorzeitige Irritation der Gewebe zu vermeiden. Der Therapeut beurteilt:

- Bewegungsausführung
- Bewegungsausmaß
- eventuelle Ausweichbewegungen
- Schmerzangaben
- Kapselmuster

Die Beurteilung der Bewegung erfolgt jeweils im Seitenvergleich. Eine im Seitenvergleich verminderte Bewegung spricht für eine Hypomobilität, eine vergrößerte für Hypermobilität oder Instabilität der betroffenen Strukturen. Gleichzeitig kann so die Mobilität der Gelenke verglichen werden. Zudem wird die Mobilität in Relation zu der Mobilität anderer Gelenke gestellt.

Passive Bewegung:

Im zweiten Durchgang bewegt der Therapeut passiv das Gelenk durch die gesamte Bewegungsbahn. Beurteilungskriterien sind hierbei:

- Bewegungsausmaß
- Widerstand
- Abweichungen von der physiologischen Bewegungsbahn
- Krepitation
- Endgefühl

Das Endgefühl ist das Gefühl, das entsteht, wenn man ein Gelenk passiv vom ersten bis zum letzten Stopp durchbewegt. Man unterscheidet zwischen:

- fest-elastischem Endgefühl durch Kapsel- und Bänderdehnung
- weich-elastischem Endgefühl durch Muskeldehnung
- hart-elastischem Endgefühl durch Knochenapproximation

Ein Endgefühl ist pathologisch, wenn:
- der letzte Stopp nicht an der erwarteten Stelle der Bewegungsbahn ist,
- es nicht die zu erwartende Qualität aufweist,
- es leer, nicht testbar oder nicht einzuordnen ist.

Kapselmuster:

Für jedes Gelenk wird ein Kapselmuster angegeben. Die Definitionen der Kapselmuster gehen auf Cyriax zurück. Demnach umschreibt ein Kapselmuster ein bestimmtes Muster der Bewegungseinschränkungen eines Gelenks. Dabei wird für (fast) jedes Gelenk ein spezifisches Muster beschrieben. Die am stärksten eingeschränkte oder schmerzende Bewegung wird zuerst genannt, die am wenigsten beeinträchtigte oder am wenigsten schmerzhafte Bewegung zum Schluss. Das Kapselmuster für das Hüftgelenk lautet: Innenrototation > Extension > Abduktion > Flexion > Außenrotation. Im Falle einer Schädigung des Hüftgelenks wäre zuerst die Innenrotation, dann die Extension usw. beeinträchtigt. Die Außenrotation wäre am wenigsten, bzw. zuletzt beeinträchtigt.

Neutral-Null-Stellung:

Alle Maßangaben werden nach der Neutral-Null-Messung nach Debrunner durchgeführt. Die Neutral-Null-Stellung ist eine für jedes Gelenk definierte Position. Am aufrecht stehenden Menschen wird die Position aller Gelenke als 0° definiert. Dabei weisen die Handflächen nach vorn. Die Ausgangsstellung für die Messung der Flexion und der Extension im Ellenbogengelenk ist die Extension. Die Messung der Pro- und Supination erfolgt bei 90° Flexion im Ellenbogengelenk; der Daumen zeigt dabei nach oben.

Sollten bei der Funktionsprüfung Abweichungen wie Bewegungseinschränkungen, Schmerzen, Widerstand, Abweichungen von der physiologischen Bewegungsbahn oder ein unerwartetes Endgefühl auftreten, so sind **weitere Tests** (translatorische Tests und Widerstandstests) durchzuführen, um die Veränderung näher einzugrenzen. Weiterreichende Ausführungen zu dieser Thematik würden den Rahmen dieses Buches sprengen.

Im letzten Schritt erfolgt als Zusatzuntersuchung unter anderem die **Schmerzpalpation**. Hier werden systematisch alle Strukturen der Region palpiert. Der Palpationsbefund ist somit der Schlüssel zur differenzierten Behandlung.

Alarmzeichen:

Vor dem Übergang zum Behandlungsteil werden einige Bespiele für pathologische Befunde beschrieben, die, sofern sie bei der Untersuchung auftreten, absolute Kontraindikationen für alle weiteren Therapieoptionen darstellen und einer umgehenden fachärztlichen Abklärung bedürfen.

Der Teil **Behandlungen** umfasst jeweils:
- Klassische Massage
- Querfriktionen
- Funktionsmassage

Im Teil **Behandlungsbeispiele** werden häufige Krankheitsbilder des jeweiligen Körperabschnitts und ihre Behandlungsoptionen vorgestellt. Dabei ist zu beachten, dass die in diesem Buch beschriebenen Behandlungsmaßnahmen nur einen Teil aller möglichen Therapiemaßnahmen darstellen. Die Darstellung von Maßnahmen jenseits der Bereiche Klassische Massage, Funktionsmassage und Querfriktionen sind jedoch nicht Gegenstand dieses Buches. Sie werden daher lediglich als Zusatzmaßnahme erwähnt.

Behandlungsbeispiele werden in der Regel mit folgenden Unterpunkten dargestellt:
- Übersicht
- Differenzialdiagnose
- Behandlungsziele
- Maßnahmen
- Klassische Massage
- Querfriktionen
- Funktionsmassage
- Zusatzmaßnahmen

4.2 Rücken

Untersuchung _____ 130

Anamnese _____ 130

Inspektion _____ 130

Palpation _____ 132

Funktionsprüfung _____ 134

Alarmzeichen _____ 136

Behandlung _____ 137

Klassische Massage _____ 137

Streichungen _____ 138

Knetungen _____ 145

Hautmobilisation _____ 148

Reibungen _____ 152

Tapotements _____ 154

Sägegriff _____ 156

Vibrationen _____ 157

Querfriktionen _____ 158
Lig. supraspinale im LWS-Bereich _____ 158
Lig. Iliolumbale _____ 158

Funktionsmassage _____ 159
M. trapezius, Pars ascendens _____ 159
M. levator scapulae _____ 159
Autochthone Muskulatur im Lumbalbereich,
Rotation _____ 160
Autochthone Muskulatur im Thorakalbereich,
Rotation _____ 160
Autochthone Muskulatur im Lumbalbereich:
in Extension und Seitneigung _____ 161
Autochthone Muskulatur im Thorakalbereich:
Rotation in Extension, in Seitlage _____ 161
Autochthone Muskulatur im Lumbalbereich:
in Flexion, Seitneigung und Seitlage _____ 162
Rotation in Flexion, in Seitlage _____ 162
Rotation in Extension, in Seitlage _____ 163
Autochthone Muskulatur im Thorakalbereich
Lateralflexion in Flexion, in Seitlage _____ 163
Lateralflexion in Extension, in Seitlage _____ 164
M. quadratus lumborum, links _____ 164
M. quadratus lumborum, rechts _____ 165
M. latissimus dorsi _____ 165

Behandlungsbeispiele _____ 166

Degenerative Erkrankungen
der Wirbelsäule _____ 166

Lumbalsyndrom _____ 167

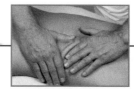

Untersuchung

Die regionären Anwendungen im Bereich des Rückens sind sehr umfassend. Neben den Techniken der Klassischen Massage sind die Funktionsmassagen der einzelnen Muskeln bzw. Muskelgruppen ein effektiver Teil der Therapie.

Vor der Durchführung von Maßnahmen im Bereich des Rückens erfolgt die Befunderstellung. Diese umfasst Anamnese, Inspektion, Palpation und die Funktionsprüfung. Ausführliche Hinweise zu den allgemeinen Grundlagen finden sich in den entsprechenden Abschnitten des Buches **(s. Kap. 5 Der Befund, S. 38)**. Spezielle Aspekte, die bei der regionären Befunderhebung im Bereich des Rückens eine Rolle spielen, werden hier in tabellarischer Form aufgeführt.

Die gezielte Schmerzpalpation ist eine Zusatzuntersuchung, die physiotherapeutisch nach der Funktionsprüfung eingesetzt wird. Aus didaktischen Gründen wird sie hier der Funktionsprüfung vorangestellt.

Besondere Beachtung gilt den nach der Befunderhebung beschriebenen „Alarmzeichen". Sie stellen in jedem Fall eine Kontraindikation für weitere Maßnahmen dar und erfordern umgehend eine weitere ärztliche Abklärung.

Im Anschluss an den Behandlungsteil werden häufig auftretende Krankheitsbilder vorgestellt, die mit den gezeigten Maßnahmen gut behandelt werden können. Dazu gehören beispielsweise die degenerativen Veränderungen der Wirbelsäule und das Lumbalsyndrom. Gemeinsame Leitsymptome sind Schmerzen und Bewegungseinschränkungen. Eine kausale Linderung der Beschwerden ist mit den hier gezeigten Methoden auf jeden Fall möglich.

Anamnese

Um eine Therapie sinnvoll planen zu können, muss der Therapeut zunächst einen Eindruck über die Art und Ausprägung der Beschwerden gewinnen. Die „sieben W's" **(s. S. 38)** eignen sich sehr gut zur Erstellung einer Schmerzanamnese. Zur Anamnese gehört darüber hinaus auch die Frage nach Medikamenten, die der Patient zur Zeit einnimmt. Eine Übersicht über die Medikamente, die für die physiotherapeutische Behandlung von Bedeutung sein können, findet sich im Anhang **(s. S. 460)**.

MEMO

Die sieben W's
- Was schmerzt bzw. wo schmerzt es? (Schmerzlokalisation? Segmentale Zuordnung? Schmerzausdehnung oder -projektion?)
- Wann schmerzt es? (Bestimmte tageszeitliche Rhythmik? Wann kommen und gehen die Schmerzen?)
- Seit wann bestehen die Beschwerden? (Beginn der Beschwerden?)
- Wie sind die Beschwerden? (Schmerzqualitäten: dumpf, spitz, bohrend, einschießend?)
- Wodurch werden die Beschwerden beeinflusst? (Linderung oder Verstärkung durch äußere Faktoren wie Kälte, Wärme, Bewegung oder Ruhe?)
- Welche Begleiterscheinungen treten auf?
- Was wurde bisher unternommen? (Bisherige Therapieversuche mit oder ohne Erfolg? Medikamente? Operationen? Ruhigstellung? Physiotherapeutische Maßnahmen? Hilfsmittel?)

Inspektion

Die Inspektion beginnt bereits, wenn der Patient das Untersuchungszimmer betritt. Gang, Haltung sowie Art und Weise der Bewegungen geben bereits Informationen zu den Beschwerden. Nach dieser orientierenden indirekten Inspektion erfolgt die systematische oder direkte Inspektion. Der Patient sollte sich hier bis auf den Slip, weibliche Patientinnen bis auf Slip und BH entkleiden. Die Inspektion erfolgt in drei Achsen: von dorsal, ventral und lateral. Gerade bei Rückenbeschwerden ist es erforderlich, den gesamten Menschen von Kopf bis Fuß zu betrachten.

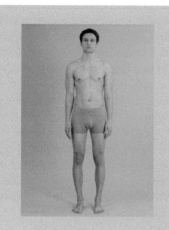

Inspektion von ventral

Folgende Kriterien sind von Bedeutung:
- Muskelrelief: symmetrisch an Bauch, Armen und Beinen?
- Beinachsen: symmetrischer Verlauf von der Mitte der Leistenbeuge über die Patella und Malleolengabel bis zum zweiten Zehenstrahl?
- Spina iliaca anterior superior: Spinae auf gleicher Höhe?
- Arm: beide Arme symmetrisch in Länge und Form?
- Nabel: Lage auf der Lotlinie?
- Untere Rippenbögen: auf gleicher Höhe?
- Schlüsselbeine: auf gleicher Höhe und symmetrisch?
- Schultern: rechte und linke Schulter auf gleicher Höhe und symmetrisch?
- Hals: Länge und Muskelrelief im Seitenvergleich?
- Medianlinie: lotrecht?

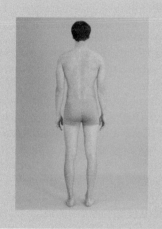

Inspektion von dorsal

Folgende Kriterien sind von Bedeutung:
- Muskelrelief: an Rücken, Armen und Beinen symmetrisch?
- Kniefalten: beidseits symmetrisch und auf gleicher Höhe?
- Gesäßfalte: beidseits auf gleicher Höhe?
- Spina iliaca posterior superior: beidseits auf gleicher Höhe?
- Beckenkämme: beidseits auf gleicher Höhe?
- Arme: beidseits symmetrisch und gleich lang?
- Taillendreieck: beidseits symmetrisch?
- Schultern: beide Schultern symmetrisch und auf gleicher Höhe?
- Achselfalten symmetrisch?
- Hals: Symmetrie von Länge und Muskelrelief im Seitenvergleich?
- Kopflot: Verlauf von der Protuberantia occipitalis entlang der Mittellinie abwärts bis zwischen die Malleoli medialis.

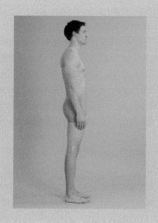

Inspektion von lateral

Folgende Kriterien sind von Bedeutung:
- Bauchdecke: straff?
- Thorax: regelrechte Form?
- Physiologische Krümmungen der Wirbelsäule?
  HWS: Lordose
  BWS: Kyphose
  LWS: Lordose

Palpation

Zunächst erfolgt die Palpation (**s. Kap. 5 Der Befund, S. 38**) der Haut. Hierbei werden Temperatur, Oberflächenbeschaffenheit und der Spannungszustand des Gewebes im Bereich des Rückens erfasst. Mit der „Kiblerschen" Hautfalte lässt sich die Konsistenz des subkutanen Gewebes beurteilen: man formt mit beiden Händen eine Hautfalte und rollt diese entlang der Dermatome. In hyperalgischen Zonen ist eine Konsistenzveränderung zu beobachten. Hier ist das Gewebe verdickt, weniger elastisch, und der Patient gibt in der Regel Schmerzen oder zumindest Missempfindungen an.

Im Rahmen der Schmerzpalpation werden weiterhin die knöchernen Referenzpunkte als Ansatz oder Ursprung von Bändern, Ligamenten, Sehnen und Muskeln getastet. Anschließend erfolgt die Tonusprüfung der einzelnen Muskeln.

Nachfolgend wird die Palpation der knöchernen Referenzpunkte und der Muskeln der Wirbelsäule dargestellt. Weitere Strukturen werden bei der Zervikalregion (**s. S. 169**) und bei der Schulterregion (**s. S. 189**) beschrieben.

Strukturen im BWS-Bereich

Von dorsal kommend sind in der Mitte des Rückens, insbesondere bei leichter Flexion der Wirbelsäule, die **Procc. spinosi** deutlich sicht- und tastbar. Palpiert man mit einer Fingerkuppe quer zu einer gedachten Verbindungslinie aller Procc. spinosi, so lässt sich zwischen zwei Dornfortsätzen das **Lig. supraspinale** tasten. Bei der Palpation dieses Bandes beurteilt der Therapeut neben der Schmerzhaftigkeit vor allem den Spannungszustand und nicht, wie bei den übrigen knöchernen Strukturen, die Stellung. Vom Proc. spinosus aus wird etwa zwei Querfinger nach lateral palpiert. Von hier aus findet man, je nach Abschnitt der Brustwirbelsäule, den oberhalb liegenden **Proc. transversus**. In der oberen und unteren Brustwirbelsäule liegt er ca. zwei, in der mittleren etwa drei Querfinger höher als der zugehörige Proc. spinosus. Palpiert man vom Proc. transversus aus nach lateral und etwas nach kranial, so findet man neben dem M. erector spinae den **Angulus costae**. Er stellt den am weitesten nach dorsal ausladenden Teil der Rippe dar.

Strukturen im LWS-Bereich

Der **Proc. spinosus** dient als Orientierung zum Auffinden des betroffenen Segments. Aufgrund seines für jeden Wirbelsäulenabschnitt typischen Verlaufs, kann man auf die Lage der Querfortsätze schließen. Von der Mitte des Os sacrum aus tastet der Therapeut nach kranial und findet dort den Proc. spinosus von L5. Der Proc. spinosus von L4 liegt auf der Höhe der Cristae iliacae und berührt die Verbindungslinie beider Beckenkämme. Direkt lateral der Dornfortsatzreihe, aber noch medial des M. erector spinae, lässt sich in der Tiefe der **Proc. mammillaris** palpieren. Von der Taille her, in der Tiefe nach medial palpierend, stößt man auf die Spitze des **Proc. costalis**. Diese liegt gut eine Hand breit lateral des Proc. spinosus. Auf diese Weise können die Procc. costales von L2, L3 und L4 palpiert werden. Mit Hilfe des Proc. mammillaris kann man den oberen Gelenkfortsatz finden und somit die Lage des Facettengelenks bestimmen. (**Weitere knöcherne Strukturen s. Kap. Glutealregion, S. 326 und Abdomen, S. 314.**)

Muskeln im BWS-Bereich

Zwischen den Rippen lassen sich mit einem Finger die **Mm. intercostales** quer zu ihrem Faserverlauf von medial nach lateral palpieren. Bei der Palpation der Interkostalmuskulatur beurteilt der Therapeut neben der Schmerzhaftigkeit vor allem den Tonus und nicht, wie bei den übrigen knöchernen Strukturen, die auf dieser Seite beschrieben werden, die Stellung. Der am weitesten lateral gelegene Teil der autochthonen Rückenmuskulatur ist in diesem Bereich der **M. iliocostalis thoracis**. Er kann mit einem Finger quer zu seinem Faserverlauf von medial und lateral palpiert werden. Medial des M. iliocostalis thoracis liegt der **M. longissimus thoracis**. Dieser lässt sich mit einem Finger durch eine Verschiebung nach medial und lateral quer zu seinem Faserverlauf palpieren. Der M. longissimus thoracis kann häufig durch einen Hartspann identifiziert werden. Am weitesten medial liegt der **M. spinalis thoracis**. Die Palpation erfolgt quer zum Faserverlauf. Die **Mm. multifidi** liegen tief, unmittelbar neben den Procc. spinosi. Sie lassen sich mit der Fingerkuppe quer zu ihrem Faserverlauf von kaudal und medial nach kranial und lateral palpieren. Häufig sind die Mm. multifidi schmerzhaft verspannt.

Muskeln im LWS-Bereich

Der **M. iliocostalis lumborum** entspringt gemeinsam mit dem M. longissimus thoracis von den Procc. spinosi der Lendenwirbel, von der Facies dorsalis des Os sacrum, vom dorsalen Drittel der Crista iliaca und der

Fascia thoracolumbalis und zieht bis zu den Ansätzen der 5.–12. Rippe. Lateral des M. iliocostalis lumborum kann zwischen der Crista iliaca und der zwölften Rippe der **M. quadratus lumborum** quer zu seinem Faserverlauf palpiert werden. Eine isometrische Anspannung in Richtung Lateralflexion kann das Auffinden erleichtern. Die **Mm. mulitifidi** können direkt neben dem Proc. spinosus der Lendenwirbel von kaudal nach kranial palpiert werden. Sie spielen bei der segmentalen Stabilität der LWS eine entscheidende Rolle. Die Palpation ist dabei zur Prüfung der Kontraktionsfähigkeit erforderlich. (**Weitere Muskeln s. Kap. Glutealregion, S. 328.**)

Strukturen im BWS-Bereich

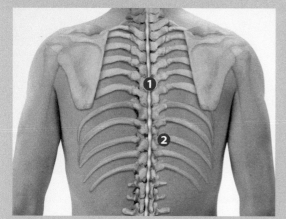

1. Lig. supraspinale
2. Proc. transversus

Strukturen im LWS-Bereich

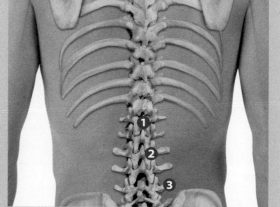

1. Proc. spinosus
2. Proc. mammillaris
3. Proc. costalis

Muskeln im BWS-Bereich

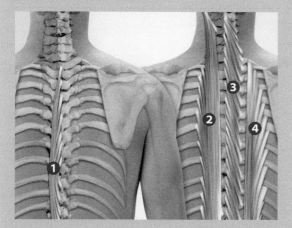

1. M. spinalis thoracis
2. M. longissimus thoracis
3. Mm. multifidi
4. M. iliocostalis thoracis

Muskeln im LWS-Bereich

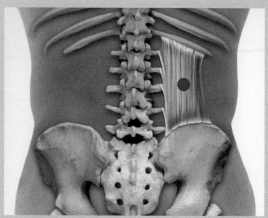

M. quadratus lumborum

Rücken

Funktionsprüfung (Flexion/Extension)
Die Extension aus maximaler Flexion beträgt ca. 70°.
Das Endgefühl der Flexion ist fest-elastisch, das der
Extension hart-elastisch.

Kapselmuster: Die Rotationsbewegungen in beide
Richtungen sind deutlich eingeschränkt.

Flexion

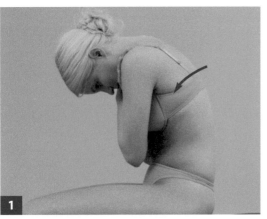

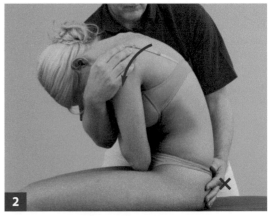

Aktiv
Der Patient verschränkt die Arme vor der Brust und flektiert die
Brustwirbelsäule aktiv so weit wie möglich.

Passiv
Der Therapeut bewegt die Brustwirbelsäule aus der Mittelstellung passiv in die maximal mögliche Flexion.

Extension

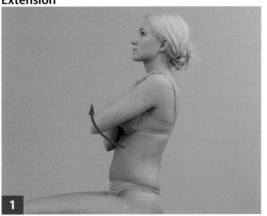

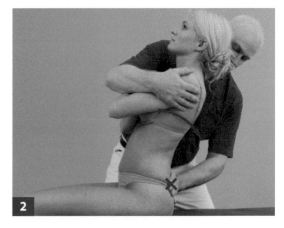

Aktiv
Mit vor der Brust verschränkten Armen extendiert der
Patient seine Brustwirbelsäule so weit wie möglich.

Passiv
Aus der Mittelstellung bewegt der Therapeut die WS passiv in
die maximal mögliche Extension, er gibt mit der rechten Hand
einen Schub und fixiert mit der linken Hand das
Becken.

Für Lateralflexion/Rotation in Flexion und Extension gelten folgende Normalwerte:

- T1–9: 5°–6°/0°/7°–9° (je Segment)
- T10: 7°/0°/2°
- T11–12: 8°–9°/0°/2°

Das Endgefühl ist fest-elastisch.

Lateralflexion/Rotation in Flexion

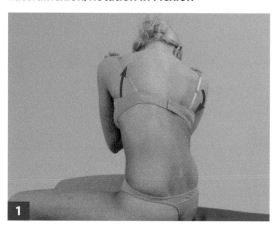
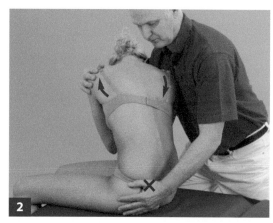

Aktiv
Der Patient bewegt sich aktiv so weit wie möglich in Richtung Flexion mit Lateralflexion nach rechts und Rotation nach rechts.

Passiv
Der Therapeut bewegt die Brustwirbelsäule des Patienten passiv aus der Mittelstellung in die maximal mögliche Flexion mit Lateralflexion nach rechts und Rotation nach rechts.

Lateralflexion/Rotation in Extension

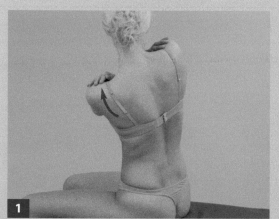
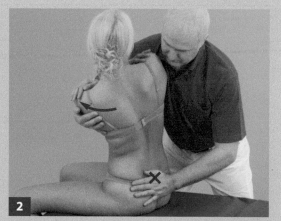

Aktiv
Der Patient bewegt die Brustwirbelsäule mit vor der Brust überkreuzten Armen so weit wie möglich in Richtung Extension mit Lateralflexion nach links und Rotation nach rechts.

Passiv
Der Therapeut bewegt die Brustwirbelsäule des Patienten aus der Mittelstellung passiv in die maximal mögliche Extension mit Lateralflexion nach links und Rotation nach rechts.

Rücken

Alarmzeichen

Der Ausfall mehrerer Reflexe und Kennmuskeln bei gleichzeitiger Anästhesie im Dermatom und schmerzhaftem Anheben des gestreckten Beines unterhalb von 30° machen eine Wiedervorstellung beim Arzt dringend erforderlich.

Wirbelfraktur, Tumor, Tuberkulose

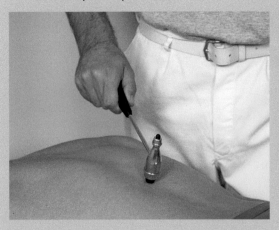

Löst das Beklopfen eines Proc. spinosus einen starken Schmerz aus, so liegt der Verdacht auf eine Wirbelfraktur, einen Tumor oder eine tuberkulöse Destruktion nahe.

Bandscheibenvorfall (I)

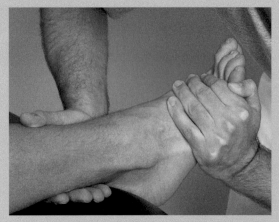

Der Ausfall eines oder mehrerer Kennmuskeln legt den Verdacht auf einen Bandscheibenvorfall nahe.

Bandscheibenvorfall (II)

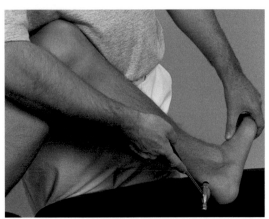

Lässt sich der Kennmuskelreflex auf nur einer Seite nicht auslösen, so legt dies den Verdacht auf einen Bandscheibenvorfall nahe.

Beteiligung des Rückenmarks

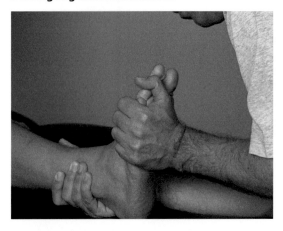

Löst die ruckartige passive Bewegung des Fußes in Richtung Dorsalextension mindestens drei bis fünf Kontraktionen der Beugemuskulatur aus, so liegt der Verdacht auf eine Kompression des Rückenmarks nahe.

Behandlung

Klassische Massage

Die Klassische Massage des Rückens bietet ein großes Spektrum möglicher Techniken. Die Auswahl erfolgt je nach Befund und Behandlungsziel. Die Massage wird am in Bauchlage befindlichen Patienten durchgeführt. Eine übermäßige Lordose im Lendenbereich kann durch ein flaches Kissen ausgeglichen werden. Die Sprunggelenke sollten mit einer Polsterrolle unterlagert werden, um sie zu entlasten. Besitzt der Behandlungstisch eine Aussparung für das Gesicht, sollte die Halswirbelsäule gestreckt sein und das Gesicht in dieser Aussparung ruhen. Die Arme des Patienten können entweder seitlich neben dem Körper oder in U-Haltung nach oben gelegt werden.

Massiert wird in der Regel jeweils die Gegenseite: Befindet sich der Therapeut auf der linken Seite des Patienten, wird die rechte Körperhälfte massiert und umgekehrt.

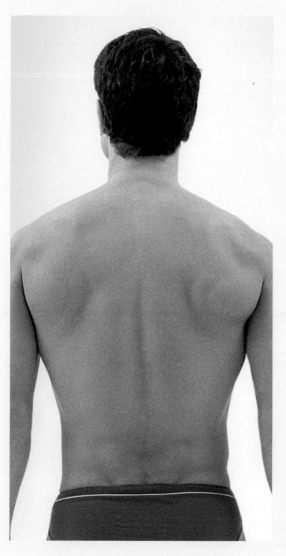

Streichungen
Paravertebrale Streichungen
V-förmige Streichungen
Knöchelstreichungen (Plättgriff)
Kreisförmige Streichungen (halbseitig/ganzseitig)
Kreisförmige Streichungen mit den Unterarmen
Querstreichungen
Hand-über-Hand-Streichungen
Harkengriff

Knetungen
Flächige Knetungen des M. erector trunci
Querknetungen des Flankenbereichs
Querknetungen des M. latissimus dorsi u. M. teres major
Knetungen des Trapeziusrandes
Längsknetungen des M. erector trunci

Hautmobilisation
Hautverschiebungen, längs/quer
Hautknetungen
Rollende Hautverschiebungen nach kranial/lateral

Reibungen
Reibungen des M. erector trunci im Lumbalbereich
Reibungen des M. multifidus
Reibungen am Ansatz des M. levator scapulae
Reibungen der Ansätze der Mm. rhomboidei
Reibungen des M. teres major
Reibungen des M. infraspinatus
Reibungen des M. supraspinatus

Tapotements
Klatschungen, pronierend/supinierend
Klopfungen mit der Hohlhand/mit der offenen Faust
Hackungen
Sägegriff

Vibrationen

Streichungen

Streichungen sind normalerweise die ideale Einführung in die Klassische Massage. Sie dienen der anfänglichen Kontaktaufnahme und stimmen den Patienten auf die folgende Behandlung ein. Gleichzeitig dienen Streichungen auch dazu, die einzelnen Massageabschnitte zu verbinden und damit der gesamten Behandlung eine Kontinuität und einen Rahmen zu geben.

Es gibt eine Vielzahl möglicher Streichungen bei der Rückenmassage, die im Folgenden dargestellt werden:
- Paravertebrale Längsstreichungen
- V-förmige Streichungen
- Knöchelstreichungen (Plättgriff)
- Kreisförmige Streichungen (halbseitig)
- Kreisförmige Streichungen (ganzseitig)
- Kreisförmige Streichungen mit den Unterarmen
- Querstreichungen
- Hand-über-Hand-Streichungen
- Harkengriff

Paravertebrale Längsstreichungen

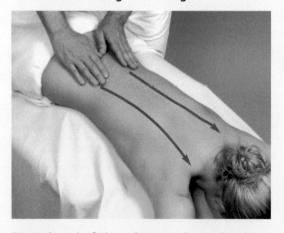

Die Hände werden flächig und mit optimalem Hautkontakt im Lumbalbereich aufgelegt. Beide Hände gleiten nun langsam beidseits der Wirbelsäule, paravertebral, nackenwärts.

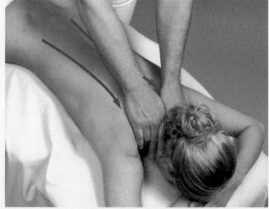

Am Ende gleiten die Hände bis zu den Schultern und werden von dort anschließend ohne Druck wieder abwärts in die ASTE geführt.

Varianten der paravertebralen Längsstreichungen sind die so genannten V-förmigen Streichungen. Sie beginnen ebenfalls im Lumbalbereich und folgen im Wesentlichen dem Faserverlauf des M. latissimus dorsi.

V-förmige Streichungen

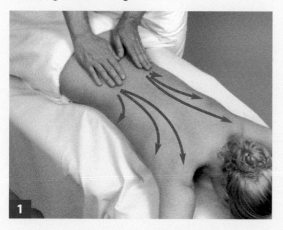

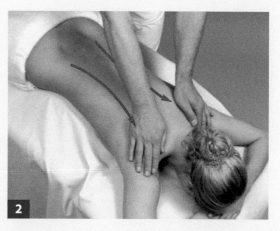

1
Der Therapeut legt die Hände flächig beidseits der Wirbelsäule auf. Dann führt er die Hände mit leichtem Druck kranialwärts.

2
Die Steichungen werden nun fächer- oder V-förmig über dem Rücken ausgeführt. Das erste „V" endet über den Schultergelenken.

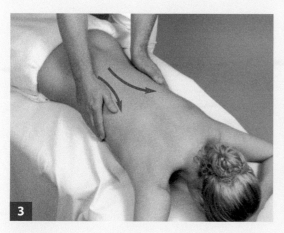

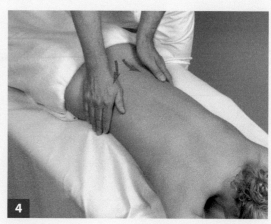

3
Weitere Streichungen werden zu den Seiten von oben nach unten ausgeführt. Die Streichungen folgen dem Faserverlauf des M. latissimus dorsi.

4
Die letzten Streichungen verlaufen im Flankenbereich fast horizontal.

Eine kombinierte Streichung mit Knöcheln und Handflächen gehört vielerorts zum Grundrepertoire der Streichungen. In manchen Werken wird dieser Griff auch als „Plättgriff" bezeichnet.

Knöchelstreichungen (Plättgriff)

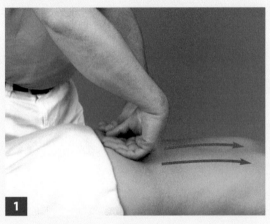

1

Die Durchführung dieser Streichung erfolgt in vier Schritten. In der ASTE liegen die Dorsalflächen der Finger und die Fingermittelgelenke II–V paravertebral.

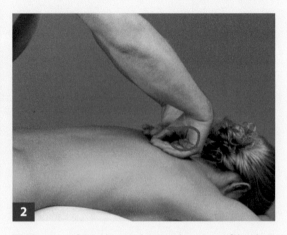

2

Die Finger werden in dieser Haltung nackenwärts geführt, dabei üben die Knöchel einen leichten Druck auf das Gewebe aus.

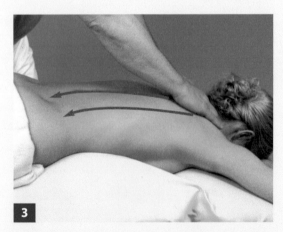

3

Im Nackenbereich angelangt, „klappen" die Hände um, so dass die Handfächen auf den Schultern zum Liegen kommen. Aus dieser Position erfolgt eine nach kaudal gerichtete Bewegung.

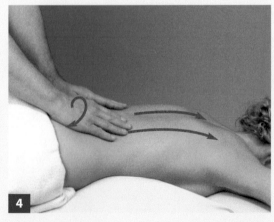

4

Im vierten Schritt werden die Hände paravertebral erneut zur Lumbalregion geführt. Dort nehmen die Knöchel wieder Kontakt mit der Haut auf, entsprechend dem ersten Schritt.

Eine weitere Variante der Streichungen sind kreisförmige Streichungen, die entweder halbseitig oder ganzseitig durchgeführt werden können.

Kreisförmige Streichungen (halbseitig)

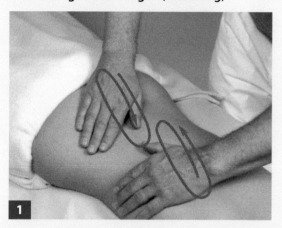
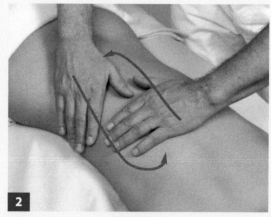

Beide Hände führen gleichzeitig parallel verschobene, kreisförmige Streichungen durch. Diese werden hier auf der dem Therapeuten gegenüberliegenden Seite verabreicht.

Beide Hände gleiten aneinander vorbei. Dabei entsteht eine rhythmisch fließende Bewegung.

Kreisförmige Streichungen (ganzseitig)

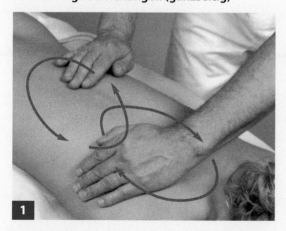
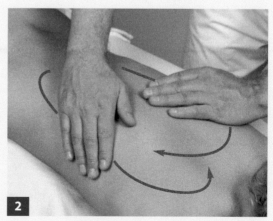

Der Unterschied zur vorher beschriebenen Technik ist der, dass hier der gesamte Rücken vom Lumbalbereich bis zum Nacken eingeschlossen wird.
Die Hände bewegen sich kreisförmig und parallel verschoben über den Rücken.

Hierbei entsteht eine kontinuierliche und fließende Bewegung. Je nach Geschwindigkeit der Bewegung ist die Wirkung beruhigend (langsam) oder anregend (schnell).

Kräfteschonende und flächige Streichungen können
auch mit den Unterarmen verabreicht werden.

Kreisförmige Streichungen mit den Unterarmen

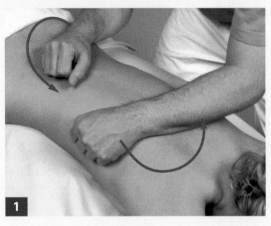

1

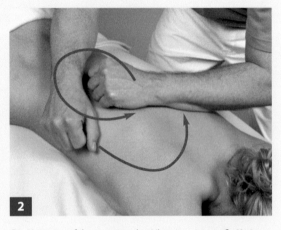

2

Bei dieser Form der Streichung werden statt der Handflächen
die volaren Flächen der Unterarme eingesetzt. Dabei entsteht
eine wesentlich gößere Kontaktfläche. Mit den Unterarmen
werden kreisende Bewegungen ausgeführt.

Die Unterarme führen gegen den Uhrzeigersinn große Kreise
aus, die den gesamten
Rücken einschließen. Die Bewegungsführung entspricht der
der beiden vorgenannten Techniken (kreisförmige Streichungen).

Querstreichungen

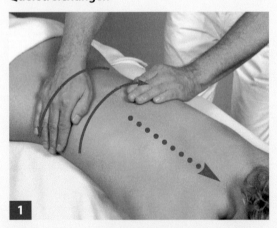

1

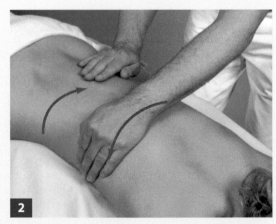

2

Die Querstreichungen erfolgen genau quer über den Rücken.
Sie beginnen über dem Kreuzbein und enden über den Schultern. Die Hände bewegen sich im Wechsel: die eine Hand (hier
die rechte) bewegt sich vor, die andere zurück.

Bei dieser Technik ist es wichtig, dass die Flanken auf beiden
Körperseiten mit einbezogen werden. Bei der Streichung zum
Therapeuten hin muss die Hand flächig am Körper des Patien-
ten bleiben.

Bei den Hand-über-Hand-Streichungen behält stets eine Hand Kontakt mit dem Körper des Patienten.

Hand-über-Hand-Streichungen

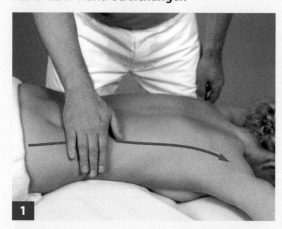

1

Bei der Hand-über-Hand-Streichung werden beide Hände im Wechsel eingesetzt, wobei eine sehr rhythmische und fließende Bewegung entsteht. In der ersten Phase gleitet hier die rechte Hand mit flächigem Kontakt von der Lumbalregion zur Schulter.

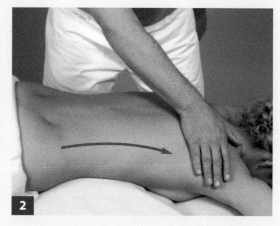

2

Wenn die rechte Hand an der Schulter angelangt ist, ist die zweite Phase dieser Technik vollendet.

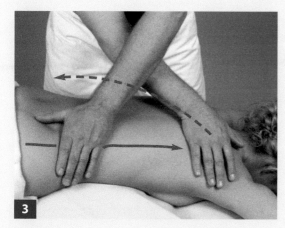

3

Am Endpunkt der rechten Hand legen Sie nun die linke Hand flächig im Lumbalbereich auf. Die rechte Hand wird dann abgehoben und die linke Hand in Längsrichtung zur Schulter geführt.

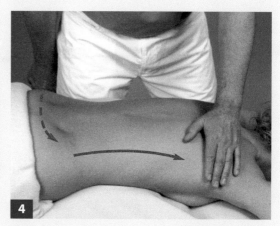

4

Wenn die linke Hand am Endpunkt angelangt ist, beginnt der Zyklus wie unter Phase 1 gezeigt von Neuem. Eine Hand hält stets Kontakt mit dem Patienten. Hand-über-Hand-Streichungen eignen sich gut, um verschiedene Techniken zu verbinden.

Der Harkengriff ist eine Sonderform der Streichungen. Die Streichungen bei der Abwärtsbewegung werden mit den Fingerkuppen ausgeführt. Die Handhaltung erinnert an eine Harke, woraus der Name resultiert.

Harkengriff

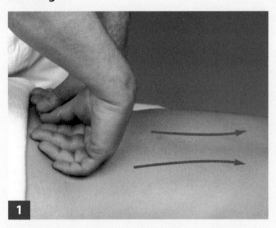

1

Der Harkengriff erfolgt in mehreren Phasen. Zunächst werden die Fingerrücken beiderseits der Wirbelsäule im Lumbalbereich aufgesetzt.

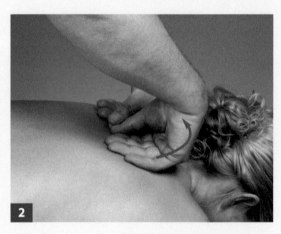

2

In dieser Position werden die Hände nackenwärts geführt.

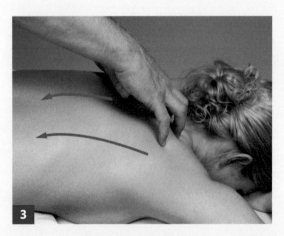

3

Am Nacken angelangt, werden die Hände gedreht, so dass nun die Fingerspitzen harkenförmig aufliegen.

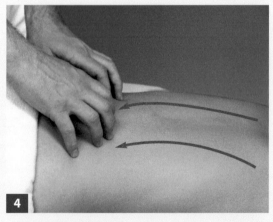

4

Aus dieser Position gleiten nun die Fingerkuppen mit mäßigem Druck über die Haut bis zur Ausgangsstellung, an der anschließend ein neuer Zyklus beginnt.

Knetungen

Hier werden folgende Knetungen vorgestellt:

- Flächige Knetung des M. erector trunci
- Querknetung des Flankenbereichs

- Querknetung des M. latissimus dorsi und M. teres major
- Knetung des Trapeziusrandes
- Längsknetung des M. erector trunci

Flächige Knetungen des M. erector trunci

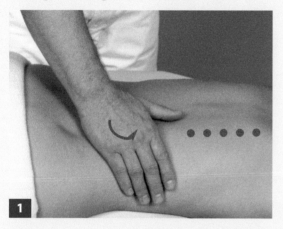

1

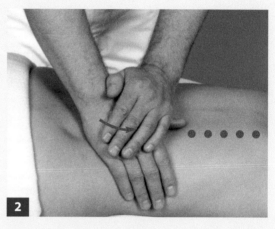

2

Die Knetung erfolgt mit Daumenballen und Handwurzel. Die Fasern des M. erector trunci werden in halbkreisförmigen Bewegungen rhythmisch gegen die Querfortsätze gepresst.

Die Intensität kann verstärkt werden, indem Druck mit beiden Händen ausgeübt wird.

Querknetungen des Flankenbereichs

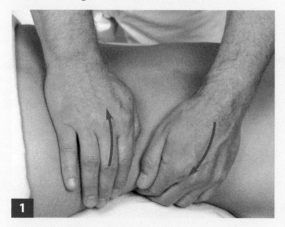

1

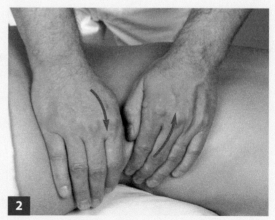

2

Die Muskeln im Flankenbereich können gut mit den ganzen Handflächen erfasst und geknetet werden.

Während sich eine Hand nach oben bewegt, vollzieht die andere Hand eine Gegenbewegung. Beide Hände arbeiten rhythmisch im Wechsel.

Die Muskeln im Bereich der Axilla und der Schulter werden mit Querknetungen massiert.

MEMO

Der M. latissimus dorsi verbindet funktionell den Schultergürtel mit dem Becken. Er bildet muskulär die hintere Achselwand.

Querknetungen des M. latissimus dorsi und M. teres major mit Fingern und Daumen

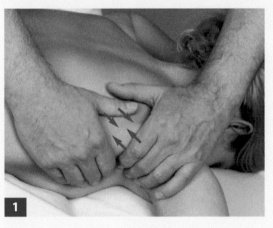

1

Die Knetung der Flanken ertreckt sich entlang der hinteren Axillarlinie bis zur oberen Begrenzung der Axilla.

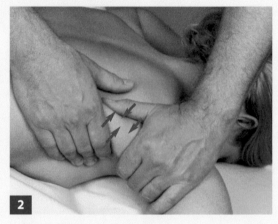

2

Die Muskelfasern werden hier mit den Fingerflächen gegen den Daumen gepresst. Beide Hände arbeiten rhythmisch im Wechsel. Es sollte ein gleichmäßiger Druck ausgeübt werden, damit es nicht kitzelt.

Knetungen des Trapeziusrandes mit Fingern und Daumen

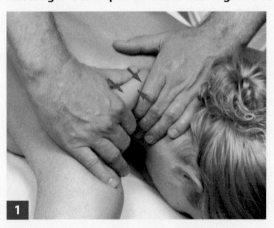

1

Der Rand des M. trapezius wird flächig mit den Fingern und Daumen geknetet.

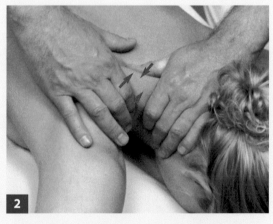

2

Die Muskelfasern werden dabei mit den Fingern gegen den Daumen gepresst. Wechselseitig ausgeführt, entsteht eine wringende und fließende Bewegung.

Der M. trapezius wird mit Fingern und Handwurzeln quer zum Faserverlauf geknetet.

PRAXISTIPP

Die Pars descendens des M. trapezius neigt zum reflektorischen Hypertonus und kann somit zu Schmerzhaftigkeiten der Zervikalregion führen.

Knetungen des Trapeziusrandes mit Fingern, Daumenballen und Handwurzeln

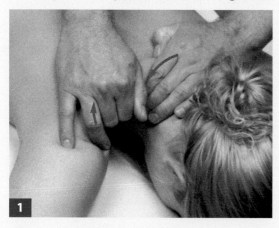

1

Alternativ oder zusätzlich kann der Trapeziusrand auch mit dem Daumenballen und den Fingern geknetet werden.

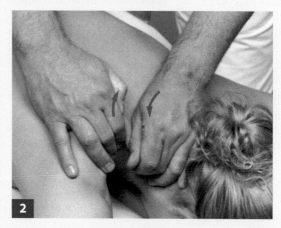

2

Hierbei werden die Muskelfasern zwischen dem Daumenballen und den Fingern gedehnt.

Längsknetungen des M. erector trunci

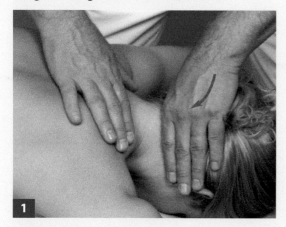

1

Im Nackenbereich kann die gesamte Muskulatur mit den Handflächen erfasst werden. Die Muskeln werden mit den Fingern gegen die Daumen gedrückt.
Dabei vollzieht die obere (linke) Hand zusätzlich eine kleine, fast schaufelnde Bewegung.

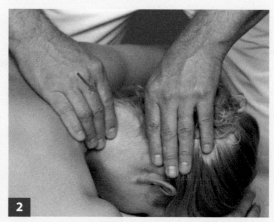

2

In der nächsten Phase wird der Muskel mit der unteren (rechten) Hand in gleicher Weise erfasst und gedrückt.
So entstehen wechselnde Druckphasen auf die Nackenmuskulatur.

Hautmobilisation

Häufig finden sich im lumbalen Bereich „Verklebungen" der Haut mit der Unterhaut und der darunter liegenden Faszie. Dieses Phänomen tritt häufig segmentbezogen auf. Wenn Beschwerden im Lumbalbereich bestehen, können beispielsweise die spinalen Segmente von T12 bisL 5 betroffen sein. In diesen Bereichen kann die Muskulatur hyperton (und schmerzhaft) sein. Länger andauernde Beschwerden führen dann zu einer „Verquellung" des Gewebes, was sich in einer fehlenden Mobilität der Hautschichten zeigen kann. Bei Patienten mit chronischen Rückenschmerzen im Lumbalbereich lässt sich in dieser Region kaum die Haut abheben. Hautabhebungen oder Hautrollungen können umgekehrt auch diagnostisch eingesetzt werden. Lässt sich die Haut in bestimmten Bereichen nicht oder nur schwer abheben, kann man davon ausgehen, dass Störungen in dem zugehörigen spinalen Segment vorliegen. Andererseits kann man durch Hauttechniken auch auf solche Störungen einwirken.

Auch Narben führen zu einer verminderten Mobilität der einzelnen Schichten. Diese eingeschränkte Verschieblichkeit kann mit Hautmobilisationstechniken wieder hergestellt werden.

Folgende Hautmobilisationstechniken können je nach Bedarf im Rückenbereich angewendet werden:
- Hautverschiebungen, längs
- Hautverschiebungen, quer
- Hautknetungen
- Rollende Hautverschiebungen nach kranial
- Rollende Hautverschiebungen nach lateral

Hautverschiebungen, längs

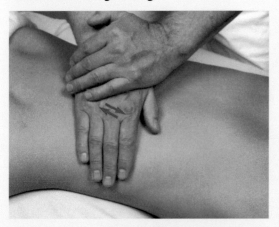

Eine Hand wird flächig auf der zu verschiebenden Region platziert und mit der anderen Hand beschwert. Das Verschieben der Haut erfolgt hier in Längsrichtung. Die Hand darf bei dieser Technik nicht über die Haut rutschen.

Hautverschiebungen, quer

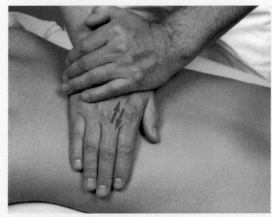

Die Stellung der Hände ist die gleiche wie zuvor. Die Bewegungen werden jedoch quer durchgeführt. Das Ausmaß der Bewegung hängt von der spürbaren Mobilität der Haut ab. Bei eingeschränkter Mobilität sind die Bewegungsausschläge sehr gering.

Hautknetungen dehnen Haut und Subkutis und mobilisieren so die Hautschichten.

Hautknetungen

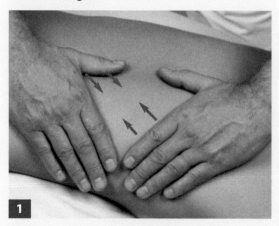

1

Über dem Thoraxbereich kann die Haut geknetet werden. Hierzu verschiebt man die Haut mit der Zeigefingerseite gegen die Daumenseite der anderen Hand.

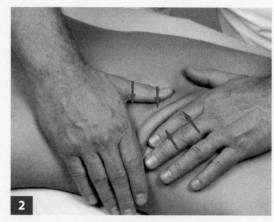

2

Die durch den Schub der rechten Zeigefingerseite der linken Hand entstehende Hautfalte wird gegen den Daumen der anderen Hand gedrückt, der als Widerlager dient.

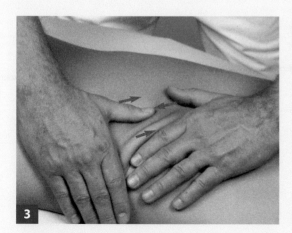

3

Diese Technik wird wechselseitig mit beiden Händen durchgeführt. Dadurch entsteht eine wellenförmige Bewegung des Hautareals.

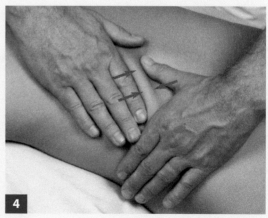

4

Die Hände dürfen bei dieser Technik nicht über die Haut gleiten.

Rollende Hautverschiebungen setzten bereits eine gewisse Mobilität der Haut voraus. Im Lumbalbereich sind eventuell „Verklebungen" so stark, dass Haut-

rollungen hier sehr schmerzhaft sein können. In diesem Fall sollten erst Hautknetungen oder Hautverschiebungen erfolgen (s. S. 96).

Rollende Hautverschiebungen nach kranial

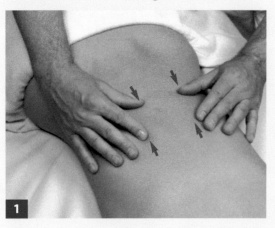

1

Zeigefinger und Daumen beider Hände werden beidseits in gleicher Höhe aufgesetzt und durch die übrigen Finger abgestützt.

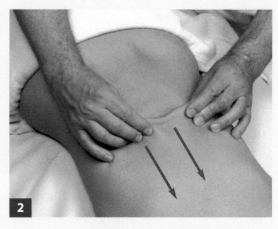

2

Nun formen Zeigefinger und Daumen beider Hände eine Hautfalte.

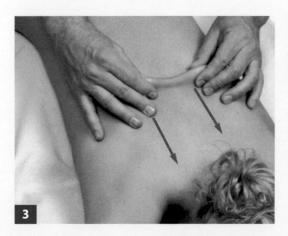

3

Durch das „Abrollen" der Hautfalte über den Dermatomen lässt sich eine Konsistenzveränderung oder eine Verklebung der Hautschichten feststellen.

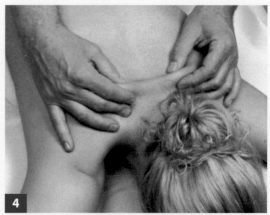

4

Im Nackenbereich wird die Spannung der Finger langsam gelöst und die Bewegung erneut – wie unter Phase 1 gezeigt – begonnen.

Rollende Hautverschiebungen können auch – wie im Folgenden gezeigt – von medial nach lateral durchgeführt werden.

Rollende Hautverschiebungen nach lateral

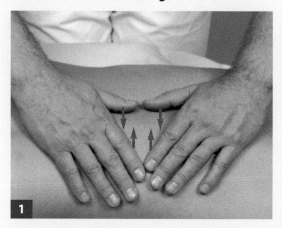

1

Die Hautverschiebung kann auch nach lateral durchgeführt werden. Zunächst werden die Hände flächig aufgesetzt.

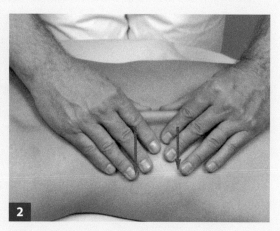

2

Dann formen Daumen und Zeigefinger eine Hautfalte.

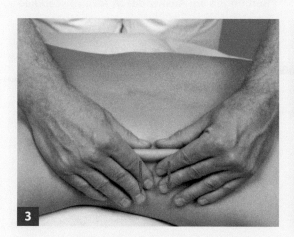

3

Daumen und Zeigefinger verschieben die Haut flankenwärts.

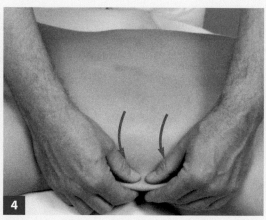

4

Die seitliche Hautrollung bezieht die Flankenregion so weit wie möglich mit ein.

Reibungen

Folgende Reibungen am Rücken bieten sich an:
- M. erector trunci im Lumbalbereich
- M. multifidus
- Ansatz des M. levator scapulae

- Ansätze der Mm. rhomboidei
- M. teres major
- M. infraspinatus und M. supraspinatus

Reibungen des M erector trunci im Lumbalbereich

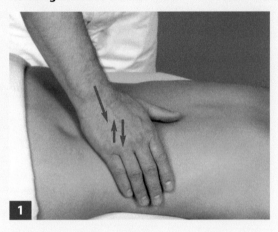

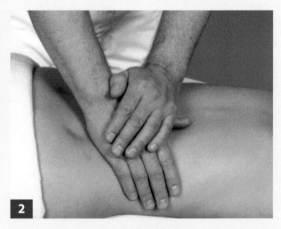

Die Handwurzel wird über dem M. erector trunci im Lumbalbereich platziert. Die Reibung erfolgt quer zum Faserlauf, die Bewegungsausschläge sind releativ klein.

Die reibende Hand kann durch die andere beschwert werden. So kann etwas mehr Druck ausgeübt werden. Die auf der Haut platzierte Hand darf nicht auf der Haut „rutschen".

Reibungen des M. multifidus

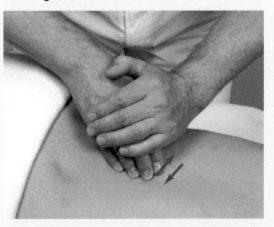

Reibungen des lumbalen Anteils des M. multifidus erfolgen mit aufrecht gestellten Fingern. Die andere Hand unterstützt die den Druck ausübenden Finger. Die Bewegung erfolgt quer zum Faserverlauf. Das Bewegungsausmaß ist gering; das Gleiten der Fingerkuppen auf der Haut sollte vermieden werden.

Reibungen am Ansatz des M. levator scapulae

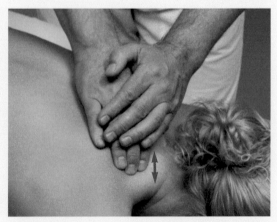

Die Ansatzstelle des Muskels am Angulus superior scapulae ist gut tastbar. Die Reibungen erfolgen mit den Fingerkuppen.

In der Muskulatur im Bereich des Schulterblattes finden sich häufig tastbare Verhärtungen, die mit Reibungen massiert werden.

PRAXISTIPP

Sehnen- und Muskelreizungen des M. supraspinatus treten häufig auf und können einen subakromialen schmerzhaften Bogen (bei Abduktion von 60°–120°) verursachen.

Reibungen an den Ansätzen der Mm. rhomboidei

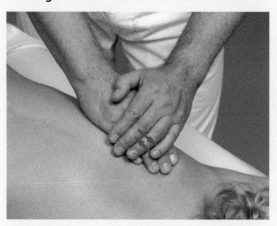

Die Reibungen der Mm. rhomboidei erfolgen am medialen Skapularand. Hierbei werden die Fingerspitzen durch die andere Hand unterstützt. Die Bewegung erfolgt quer zum Faserverlauf, wobei zu beachten ist, dass die Fingerspitzen die Haut über den Muskelfasern verschieben und nicht über die Haut rutschen. Das Bewegungsausmaß ist klein.

Reibungen des M. teres major

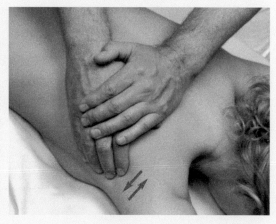

Mit den Fingerspitzen erfolgt die Lokalisation der Muskelfasern des M. teres major am seitlichen Rand des Schulterblattes. Die Reibung erfolgt quer zum Faserverlauf.

Reibungen des M. infraspinatus

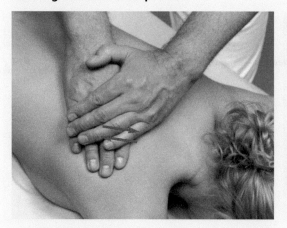

Die Reibung des M. infraspinatus wird etwas flächiger durchgeführt. Sie erfolgt quer zum Faserverlauf.

Reibungen des M. supraspinatus

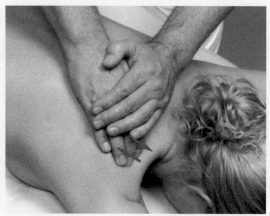

Die Reibung des M. supraspinatus erfolgt auf dem Muskelbauch. Die Fingerspitzen nehmen – relativ steil gestellt – Kontakt mit dem Muskel auf. Die Reibung erfolgt quer zum Faserverlauf.

Tapotements

Für die Rückenmassage eignen sich vor allem die folgenden Griffe:

- Klatschungen, pronierend und supinierend

- Klopfungen mit der Hohlhand
- Klopfungen mit der offenen Faust
- Hackungen

Klatschungen, pronierend

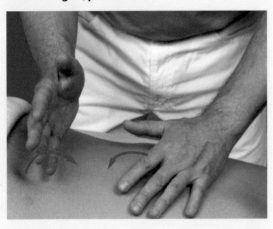

Die pronierenden Klatschungen werden mit den Handflächen ausgeführt.
Hierbei treffen die Handflächen in schnellem Wechsel auf die Körperoberfläche.

Klatschungen, supinierend

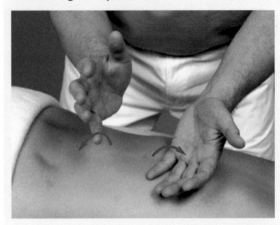

Die Klatschungen erfolgen in schnellem Wechsel mit den Handrücken.
Hierzu führen die Hände supinierende Bewegungen aus.

Klopfungen mit der Hohlhand

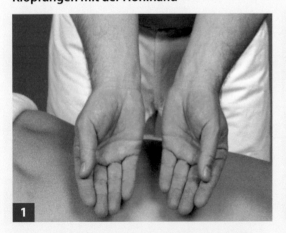

1

Daumen und Zeigefinger liegen fest aneinander, die Mittelgelenke der Finger sind leicht flektiert und bilden eine Hohlhand.

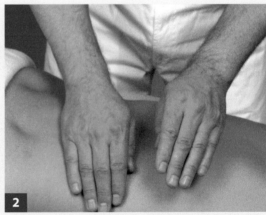

2

Die Hohlhände schlagen im raschen Wechsel auf die Körperoberfläche.

Klopfungen mit offener Faust oder Hackungen mit den Handkanten wirken tonisierend.

Klopfungen mit der offenen Faust

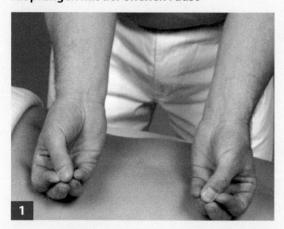

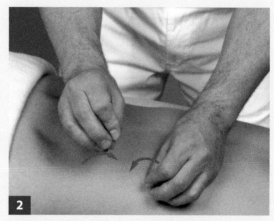

1 Daumen und Fingerspitzen werden fest aneinander gelegt und formen so eine offene Faust.

2 Die offene Faust trifft in raschem Wechsel auf die Haut. Richtig durchgeführt ist dabei ein hohles, etwas hallendes Geräusch zu vernehmen.

Hackungen

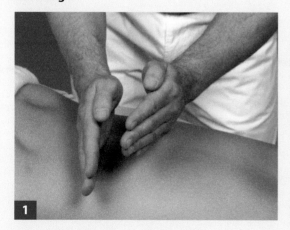

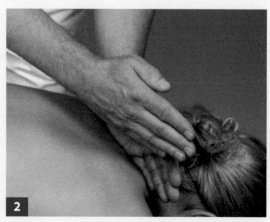

1 Hackungen werden jeweils über Muskeln (hier dem M. erector trunci), nie aber über Knochenvorsprüngen oder empfindlichen Zonen (Nierenlager) durchgeführt.

2 Hackungen können auch im Bereich des M. trapezius ausgeführt werden.

Sägegriff

Der Sägegriff erzeugt Reibungswärme. Er kann zum Beispiel über dem Kreuzbein oder dem M. trapezius angewandt werden.

PRAXISTIPP

Die Pars descendens des M. trapezius neigt zum reflektorischen Hypertonus und kann somit zu Schmerzhaftigkeiten der Zervikalregion führen.

Sägegriff über der Lumbalregion

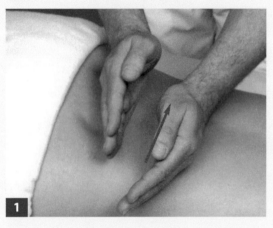

1

Bei dieser Technik bewegen sich die Hände rasch hin und her.

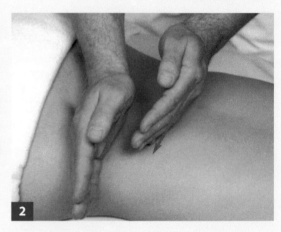

2

Durch die Reibung mit den Handkanten auf der Hautoberfläche werden Hautabschnitte gezielt erwärmt.

Sägegriff über dem M. trapezius

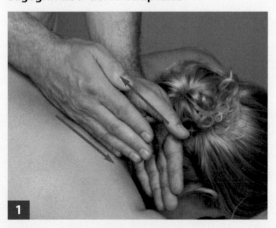

1

Die Handkanten beider Hände werden auf die zu massierende Region aufgelegt und gegeneinander gerieben, so dass die Ulnarkanten beider Hände abwechselnd mit leichtem Druck über die Haut gleiten.

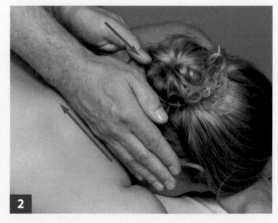

2

Durch die wechselseitige, sägende Bewegung entsteht Reibungswärme, die beim Patienten als lokales Wärmegefühl imponiert. Der Sägegriff kann über Muskeln, Sehnen und Knochenvorsprüngen durchgeführt werden.

Vibrationen

Vibrationen sind wirksame Manipulationen bei Schmerzen. Sie können mit der flachen Hand oder mit den Fingerspitzen verabreicht werden.

Vibrationen

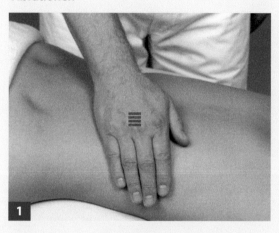

1

Vibrationen können über allen Stellen des Rückens durchgeführt werden. Je nach gewünschter Intensität gibt es unterschiedliche Applikationsmöglichkeiten. Mit der flachen Hand werden größere und oberflächlichere Areale erreicht.

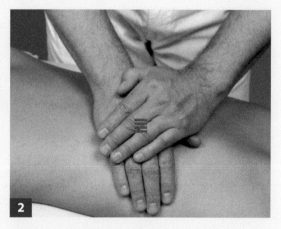

2

Vibrationen mit zusätzlichem Druck durch das Beschweren mit der anderen Hand erreichen tiefere Muskelabschnitte.

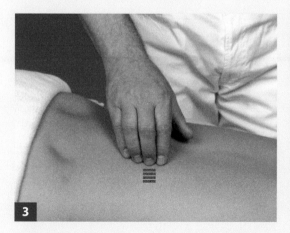

3

Mit den Fingerspitzen können sehr wirksam punktuell Vibrationen durchgeführt werden.

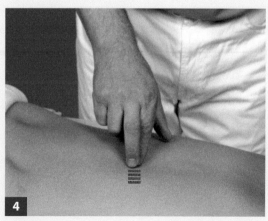

4

Vibrationen, wie hier mit dem durch den Mittelfinger beschwerten Zeigefinger, können punktuell über schmerzenden Arealen eingesetzt werden.

Querfriktionen

Querfriktionen sind sehr effektive Behandlungsmöglichkeiten, die im Rahmen der Massage in ein Be-

handlungskonzept integriert werden können. Im Folgenden werden die wichtigsten Möglichkeiten für Querfriktionen im Rückenbereich dargestellt.

Lig. supraspinale im LWS-Bereich

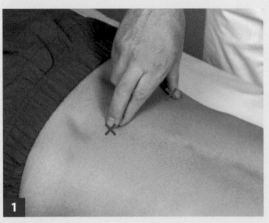

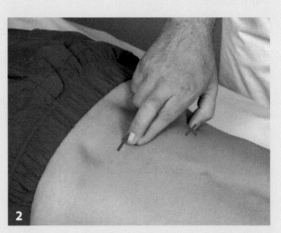

L: Bauchlage
H: Der Therapeut legt seinen durch den Mittelfinger verstärkten Zeigefinger der rechten Hand von rechts gegen das Lig. supraspinale. Den Daumen stützt er auf der linken Seite des Patienten auf dem M. iliocostalis ab.

B: Der Therapeut bewegt seinen Zeigefinger unter Druck von rechts nach links über das Lig. supraspinale. Er senkt dabei den Ellenbogen etwas ab und bewegt sein Handgelenk in Richtung Dorsalextension.

Lig. iliolumbale

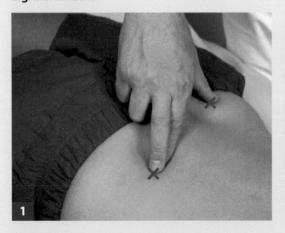

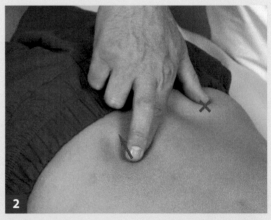

L: Bauchlage
H: Der Therapeut legt seinen durch den Mittelfinger beschwerten Zeigefinger der rechten Hand im Winkel zwischen der Crista iliaca und L5 auf. Seinen Daumen stützt er auf dem Beckenkamm ab.

B: Der Therapeut bewegt seinen Zeigefinger unter Druck von lateral und kranial nach medial und kaudal. Er senkt dabei den Ellenbogen ab und bewegt sein Handgelenk in Richtung Dorsalextension.

Funktionsmassage

Im Folgenden wird die Funktionsmassage der einzelnen Rückenmuskeln erläutert. Die Darstellung erfolgt jeweils in zwei Bildern. Die erste Abbildung zeigt die Ausgangsstellung und die Handfassung des Therapeuten. Das zweite Bild zeigt die Endstellung der ausgeführten Bewegung. Die Handlungsanweisungen befinden sich unter dem jeweiligen Bild.

M. trapezius, Pars descendens

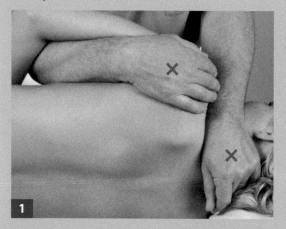

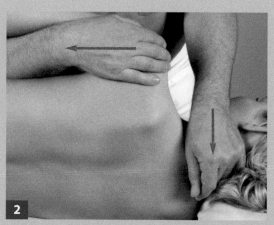

L: Seitlage, Rotation des Kopfes des Patienten zur Behandlungsseite

H: Der Therapeut stellt den Schultergürtel des Patienten in Elevation ein und drückt das Thenar der massierenden Hand flächig gegen den M. trapezius.

B: Der Therapeut bewegt den Schultergürtel passiv in Richtung Depression und drückt das Thenar der massierenden Hand flächig gegen den M. trapezius.

M. levator scapulae

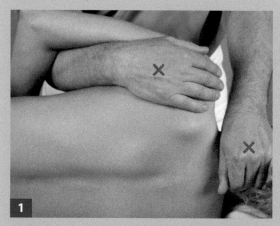

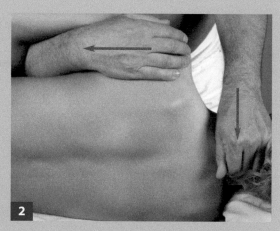

L: Seitlage, Rotation des Kopfes des Patienten von der Behandlungsseite weg

H: Der Therapeut stellt den Schultergürtel in Elevation ein und legt das Thenar der massierenden Hand flächig auf den M. levator scapulae.

B: Der Therapeut stellt den Schultergürtel in Depression ein und drückt das Thenar der massierenden Hand gegen den M. levator scapulae.

Im Folgenden werden die Möglichkeiten der Funktionsmassagen für die autochthonen Muskeln im Lumbal- und Thorakalbereich dargestellt. Die Funktionsmassage erfolgt hier am in Bauchlage befindlichen Patienten.

Autochthone Muskulatur im Lumbalbereich: Rotation

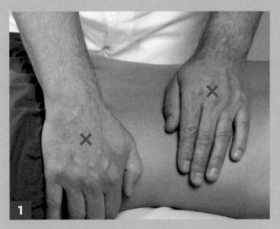

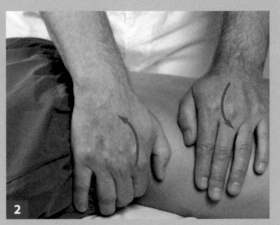

L: Bauchlage
H: Der Therapeut legt das Thenar der linken Hand flächig neben die Wirbelsäule auf die autochthone Rückenmuskulatur der rechten Seite. Mit der rechten Hand umfasst er von ventral die Spina iliaca anterior superior.

B: Während der Therapeut mit der rechten Hand das Becken des Patienten etwas anhebt und dadurch im lumbalen Bereich eine Rotation nach links hervorruft, drückt er mit der linken Hand gegen die verspannte Muskulatur nach ventral und lateral.

Autochthone Muskulatur im Thorakalbereich: Rotation

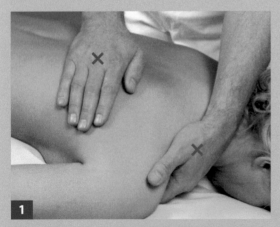

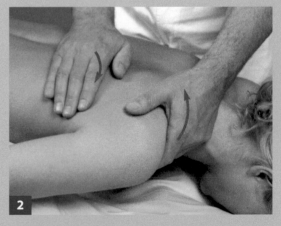

L: Bauchlage
H: Der Therapeut legt das Thenar und den Daumen seiner rechten Hand auf die autochthone Rückenmuskulatur der rechten Seite. Die linke Hand umfasst von ventral die rechte Schulter des Patienten.

B: Während der Therapeut mit seiner linken Hand den Thorax des Patienten anhebt und dadurch eine Rotation in der Brustwirbelsäule nach rechts induziert, drückt er mit seiner rechten Hand die autochthone Rückenmuskulatur nach ventral und lateral.

Eine weitere Möglichkeit bezüglich der Funktionsmassage besteht darin, die autochthonen Muskeln mit einer kombinierten Extensions- und Rotationsbewegung zu massieren.

Autochthone Muskulatur im Lumbalbereich: in Extension und Seitneigung

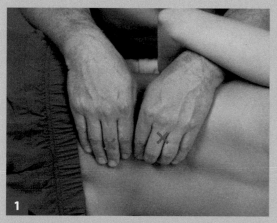
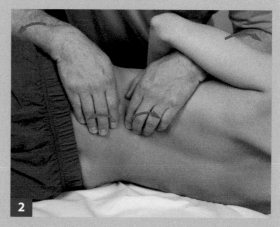

L: Seitlage, die Wirbelsäule ist extendiert
H: Der Therapeut umfasst mit flektierten Fingerkuppen die linksseitige autochthone Rückenmuskulatur von medial.

B: Indem der Therapeut den eigenen Rumpf nach vorne verlagert, bewegt er seine Unterarme auseinander und induziert dadurch eine Lateralflexion der LWS nach rechts. Währenddessen ziehen seine Fingerkuppen die Muskulatur nach lateral und üben dabei Druck nach ventral aus.

Autochthone Muskulatur im Thorakalbereich: Rotation in Extension, in Seitlage

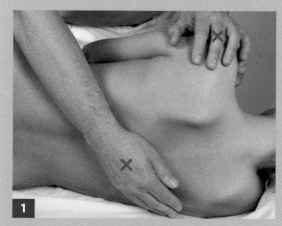
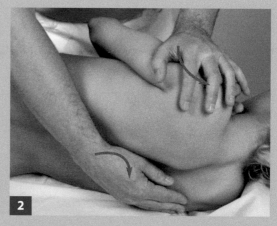

L: Seitlage, die Wirbelsäule ist extendiert
H: Der Therapeut legt das Thenar seiner rechten Hand von medial gegen die rechtsseitige autochthone Rückenmuskulatur. Seine linke Hand liegt von lateral und ventral auf der linken Schulter des Patienten.

B: Während der Therapeut mit seiner linken Hand die Schulter des Patienten nach dorsal und kranial bewegt, übt er mit dem Thenar der rechten Hand Druck nach ventral und lateral aus.

Die Funktionsmassage der autochthonen Rückenmuskeln kann an der flektierten, extendierten oder rotierten Wirbelsäule durchgeführt werden. Rotation und Extension oder Rotation und Flexion können dabei als kombinierte Bewegungsmuster ausgeführt werden. Die Wahl der Einstellung hängt von der

---

Autochthone Muskulatur im Lumbalbereich: in Flexion, Seitneigung und Seitlage

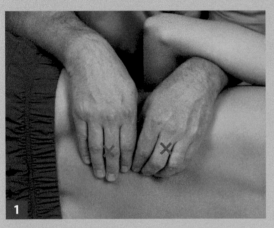 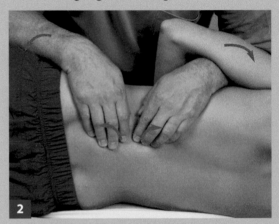

L: Seitlage, die Wirbelsäule ist flektiert
H: Der Therapeut fasst mit flektierten Fingerkuppen von medial gegen die linksseitige autochthone Rückenmuskulatur.

B: Indem der Therapeut den eigenen Rumpf nach vorne verlagert, bewegt er seine Unterarme auseinander und induziert dadurch eine Lateralflexion der Brustwirbelsäule nach rechts. Währenddessen ziehen seine Fingerkuppen die Muskulatur nach lateral und üben dabei Druck nach ventral aus.

Autochthone Muskulatur im Lumbalbereich: Rotation in Flexion, in Seitlage

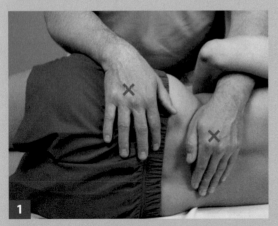 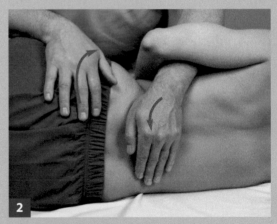

L: Seitlage
B: Die rechte Hand des Therapeuten liegt auf dem Os ilium, die linke Hand auf der linksseitigen Rückenmuskulatur.

B: Mit der rechten Hand bewegt der Therapeut das Becken nach ventral und etwas nach kranial. Dadurch entsteht eine Lateralflexion der LWS nach links mit Rotation nach links. Er übt Druck gegen die linksseitige Rückenmuskulatur aus und bewegt die Muskulatur so zur WS hin.

aktuellen Ruhestellung ab. Diese entspricht der so genannten individuellen Schonhaltung, also jener Haltung, in der die Beschwerden des Patienten die stärkste Linderung erfahren. Die Funktionsmassage kann sowohl im Lumbal- als auch im Thorakalbereich eingesetzt werden.

Autochthone Muskulatur im Lumbalbereich: Rotation in Extension, in Seitlage

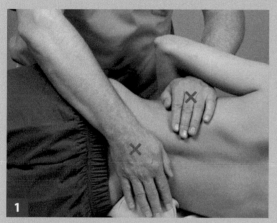

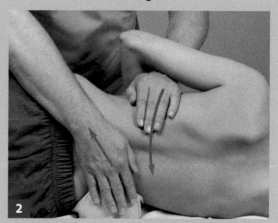

L: Seitlage, die LWS ist in Richtung Lateralflexion nach rechts eingestellt, der Patient hält seine linke Hand von ventral gegen die Rippen

B: Der Therapeut fasst mit der linken Hand unter den Oberarm des Patienten. Die rechte Hand liegt mit dem Thenar von medial auf der linksseitigen Rückenmuskulatur.

B: Der Therapeut rotiert den Patienten mit seiner linken Hand von sich weg. Er übt gleichzeitig mit dem Thenar der rechten Hand Druck gegen die linksseitige Rückenmuskulatur nach ventral und lateral aus.

Autochthone Muskulatur im Thorakalbereich: Lateralflexion in Flexion, in Seitlage

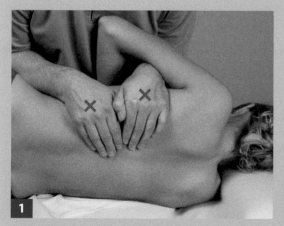

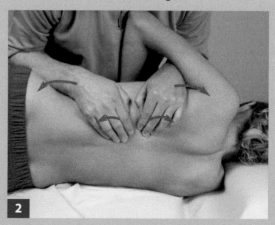

L: Seitlage

H: Der Therapeut fasst mit seinem linken Arm unter dem distalen Oberarm des Patienten durch. Dann umfasst er mit beiden Händen und mit leicht flektierten Fingern die Rückenmuskulatur der linken Seite des Patienten.

B: Der Therapeut beugt seinen Oberkörper nach vorne und bewegt gleichzeitig seine Unterarme auseinander. Während so eine Lateralflexion der BWS nach rechts entsteht, bewegt er mit den Fingerkuppen die linksseitige Rückenmuskulatur unter Druck nach ventral und lateral.

Der M. quadratus lumborum ist ebenfalls der Funktionsmassage zugänglich. Sie kann sowohl in Richtung Flexion als auch in Richtung Extension durchgeführt werden.

Autochthone Muskulatur im Thorakalbereich: Lateralflexion in Extension, in Seitlage

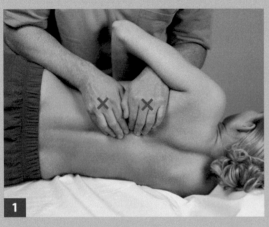

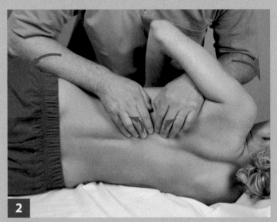

L: Seitlage, die WS ist extendiert.
H: Der Therapeut fasst mit seinem linken Arm unter dem oben liegenden Oberarm des Patienten durch. Dann umfasst er mit beiden Händen und mit leicht flektierten Fingern die linksseitige Rückenmuskulatur.

B: Der Therapeut beugt seinen Oberkörper nach vorne und bewegt gleichzeitig seine Unterarme auseinander. Während auf diese Weise eine Lateralflexion der Brustwirbelsäule nach rechts entsteht, bewegt er mit den Fingerkuppen die linksseitige Rückenmuskulatur unter Druck nach ventral und lateral.

M. quadratus lumborum, links

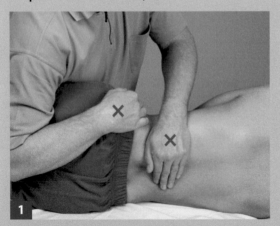

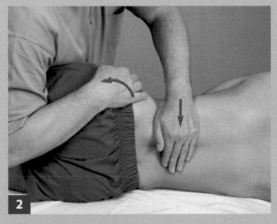

L: Seitlage
H: Der Therapeut fasst mit der Kleinfingerkante seiner rechten Hand die Crista iliaca und fixiert das Becken zwischen seinem Rumpf und dem Ellenbogen. Die linke Hand liegt flächig auf dem linken M. quadratus lumborum.

B: Der Therapeut bewegt das Becken mit der rechten Hand nach kaudal und erreicht damit im Lumbalbereich eine Lateralflexion nach rechts. Gleichzeitig massiert er mit der linken Hand den M. quadratus lumborum unter Druck nach medial.

In der gleichen Lage des Patienten kann durch Umgreifen des Therapeuten der M. quadratus lumborum auch auf der anderen Seite massiert werden.

Auch die Massage des M. latissimus dorsi stellt ein wichtiges Element im Ablauf der Funktionsmassage für die Rückenmuskulatur dar.

M. quadratus lumborum, rechts

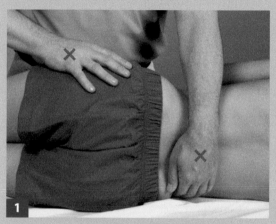 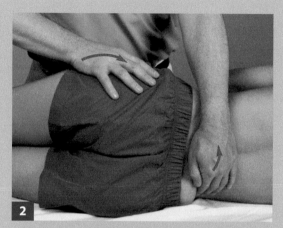

L: Seitlage
H: Die rechte Hand des Therapeuten liegt flächig auf dem Os ilium. Mit den Fingerspitzen der linken Hand fasst er flächig den rechten M. quadratus lumborum.

B: Der Therapeut schiebt mit der rechten Hand das Becken nach kranial. Dabei entsteht eine Lateralflexion nach links. Gleichzeitig zieht er mit den Fingerkuppen der linken Hand den M. quadratus lumborum flächig nach medial.

M. latissimus dorsi

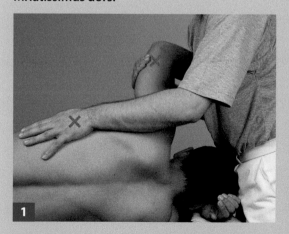 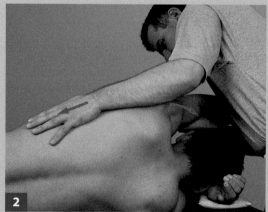

L: Seitlage
H: Der Therapeut hält den im Ellenbogengelenk flektierten Arm mit seiner rechten Hand in Abduktion und legt seine linke Hand flächig auf den M. latissimus dorsi auf.

B: Der Therapeut führt den Arm in Richtung Flexion und Außenrotation. Gleichzeitig massiert er mit der linken Hand den M. latissimus dorsi unter Druck nach kaudal.

Behandlungsbeispiele

Degenerative Erkrankungen der Wirbelsäule
Degenerative, d. h. durch Abnutzung bedingte Veränderungen der LWS sind die häufigste Ursache von Rückenbeschwerden. Zu den degenerativen Erkrankungen der Wirbelsäule zählen u. a. Spondylose, Spondylarthrose, Osteochondrose und Chondrose.

Spondylarthrose
Instabilität innerhalb eines Bewegungssegmentes der Wirbelsäule führt zu einer Überbelastung im Bereich der kleinen Wirbelgelenke. Dies wiederum verursacht die Spondylarthrose.

Spondylose
Durch eine Instabilität innerhalb eines Bewegungssegments der Wirbelsäule kommt es zu einer Lockerung und einer vermehrten Beweglichkeit (Hypermobilität) mit einer vermehrten Zugbeanspruchung der Bänder am Periost der Wirbekörper. Dies führt an den Wirbelkörperrändern zur Bildung von knöchernen Ausziehungen (Spondylophyten).

Osteochondrose
Die Osteochondrose ist das Ergebnis einer erhöhten mechanischen Belastung. Die Deck- und Grundplatten der Wirbel zeigen eine verstärkte subchondrale Sklerosierung. An den Rändern kommt es zu einer knöchernen Randzackenbildung.

Chondrose
Degenerative Veränderungen im Bereich der Bandscheibe führen zu Rissen im Faserring, zur Bandscheibeninstabilität und zu einer Degeneration des Gallertkerns. Dies führt zu einer Abnahme der Pufferfunktion der Bandscheiben zwischen den einzelnen Wirbelkörpern. Diese degenerative Veränderung verursacht die Osteochondrose mit subchondraler Sklerosierung der Deck- und Grundplatten.

Symptome
- Druckschmerz über den betroffenen Segmenten
- paravertebraler Hypertonus des M. erector trunci
- schmerzhafte Bewegungseinschränkung im Segment, im Frühstadium Überbeweglichkeit möglich

- intersegmentale Mobilitätsunterschiede in der segmentalen manuellen Beweglichkeitsuntersuchung

Behandlungsziele
- Schmerzreduktion, -beseitigung
- vergrößerte Beweglichkeit, aber auch vergrößerte muskuläre Stabilität (bei Hypermobilität der Segmente)
- Beseitigung hypertoner Spannungszustände der Rückenmuskulatur

Maßnahmen
Klassische Massage
- Rückenmassage
Querfriktionen
- Friktionen der intervertebralen und supraspinalen Bänder
Funktionsmassage
- M. erector trunci
- M. latissimus dorsi
- M. quadratus lumborum
Begleitmaßnahmen
- Thermotherapie
- Physikalische Therapie (Elektrotherapie: Kurzwelle etc.)
- Mobilisation von hypomobilen Segmenten sowie Stabilisation von hypermobilen Segmenten
- neurale Mobilisation

Lumbalsyndrom

Das Lumbalsyndrom bezeichnet einen Sammelbegriff für Rückenschmerzen, die in der Regel ohne neurologische Defizite oder Ausstrahlungen auftreten. Die Ursachen eines Lumbalsyndroms sind vielfältig. Meist findet man degenerative Veränderungen und Blockierungen durch Haltungsfehler. Aber auch Tumore und rheumatische Veränderungen sowie Traumata können zu einem Lumbalsyndrom führen. Eine genauere Begriffsbestimmung ist hilfreich:

MEMO

- Lumbalgie = Chronische Rückenschmerzen
- Lumbago = Akuter Rückenschmerz
- Lumboischialgie = Schmerzen im Bereich der LWS mit Ausstrahlung in die Beine
- Ischialgie = Schmerzen im Verlauf des Nervus ischiadicus
- radikuläre Schmerzen = Wurzelkompressionsschmerzen und segementale Schmerzausbreitung
- pseudoradikuläre Schmerzen = Schmerzen, die in der Regel von den Zwischenwirbelgelenken, Muskeln oder den Bändern der Wirbelsäule ausgehen. Für sie besteht keine segmentale Zuordnung.

Symptome

Die Leitsymptome variieren abhängig von der zugrundeliegenden Störung. Bei Beschwerden ohne neurologische Defizite stehen Ruhe- und Belastungsschmerzen im Vordergrund, ggf. tritt eine Schonhaltung auf.

Bei Beteiligung nervaler Strukturen treten zusätzlich entsprechend der beteiligten Struktur ausstrahlende Schmerzen und Abschwächung der dem oder den Nerven zugeordneten Muskeln bis hin zur Parese auf.

Behandlungsziele (bei Lumbalgien ohne neurologische Störung)

- Schmerzbeseitigung
- verbesserte Beweglichkeit
- Beseitigung hypertoner Spannungszustände der Rückenmuskulatur
- Haltungsschulung

Maßnahmen
Klassische Massage
- Rückenmassage

Funktionsmassage
- M. erector trunci
- M. latissimus dorsi
- M. quadratus lumborum

Begleitmaßnahmen
- Thermotherapie
- Physikalische Therapie (Elektrotherapie: Kurzwelle)
- Mobilisation hypomobiler Segmente, Stabilisation hypermobiler Segmente
- neurale Mobilisation
- Rückenschule

Rücken

MEMO

Die lateralen Anteile des M. erector spinae können wegen ihrer größeren Hebelwirkung als kräftige Wirbelsäulenbeweger bezeichnet werden.
Dies gilt sowohl bei isometrischer (Tragen, Halten von Gegenständen) als auch bei konzentrischer Arbeit (Anheben von Gegenständen).

MEMO

Die tiefen Anteile der Rückenmuskeln gelten als die segmental stabilisierenden Muskeln, die keine direkte Bewegung durchführen. Ihre Aufgabe ist die Verstärkung passiver, Gelenk stabilisierender Strukturen. Ihre Wirkung ist unabhängig von der Position der Wirbelsäule (Haltung und Bewegung).

MEMO

Der M. erector spinae ist häufig schmerzreflektorisch hyperton. Dies geschieht in Folge von Pathologien unterschiedlicher Anteile der Wirbelsäulensegmente (Diskus, Ligament, Kapsel, Gelenke, etc.).

MEMO

Der M. latissimus dorsi ist der größte Muskel des Menschen. Er verbindet funktionell den Schultergürtel mit dem Becken. Der M. latissimus dorsi bildet muskulär die hintere Achselwand.

4.3 Zervikalregion

Untersuchung _____ 170

Anamnese _____ 170

Inspektion _____ 170

Palpation _____ 172

Funktionsprüfung _____ 174

Alarmzeichen _____ 176

Behandlung _____ 177

Klassische Massage _____ 177

Streichungen _____ 178

Knetungen _____ 179

Hautmobilisation _____ 180

Querfriktionen _____ 181
Kurze Nackenmuskulatur, flächig _____ 181
Kurze Nackenmuskulatur, punktuell _____ 181

Funktionsmassage _____ 182
Kurze Nackenextensoren:
in Flexion _____ 183
in Seitneigung und Rotation _____ 184
Lange Nackenmuskeln:
in Flexion _____ 185
in Seitneigung und Rotation _____ 185

Behandlungsbeispiele _____ 187

Zervikalsyndrom _____ 187

Zervikozephalgie _____ 187

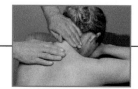

Untersuchung

In der Nackenregion können Techniken aus den Bereichen der Klassischen Massage, der Querfriktionen und der Funktionsmassage angewendet werden. Die Funktionsmassagen nehmen im Zervikalbereich einen hohen Stellenwert ein. Vor der Anwendung von Massage erfolgt eine ausführliche Befunderstellung, die Anamnese, Inspektion, Palpation und die Funktionsprüfung umfasst. Ausführliche Hinweise zu den allgemeinen Grundlagen werden in den entsprechenden Abschnitten des Buches beschrieben (**s. Kap. 5 Der Befund, S. 38**). An dieser Stelle werden jeweils die speziellen Aspekte, die bei der regionären Befunderhebung im Halsbereich eine Rolle spielen, erwähnt. Neben der für die weitere Therapiestrategie grundlegenden gezielten Schmerzpalpation ist die Beachtung der so genannten „Alarmzeichen" wichtig. Diese stellen Kontraindikationen für alle weiteren Maßnahmen dar und erfordern unbedingt eine weitere ärztliche Abklärung.

Die typischen Krankheitsbilder Zervikalsyndrom und die Zervikozephalgie werden abschließend dargestellt.

Anamnese
Im ersten Schritt erhält der Therapeut mit Hilfe der Anamnese einen Überblick über die Art der Beschwerden. Mit den sieben W's (**s. S. 38**) wird zunächst eine sinnvolle Schmerzanamnese erstellt, die auch die Befragung zur Einnahme von Medikamenten einschließt.

Inspektion
An die Anamnese schließt sich die Inspektion an. Hierbei werden die Form des Schädels, die Konturen des Halses und die Kopfstellung von vorne, seitlich und hinten beurteilt. Die entsprechenden Beobachtungskriterien sind die gleichen wie beim Rücken. Auch hier sollten die gesamte Wirbelsäule und die gesamte Statik im Stand beurteilt werden.

MEMO

Die sieben W's
- Was schmerzt bzw. wo schmerzt es?
  (Schmerzlokalisation? Segmentale Zuordnung? Schmerzausdehnung oder -projektion?)
- Wann schmerzt es?
  (Bestimmte tageszeitliche Rhythmik? Wann kommen und gehen die Schmerzen?)
- Seit wann bestehen die Beschwerden?
  (Beginn der Beschwerden?)
- Wie sind die Beschwerden?
  (Schmerzqualitäten: dumpf, spitz, bohrend, einschießend?)
- Wodurch werden die Beschwerden beeinflusst?
  (Linderung oder Verstärkung durch äußere Faktoren wie Kälte, Wärme, Bewegung oder Ruhe?)
- Welche Begleiterscheinungen treten auf?
- Was wurde bisher unternommen?
  (Bisherige Therapieversuche mit oder ohne Erfolg? Medikamente? Operationen? Ruhigstellung? Physiotherapeutische Maßnahmen? Hilfsmittel?)

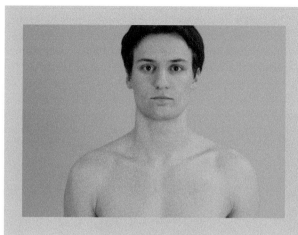

Inspektion von ventral

Folgende Kriterien sind von Bedeutung:
- Medianlinie: lotrecht?
- Hals: Länge und Muskelrelief im Seitenvergleich?
- Schultern: rechte und linke Schulter auf gleicher Höhe und symmetrisch?
- Schlüsselbeine: auf gleicher Höhe und symmetrisch?
- Untere Rippenbögen: auf gleicher Höhe?
- Nabel: Lage auf der Lotlinie?
- Arm: beide Arme symmetrisch in Länge und Form?
- Spina iliaca anterior superior: Spinae auf gleicher Höhe?
- Beinachsen: symmetrischer Verlauf von der Mitte der Leistenbeuge über die Patella und Malleolengabel bis zum zweiten Zehenstrahl?
- Muskelrelief: an Bauch, Armen und Beinen symmetrisch?

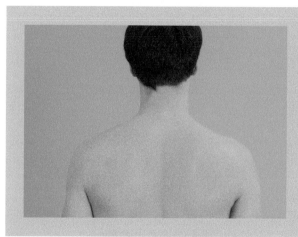

Inspektion von dorsal

Folgende Kriterien sind von Bedeutung:
- Kopflot: Verlauf von der Protuberantia occipitalis entlang der Mittellinie abwärts bis zwischen die Malleoli medialis.
- Hals: Symmetrie von Länge und Muskelrelief im Seitenvergleich?
- Schultern: beide Schultern symmetrisch und auf gleicher Höhe?
- Taillendreieck: beidseits symmetrisch?
- Arme: beidseits symmetrisch und gleich lang?
- Beckenkämme: beidseits auf gleicher Höhe?
- Spina iliaca posterior superior: beidseits auf gleicher Höhe?
- Gesäßfalte: beidseits auf gleicher Höhe?
- Kniefalten: beidseits symmetrisch und auf gleicher Höhe?
- Muskelrelief: an Rücken, Armen und Beinen symmetrisch?

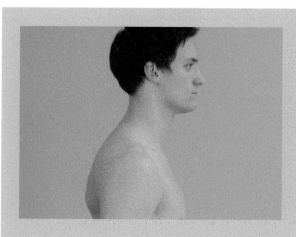

Inspektion von lateral

Folgende Kriterien sind von Bedeutung:
- Physiologische Krümmungen der Wirbelsäule?
  HWS: Lordose
  BWS: Kyphose
  LWS: Lordose
- Thorax: regelrechte Form?
- Bauchdecke: straff?

Palpation

Zunächst werden Temperatur, Oberflächenbeschaffenheit und der Spannungszustand des Gewebes im Bereich der Zervikalregion wahrgenommen. Im nächsten Schritt werden die knöchernen Referenzpunkte als Ansatz oder Ursprung von Bändern, Ligamenten, Sehnen und Muskeln getastet. Schließlich erfolgt die Tonusprüfung der einzelnen Muskeln.

Knöcherne Strukturen der Halswirbelsäule

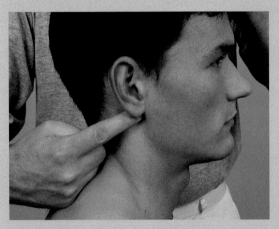

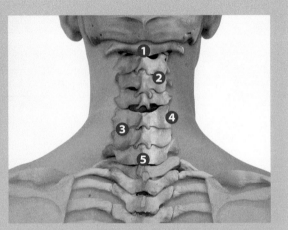

Proc. transversus
Die Spitze des Proc. transversus atlantis lässt sich in der Tiefe vor dem Proc. mastoideus und hinter dem Ramus mandibulae, etwa auf der Höhe des Meatus accusticus externus tasten. Den Abstand zwischen dem Proc. transversus atlantis und dem Proc. mastoideus palpiert man zur Prüfung der Beweglichkeit des Atlantooccipitalgelenks.

Weitere Referenzpunkte im HWS-Bereich
1. Proc. spinosus axis
2. Gelenkfacette C2-3
3. Gelenkfacette C5-6
4. Proc. transversus von C4
5. Proc. spinosus von C7

Muskeln im Nackenbereich

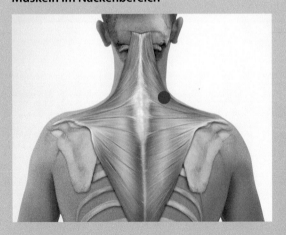

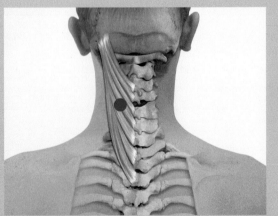

M. trapezius
Die Pars descendens des M. trapezius kann mit Daumen und Fingern gefasst werden. Häufig ist der M. trapezius schmerzhaft verkürzt. Im medialen Bereich wird der M. levator scapulae mit palpiert.

M. splenius capitis
Unterhalb des M. trapezius liegt der M. splenius capitis, dessen Fasern von lateral und kranial (Proc. mastoideus) nach medial und kaudal verlaufen.

MEMO

Bei einer Kontraktur oder einseitigen Innervationsstörungen kann es zu einem Schiefhals (Torticollis) kommen.

MEMO

Die infrahyale Muskulatur arbeitet immer mit der suprahyalen Muskulatur zusammen, um den Mund zu öffnen oder den Kopf und die HWS zu flektieren.

Muskeln im Nackenbereich

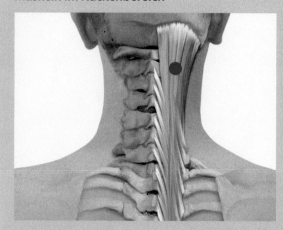

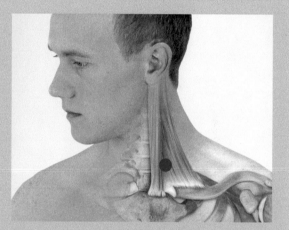

M. semispinalis capitis
Zwischen der Dornfortsatzsreihe und den Laminae lässt sich der Muskelbauch des M. semispinalis capitis palpieren. Die Mm. semispinales neigen zur schmerzhaften Hypertonie.

M. sternocleidomastoideus
Den Verlauf des M. sternocleidomastoideus ertastet man vom Proc. mastoideus aus bis zum Manubrium sterni. Der M. sternocleidomastoideus neigt insbesondere bei ventraler Translation des Kopfes zur Verkürzung.

Zungenbeinmuskeln

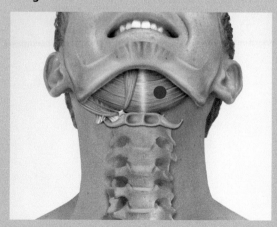

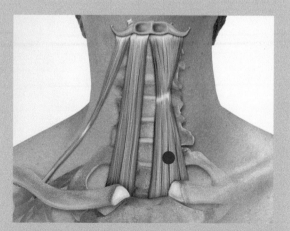

Suprahyoidale Muskeln
Oberhalb des Os hyoideum lassen sich die suprahyoidalen Muskeln palpieren.

Infrahyoidale Muskeln
Unterhalb des Os hyoideum lassen sich bis zum Ansatz hin die infrahyoidalen Muskeln palpieren.

Zervikalregion

Funktionsprüfung

Die Normalwerte Flexion/Extension im HWS-Bereich (C0–T3) betragen 35°–45°/0°/35°–45° jeweils von maximaler Flexion in maximale Extension.

Das Endgefühl ist fest-elastisch.
Kapselmuster:
Flexion > Rotation > Lateralflexion

Flexion

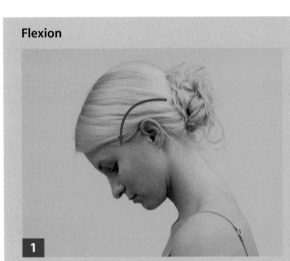

1

Aktiv
Der Patient bewegt den Kopf aktiv so weit wie möglich in Richtung Flexion.

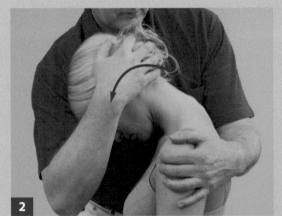

2

Passiv
Der Therapeut bewegt den Kopf passiv aus der Mittelstellung in die maximal mögliche Flexion.

Extension

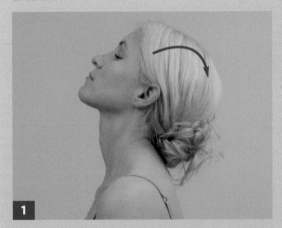

1

Aktiv
Der Patient bewegt den Kopf aktiv so weit wie möglich in Richtung Extension.

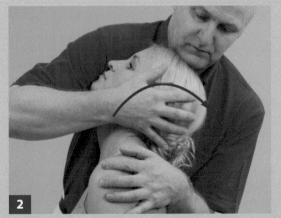

2

Passiv
Der Therapeut bewegt den Kopf passiv aus der Mittelstellung in die maximal mögliche Extension.

Die Normalwerte für die Rotation nach beiden Seiten beträgt für die HWS (C0–T3 60°–80°/0°/60°–80°) in jede Richtung.

Das Endgefühl ist fest-elastisch.

Hinweis: Die HWS ist muskulär schlecht gesichert, passive Bewegungen können Beschwerden verstärken.

Rotation in Seitneigung in Flexion

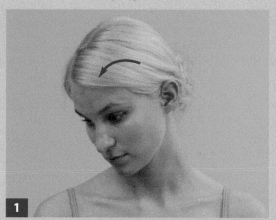
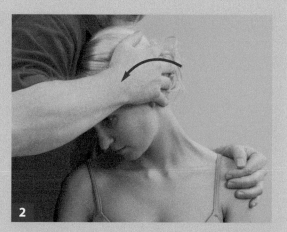

Aktiv
Der Patient bewegt den Kopf aktiv so weit wie möglich in Richtung Flexion mit Lateralflexion und Rotation nach rechts.

Passiv
Der Therapeut bewegt den Kopf aus der Mittelstellung passiv in die maximal mögliche Flexion mit Lateralflexion und Rotation nach rechts.

Rotation in Seitneigung in Extension

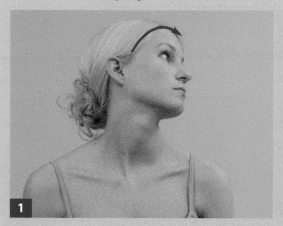
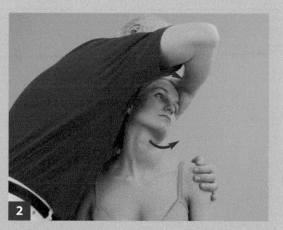

Aktiv
Der Patient bewegt den Kopf aktiv so weit wie möglich in Richtung Extension mit Lateralflexion und Rotation nach links.

Passiv
Der Therapeut bewegt den Kopf aus der Mittelstellung passiv in die maximal mögliche Extension mit Lateralflexion und Rotation nach links.

Alarmzeichen

Instabilitäten der Kopfgelenke kommen z. B. nach Traumata, bei rheumatischen Erkrankungen, M. Down und Langzeittherapie mit Kortison vor. Pathologische Befunde machen eine weiterführende bildgebende Diagnostik zwingend erforderlich. Schädigungen der A. vertebralis treten in der Regel in Verbindung mit Stoffwechselerkrankungen oder nach Traumata auf.

A. vertebralis-Test

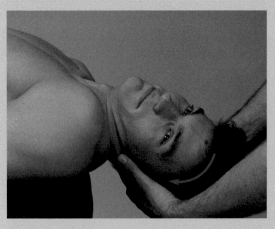

Ein pathologischer Befund (z. B. Schwindel, Nystagmus, Hör-, Seh-, Sprachstörungen und Bewusstlosigkeit) stellt eine Kontraindikation zur Massage dar. Nach Ausschluss einer Gefäßerkrankung oder -verletzung durch den Facharzt kann ggf. die manualtherapeutische Behandlung erfolgen.

Dens-Test

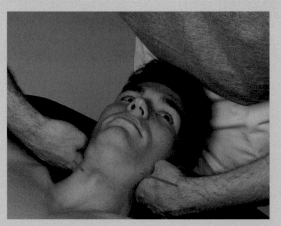

Bei fixiertem Axis ist normalerweise keine seitliche Bewegung des Atlas möglich. Daher weist eine seitliche Verschiebbarkeit des Atlas auf eine Densfraktur hin. Aufgrund dieser Instabilität kann es zu einer Kompression der Medulla oblongata und damit zu schweren neurologischen Symptomen kommen.

Lig. transversum-Test

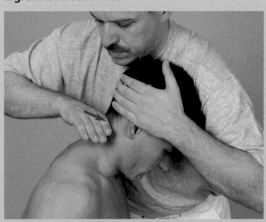

Bei intaktem Lig. transversum hat der Dens axis Kontakt mit dem vorderen Atlasbogen. Bei einer Insuffizienz bewegt sich der Dens axis zur Medulla oblongata hin. Eine Bewegung des Axis nach ventral und die damit verbundene Beeinflussbarkeit der Symptome sind pathologische Befunde.

Ligg. alaria-Test

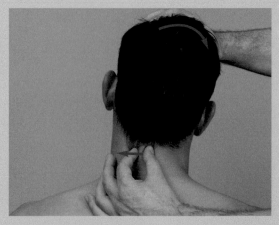

Sowohl bei einer Lateralflexion als auch einer Rotation der Kopfgelenke muss unverzüglich eine Rotation des Axis in die gleiche Richtung erfolgen. Der Proc. spinosus des Axis rotiert folglich in die entgegengesetzte Richtung. Bleibt diese Rotation aus oder erfolgt sie verzögert, so liegen eine Bandinsuffizienz oder eine Densfraktur vor.

4.3

Behandlung

Klassische Massage

Die Massage der Zervikalregion bezieht sich im Wesentlichen auf die Muskeln im Nackenbereich, den zervikalen Teil des M. erector trunci und die ventralen Muskeln wie den M. sternocleidomastoideus sowie die supra- und infrahyoidale Muskulatur und die Mm. scaleni. Die Massage kann im Sitzen an einem so genannten Schulter-Arm-Tisch, bei abgestütztem Kopf, oder auch in Bauchlage durchgeführt werden.

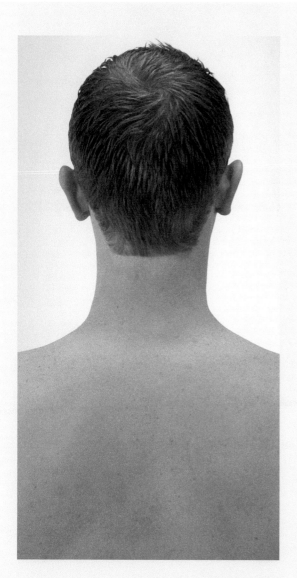

Streichungen
> Längsstreichungen
> Kreisförmige Streichungen (halbseitig)

Knetungen
> Längsknetungen des M. erector trunci
> Knetungen des M. sternocleidomastoideus
> Knetungen der suprahyoidalen Muskeln
> Knetungen der infrahyoidalen Muskeln

Hautmobilisation
> Hautverschiebungen
> Hautabhebungen
> Hautrollungen

Zervikalregion

Streichungen

In der Zervikalregion können Längsstreichungen und halbkreisförmige Streichungen durchgeführt werden.

PRAXISTIPP

Aufsteigende Streichungen haben eher eine anregende Wirkung, absteigende Streichungen eher eine beruhigende Wirkung.

Längsstreichungen

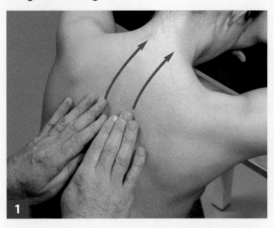

1

Die Längsstreichungen beginnen im Bereich der BWS. enden am Muskelansatz direkt unterhalb der Linea nuchae. Die Hände gleiten mit flächigem Kontakt beidseits paravertebral nach kranial.

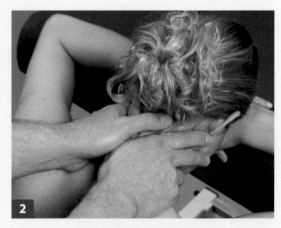

2

Die Fingerspitzen gleiten beidseits paramedian auf den M. erector trunci bis zu den Brustwirbeln zurück. Dort angekommen streichen die Hände wieder nach oben bis zum Ansatz der Muskeln unterhalb der Linea nuchae.

Kreisförmige Streichungen (halbseitig)

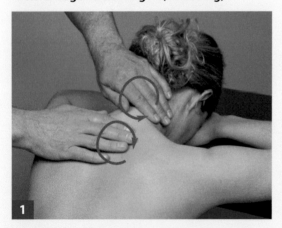

1

Beide Hände beschreiben kreisförmige Streichungen in der Zervikalregion. Die untere Hand erfasst zusätzlich noch die obere Trapeziusregion. Sie führt kleine Kreise im Bereich der zervikalen Halsregion aus.

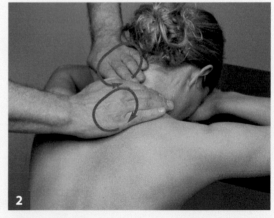

2

Beide Hände führen so parallel verschoben kleine kreisende Bewegungen aus. Bei kontinuierlicher Durchführung entsteht daraus eine fließende Bewegung.

Knetungen

Im Bereich der Zervikalregion erfassen die Knetungen den oberen Anteil des M. erector trunci sowie den oberen Anteil des M. trapezius (Pars descendens). Von vorne können der M. sternocleidomastoideus sowie die supra- und infrahyoidale Muskulatur erreicht werden.

Längsknetungen des M. erector trunci

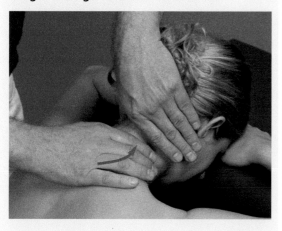

Beide Hände umfassen flächig die Muskeln im Nackenbereich. Die Muskeln werden wechselseitig mit der einen Hand gedrückt und an die andere Hand „weitergereicht". So entsteht ein wechselnder Druck auf die Nackenmuskulatur.

Knetungen des M. sternocleidomastoideus

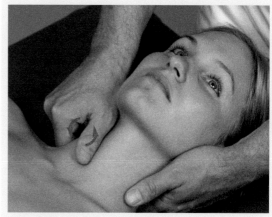

Die Knetung des M. sternocleidomastoideus erfolgt zwischen Daumen, -ballen und der radialen Seite der Zeigefinger. Der Muskel wird so gleichzeitig auf beiden Seiten zwischen Daumen und Zeigefingern intermittierend gepresst.

Knetungen der suprahyoidalen Muskeln

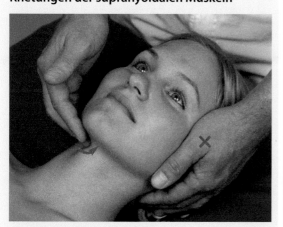

Bei entsprechendem Palpationsbefund der suprahyoidalen Muskeln werden diese mit den Kuppen von Zeige-, Mittel- und Ringfinger vorsichtig intermittierend komprimiert.

Knetungen der infrahyoidalen Muskeln

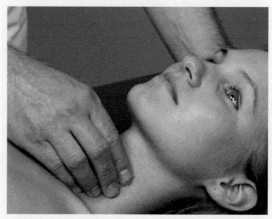

Bei Verspannungen oder hypertonen infrahyoidalen Muskeln werden diese mit Daumen und Fingerkuppe vorsichtig in kranialer Richtung intermittierend komprimiert.

Hautmobilisation

In der Nackenregion können Hautmobilisationstechniken wie Hautverschiebung, -abhebung und -rollung durchgeführt werden.

Hautverschiebungen

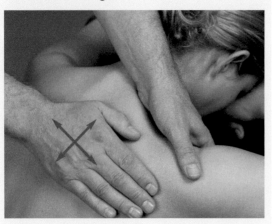

Mit der flächig aufgelegten Hand wird die Haut nach medial und lateral sowie nach kranial und kaudal verschoben.

Hautabhebungen

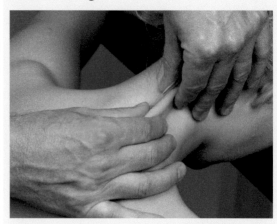

Daumen und Zeigefinger formen eine Hautfalte und heben diese sanft an. Der Zug wird vier bis fünf Sekunden gehalten. Anschließend wird der Zug langsam nachgelassen, die Hautfalte wird wieder freigegeben. Die Abhebung wird an einer anderen Stelle wiederholt.

Hautrollungen

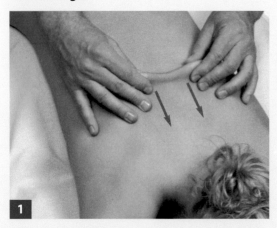

1

Daumen und Zeigefinger beider Hände bilden im thorakalen Bereich eine längs verlaufende Hautfalte.

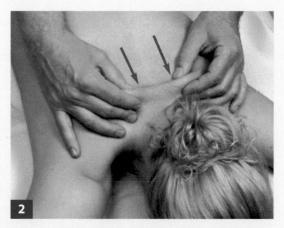

2

Diese Hautfalte wird zwischen Daumen und Zeigefinger soweit wie möglich in kranialer Richtung gerollt.
Diese Bewegung kann auch in umgekehrter Richtung von kranial nach kaudal sowie von medial nach lateral erfolgen.

Querfriktionen

Querfriktionen können im Bereich der kurzen Nackenmuskeln entweder flächig oder punktuell verabreicht werden. Bei druckschmerzhaften Muskelansätzen sind flächige, bei weniger ausgeprägten Befunden punktuelle Querfriktionen angezeigt.

Kurze Nackenmuskulatur, flächig

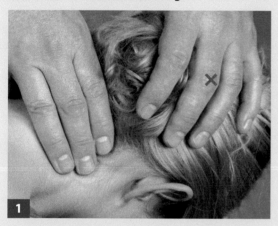 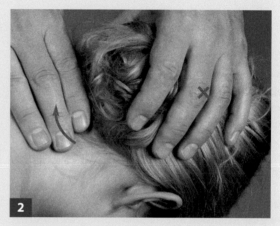

L: Bauchlage, Kopfgelenke und HWS in neutraler Stellung
H: Der Therapeut fixiert mit der linken Hand das Hinterhaupt. Er legt die Kuppen von Zeige-, Mittel- und Ringfinger auf die schmerzhafte Zone.

B: Mit den Fingerkuppen führt der Therapeut eine flächige Friktion parallel zur Linea nuchae aus. Die Druckausübung erfolgt dabei nach ventral/medial.

Kurze Nackenmuskulatur, punktuell

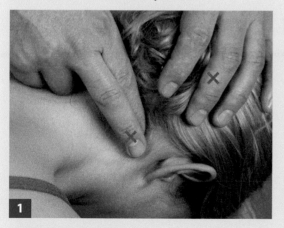 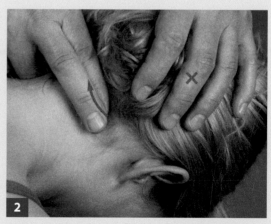

L: Wie oben
H: Der Therapeut fixiert das Hinterhaupt und setzt den Finger auf die schmerzhafte Zone.

B: Der Therapeut führt mit dem durch den Mittelfinger beschwerten Zeigefinger eine Friktion parallel zur Linea nuchae aus. Die Druckausübung erfolgt hierbei nach ventral/medial.

Funktionsmassage
Prinzipien der Funktionsmassage siehe S. 110

Kopf und obere HWS
Die Funktionsmassage der subokzipitalen oder kurzen Nackenmuskeln bezieht sich auf folgende Muskeln:

- M. rectus capitis posterior major
- M. rectus capitis posterior minor
- M. obliquus capitis superior
- M. obliquus capitis inferior

Der **M. rectus capitis posterior major** führt bei beidseitiger Anspannung zu einer Extension des Kopfes. Bei einseitiger Anspannung kommt es zur Drehung des Kopfes zur gleichen Seite.

Der **M. rectus capitis posterior minor** führt bei beidseitiger Anspannung zu einer Extension im Atlantooccipitalgelenk.

Die Hauptbewegungskomponenten des **M. obliquus capitis superior** sind bei beidseitiger Anspannung die Extension im Atlantooccipitalgelenk und bei einseitiger Anspannung die Seitneigung.

Der **M. obliquus capitis inferior** hat eine rotatorische Wirkung zur gleichen Seite im atlantoaxialen Gelenk.

Alle kurzen Nackenmuskeln stabilisieren bei beidseitiger Anspannung die empfindlichenKopfgelenke.

Die Funktionsmassage dieser Muskeln kann beispielsweise durch eine Verlängerung der Muskeln durch eine Flexion im atlantooccipitalen Gelenk erfolgen.

Eine andere Möglichkeit besteht in der Verlängerung der Muskeln durch eine gekoppelte Bewegung.

VORSICHT

Funktionsmassagen im HWS-Bereich
Funktionsmassagen dürfen nur im schmerzfreien Bereich des Bewegungsausschlags durchgeführt werden.

Die kurzen Nackenmuskeln können entweder im Sitzen oder in der Rückenlage massiert werden. Die Verlängerung der Muskeln erfolgt durch eine Flexion des Kopfes. Die Massage darf nur im schmerzfreien Bewegungsbereich ausgeführt werden.

Kurze Nackenextensoren in Flexion, in Rückenlage

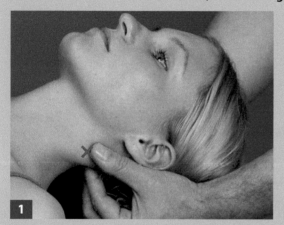 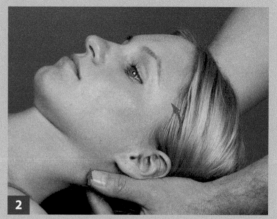

L: Rückenlage
H: Der Kopf des Patienten liegt in leichter Extensionsstellung auf den Händen des Therapeuten.

B: Der Therapeut bewegt unter Beibehaltung des ventralen Drucks auf die kurzen Nackenextensoren mit seinen Fingerkuppen den Kopf des Patienten in Flexion der oberen HWS.

Kurze Nackenextensoren in Flexion, im Sitzen

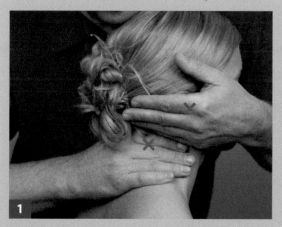 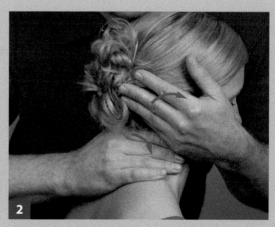

L: Sitz, die obere Halswirbelsäule steht in leichter Extension
H: Der Therapeut fixiert den Kopf zwischen der linken Hand und dem Thorax. Die rechte Hand liegt flächig auf der kurzen Nackenmuskulatur.

B: Der Therapeut bewegt den Kopf des Patienten in Richtung Flexion der oberen HWS und drückt die kurze Nackenmuskulatur gegen die Wirbelsäule und leicht nach kaudal.

Die Funktionsmassage der kurzen Nackenmuskeln kann am liegenden oder sitzenden Patienten im schmerzfreien Ausmaß der Bewegungsamplitude durchgeführt werden.

Kurze Nackenextensoren in Seitneigung und Rotation, in Rückenlage

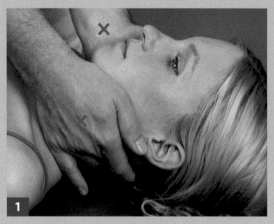

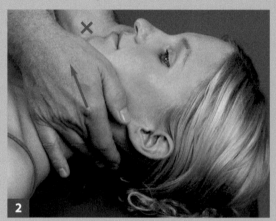

L: Rückenlage
H: Der Therapeut stabilisiert mit der linken Hand den Kopf des Patienten auf der rechten Seite. Der Mittelfinger der rechten Hand liegt auf dem linken hinteren Bogen des Atlas bzw. des Axis.

B: Unter der Beibehaltung der Fixation des Kopfes bewegt der Therapeut die rechte Hand nach ventral. Dadurch entsteht eine Linksrotation zwischen Okziput und Atlas bzw. Atlas und Axis. Hierzu muß die obere Halswirbelsäule in eine leichte Seitneigung nach rechts eingestellt sein.

Kurze Nackenextensoren in Seitneigung und Rotation, im Sitzen

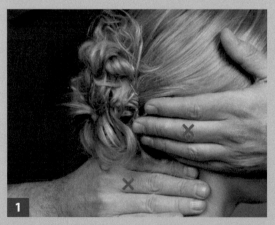

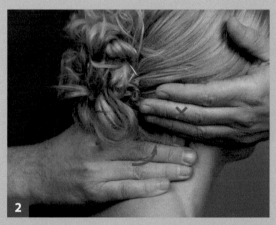

L: Sitz
H: Die rechte Hand des Therapeuten liegt flächig auf dem Atlas bzw. dem Axis. Die linke Hand liegt flächig am Okziput bzw. dem rechten Bogen des Altas.

B: Der Therapeut bewegt das Okziput bzw. Okziput und Atlas in Seitneigung nach rechts und eine Rotation nach links. Während der Durchführung der Bewegung erhöht er den Druck mit den Fingern auf den kurzen Nackenextensoren der rechten Seite.

Diese Funktionsmassagen beziehen sich auf die Nackenextensoren in Höhe C2–C6. Auch hier gilt, dass die Funktionsmassage nur im schmerzfreien Bereich der Bewegungsamplitude durchgeführt werden darf.

Zervikalregion

Lange Nackenmuskeln in Flexion, im Sitzen

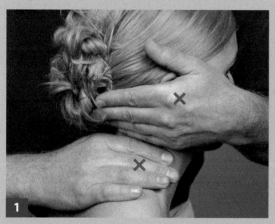 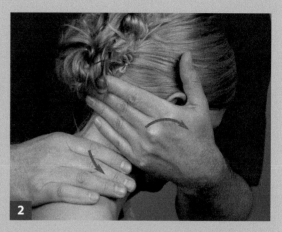

L: Sitz
H: Der Therapeut umfasst den oben liegenden Wirbel im Segment mit der linken Hand. Die andere Hand legt er locker auf die oberflächliche Nackenmuskulatur im Bereich der untenliegenden Wirbel im Segment.

B: Der Therapeut bewegt den Kopf mit der linken Hand in Richtung Flexion. Gleichzeitig zieht er mit der anderen Hand die Muskulatur unter Druck nach ventral und leicht kaudal.

Lange Nackenmuskeln in Seitneigung und Rotation, im Sitzen

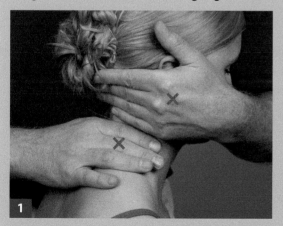 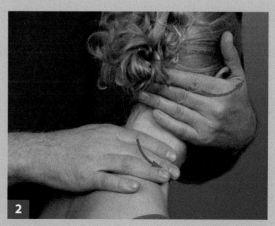

L: Sitz
H: Der Therapeut umfasst den oben liegenden Wirbel im Segment mit der linken Hand. Die andere Hand legt er locker auf die oberflächliche Nackenmuskulatur im Bereich der untenliegenden Wirbel im Segment.

B: Der Therapeut bewegt den Kopf mit der linken Hand in Richtung Flexion mit Lateralflexion und Rotation nach links. Gleichzeitig zieht er mit der anderen Hand die Muskulatur unter Druck nach ventral und leicht kaudal.

Die Funktionsmassage der langen Nackenmuskeln kann am liegenden oder sitzenden Patienten im schmerzfreien Ausmaß der Bewegungsamplitude durchgeführt werden.

Lange Nackenmuskeln in Seitneigung und Rotation, in Rückenlage

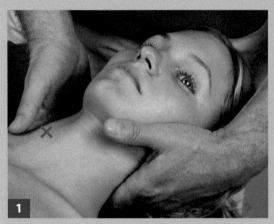

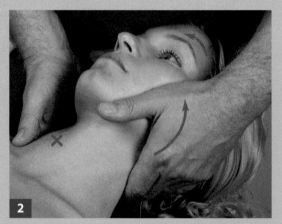

L: Rückenlage
H: Der Therapeut fixiert mit dem Zeigefinger seiner rechten Hand den unten liegenden Wirbel im Segment über die Lamina und den Querfortsatz auf der rechten Seite von dorsal. Der Zeigefinger der linken Hand liegt von links auf dem oben liegenden Wirbel im Segment.

B: Während der Zeigefinger der rechten Hand den unteren Wirbel fixiert, führt der Therapeut mit der linken Hand eine Rotation und Seitneigung nach rechts im Segment aus. Gleichzeitig massiert er die Muskulatur mit Druck gegen die Wirbelsäule.

Lange Nackenmuskeln in Seitneigung und Rotation, in Rückenlage

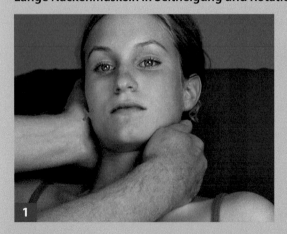

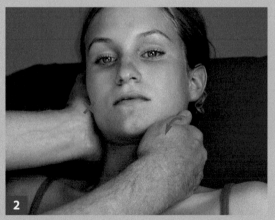

L: Rückenlage
H: Die linke Hand fixiert den oben liegenden Wirbel im Segment auf der rechten Lamina. Die rechte Hand nimmt mit Mittel- oder Zeigefinger mit der linken Lamina des unten liegenden Wirbels im Segment Kontakt auf.

B: Unter Fixierung des oben liegenden Wirbels zieht der Therapeut den unten liegenden Wirbel nach ventral und kaudal.

Behandlungsbeispiele

Zervikalsyndrom

Hierbei handelt es sich um einen Sammelbegriff für Nackenschmerzen, die in der Regel ohne neurologische Defizite oder Ausstrahlungen auftreten. Die Ursachen, die zu einem Zervikalsyndrom führen können, sind vielfältig: Degenerative Veränderungen, Blockierungen, Tumore und rheumatische Veränderungen sowie Traumata sind als auslösende Faktoren bekannt. Haltungsfehler und ein dadurch verursachtes muskuläres Ungleichgewicht gehören zu den wichtigsten Ursachen.

MEMO

- Zervikalgie = Chronische Nackenschmerzen
- Zervikobrachialgie = Schmerzen im Bereich der HWS mit Ausstrahlung in die Arme
- Brachialgie = Schmerzen im Verlauf des Plexus brachialis
- Radikuläre Schmerzen = Wurzelkompressionsschmerzen mit segmentaler Ausbreitung
- Pseudoradikuläre Schmerzen = Schmerzen ohne segmentale Zuordnung, gehen in der Regel von Zwischenwirbelgelenken, Muskeln oder Bändern der Wirbelsäule aus

Symptome (abhängig von der zugrundeliegenden Ursache)

- ohne neurologische Defizite: vorwiegend Ruhe- und Belastungsschmerzen, ggf. Schonhaltung
- bei Beteiligung neuraler Strukturen: zusätzlich in Abhängigkeit der beteiligten Struktur ausstrahlende Schmerzen, Abschwächung der dem oder den Nerven zugeordneten Muskeln bis hin zur Parese

Behandlungsziele (bei Zervikalgien ohne neurologische Störung)

- Schmerzreduktion, -beseitigung
- Verbesserung der Beweglichkeit
- Beseitigung hypertoner Spannungszustände der Nackenmuskulatur
- Verbesserung der Haltung

Maßnahmen
Klassische Massage
- Schulter- und Nackenmassage

Funktionsmassage
- M. erector trunci, M. trapezius, M. levator scapulae

Begleitmaßnahmen
- Thermotherapie
- Physikalische Therapie (Elektrotherapie: Kurzwelle etc.)
- Mobilisation hypomobiler Segmente sowie Stabilisierung hypermobiler Segmente
- neurale Mobilisation
- Rückenschule

Zervikozephalgie

Zervikozephalgien treten häufig auf der Basis von Verspannungen der Nackenextensoren auf. Verursachend und unterstützend sind dabei Hypermobilitäten im Bereich der HWS. Als Komplikation der verspannten Muskulatur kommt es regelmäßig zu einem vermehrten Druck und somit zur Irritation der Nn. occipitales major und minor. Dies führt zu einer Schmerzausstrahlung vom Hinterkopf zum Schädeldach bzw. in die Ohrregion.

Symptome
- Bewegungseinschränkungen aufgrund verspannter bzw. verkürzter Muskulatur
- segmentale Hypermobilitäten
- gestörte neurale Mobilität des N. occipitalis major und/oder des N. occipitalis minor

Maßnahmen
Klassische Massage
- Nacken- und Schultermuskulatur
- eventuell auch Gesichts- und Schädelmassage

Querfriktionen
- Ansätze der Nackenextensoren am Hinterkopf
- Ansatz des M. sternocleidomastoideus am Processus mastoideus

Funktionsmassage
- Nackenextensoren
- M. trapezius
- M. levator scapulae

Weitere Hinweise und Praxistipps zur HWS-Muskulatur

MEMO

Der M. levator scapulae zeigt sich häufig reflektorisch hyperton. Durch seinen Ursprung am Atlas und Axis kann er zu Schmerzhaftigkeiten und Einschränkungen der HWS-Rotation und Lateralflexion zur Gegenseite im Bereich der oberen HWS führen.

MEMO

Die kurzen Nackenextensoren sind maßgeblich für die Steuerung und Stabilisierung der empfindlichen oberen Kopfgelenke verantwortlich. Durch ihre enge Relation zu den Gelenken spielen diese Muskeln eine wichtige Rolle in der dynamischen Propriozeption (Jull 1997, Hamilton 2006).

MEMO

Gemeinsam mit den anderen dorsalen Muskeln und der ventralen Halsmuskulatur positionieren und stabilisieren die langen Nackenextensoren den Kopf und die HWS im Lot.

MEMO

Bei vielen HWS-Patienten ist die kurze Nackenmuskulatur verkürzt und somit im Bereich der oberen HWS sehr druckempfindlich.

4.4 Schulter

Untersuchung _____ 190

Anamnese_____ 190

Inspektion_____ 190

Palpation _____ 192

Funktionsprüfung _____ 196

Alarmzeichen _____ 199

Behandlung _____ 200

Klassische Massage _____ 200

Streichungen _____ 201

Knetungen _____ 204

Reibungen _____ 208

Hautmobilisation _____ 210

Vibrationen _____ 211

Querfriktionen _____ 212
M. supraspinatus, Insertion_____ 212
M. supraspinatus, Muskel-Sehnen-Übergang _____ 212
M. infraspinatus _____ 213
M. biceps brachii, Caput longum _____ 213
M. subscapularis _____ 214

Funktionsmassage _____ 215
M. supraspinatus_____ 215
M. triceps bracchii _____ 216
M. biceps brachii _____ 216
M. infraspinatus _____ 217
M. subscapularis _____ 217

Behandlungsbeispiele _____ 218

Supraspinatus-Sehnen-Syndrom _____ 218

Omarthrose _____ 219

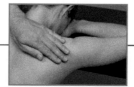

Untersuchung

Untersuchung und Befunderhebung bilden die Basis für ein sinnvolles Therapiekonzept. Die nach der Befunderhebung beschriebenen „Alarmzeichen" sollten eine besondere Beachtung finden. Sie stellen in jedem Fall Kontraindikationen für weitere Maßnahmen dar und fordern eine weitere ärztliche Abklärung.

Anamnese

Mit den sieben W's werden die Schmerzen bzw. die Beschwerden beschrieben. Nicht vergessen werden sollte die Frage nach Medikamenten, die aktuell eingenommen werden. Eine Übersicht über die Medikamente, die für eine physiotherapeutische Behandlung möglicherweise von Bedeutung sein können, befindet sich im Anhang.

MEMO

Die sieben W's

- Was schmerzt bzw. wo schmerzt es?
  (Schmerzlokalisation? Segmentale Zuordnung?
  Schmerzausdehnung oder -projektion?)
- Wann schmerzt es?
  (Bestimmte tageszeitliche Rhythmik? Wann kommen und gehen die Schmerzen?)
- Seit wann bestehen die Beschwerden?
  (Beginn der Beschwerden?)
- Wie sind die Beschwerden?
  (Schmerzqualitäten: dumpf, spitz, bohrend, einschießend?)
- Wodurch werden die Beschwerden beeinflusst?
  (Linderung oder Verstärkung durch äußere Faktoren wie Kälte, Wärme, Bewegung oder Ruhe?)
- Welche Begleiterscheinungen treten auf?
- Was wurde bisher unternommen?
  (Bisherige Therapieversuche mit oder ohne Erfolg? Medikamente? Operationen? Ruhigstellung? Physiotherapeutische Maßnahmen? Hilfsmittel?)

Inspektion

Die Inspektion erfasst zwei wesentliche Aspekte. Dies sind zum einen die Schulterkonturen, die Schulterstellung und zum anderen die Stellung der Wirbelsäule. Die Ansicht erfolgt von ventral, dorsal und lateral.

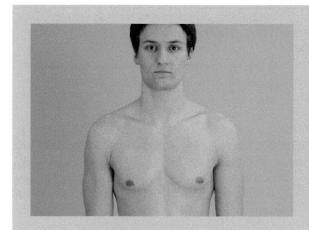

Inspektion von ventral

Bei der Inspektion von ventral sind folgende Kriterien von
Bedeutung:
- Schlüsselbein: beidseits auf gleicher Höhe?
- Schulterkonturen: beidseits symmetrisch, Anzeichen für
  Erguss oder Schwellung?
- Schultern: beidseits auf gleicher Höhe?
- Hals-/Schulterwinkel: beidseits symmetrisch?
- Kopf: lotrecht in der Medianlinie?

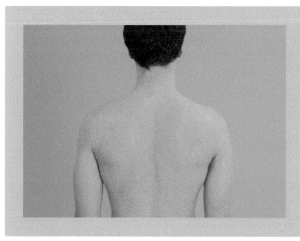

Inspektion von dorsal

Bei der Inspektion von dorsal sind folgende Kriterien von
Bedeutung:
- Margo medialis des Schulterblattes: beidseits parallel der Mit-
  tellinie?
- Angulus inferius: in Höhe T7?
- Angulus superius: in Höhe T2?
- Kopflot: senkrecht in der Medianebene?

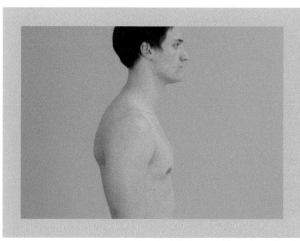

Inspektion von lateral

Bei der Inspektion von lateral sind folgende Kriterien von
Bedeutung:
- Schulterblatt anliegend?
- Physiologische Lordose im LWS-Bereich?
- Phsiologische Kyphose im BWS-Bereich?
- Physiologische Lordose im HWS-Bereich?
- Kopfstellung normal?

Schulter

Palpation

Die Palpation kann am sitzenden oder liegenden Patienten durchgeführt werden. Zunächst prüft man, ob ein Erguss oder ein Entzündungszeichen wie Schmerzen und Überwärmung bestehen. Anschließend prüft man die einzelnen Strukturen.

Knöcherne Referenzpunkte

Das **Acromion** bildet zusammen mit dem Lig. coracoacromiale den knöchernen Teil des Schulterdaches. In der Verlängerung der Spina scapulae lässt sich lateral die relativ scharfe hintere Ecke des Acromions palpieren. Verfolgt man den lateralen Anteil des Acromion nach ventral, so wird die Stelle, an der es nach medial abknickt, tastbar. Medial der vorderen Ecke des Acromions und lateral des acromialen Claviculaendes lässt sich der V-förmige Eingang zum **Acromioclaviculargelenk (ACG)** palpieren. Palpiert man die Clavicula von lateral nach medial, so lässt sich direkt hinter dem verdickten medialen Ende der Gelenkspalt des **Sternoclaviculargelenkes (SCG)** ertasten.

MEMO

Bei Hypermobilitäten und Arthritiden werden die Gelenkkapseln palpatorisch auf Druckdolenzen untersucht.

In der Verlängerung der vorderen Achselfalte lässt sich in der Tiefe des M. deltoideus der **Proc. coracoideus** tasten.

Vom Proc. coracoideus nach lateral bzw. vom Sulcus intertubercularis aus nach medial lässt sich das **Tuberculum minus** palpieren. Bei der Palpation lassen sich diese beiden Strukturen ggf. durch eine Rotation des Humerus unterscheiden, wobei der Proc. coracoideus seine Lage dabei nicht verändert. Unterhalb der vorderen Acromionecke bzw. lateral des Sulcus intertubercularis wird das **Tuberculum majus** palpiert. Zwischen dem Tuberculum majus und dem Tuberculum minus lässt sich der **Sulcus intertubercularis** tas-

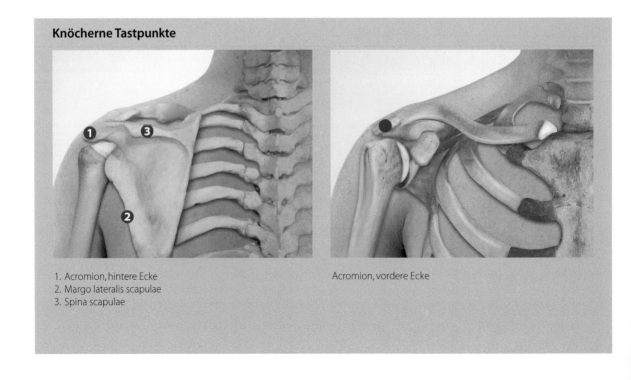

Knöcherne Tastpunkte

1. Acromion, hintere Ecke
2. Margo lateralis scapulae
3. Spina scapulae

Acromion, vordere Ecke

ten. Im Sulcus intertubercularis ist die lange Bizepssehne palpierbar und für Weichteiltechniken zugänglich. Mit Druck von lateral nach medial stößt man

nahe der hinteren Achselfalte gegen die **Margo lateralis scapulae.**

Knöcherne Tastpunkte

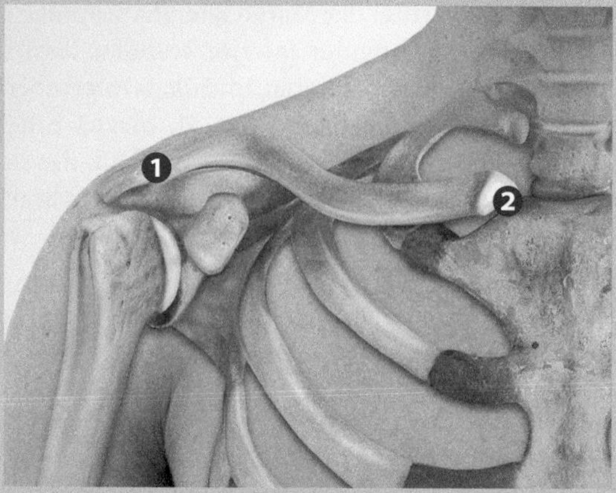

1. Acromioclaviculargelenk (ACG)
2. Sternoclaviculargelenks (SCG)

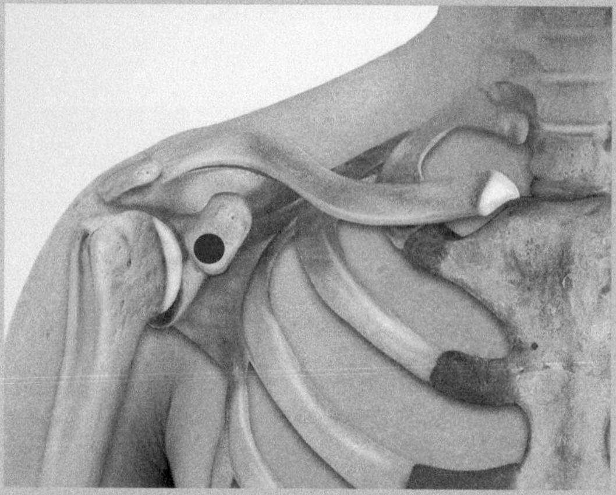

Proc. coracoideus

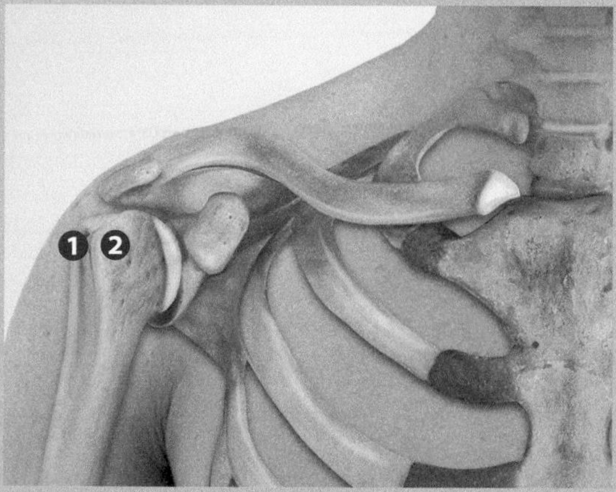

1. Tuberculum majus
2. Tuberculum minus

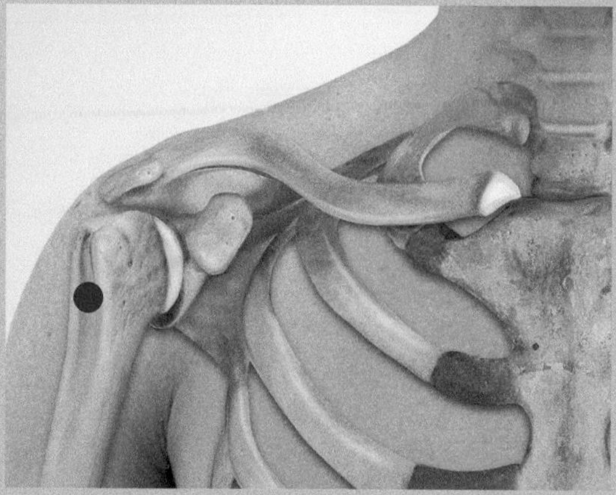

Sulcus intertubercularis

Schulter

Weichteile

Bei innenrotiertem und extendiertem Oberarm lässt sich vor der vorderen Ecke des Acromions die Insertion des **M. supraspinatus** an der oberen Facette des Tuberculum majus palpieren. Unterhalb der Spina scapulae, medial des Tuberculum majus lässt sich die Sehne des **M. infraspinatus** palpieren. Am mittleren Drittel der Margo lateralis scapulae lässt sich der Ursprung des **M. teres minor** palpieren.

MEMO

Der M. supraspinatus, der M. infraspinatus und der M. teres minor bilden zusammen die Rotatorenmanschette.

Medial des Tuberculum minus lässt sich flächig die Insertion des **M. subscapularis** palpieren. Vor dem M. latissimus dorsi zwischen Scapula und Thorax ist in der Tiefe der Achsel die Vorderseite des M. subscapularis tastbar.

MEMO

Bei Fehlstellungen des Schultergürtels in Protraktion mit Innenrotation der Schulter ist der M. subscapularis häufig kontrakt.

Am unteren Drittel der Margo lateralis scapulae und im Bereich des Angulus inferior scapulae lässt sich der **M. teres major** palpieren. Im Sulcus intertubercularis lässt sich die Sehne des **M. biceps brachii, Caput longum,** palpieren. Etwas unterhalb des Proc. coracoideus lässt sich die Sehne des **M. biceps brachii, Caput breve,** quer zu ihrem Verlauf palpieren.

MEMO

Der M. pectoralis minor stellt einen Engpass für den Plexus brachialis dar und kann daher bei Verspannungen die neuralen Strukturen irritieren (M. pectoralis minor-Syndrom).

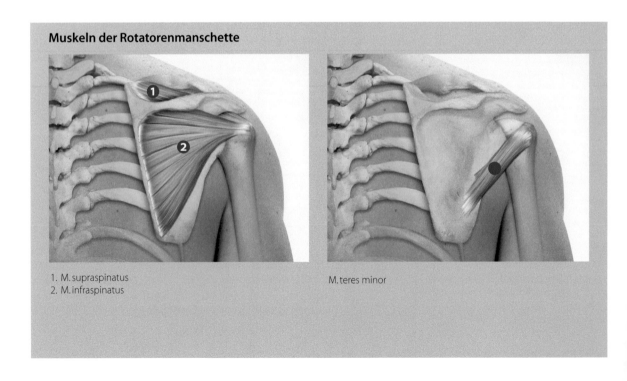

Muskeln der Rotatorenmanschette

1. M. supraspinatus
2. M. infraspinatus

M. teres minor

Distal und medial des Proc. coracoideus lassen sich quer zum Faserverlauf, also von kaudal und lateral nach kranial und medial, die Fasern des **M. pectoralis minor** palpieren.

Muskeln

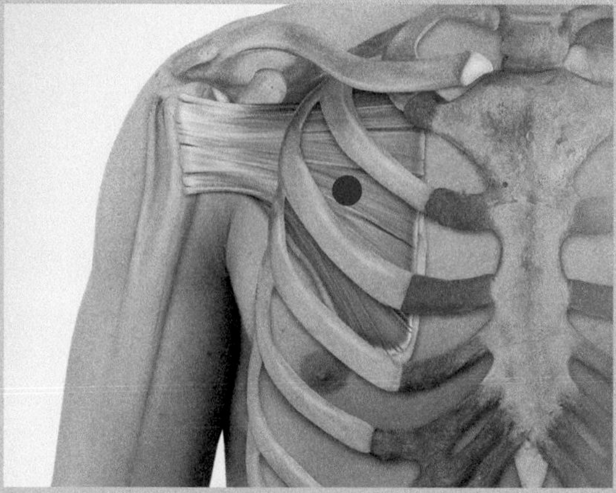

M. subscapularis

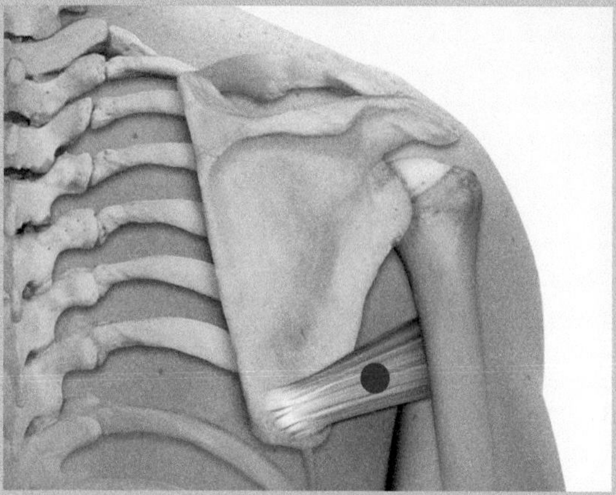

M. teres major

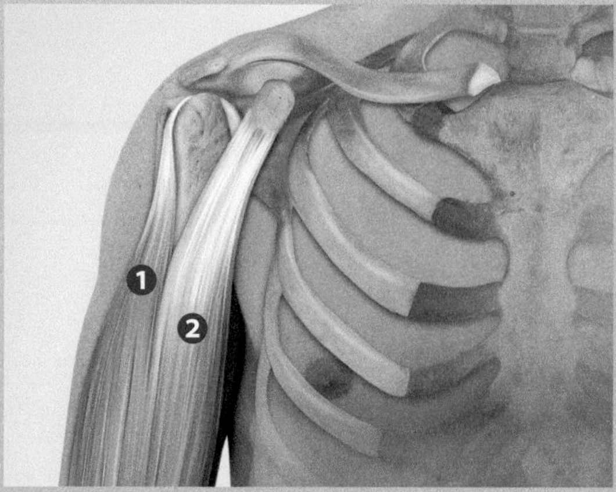

1. M. biceps brachii, Caput longum
2. M. biceps brachii, Caput breve

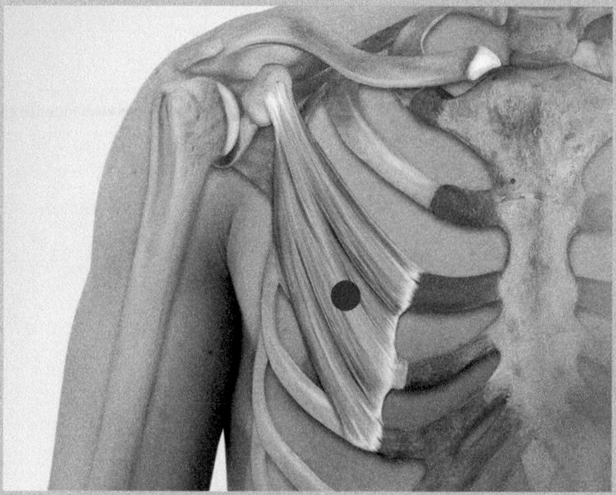

M. pectoralis minor

Funktionsprüfung
Die Normalwerte für Extension/Flexion (gemeinsam für Glenohumeral- und Schultergürtelgelenk) betragen nach der Neutral-Null-Methode 40°/0°/170°.

Das Endgefühl ist fest-elastisch.
Kapselmuster:
Außenrotation > Abduktion > Innenrotation

Flexion

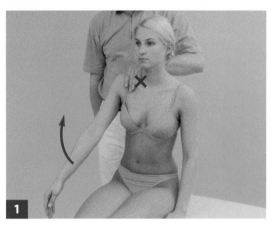

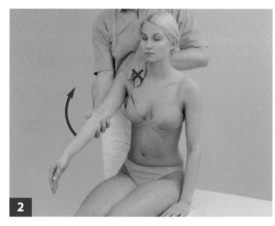

Aktiv
Der Patient bewegt den Arm im Glenohumeralgelenk aktiv so weit wie möglich in Richtung Flexion. Der Therapeut fixiert die Scapula nach ventral und kaudal.

Passiv
Aus der Nullstellung bewegt der Therapeut den Arm im Glenohumeralgelenk passiv in die maximal mögliche Flexion.

Extension

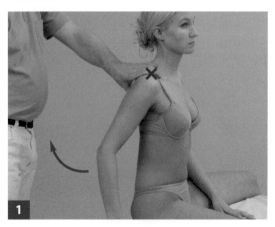

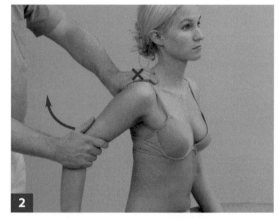

Aktiv
Der Patient bewegt den Arm im Glenohumeralgelenk bei lokker flektiertem Ellenbogen aktiv so weit wie möglich in Richtung Extension. Der Therapeut fixiert mit seinem Daumen die Scapula nach dorsal und kaudal.

Passiv
Der Therapeut bewegt den Arm im Glenohumeralgelenk aus der Neutralstellung passiv in die maximal mögliche Extension.

Die Normalwerte für Abduktion/Adduktion (gemeinsam für Glenohumeral- und Schultergürtelgelenk) betragen nach der Neutral-Null-Methode 170°/0°/40°.

Das Endgefühl ist fest-elastisch. Die Normalwerte für die horizontale Abduktion/Adduktion betragen 30°/0°/140°.

Abduktion

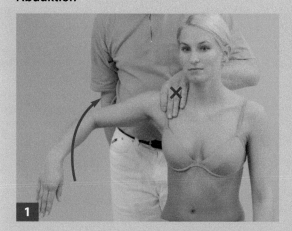

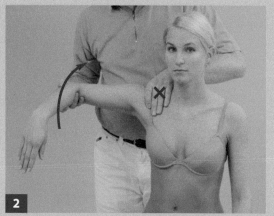

Aktiv
Der Patient bewegt den Arm im Glenohumeralgelenk aktiv so weit wie möglich in Richtung Abduktion. Der Therapeut fixiert den Schultergürtel nach kaudal.

Passiv
Der Therapeut bewegt den Arm im Glenohumeralgelenk aus der Neutralstellung passiv in die maximal mögliche Abduktion.

Adduktion (horizontal)

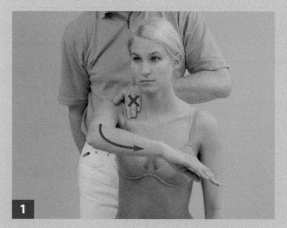

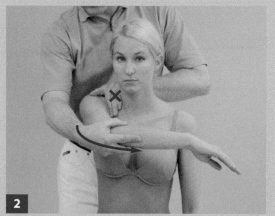

Aktiv
Der Patient bewegt den Arm im Glenohumeralgelenk aktiv so weit wie möglich in Richtung horizontaler Adduktion. Der Therapeut fixiert den Proc. coracoideus flächig von ventral.

Passiv
Der Therapeut bewegt den Arm im Glenohumeralgelenk passiv in die maximal mögliche horizontale Adduktion.

Die Normalwerte Außenrotation/Innenrotation betragen 40°–60°/0°/95°.
Das Endgefühl ist fest-elastisch.

Innenrotation

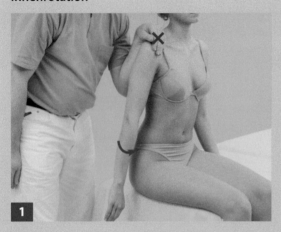

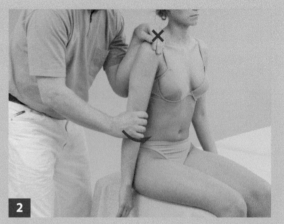

Aktiv
Mit dem Unterarm fixiert der Therapeut die Scapula, gleichzeitig fixiert er die Clavicula von ventral. Der Patient bewegt den Arm im Glenohumeralgelenk aktiv so weit wie möglich in Richtung Innenrotation.

Passiv
Der Therapeut bewegt den Arm im Glenohumeralgelenk aus der Neutralstellung passiv in die maximal mögliche Innenrotation.

Außenrotation

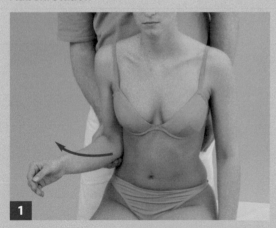

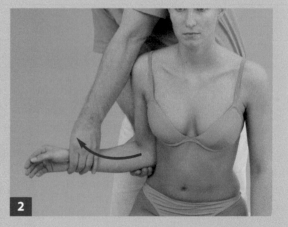

Aktiv
Der Patient bewegt den Arm im Glenohumeralgelenk aktiv so weit wie möglich in Richtung Außenrotation.

Passiv
Der Therapeut bewegt den Arm im Glenohumeralgelenk aus der Neutralstellung passiv in die maximal mögliche Außenrotation.

Alarmzeichen

Treten bei der Befunderhebung die unten gezeigten Alarmzeichen auf, sollte vor der Behandlung eine ärztliche Abklärung erfolgen.

MEMO

Unter erhöhter mechanischer Belastung kann es zu einer Entzündung des Schleimbeutels kommen (Bursitis).

Bursa-Klopftest

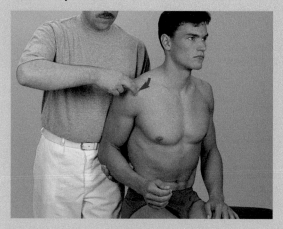

Kann der Schmerz in der Schulter durch Klopfen auf die Bursa subacromialis ausgelöst werden, so liegt in der Regel eine akute Bursitis vor.

Bursitis-Ausschluss

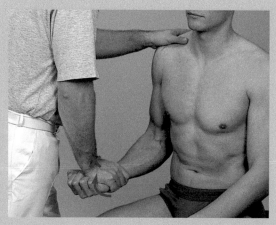

Bei einer isometrischen Flexion im Ellenbogengelenk kommt es zu einer Umkehrung von Punctum fixum und Punctum mobile. Dadurch wandert der Humeruskopf nach kranial und komprimiert den subacromialen Raum. Liegt eine Bursitis vor, so ist dieser Test schmerzhaft.

Pancoast-Tumor

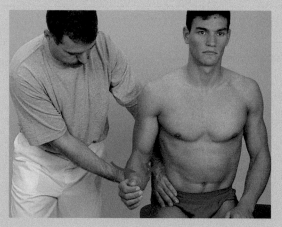

Ist Schmerzhaftigkeit bei isometrischer Adduktion der einzige pathologische Befund bei der Funktionsprüfung, so besteht der Verdacht auf einen Pancoast-Tumor.

Vordere Instabilität

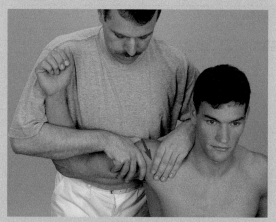

Ist in verriegelter Stellung des Glenohumeralgelenks noch ein deutliches Gelenkspiel nach ventral spürbar, so handelt es sich um eine ventrale Instabilität.

Schulter

Behandlung

Klassische Massage

Die Massage der Schulterregion enthält ein breites Spektrum von Techniken, die auch miteinander kombiniert werden können. Die Massage erfolgt entweder, wie hier gezeigt, in sitzender oder in liegender Position. Die Auswahl der einzelnen Maßnahmen erfolgt auf der Grundlage des zuvor erhobenen Befundes und der sich daraus ableitenden Behandlungsziele.

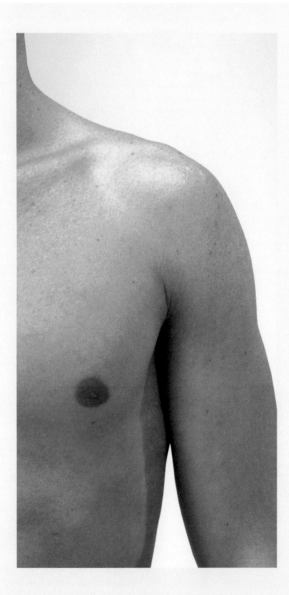

Streichungen

Ausstreichungen im Nackenbereich
Kreisförmige Streichungen im Zervikalbereich
Kreisförmige Streichungen im Thorakalbereich
Querstreichungen im Nacken
Querstreichungen im Schulterbereich

Knetungen

Flache Knetungen der Mm. rhomboidei
Querknetungen des M. trapezius, Pars descendens
Querknetungen des Trapeziusrands
Längsknetungen des zervikalen Anteils des M. erector trunci
Längsknetungen des M. deltoideus
Querknetungen des M. deltoideus
Parallelknetungen des M. deltoideus

Reibungen

Reibungen im Bereich des M. levator scapulae
Reibungen des M. supraspinatus
Reibungen im Bereich des M. deltoideus
Reibungen des M. infraspinatus

Tapotements und Schüttelungen

Hackungen
Klopfungen
Schüttelungen des M. deltoideus

Hautmobilisation

Hautverschiebungen
Hautabhebungen
Hautrollungen

Vibrationen

Vibrationen über dem M. deltoideus
Vibrationen am Ansatz des M. supraspinatus
Vibrationen über der Bizepssehne
Vibrationen über dem Acromioclaviculargelenk

Streichungen

Die Schultermassage beginnt mit Ausstreichungen im Nackenbereich. Diese beziehen die Halswirbelsäule, die Schultern und die Schulterblattregion ein.

Ausstreichungen im Nackenbereich

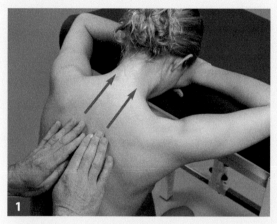

1 Der Therapeut legt beide Hände flächig links und rechts paravertebral zwischen den Schulterblättern auf.

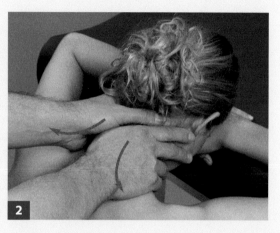

2 Von dieser Position aus streicht er mit beiden Händen paravertebral nach kranial in die Nackenregion bis unterhalb des Haaransatzes.

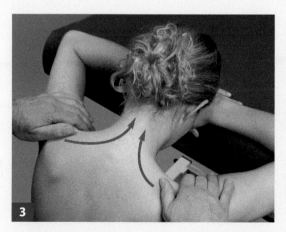

3 Der Therapeut gleitet mit beiden Hände über die Schultern bis zu den Mm. deltoidei. Von dort aus streicht er parallel erneut bis zum Haaransatz.

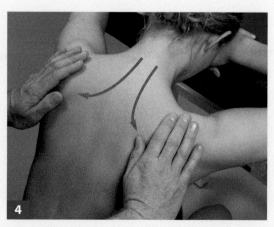

4 Die gleiche Bewegung führt er nun im Bereich der Schulterblätter aus.

Im Schulterbereich können auch halbkreisförmige flächige Streichungen durchgeführt werden. Beschrieben werden im Folgenden die halbkreisförmi- gen Streichungen im Nackenbereich und die halbkreisförmigen Streichungen im thorakalen Bereich.

Kreisförmige Streichungen im Zervikalbereich

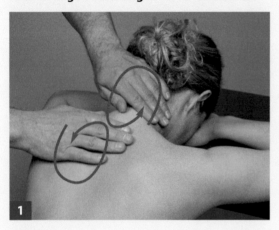

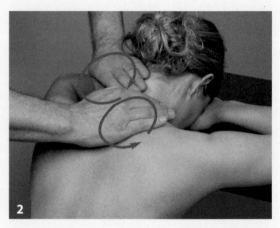

Halbkreisförmige Streichungen werden mit beiden Händen durchgeführt. Dabei führen beide Hände gleichzeitig parallel verschobene kreisförmige Bewegungen durch. Die linke Hand des Therapeuten bewegt sich nach kaudal, während die rechte Hand sich nach kranial bewegt.

Durch die gegenläufige Handbewegung entstehen kleine parallele Kreise.

Kreisförmige Streichungen im Thorakalbereich

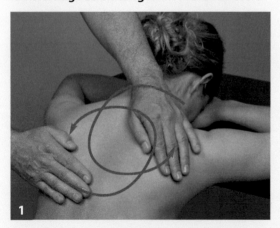

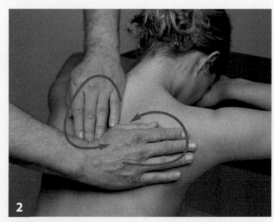

Die halbkreisförmigen Streichungen können auch im thorakalen Bereich durchgeführt werden. Die Durchführungsweise entspricht der oben beschriebenen. Die rechte Hand bewegt sich nach kranial, während die linke Hand nach kaudal gleitet.

Während hier die linke Hand über das Schulterblatt kaudalwärts gleitet, bewegt sich die rechte Hand nach kranial. Bei dieser Form der Streichungen haben beide Hände stets Kontakt zur Hautoberfläche.

4.4

Eine weitere Möglichkeit für Streichungen im Nacken und Thorakalbereich sind Querstreichungen.

Querstreichungen im Nacken

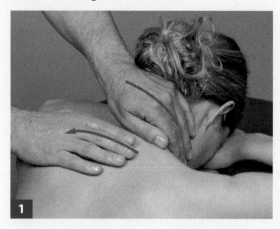 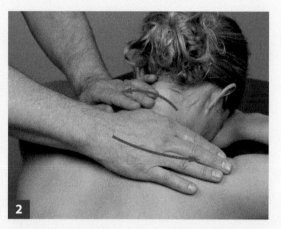

Die linke Hand des Therapeuten gleitet von medial nach lateral. Die rechte Hand führt eine gegenläufige Bewegung aus.

Beide Hände führen mit flächigem Hautkontakt gegenläufige Bewegungen durch. Die führt zu einer rhythmischen und kontinuierlichen Bewegung.

Querstreichungen im Schulterbereich

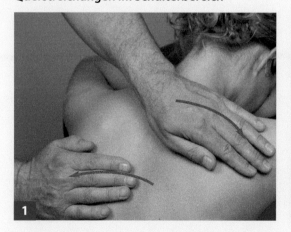 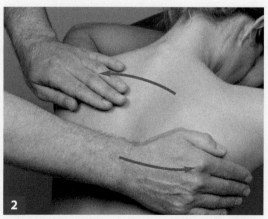

Im Schulterbereich umfassen die Querstreichungen beide Körperhälften. Während die obere Hand des Therapeuten zur kontralateralen Schulter gleitet, bewegt sich die untere Hand zum Therapeuten.

In der zweiten Phase dieser Bewegung streicht die rechte obere Hand zum Therapeuten, während die untere rechte Hand zur kontralateralen Achselregion gleitet. Beide Phasen hintereinander ausgeführt führen zu einer rhythmischen und fließenden Bewegung.

Schulter

Knetungen

Im Bereich der Schultern werden folgende Muskeln geknetet: Mm. rhomboidei, M. trapezius und M. leva-tor scapulae sowie die zervikalen und thorakalen Anteile des M. erector trunci und des M. deltoideus.

Flache Knetungen der Mm. rhomboidei und des thorakalen Anteils des M. erector trunci

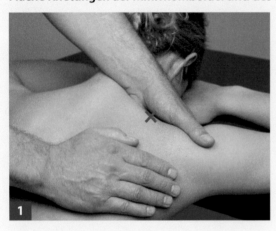

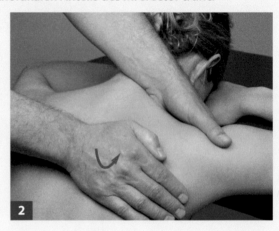

Die linke Hand fixiert die Schulter, die rechte Hand nimmt mit Handwurzel und Daumenballen Kontakt zu den Mm. rhomboidei und dem M. erector trunci auf. Die Fasern dieser Muskeln werden rhythmisch gegen die knöcherne Unterlage gepresst.

Die Druckrichtung bei den flachen Knetungen ist in die Tiefe gerichtet und rotierend.

Querknetungen des M. trapezius, Pars descendens

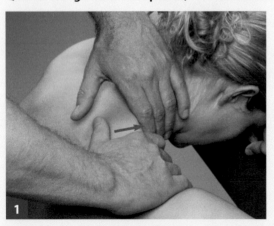

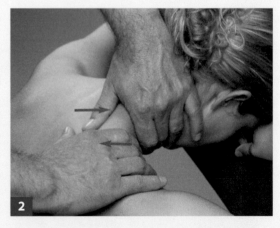

Die rechte Hand schiebt mit Daumen und Thenar die Muskeln gegen die Finger der linken Hand.

Bei der Gegenbewegung schiebt nun Daumen und Thenar der linken Hand den Muskel gegen die Finger der rechten Hand. Abwechselnd durchgeführt entsteht eine rhythmische knetende Bewegung des Muskels quer zu seinem Faserverlauf.

PRAXISTIPP

Die Pars descendens des M. trapezius neigt zum reflektorischen Hypertonus und kann somit zu Schmerzhaftigkeiten der Zervikalregion führen.

Querknetungen des Trapeziusrandes mit einer Hand

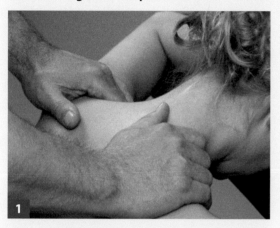

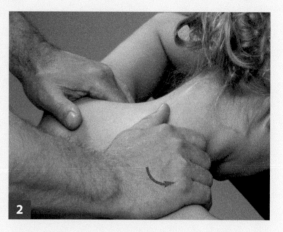

Der Trapeziusrand kann bei schmalen Personen auch mit einer
Hand massiert werden. Die Hand umgreift flächig den Trapezius und presst den Muskel zwischen den Fingern und den
Handwurzeln. Die erste Phase ist die Kontaktaufnahme und das
flächige Ergreifen des Muskels mit einer Hand.

In der zweiten Phase wird der Muskel zwischen Handwurzel
und Fingern komprimiert. Komprimieren und Lösen wechseln
einander ab, so dass eine rhythmische, knetende Massage des
Trapeziusrandes mit einer Hand entsteht.

Längsknetung des zervikalen Anteils des M. erector trunci

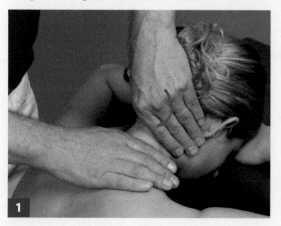

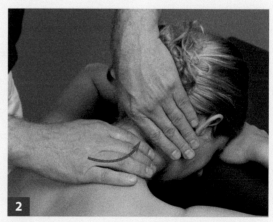

Die linke Hand umfasst flächig den Muskel, komprimiert ihn
und hebt ihn dabei leicht ab.

In der zweiten Phase ergreift die rechte Hand den Muskel, während die linke Hand entspannt. Der Muskel wird im Prinzip von
einer Hand zur anderen verschoben. Dabei entsteht eine rhythmisch knetende Bewegung in Längsrichtung der Fasern.

Schulter

Der zervikale Anteil des M. erector trunci kann mit beiden Händen gut gefasst und mit Längsknetungen massiert werden. Ebenso eignet sich der M. deltoideus ausgezeichnet für die Längsknetungen.

Längsknetungen des M. deltoideus

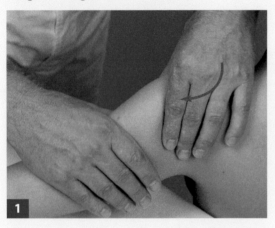

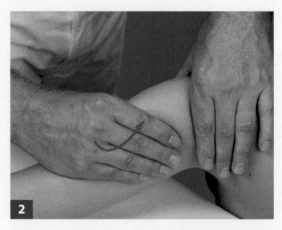

Die Längsknetungen des Musculus deltoideus erfolgen in der gleichen Art und Weise wie die Knetung des M. erector trunci. Die rechte Hand ergreift den Muskel flächig, komprimiert und hebt ihn ab.

In der zweiten Phase übernimmt die rechte Hand den Muskel, während die linke Hand sich entspannt. Durch die wechselseitige Kompression entsteht eine fließende, knetende Bewegung in Längsrichtung der Fasern.

Querknetungen des M. deltoideus zwischen Daumen, Daumenballen und Fingern

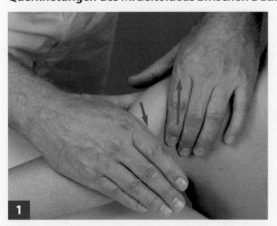

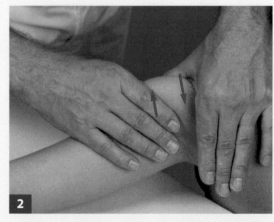

Die rechte Hand führt mit Daumen und Thenar eine Schubbewegung quer zur Faserrichtung des M. deltoideus aus, während gleichzeitig die Finger der linken Hand Zug in die Gegenrichtung ausüben. Dadurch wird der Muskel quer zu seinem Faserverlauf gedehnt.

In der zweiten Phase wechseln die Hände. Die linke Hand führt mit Daumen und Thenar die Schub- und die rechte Hand mit Fingerspitzen die Zugbewegung aus. Dadurch wird der M. deltoideus in die Gegenrichtung quer zum Faserverlauf gedehnt.

Der M. deltoideus kann ebenfalls mit Querknetungen gut massiert werden.

PRAXISTIPP

Bei Schmerzen im Bereich der Tuberositas handelt es sich meist um reflektorische Schmerzen aufgrund anderer Pathologien im Schultergürtelbereich.

Querknetungen des M. deltoideus zwischen Handwurzeln und Fingern

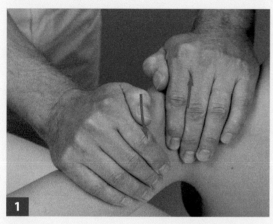

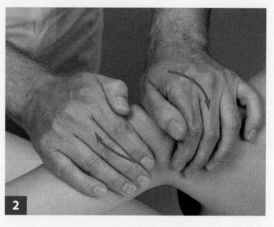

Die Querknetung kann alternativ auch mit der Handwurzel und den Fingern durchgeführt werden. Die rechte Handwurzel übt Schub auf den Muskel quer zur Faserrichtung aus, während die linke Hand mit den Fingern eine gegenläufige Zugbewegung vollzieht.

In der zweiten Phase führt nun die linke Hand mit der Handwurzel eine Schub- und die rechte Hand eine Zugbewegung aus, so dass eine gegenläufige Dehnung entsteht.

Parallelknetungen des M. deltoideus

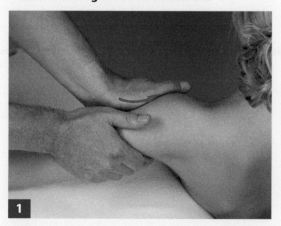

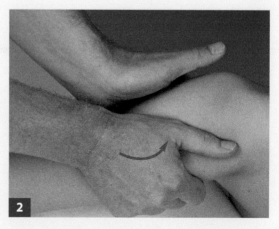

Die linke Hand umfasst den vorderen Anteil des M. deltoideus, die rechte Hand den hinteren Anteil. Die linke Hand führt eine Kompressionsbewegung in Längsrichtung durch.

Die linke Hand löst die Spannung, während die rechte Hand zwischen Handwurzel, Daumen und Fingerspitzen Druck auf den hinteren Anteil des M. deltoideus ausübt. Abwechselnd durchgeführt entsteht eine wechselseitige rhythmische Kompression des vorderen und hinteren Anteils des M. deltoideus.

Schulter

Reibungen

Reibungen als tiefenwirksame Techniken werden an allen Muskeln im Schulter- und Nackenbereich angewendet. Punktuelle Spannungen können mit den Fingerspitzen und kleinen Kreisen massiert werden. Größere Areale lassen sich mit mehreren Fingern oder den Handwurzeln massieren. Der Druck ist in die Tiefe gerichtet und kreisförmig.

Reibungen im Bereich des M. levator scapulae

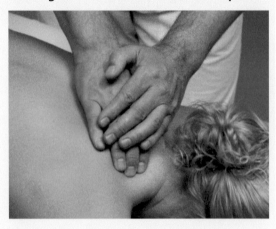

Häufig bestehen schmerzhafte Verspannungen an der Insertionsstelle des M. levator scapulae. Zunächst wird die schmerzhafte Insertionsstelle mit den Fingerspitzen lokalisiert.

Reibungen des M. supraspinatus

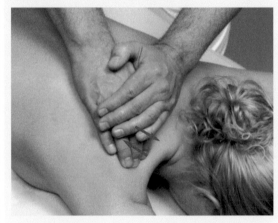

Die Reibung des M. supraspinatus erfolgt auf dem Muskelbauch. Die Fingerspitzen nehmen – relativ steil gestellt – Kontakt mit dem Muskel auf. Die Reibung erfolgt quer zum Faserverlauf.

Reibungen im Bereich des M. deltoideus

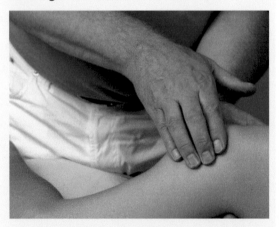

Die rechte Hand des Therapeuten nimmt Kontakt mit der verspannten Zone auf. Die linke Hand stützt die Schulter an der Vorderseite und bildet ein Widerlager gegen den Druck der rechten Hand.

Reibungen des M. infraspinatus

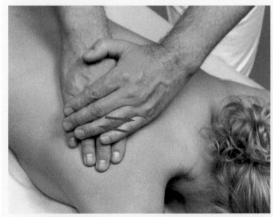

Die Reibung des M. infraspinatus wird etwas flächiger durchgeführt. Sie erfolgt quer zum Faserverlauf.

Tapotements und Schüttelungen

Die Massage im Schulter- und Nackenbereich kann durch Tapotements und Schüttelungen ergänzt werden. Bei Tapotements werden Hackungen, Klatschungen und Klopfungen über allen zugänglichen Muskelpartien angewendet. Der M. deltoideus eignet sich gut für die Durchführung von Schüttelungen.

Hackungen

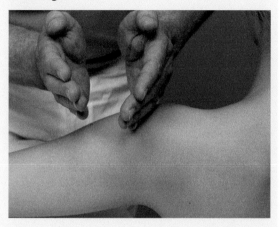

Hackungen werden mit locker herabfallenden ulnaren Handkanten verabreicht.

Klopfungen

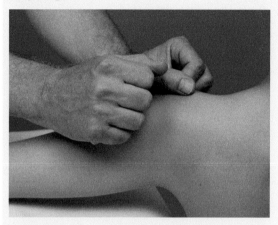

Klopfungen werden mit locker zusammengelegten Fäusten verabreicht. Im Bereich des Muskels treffen die Daumen und Mittelgelenke auf der Hautoberfläche wechselseitig auf.

Schüttelungen des M. deltoideus

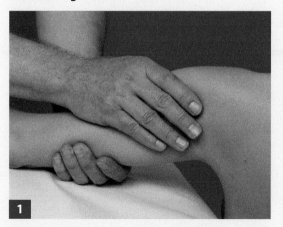

1

Die Schüttelungen werden am entspannten Muskel durchgeführt. Dazu wird der Arm im Schultergelenk abduziert. Die rechte Hand greift flächig eine große Portion des M. deltoideus.

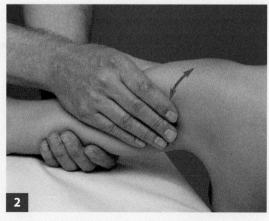

2

Die rechte Hand bewegt den Muskelbauch mit schüttelnden Bewegungen hin und her.

Hautmobilisation
Hautmobilisationen im Bereich der Schulter und des Nackens können durch flächige Hautverschiebungen, durch Hautabhebungen und durch Hautrollungen verabreicht werden.

Hautverschiebungen

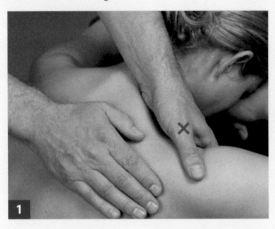

1

Die rechte Hand des Therapeuten nimmt flächigen Kontakt mit der Haut über dem Schulterblatt auf. Die linke Hand fixiert die Schulter.

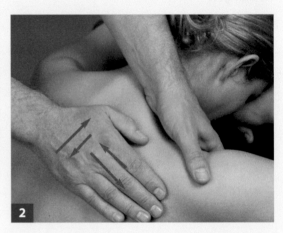

2

Die Hand wird zusammen mit der Haut von kranial nach kaudal, von kaudal nach kranial, von medial nach lateral und von lateral nach medial verschoben.

Hautabhebungen

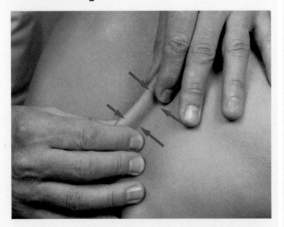

Daumen und Zeigefinger formen über dem Schulterblatt eine Hautfalte.

Hautrollungen

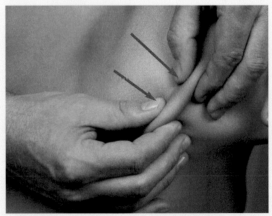

Die Hautfalte wird zwischen Daumen und Zeigefinger von medial nach lateral verschoben.

4.4

Vibrationen

Vibrationen können bei schmerzhaften Muskelzonen mit Fingerspitzen oder Handflächen verabreicht werden.

Vibrationen über dem M. deltoideus

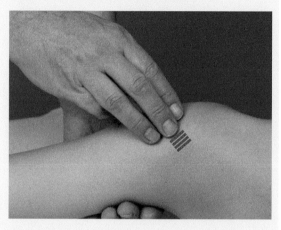

Die Fingerspitzen lokalisieren die schmerzhaften Zonen im Muskel und führen punktuelle tiefenwärts gerichtete Vibrationen durch.

Vibrationen am Ansatz des M. supraspinatus

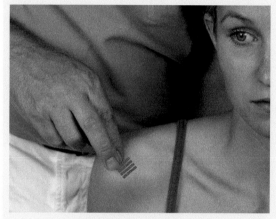

Auch Sehnenansätze wie zum Beispiel im Bereich des M. supraspinatus können mit Vibrationen behandelt werden. Der Therapeut lokalisiert die Ansatzstelle des M. supraspinatus und führt mit dem Zeigefinger feine punktuelle Vibrationen durch.

Vibrationen über der Bizepssehne

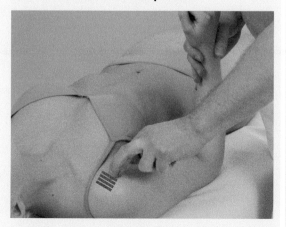

Schmerzen im Bereich der Bizepssehne können gezielt mit punktförmigen Vibrationen behandelt werden.

Vibrationen über dem Acromioclaviculargelenk

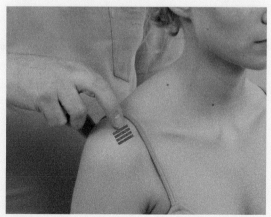

Bei schmerzhaften Verletzung des Schultergelenks können über dem Acromioclaviculargelenk Vibrationen verabreicht werden.

Schulter

Querfriktionen

Querfriktionen des M. supraspinatus können sowohl am Ansatz als auch im Bereich des Muskel-Sehnen-Übergangs durchgeführt werden.

MEMO

Wie andere Muskeln der Rotatorenmanschette, hat auch die Sehne des M. supraspinatus Verbindung zur Gelenk-kapsel und gilt als Zentrierer für den Humeruskopf.

M. supraspinatus, Insertion

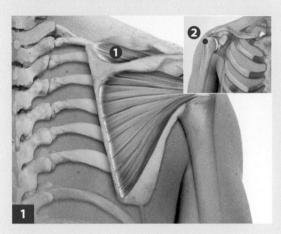

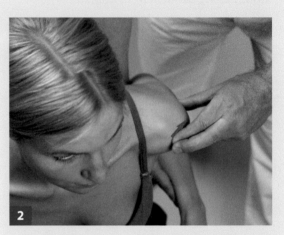

1   M. supraspinatus   2   Insertion des Muskels
L: Sitz, Oberarm in leichter Innenrotation, Ellenbogen in Flexion
H: Der Therapeut kontaktiert mit dem Zeigefinger durch Ro-
    tation des Arms im Schultergelenk die Insertion des Mus-
    kels an der oberen Facette des Tuberculum majus.

B: Der Therapeut bewegt den durch den Mittelfinger be-
    schwerten Zeigefinger von medial nach lateral über die
    Insertion des M. supraspinatus am Tuberculum majus.

M. supraspinatus, Muskel-Sehnen-Übergang

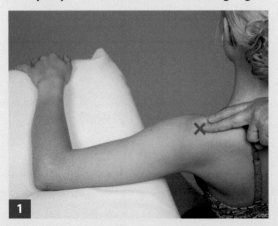

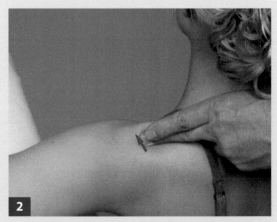

L: Sitz, Abduktion im Glenohumeralgelenk
H: Der Therapeut gibt am abduzierten Arm mit der Mittelfin-
    gerkuppe einen kräftigen Druck auf die Muskelfasern.

B: Der Therapeut bewegt die beschwerte Fingerkuppe von
    kaudal nach kranial durch Supination im Handgelenk.

Die Querfriktion des M. infraspinatus erfolgt in der Seitenlage. Die alternative Einstellung im Unterarm- stütz (hier nicht gezeigt) eignet sich zur Verabrei- chung von Injektionen in den Muskel.

M. infraspinatus

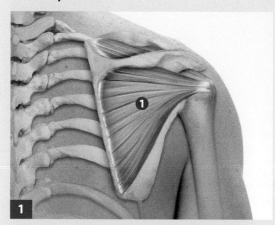

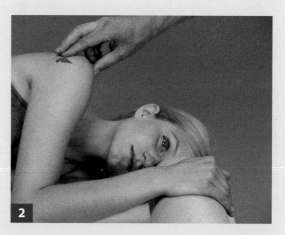

1   M. infraspinatus
L: Seitlage, Arm im Glenohumeralgelenk ca. 90° flektiert, ad- duziert und außenrotiert
H: Der Therapeut sucht die Insertion des Muskels an der mitt- leren Facette des Tuberculum majus auf.

B: Mit dem durch den Mittelfinger beschwerten Zeigefinger kontaktiert er die Sehne und führt nun eine Querfriktion von dorsal nach ventral, quer zum Faserverlauf aus.

M. biceps brachii, Caput longum

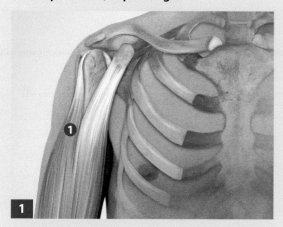

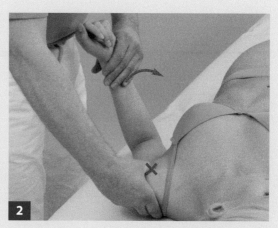

1   M. biceps brachii, Caput longum
L: Rückenlage, leichte Außenroation, Ellenbogen flektiert
H: Der Therapeut kontaktiert die lange Bizepssehne im Sulcus intertubercularis mit der Zeigefingerkuppe oder dem Dau- men.

B: Während der Therapeut mit durch den Mittelfinger be- schwertem Zeigefinger oder dem Daumen die Sehne ge- gen die knöcherne Unterlage drückt, rotiert er den Arm nach innen.

Der M. subscapularis neigt bei Fehlhaltung der Schulter häufig zu Kontrakturen. Infolgedessen entwickelt sich eine Reizung der Ansatzsehne des Muskels.

M. subscapularis

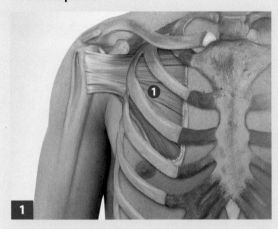

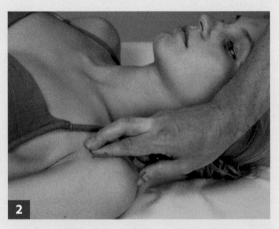

1   M. subscapularis
L: Rückenlage oder Sitz, Arm in Außenrotation
H: Der Therapeut legt seinen durch den Mittelfinger beschwerten Zeigefinger flächig medial des Tuberculum minus auf.

B: Der Therapeut führt eine Bewegung entlang des Tuberculum minus über die Sehne des M. subscapularis von kaudal nach kranial aus.

Funktionsmassage

Die Funktionsmassage im Bereich des Schultergelenks bezieht sich auf folgende Muskeln:

- M. supraspinatus
- M. triceps brachii
- M. biceps brachii
- M. infraspinatus
- M. subscapularis
- M. latissimus dorsi
- M. trapezius
- M. levator scapulae

Die Beschreibung der Funktionsmassage des **M. latissimus dorsi,** des **M. trapezius** und des **M. levator scapulae** erfolgt im Kapitel Rücken (**s. S. 159 u. 165**).

Der **M. supraspinatus** entspringt der Fossa supraspinata und inseriert an der oberen Facette des Tuberculum majus humeri an. Der Muskel fixiert als Teil der Rotatorenmanschette das Caput humeri in der Fossa glenoidalis.

Der **M. triceps brachii** hat drei Ursprünge: Das Caput longum entspringt am Tuberculum infraglenoi-

dale scapulae, das Caput laterale an der dorsolateralen und das Caput mediale an der dorsomedialen Humerusfläche. Der gemeinsame Ansatz dieser Anteile ist am Olecranon.

Der **M. biceps brachii** entspringt mit seinem Caput longum am Tuberculum supraglenoidale scapulae und mit seinem Caput breve am Processus coracoideus scapulae. Der Muskel setzt an der Tuberositas radii über die Aponeurose sowie an der Faszie des Unterarms an.

Der **M. infraspinatus** hat seinen Ursprung in der Fossa infraspinata und am kaudalen Rand der Spina scapula. Er inseriert an der mittleren Facette des Tuberculum majus humeri.

Der **M. subscapularis** hat seinen Ursprung in der Fossa subscapularis. Er inseriert am Tuberculum minus humeri und an der vorderen Kapsel des Schultergelenks. Seine Hauptfunktion ist die Innenrotation des Oberarms. Weiterhin führt er den abduzierten Arm an den Rumpf zurück. Als Teil der Rotatorenmanschette sichert er das Schultergelenk.

M. supraspinatus

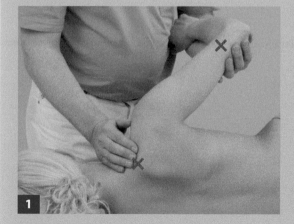

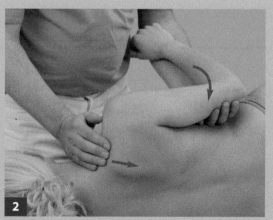

L: Seitlagerung, Arm im Schultergelenk abduziert
H: Der Therapeut bringt den rechten Arm mit seiner linken Hand in die Abduktion. Mit den Fingerkuppen seiner rechten Hand gibt er flächig Druck auf den Muskelbauch des M. supraspinatus.

B: Der Therapeut bewegt den Arm des Patienten in Richtung Adduktion, gleichzeitig übt er Druck auf den Muskelbauch des M. supraspinatus aus.

Die Funktionsmassage des M. triceps brachii kann auch bei maximal flektiertem Glenohumeralgelenk erfolgen, sofern diese Einstellung nicht schmerzhaft ist.

M. triceps brachii

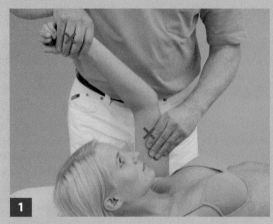 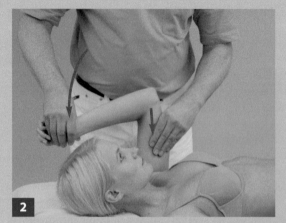

L: Rückenlage
B: Der Therapeut hält mit einer Hand den Arm des Patienten im Glenohumeralgelenk und im Ellenbogengelenk in ca. 90° Flexion und umfasst mit der anderen Hand flächig den Muskelbauch des M. triceps brachii.

B: Der Therapeut bewegt den Unterarm des Patienten in Richtung Flexion. Er komprimiert dabei den Muskelbauch des M. triceps brachii und schiebt ihn gleichzeitig nach proximal.

M. biceps brachii

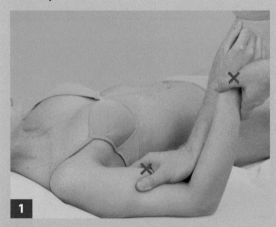 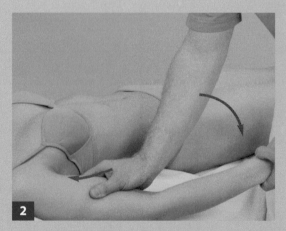

L: Rückenlage, Arm aufliegend
H: Eine Hand umfasst flächig die Flexoren am Oberarm, während die andere Hand bei flektiertem Ellenbogen den Unterarm in Supination hält.

B: Während eine Hand die Muskulatur komprimiert und nach proximal bewegt, streckt die andere den Ellenbogen. Die Extension kann auch mit einer Pronation kombiniert werden.

Der M. infraspinatus und der M. subscapularis werden am besten in Seitenlage massiert. Eine Ansatzreizung des M. subscapularis entsteht häufig durch eine chronische Fehlhaltung der Schulter.

M. infraspinatus

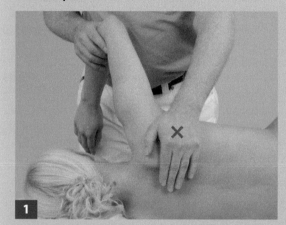 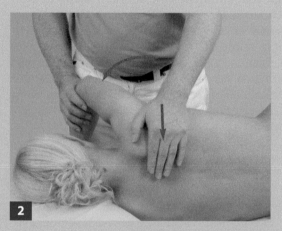

L: Seitlage, linker Arm ca. 90° abduziert
H: Der Therapeut führt den rechten Arm des Patienten in die horizontale Abduktion. Er legt den Thenar seiner linken Hand flächig auf den Muskelbauch des M. infraspinatus.

B: Der Therapeut führt den rechten Arm des Patienten in die horizontale Adduktion. Gleichzeitig übt er mit dem Thenar nach medial Druck auf den Muskelbauch des M. infraspinatus aus.

M. subscapularis

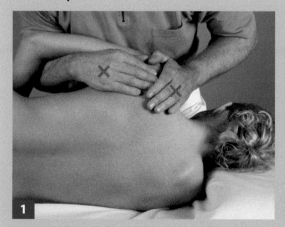 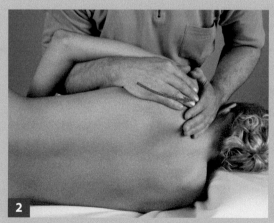

L: Seitlage, Schultergelenk in Neutralstellung
H: Der Therapeut greift mit seiner rechten Hand unter dem Arm des Patienten durch und drückt die Scapula gegen die Rippen. Die obere linke Hand drückt den oberen Teil der Scapula an die Rippen.

B: Der Therapeut bewegt die Scapula mit Druck nach ventral und kranial.

Schulter

Behandlungsbeispiele

Supraspinatus-Sehnen-Syndrom

Das Supraspinatus-Sehnen-Syndrom bezeichnet einen Symptomenkomplex und wird durch Verletzungen und degenerative Veränderungen im Sehnen- bzw. Ansatzbereich verursacht. Begünstigend kann sich eine Verengung oder Druckerhöhung im Subacromialraum auswirken. Durch die Verengung kommt es zu einer verstärkten mechanischen Reizung (Druck und Reibung) bei Abduktion und Flexion und zu einer chronischen Entzündung bzw. Irritation der Sehne und/oder des Ansatzes. Die Druckerhöhung im Subakromialraum wird meist durch eine Protraktion des Schultergürtels sowie eine Laterorotation des Schulterblattes verursacht.

Symptome
- schmerzhafte Bewegung (Painful arc) zwischen 60° und 120° Abduktion (und Flexion)
- schmerzhafte endgradige Abduktion
- schmerzhafte endgradige passive Innenrotation
- schmerzhafte Abduktion gegen Widerstand
- schmerzhafte Außenrotation gegen Widerstand
- eingeschränktes Kaudalgleiten im Schultergelenk
- Druckschmerz an der Insertionsstelle, dem Tuberculum majus
- bewegungsabhängiger chronischer Schulterschmerz

Differenzialdiagnosen
- Bursitis subacromialis
- Tendinitis calcarea
- Rotatorenmanschettenruptur

Behandlungsziele
- Schmerzreduktion, -beseitigung
- Verbesserung der Beweglichkeit im Bereich des Schultergelenks und des Plexus brachialis
- Beseitigung der Hypertonie von Schulter- und Nackenmuskulatur
- Verbesserung der Haltung

Maßnahmen
Klassische Massage
- Schulter- und Nackenmassage

Querfriktion
- an der Insertionsstelle der Supraspinatussehne mit dem Ziel, die lokale Entzündungsreaktion zu beeinflussen
- Behandlungsdauer bei akuter Symptomatik 3–5 Minuten
- Behandlungsdauer bei chronischer Symptomatik einmalig 15–20 Minuten, anschließend 3–5 Minuten
- nach Eintreten der Schmerzfreiheit noch drei Behandlungen
- bei Ausbleiben einer Besserung oder sogar deutlicher Verschlimmerung während der Behandlung auf Bursitis (subacromialis) untersuchen

Funktionsmassage
- M. supraspinatus
- M. infraspinatus
- M. levator scapulae
- Mm. pectorales

Begleitmaßnahmen
- Thermotherapie
- Mobilisation des Schultergelenks (Kaudalgleiten)
- Stabilisation des Schultergelenks: Training der Rotatorenmanschettenmuskulatur
- Normalisierung der Scapulastellung
- Elektrotherapie: Ultraschall

Omarthrose

Eine Schultergelenksarthrose entsteht häufig als sekundäre Arthrose, z. B. nach Traumata oder rezidivierenden Luxationen. Sie tritt selten primär auf, da das Schultergelenk nicht übermäßig mit Druck belastet wird.

Symptome

- Kapselmuster: Die Außenrotation ist stärker eingeschränkt als die Abduktion, die Innenrotation ist am wenigsten und zuletzt eingeschränkt.
- häufig schmerzhafte endgradige Bewegungen
- meist eingeschränkte translatorische Bewegungen im Schultergelenk
- häufig schmerzhafte Widerstandstests, besonders bei einer so genannten aktivierten Arthrose (Arthritis)

Differenzialdiagnosen, Behandlungsziele und Maßnahmen siehe Supraspinatus-Sehnen-Syndrom.

Maßnahmen

Klassische Massage
- Schulter- und Nackenmuskeln

Funktionsmassage
- M. subscapularis
- M. infraspinatus
- M. supraspinatus

Begleitmaßnahmen
- Physikalische Therapie (Elektrotherapie: Kurzwelle usw.)
- Gelenkmobilisationen
- neurale Mobilisationen
- Muskeldehnung und Muskelentspannung

Weitere Hinweise zur Schultermuskulatur

MEMO

Ist das Schultergelenk muskulär nicht gut geführt, kann es bei Abduktionsbewegungen des Schultergelenks zur Kompression der Supraspinatussehne unter dem Schulterdach kommen (Impingement-Syndrom).

PRAXISTIPP

Der M. levator scapulae zeigt sich häufig reflektorisch hyperton. Durch seinen Ursprung am Atlas und Axis kann er zu Schmerzhaftigkeiten und Einschränkungen der HWS-Rotation und Lateralflexion zur Gegenseite im Bereich der oberen HWS führen.

MEMO

Tendopathien treten meist durch Überlastung oder Traumen auf und gehen häufig mit Kalkeinlagerungen der Supraspinatussehne einher (Tendinitis calcarea).

MEMO

Rupturen der Sehne des M. infrasapinatus treten seltener auf und sind meistens traumatisch bedingt (vgl. Habermeyer et al. 2000).

4.4

4.5 Oberarm

Untersuchung _____ s. S. 190

Anamnese _____ s. S. 190

Inspektion _____ s. S. 190

Palpation _____ s. S. 192

Funktionsprüfung _____ s. S. 196

Alarmzeichen _____ s. S. 199

Behandlung _____ 222

Klassische Massage _____ 222

Streichungen _____ 223

Knetungen _____ 226

Reibungen _____ 232

Tapotements _____ 234

Walkungen und Schüttelungen _____ 235

Hautmobilisation _____ 236

Vibrationen _____ 237

Querfriktionen _____ 238
   M. biceps brachii, Ansatz _____ 238
   M. biceps brachii, Sehne _____ 238
   M. triceps brachii, Sehne _____ 239
   M. biceps brachii, Muskelbauch _____ 239

Funktionsmassage _____ 240
   M. triceps brachii _____ 240

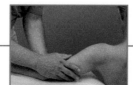

Behandlung

Klassische Massage

Die Klassische Massage der Oberarmregion erfolgt nach vorangegangener Befunderhebung (**s. Schulter, S. 190**). Sie bezieht sich im Wesentlichen auf den M. deltoideus und die Mm. biceps und triceps brachii. Bei der Massage des M. biceps brachii werden normalerweise die Mm. coracobrachialis und brachialis erfasst. Bei einem erhöhten Tonus der Muskulatur stehen sedierende Techniken wie Streichungen, leichte Knetungen und Vibrationen im Vordergrund. Zur Tonusanregung werden vorzugsweise stärkere Knetungen mit größerem Tempo sowie Griffe aus dem Bereich der Tapotements wie Hackungen, Klopfungen und Klatschungen durchgeführt. Die Teilmassage des Oberarms erfolgt am besten am sitzenden Patienten. Der Arm ist im Schultergelenk leicht abduziert und ruht in seiner gesamten Fläche auf der Behandlungsbank.

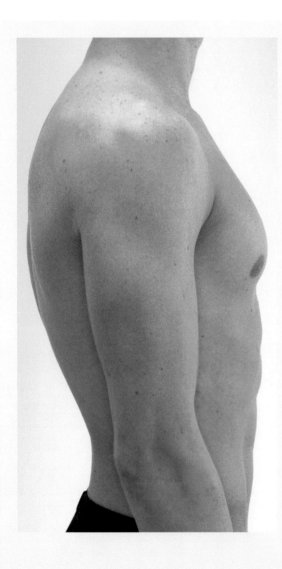

Streichungen

Längsstreichungen am ganzen Arm
Längsstreichungen am Oberarm
Einhändige Längsstreichungen
Ausstreichungen Hand-über-Hand
Ringförmige Ausstreichungen

Knetungen

Längsknetungen des M. deltoideus
Querknetungen des M. deltoideus
Parallelknetungen des M. deltoideus
Längsknetungen des M. biceps brachii
Querknetungen des M. biceps brachii
Parallelknetungen der Mm. biceps und triceps brachii
Längsknetungen des M. triceps brachii
Querknetungen des M. triceps brachii

Reibungen

Reibungen im Bereich des M. deltoideus
Reibungen im Bereich des M. biceps brachii
Reibungen im Bereich des M. triceps brachii

Tapotements, Walkungen und Schüttelungen

Hackungen über dem M. biceps brachii
Hackungen über dem M. triceps brachii
Klopfungen über dem M. biceps brachii
Klopfungen über dem M. triceps brachii
Schüttelungen des M. triceps brachii
Schüttelungen des M. biceps brachii
Walkungen des M. deltoideus
Walkungen der Mm. biceps und triceps brachii

Hautmobilisation

Hautrollungen über dem M. deltoideus
Hautrollungen über dem M. biceps brachii
Hautrollungen über dem M. triceps brachii

Vibrationen

Vibrationen über dem M. deltoideus
Vibrationen über dem M. biceps brachii
Vibrationen über dem M. triceps brachii
Vibrationen über dem Ansatz des M. supraspinatus

4.5

Streichungen

Die Klassische Massage des Oberarms beginnt mit Streichungen. Hier stehen eine Reihe verschiedener Varianten zur Verfügung. Diese werden im Folgenden erläutert. Auch die Teilmassage des Oberarms sollte mit Steichungen eingeleitet werden, die den ganzen Arm betreffen.

Längsstreichungen am ganzen Arm

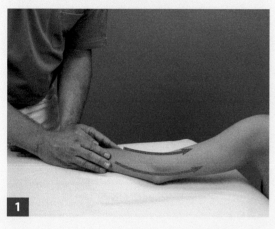

1

Längsstreichungen beginnen distal. Der Therapeut legt beide Hände medial und lateral des Handgelenks auf.

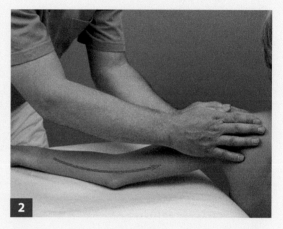

2

Unter leichtem Druck werden beide Hände des Therapeuten nach proximal bis zum M. deltoideus geschoben.

Längsstreichungen am Oberarm

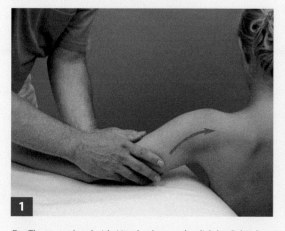

1

Der Therapeut legt beide Hände ulnar und radial der Cubitalregion auf.

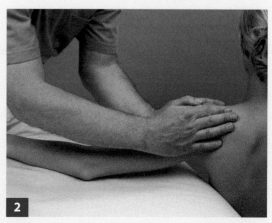

2

Unter leichter Druckausübung gleiten beide Hände auf der Anterior- und Posteriorseite des Arms bis zum M. deltoideus.

Oberarm

Weitere Varianten für Streichungen am Oberarm sind einhändige Längsstreichungen und Hand-über-Hand-Streichungen.

Einhändige Längsstreichungen

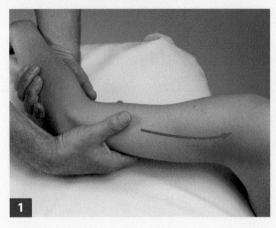

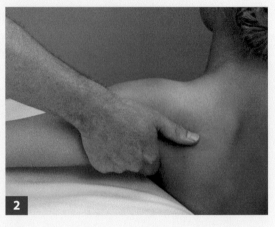

Mit einhändigen Längsstreichungen werden jeweils Vorder- und Rückseite des Armes ausgestrichen. Die rechte Hand des Therapeuten umfasst den Arm oberhalb des Ellenbogens, die linke Hand hebt und fixiert den Arm des Patienten.

Der Therapeut schiebt die recht Hand unter leichtem Druck an der Armrückseite nach kranial bis zur hinteren Achselfalte.

Ausstreichungen Hand-über-Hand

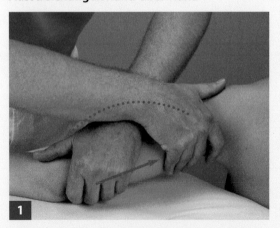

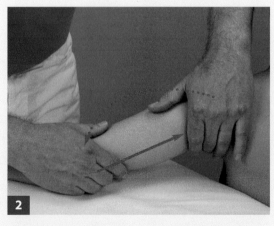

Hierbei folgt eine Hand der anderen. Die rechte Hand des Therapeuten hat die Aufwärtsbewegung soeben beendet, während die linke Hand von proximal beginnend nach oben streicht.

In der zweiten Phase hat die linke Hand die Achsel erreicht, während die rechte Hand erneut distal angesetzt wird. Im Wechsel durchgeführt entsteht eine fließende kontinuierliche Bewegung, bei der stets eine Hand den Kontakt zur Haut beibehält.

4.5

Ringförmige Ausstreichungen werden unter zunehmenden Druck von distal nach proximal ausgeführt. Sie beziehen den gesamten Arm ein und sind insbesondere zur Ödemtherapie am Arm geeignet.

Ringförmige Ausstreichungen

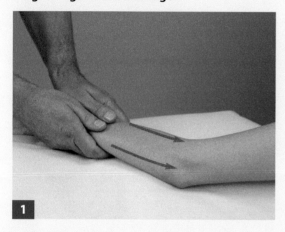

1

Der Therapeut legt beide Hände ringförmig um das Handgelenk, beide Daumen liegen auf der Dorsalseite des Arms parallel nebeneinander. Mit beiden Händen übt der Therapeut nun einen leichten Druck aus.

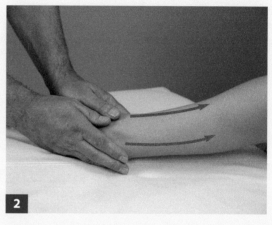

2

Unter leichter Zunahme des Drucks gleiten die Hände des Therapeuten nach proximal.

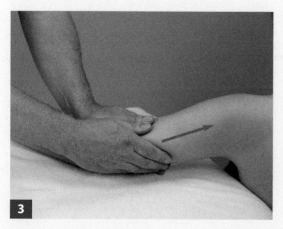

3

Die Bewegung verläuft über das Ellenbogengelenk und den Oberarm unter Beibehaltung des Drucks weiter nach proximal.

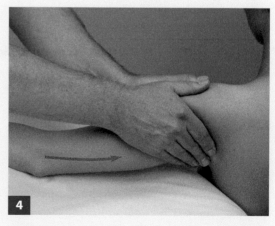

4

Unter Beibehaltung dieses Drucks führt der Therapeut beide Hände ringförmig über den Unterarm und den Oberarm bis zum M. deltoideus.

Oberarm

Knetungen

Die Knetungen am Oberarm beziehen sich auf folgende Muskeln:

- M. deltoideus
- M. biceps brachii
- M. triceps brachii

Die genannten Muskeln können entweder quer oder längs zu ihrem Faserlauf geknetet werden. Im Folgenden werden die einzelnen Varianten der Längs- und Querknetungen beschrieben.

Längsknetungen des M. deltoideus

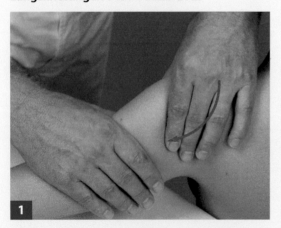

1

Der Therapeut greift den Muskelbauch des M. deltoideus mit der gesamten Palmarseite der Hand. Er führt dabei eine abhebende und komprimierende Bewegung durch. Er „reicht" gewissermaßen den abgehobenen und komprimierten Muskel an die noch entspannte rechte Hand.

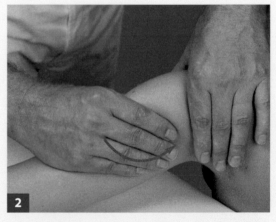

2

In der zweiten Phase dieser Bewegung übernimmt die rechte Hand den Muskel, hebt und komprimiert ihn und reicht ihn wieder zurück an die linke Hand. Durch diese Bewegung entsteht eine kontinuierliche Kompression des Muskels in Längsrichtung.

4.5

Der Muskelbauch des M. deltoideus lässt sich gut mit beiden Händen greifen und auch quer zum Faserverlauf massieren. Diese Querknetung kann mit Daumen, Thenar und Fingern oder zwischen Handwurzeln und Fingern erfolgen.

Querknetungen des M. deltoideus zwischen Daumen, Daumenballen und Fingern

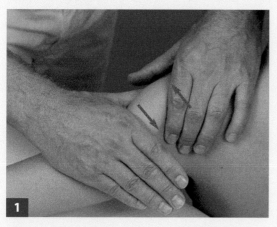

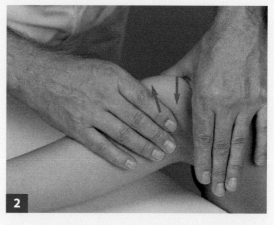

Die rechte Hand kontaktiert den M. deltoideus mit Daumen und Thenar und führt eine Schubbewegung gegen die Finger der linken Hand aus.

In der zweiten Phase wechseln die Hände. Nun führt die linke Hand mit Daumen und Thenar eine Schubbewegung gegen die Finger der rechten Hand aus. Durch diese Bewegung entsteht eine rhythmische, quer zum Faserverlauf gerichtete Muskeldehnung.

Querknetungen des M. deltoideus zwischen Handwurzeln und Fingern

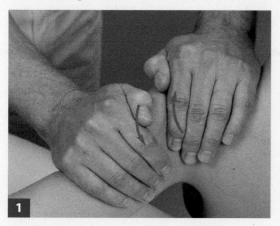

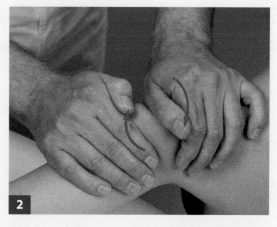

Die Querknetung kann alternativ auch mit der Handwurzel durchgeführt werden. Hierbei führt die rechte Hand eine Schubbewegung aus, während die linke Hand mit den Fingern eine gegenläufige Zugbewegung ausübt.

In der zweiten Phase wechseln die Hände. Die linke Hand führt mit der Handwurzel eine Schubbewegung gegen die Finger der rechten Hand aus. Auch diese Technik wird im rhythmischen Wechsel durchgeführt.

Oberarm

Eine weitere Möglichkeit zur Massage des M. deltoideus ist die Parallelknetung, dabei werden vorderer
und hinterer Teil intermittierend geknetet.

Parallelknetungen des M. deltoideus

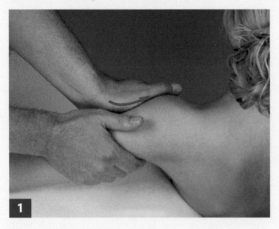
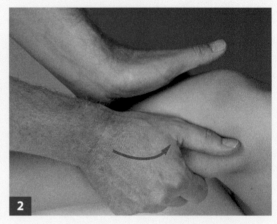

Die linke Hand liegt auf dem vorderen und die rechte Hand flächig auf dem hinteren Anteil des M. deltoideus. Die linke Hand
führt eine komprimierende und leichte abhebende Bewegung
über dem vorderen Muskelanteil aus, während die rechte Hand
entspannt ist.

In der zweiten Phase führt die rechte Hand eine Kompression
und Abhebung des hinteren Muskelanteils durch, während
sich die linke Hand entspannt. Diese abhebende Druckausübung wird wechselseitig auf dem vorderen und hinteren Anteil des M. deltoideus durchgeführt, so dass eine rhythmische,
knetende Bewegung längs zum Faserverlauf entsteht.

Längsknetungen des M. biceps brachii

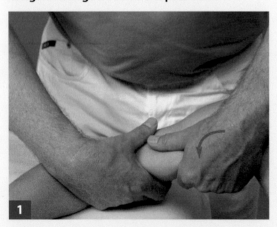
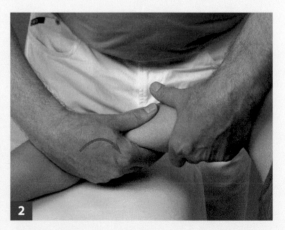

Beide Hände des Therapeuten liegen flächig auf dem
M. biceps brachii. Der Therapeut komprimiert mit der linken
Hand den Muskel und hebt ihn leicht ab, während seine rechte
Hand entspannt ist.

In der zweiten Phase übernimmt die rechte Hand den Muskel,
hebt und komprimiert ihn, während die linke Hand sich entspannt. Durch die wechselseitige Anhebung und Komprimierung entsteht eine längs zur Faser gerichtete Knetung.

4.5

Der M. bicpes brachii kann auch quer zu seinem Faserverlauf geknetet werden. Diese Knetung kann sowohl zwischen Daumen, Thenar und Fingern als auch zwischen Handwurzeln und Finger erfolgen.

Querknetungen des M. biceps brachii zwischen Daumenballen und Fingern

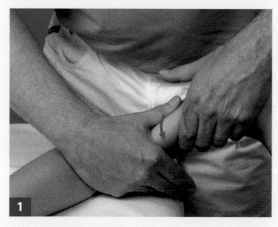 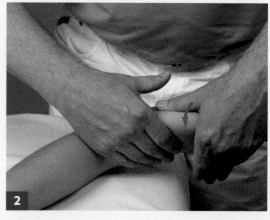

Beide Hände umgreifen flächig den Muskelbauch. Die rechte Hand schiebt mit Daumen und Thenar den Muskelbauch gegen die Finger der linken Hand.

In der zweiten Phase wechseln die Hände. Es entsteht eine gegenläufige Bewegung. Die linke Hand schiebt nun mit Daumen und Thenar den Muskelbauch gegen die Finger der rechten Hand. Wechselseitig ausgeführt entsteht eine rhythmisch fließende Bewegung mit einer Querdehnung der Fasern des M. biceps brachii.

Querknetungen des M. biceps brachii zwischen Handwurzeln und Fingern

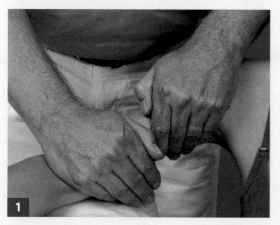 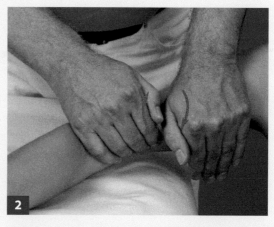

Die Querknetung kann alternativ auch mit den Handwurzeln anstatt mit Daumen und Thenar ausgeführt werden. Die Handwurzel der rechten Hand schiebt den Muskelbauch gegen die Finger der linken Hand.

In der zweiten Phase wechselt die Druckrichtung. Die Handwurzel der linken Hand schiebt den Muskel gegen die Finger der rechten Hand. Es entsteht eine quer zum Faserverlauf wirkende rhythmische Dehnung.

Oberarm

Analog zur Parallelknetung des M. deltoideus können die Mm. biceps und triceps brachii intermittierend geknetet werden. Der M. triceps brachii kann längs- und querverlaufend geknetet werden.

Parallelknetungen der Mm. biceps und triceps brachii

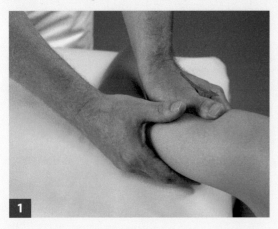

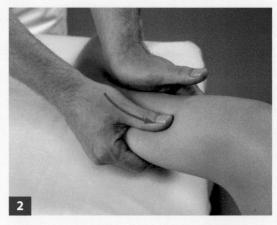

Die linke Hand liegt auf dem Muskelbauch des M. biceps brachii, die rechte Hand liegt auf dem Muskelbauch des M. triceps brachii. Die linke Hand führt eine Kompression und eine leichte Abhebung des Muskels durch, während die rechte entspannt ist.

In der zweiten Phase führt die rechte Hand eine Kompression und Abhebung des M. triceps durch, während die linke Hand entspannt ist. Wechselseitig durchgeführt entsteht eine längsgerichtete abwechselnde Knetung der beiden Muskeln.

Längsknetungen des M. triceps brachii

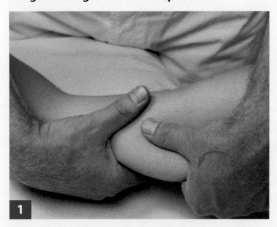

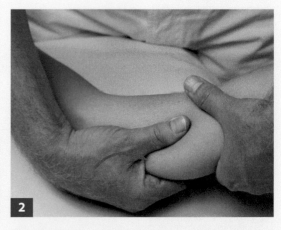

Beide Hände liegen nebeneinander flächig auf dem Muskelbauch des M. triceps brachii. Die linke Hand komprimiert und hebt den Muskel ab und „reicht" ihn an die noch entspannte rechte Hand.

Die rechte Hand übernimmt nun den Muskel, komprimiert und hebt ihn an während die linke Hand entspannt. So entsteht eine längsgerichtete Knetung des Muskels.

4.5

Eine weitere Variante für die Knetung des M. triceps brachii ist die Querknetung. Sie kann entweder zwischen Daumenballen und Fingern oder zwischen Handwurzeln und Fingern durchgeführt werden.

Querknetungen des M. triceps brachii zwischen Daumenballen und Fingern

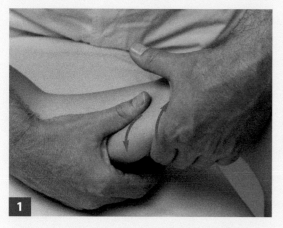 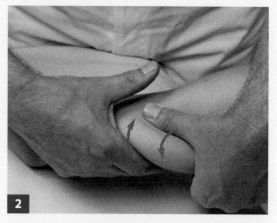

Die rechte Hand des Therapeuten schiebt den Muskelbauch mit Daumen und Thenar gegen die Finger der linken Hand.

In der zweiten Phase wechseln die Hände. Die linke Hand schiebt mit Daumen und Thenar den Muskelbauch gegen die Finger der rechten Hand. Auf diese Weise entsteht eine Dehnung quer zum Faserverlauf des Muskels.

Querknetungen des M. triceps brachii zwischen Handwurzeln und Fingern

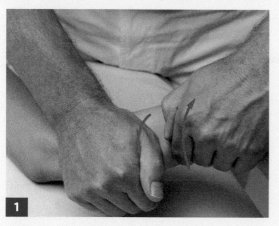 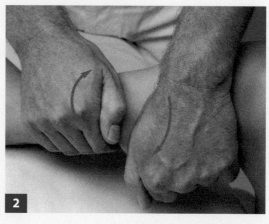

Die Handwurzel der rechten Hand schiebt den Muskelbauch gegen die Finger der linken Hand.

In der zweiten Phase schiebt die Handwurzel der linken Hand den Muskelbauch gegen die Finger der rechten Hand.

Reibungen

Als tiefenwirksame Techniken können Friktionen oder Reibungen über den zuvor gekneteten Muskeln durchgeführt werden. Reibungen oder Friktionen eignen sich zur Behandlung von flächigen oder punktuellen Verspannungen der Muskeln.

Reibungen im Bereich des M. deltoideus

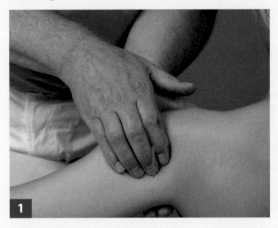

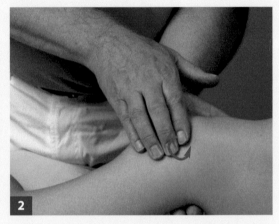

Mit den Fingerspitzen der rechten Hand erfolgt die Lokalisierung der verspannten Areale. Die linke Hand fixiert den M. deltoideus auf der Gegenseite.

Die Fingerkuppen führen eine kreisende Bewegung mit spiralförmig in die Tiefe gerichtetem Druck auf die verspannte Zone aus.

Reibungen im Bereich des M. biceps brachii

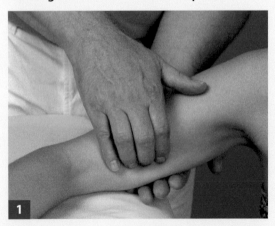

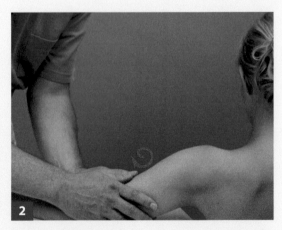

Die rechte Hand palpiert empfindliche, druckdolente Areale. Die linke Hand stützt den Arm an der Dorsalseite und bietet ein Widerlager gegen den Druck der rechten Hand.

Mit den Fingerkuppen von Zeige-, Mittel- und auch Ringfinger werden entsprechende Zonen mit spiralförmigem Druck massiert. Der Druck ist dabei in die Tiefe gerichtet.

Auch die Beuge- und Streckmuskulatur des Arms wird systematisch auf umschriebene druckschmerzhafte Areale palpiert. Werden diese mit Reibungen behandelt, ist darauf zu achten, dass die Finger nicht über die Haut rutschen.

Reibungen im Bereich des M. triceps brachii

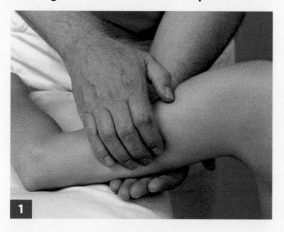

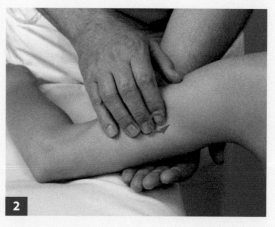

Die rechte Hand palpiert empfindliche, druckdolente Areale im Bereich des M. triceps brachii. Die linke Hand stützt den Arm an der Ventralseite und bietet ein Widerlager gegen den Druck der rechten Hand.

Mit den Fingerkuppen von Zeige-, Mittel- und auch Ringfinger werden entsprechende Zonen quer zum Faserverlauf oder mit spiralförmigem Druck massiert. Der Druck ist dabei in die Tiefe gerichtet. Die Finger dürfen nicht über die Haut „rutschen".

Reibungen im Bereich des M. biceps brachii und des M. triceps brachii (Zangengriff)

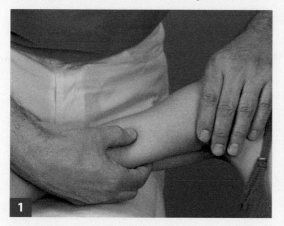

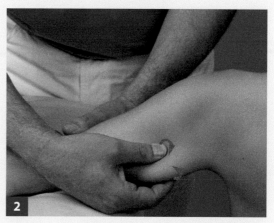

Eine Alternative zu den Reibungen mit den Fingerspitzen stellt der so genannte Zangengriff dar. Zunächst werden entsprechende Zonen mit der rechten Hand palpiert, die linke Hand stützt und fixiert den Oberarm.

Die zu behandelnden Zonen werden dann zwischen Daumen und Zeigefinger friktioniert. Daumen und Zeigefinger führen eine Kompression und gleichzeitige gegenläufige Rotation aus.

Oberarm

4.5

Tapotements

Über den Muskeln des Oberarms und der Schultern können bei Bedarf auch Hackungen und Klopfungen ausgeführt werden. Exemplarisch werden hier Hackungen und Klopfungen über dem M. triceps brachii und dem M. biceps brachii dargestellt. In gleicher Weise kann auch der M. deltoideus massiert werden. Knochenvorsprünge werden vom Tapotement ausgespart.

Hackungen über dem M. biceps brachii

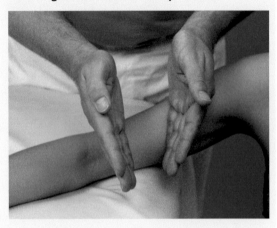

Auf der ventralen Seite des Armes werden Hackungen über dem M. biceps brachii durchgeführt. Empfindliche Zonen wie die Ellenbeuge oder Knochenvorsprünge werden dabei ausgespart.

Hackungen über dem M. triceps brachii

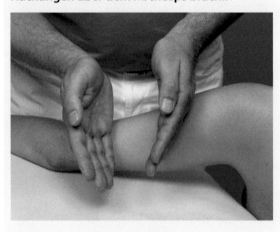

Hackungen werden mit locker herabfallenden Handkanten über dem M. triceps brachii durchgeführt.

Klopfungen über dem M. biceps brachii

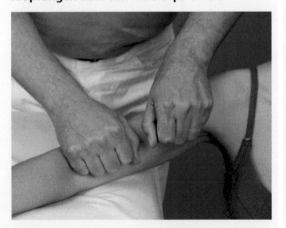

Klopfungen werden mit der locker geformten Faust durchgeführt. Die Mittelgelenke und die Radialseite des Daumens treffen wechselseitig locker auf die Haut über dem M. biceps brachii auf.

Klopfungen über dem M. triceps brachii

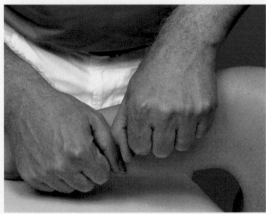

In gleicher Weise können Klopfungen auch über dem M. triceps brachii druchgeführt werden.

Walkungen und Schüttelungen

Walkungen und Schüttelungen lassen sich bevorzugt an langen Muskelgruppen durchführen. Schüttelungen werden mit einer Hand verabreicht, während bei den Walkungen der Muskel zwischen beiden Händen hin und her gerollt wird.

Schüttelungen des M. triceps brachii

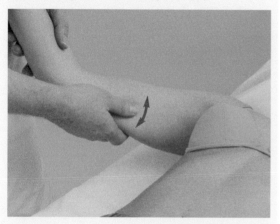

Die rechte Hand des Therapeuten ergreift flächig den Muskelbauch des M. triceps brachii. Die linke Hand stützt und fixiert den Arm des Patienten in Höhe des Ellenbogens. Die rechte Hand führt kleine schüttelnde Bewegungen von lateral nach medial und umgekehrt durch.

Schüttelungen des M. biceps brachii

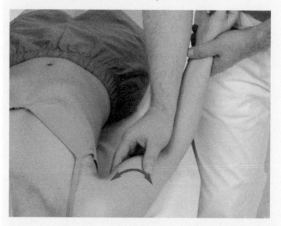

Die linke Hand des Therapeuten flektiert den rechten Arm des Patienten im Ellenbogengelenk, wodurch der M. biceps brachii entspannt wird. Die rechte Hand umgreift flächig den Muskelbauch und führt von medial nach lateral und umgekehrt kleine schüttelnde Bewegungen durch.

Walkungen des M. deltoideus

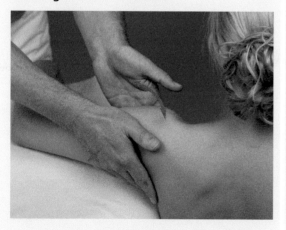

Die Walkung des M. deltoideus erfolgt am abduzierten Arm. Die rechte Hand des Therapeuten fixiert die Schulter, während die linke Hand den Muskelbauch des vorderen Anteils des M. deltoideus nach oben und unten rollt.

Walkungen der Mm. biceps und triceps brachii

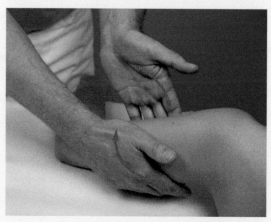

Der M. triceps und der M. biceps brachii können gleichzeitig gewalkt werden. Dazu legt der Therapeut die rechte Hand auf den Muskelbauch des M. triceps und die linke Hand auf den Muskelbauch des M. biceps. Die Hände des Therapeuten bewegen sich unter Mitnahme der Muskeln gegeneinander, so dass die gewalkten Muskeln um den Humerus rotieren.

Oberarm

Hautmobilisation

Hautabhebungen und Hautrollungen können ebenfalls in der unten beschriebenen Weise durchgeführt
und in den Ablauf einer Massage integriert werden.

Hautrollungen über dem M. deltoideus

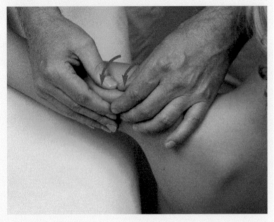

Daumen und Zeigefinger beider Hände formen eine Hautfalte
und verschieben diese quer über den M. deltoideus.

Hautrollungen über dem M. biceps brachii

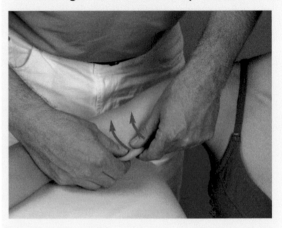

Daumen und Zeigefinger beider Hände formen eine
Hautfalte die quer nach lateral über dem M. biceps brachii abgerollt wird.

Hautrollungen über dem M. triceps brachii

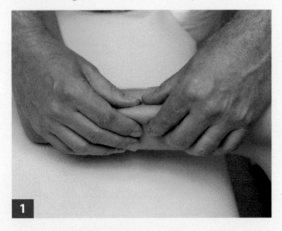

Daumen und Zeigefinger beider Hände formen eine Hautfalte
auf der Dorsalfläche des Oberarms.

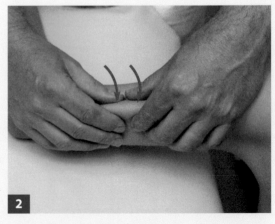

Diese Hautfalte wird quer über dem M. triceps brachii abgerollt.

Vibrationen

Vibrationen können jederzeit im Verlauf einer Massagebehandlung eingesetzt werden. Sie können punktuell mit den Fingerspitzen oder flächig mit der ganzen Hand ausgeführt werden.

Vibrationen über dem M. deltoideus

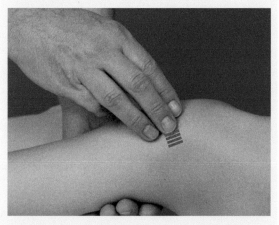

Vibrationen können gezielt über schmerzempfindlichen Arealen durchgeführt werden. Hier werden sie mit den Fingerspitzen der rechten Hand punktuell im Bereich des M. deltoideus durchgeführt. Die linke Hand fixiert dabei den Oberarm des Patienten.

Vibrationen über dem M. biceps brachii

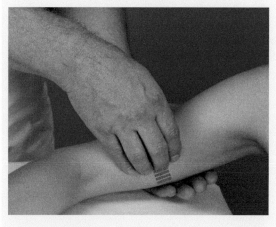

Hier werden Vibrationen mit den Fingerspitzen über dem M. biceps brachii verabreicht.

Vibrationen über dem M. triceps brachii

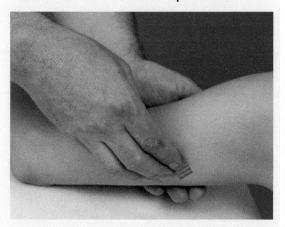

Vibrationen werden hier mit den Fingerspitzen der rechten Hand punktuell im Bereich des M. triceps brachii durchgeführt. Der Therapeut fixiert mit der linken Hand den Oberarm.

Vibrationen über Ansatz des M. supraspinatus

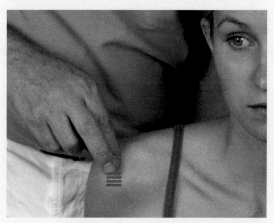

Vibrationen können auch punktuell über schmerzhaften Sehnenansätzen, wie hier über der Ansatzstelle des M. supraspinatus an der oberen Facette des Tuberculum majus, durchgeführt werden. Die Vibration wird hier mit der Kuppe des Zeigefingers ausgeführt.

Querfriktionen

Im Bereich des Oberarms und des Ellenbogens können die Mm. biceps brachii und triceps brachii im Ansatz sowie im Muskel-Sehnenbereich mit Querfriktionen behandelt werden.

M. biceps brachii, Ansatz

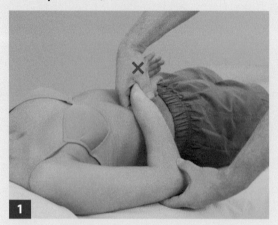 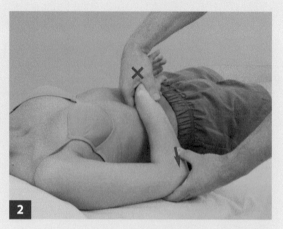

L: Rückenlage, Arm innenrotiert, Ellenbogengelenk in 90° Flexion, Unterarm in Pronation

H: Mit der Daumenkuppe der linken Hand kontaktiert der Therapeut die Insertion des M. biceps brachii an der Tuberositas radii.

B: Der Therapeut führt die Friktion von distal nach proximal durch. Die Finger bilden das Widerlager für die massierenden Finger und stützen sich am Epicondylus ulnaris ab.

M. biceps brachii, Sehne

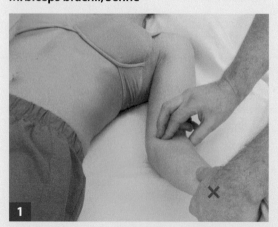 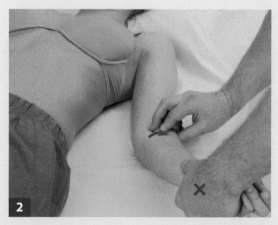

L: Rückenlage, Ellenbogen leicht flektiert, Unterarm supiniert

H: Der Therapeut legt den Zeigefinger flächig von ulnar gegen die Sehne und stützt den Daumen als Widerlager am Radius ab. Der Mittelfinger beschwert den Zeigefinger.

B: Unter Abstützung am Radius bewegt der Therapeut seine Finger mit Druck nach posterior quer über die Sehne des M. biceps brachii.

4.5

Der Muskelbauch des M. biceps brachii kann mit dem
so genannten Zangengriff quer zum Faserverlauf
friktioniert werden.

M. triceps brachii, Sehne

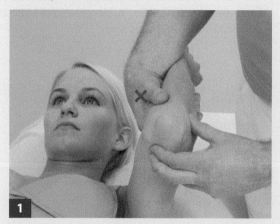

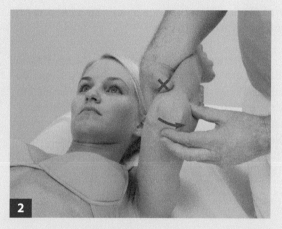

L: Rückenlage, Arm im Schultergelenk flektiert, Ellenbogen flektiert

H: Der Therapeut legt die Kuppen von Zeige- und Mittelfinger der linken Hand medial der Tricepssehne auf. Der Daumen ruht auf dem Epicondylus radialis.

B: Der Therapeut bewegt mit posteriorem Druck die Finger quer über die Sehne des M. triceps brachii.

M. biceps brachii, Muskelbauch

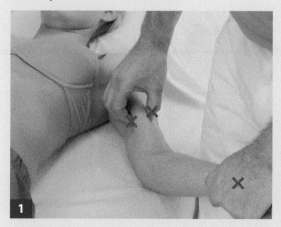

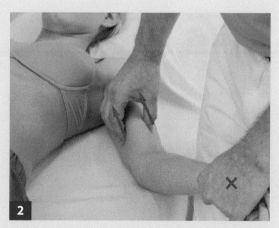

L: Rückenlage, Arm im Schultergelenk leicht abduziert und Ellenbogen leicht flektiert

H: Daumen und Zeigefinger des Therapeuten umfassen zangenförmig Fasern des M. biceps brachii im Bereich des Muskelbauchs.

B: Die Finger komprimieren die Muskelfaser und ziehen den Muskelbauch nach anterior.

Oberarm

Funktionsmassage

Im Bereich des Oberarmes kann die Funktionsmassage bei folgenden Muskeln durchgeführt werden:
- M. triceps brachii
- M. biceps brachii

Eine genaue Darstellung der Funktionsmassage finden Sie auf Seite 110. Wenn nicht anders angegeben, wird die Funktionsmassage jeweils zwei bis drei Minuten durchgeführt.

Der **M. triceps brachii** hat drei Ursprünge. Das Caput longum entspringt am Tuberculum infraglenoidale scapulae, das Caput laterale an der dorsolateralen und das Caput mediale an der medialen Humerusfläche. Der gemeinsame Ansatz dieser Anteile ist am Olecranon. Der M. triceps brachii streckt den Arm im Ellenbogengelenk. Das Caput longum hat zusätzlich eine adduzierende Wirkung im Schultergelenk.

Der **M. biceps brachii** entspringt mit seinem Caput longum am Tuberculum supraglenoidale scapulae und mit seinem Caput breve am Processus coracoideus scapulae. Der Muskel setzt an der Tuberositas radii und über die Aponeurose an der Faszie des Unterarms an. Im Schultergelenk kann der Muskel die Anteversion und die Abduktion (bei außenrotiertem Ober- und supiniertem Unterarm) unterstützen. Im Ellenbogen unterstützt der M. biceps brachii kraftvoll die Flexion und die Supination.

PRAXISTIPP

Bei Beschwerden ist häufig die lange Bizepssehne in ihrem Verlauf im Sulcus intertubercularis druckdolent. Die Beurteilung sollte stets im Seitenvergleich erfolgen.

M. triceps brachii

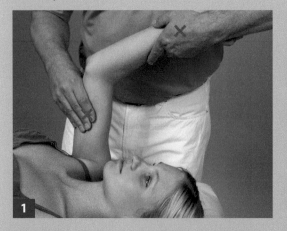

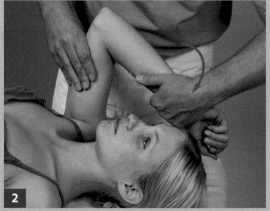

L: Rückenlage, Schultergelenk in 90° Flexion, Ellenbogengelenk in 70–90° Flexion

H: Der Therapeut umfasst mit der rechten Hand flächig den Muskelbauch des M. triceps brachii, die linke Hand fasst den Unterarm.

B: Der Therapeut bewegt den Unterarm des Patienten in Richtung Flexion. Dabei komprimiert er den Muskelbauch des M. triceps brachii und schiebt ihn gleichzeitig nach proximal.

M. biceps brachii

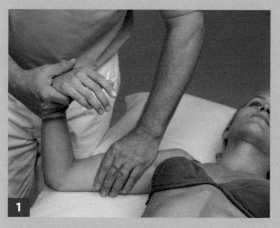

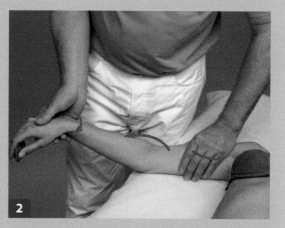

L: Rückenlage, Arm leicht abduziert, Ellenbogen in Flexion, Handgelenk in Supination

H: Eine Hand umfasst flächig den Muskelbauch des M. biceps brachii, während die andere Hand bei flektiertem Ellenbogen den Unterarm in Supination hält.

B: Der Therapeut streckt den Arm im Ellenbogengelenk und proniert den Unterarm, gleichzeitig komprimiert die andere Hand den M. biceps brachii und bewegt ihn nach proximal.

MEMO

- Der M. triceps brachii entspringt in seltenen Fällen zusätzlich von der Margo lateralis der Scapula oder von der Gelenkkapsel des Schultergelenks.
- Häufig befindet sich ein Sehnenbogen zwischen der Ansatzsehne des M. latissimus dorsi und dem Ursprung des Caput longum.

PRAXISTIPP

Bei einer Ruptur der langen Bizepssehne tritt oft im distalen Bereich des Oberarms eine Vorwölbung des Muskelbauchs auf („Popeye" appearance, Clarnette u. Miniacy 1998).

Oberarm

Weitere Hinweise zur Oberarmmuskulatur

MEMO

Das Caput longum des M. triceps brachii und der M. latissimus dorsi führen die Extension der Schulter durch. Unter der Bewegung zieht der lange Trizepskopf den Humerus nach kranial gegen die Fornix humeri. Um eine subakromiale Kompression zu vermeiden, zieht der M. latissimus dorsi den Humerus nach kaudal.

MEMO

Bei einer Instabilität im Schultergelenk ist die Sehne des M. biceps brachii, Caput longum oft gereizt. Klonz et al. (2003) beschreiben, dass eine proximale Bizepssehnenruptur eher als Folge von degenerativen Veränderungen auftritt, während die distale Bizepssehnenruptur eher traumatisch bedingt ist.

MEMO

Bei Rotatorenmanschettenrupturen kann es zu Ausstrahlungsschmerzen im Ansatzgebiet des M. deltoideus kommen (Habermeyer et al. 2000).

PRAXISTIPP

Patienten geben häufig Schmerzen im Bereich der Tuberositas an. Dabei handelt es sich meist um reflektorische Schmerzen aufgrund anderer Pathologien im Schultergürtelbereich.

4.5

4.6 Unterarm

Untersuchung _____ 244

Anamnese _____ 244

Inspektion _____ 244

Palpation _____ 246

Funktionsprüfung _____ 248

Alarmzeichen _____ 250

Behandlung _____ 251

Klassische Massage _____ 251

Streichungen _____ 252

Knetungen _____ 254

Reibungen _____ 257

Hautmobilisation _____ 258

Schüttelungen und Walkungen _____ 259

Tapotements _____ 260

Vibrationen _____ 261

Querfriktionen _____ 262

M. extensor carpi radialis longus _____ 262
Extensoren am Epicondylus lateralis _____ 262
Flexoren am Epicondylus medialis _____ 263
M. pronator teres _____ 263

Funktionsmassage _____ 264

Finger- und Handgelenksflexoren _____ 264
Finger- und Handgelenksextensoren _____ 265
M. pronator teres _____ 265
M. supinator _____ 266

Behandlungsbeispiele _____ 267

Epicondylitis humeri lateralis _____ 267

Epicondylitis humeri medialis _____ 268

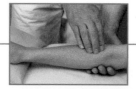

Untersuchung

Die Unterarmregion schließt das Ellenbogengelenk mit ein.

Für diese Region werden die Techniken der Klassischen Massage, der Querfriktionen und der Funktionsmassage in den einzelnen Abschnitten dargestellt. Vor der Durchführung von differenzierten Maßnahmen im Bereich des Unterarms und des Ellenbogengelenks erfolgt eine Befunderstellung. Neben der speziellen Anamnese (s. S. 38) schließt die Befunderhebung die Inspektion (s. S. 42), die Palpation (s. S. 48) und die Funktionsprüfung (s. S. 51) mit ein. Ausführliche Hinweise zu den allgemeinen Grundlagen befinden sich in den entsprechenden Abschnitten des Buches.

Vor dem Behandlungsteil werden einige pathologische Befunde dargestellt („Alarmzeichen"). Bei Auftreten dieser Befunde dürfen weitere Maßnahmen erst nach umgehender ärztlicher Abklärung erfolgen.

Inspektion

Nach der indirekten Inspektion, die bereits beginnt, wenn der Patient das Untersuchungszimmer betritt, erfolgt die direkte bzw. systematische Inspektion. Diese schließt die Betrachtung des gesamten Arms von dorsal, volar und lateral ein.

Im Anschluss an den Behandlungsteil werden zwei für den Unterarm typische Krankheitsbilder vorgestellt. Dies sind die Epicondylitis humeri radialis und die Epicondylitis humeri ulnaris. Diese beiden Krankheitsbilder können mit den hier gezeigten Maßnahmen sehr gut behandelt werden.

Anamnese

MEMO

Die sieben W's

- Was schmerzt bzw. wo schmerzt es?
  (Schmerzlokalisation? Segmentale Zuordnung? Schmerzausdehnung oder -projektion?)
- Wann schmerzt es?
  (Bestimmte tageszeitliche Rhythmik? Wann kommen und gehen die Schmerzen?)
- Seit wann bestehen die Beschwerden?
  (Beginn der Beschwerden?)
- Wie sind die Beschwerden?
  (Schmerzqualitäten: dumpf, spitz, bohrend, einschießend?)
- Wodurch werden die Beschwerden beeinflusst?
  (Linderung oder Verstärkung durch äußere Faktoren wie Kälte, Wärme, Bewegung oder Ruhe?)
- Welche Begleiterscheinungen treten auf?
- Was wurde bisher unternommen?
  (Bisherige Therapieversuche mit oder ohne Erfolg? Medikamente? Operationen? Ruhigstellung? Physiotherapeutische Maßnahmen? Hilfsmittel?)

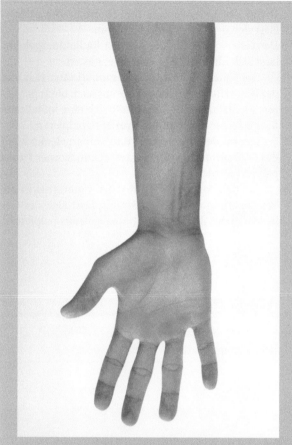 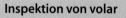 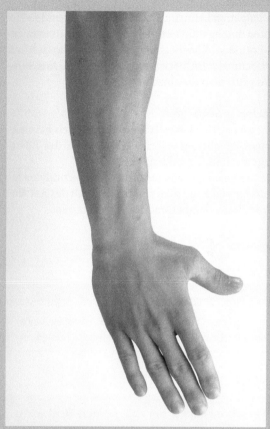

Inspektion von volar

Bei der Inspektion von volar sind folgende Kriterien von Bedeutung:
- Achse: leichte Valgusstellung im Ellenbogengelenk bei Ansicht von volar und bei supiniertem Unterarm?
- Beugefalte: im Ellenbogengelenk dem Gelenkspalt entsprechend?
- Muskeln: Atrophien oder Hypertrophien?
- Gelenkkonturen: Gelenkkonturen klar umrissen oder verstrichen (Hinweis auf Erguss)?

Inspektion von dorsal

Bei der Inspektion von dorsal sind folgende Beobachtungskriterien von Bedeutung:
- Achse: Epicondylus radialis, Epicondylus olecranon und Epicondylus ulnaris auf einer Linie liegend?
- Gelenkkonturen: klar umrissen?
- Muskel: keine Atrophien, keine Hypertrophien?

Unterarm

Palpation

Die Palpation kann am sitzenden oder liegenden Patienten durchgeführt werden. Zunächst prüft man, ob ein Erguss im Ellenbogen oder Entzündungszeichen (z. B. Schmerzen/Überwärmung) bestehen. Anschließend prüft man die einzelnen Strukturen.

Knöcherne Strukturen

Der **Epicondylus lateralis humeri** lässt sich bei flektiertem Ellenbogen von der Hautfalte in der Ellenbeuge aus nach lateral palpieren.

Etwa einen Querfinger distal des Epicondylus lateralis humeri kann man den Gelenkspalt des **Art. humeroradialis** (Humeroradialgelenks) tasten.

Distal des Gelenkspalts des Humeroradialgelenks lässt sich das **Caput radii** palpieren.

Der Gelenkspalt des proximalen Radioulnargelenks lässt sich ulnar des Caput radii erstasten.

Der **Epicondylus medialis humeri** lässt sich von der Hautfalte in der Ellenbeuge aus nach ulnar palpieren. Medial des Olecranon lässt sich eine knöcherne Rinne, in der der **N. ulnaris** verläuft, palpieren.

Lateral des proximalen Radioulnargelenks kann das **Olecranon** als prominentester knöcherner Punkt palpiert werden.

Auf der Dorsalseite des distalen Unterarms, in der Verlängerung des vierten Strahls, lässt sich der Gelenkspalt des **distalen Radioulnargelenks** palpieren.

MEMO

Fast alle Extensoren der Finger und des Handgelenks haben ihren Ursprung am Epicondylus lateralis humeri.

MEMO

Im distalen Bereich des Unterarms ist der Radius ungefähr doppelt so breit wie die Ulna.

4.6

Palpationspunkte der knöchernen Strukturen

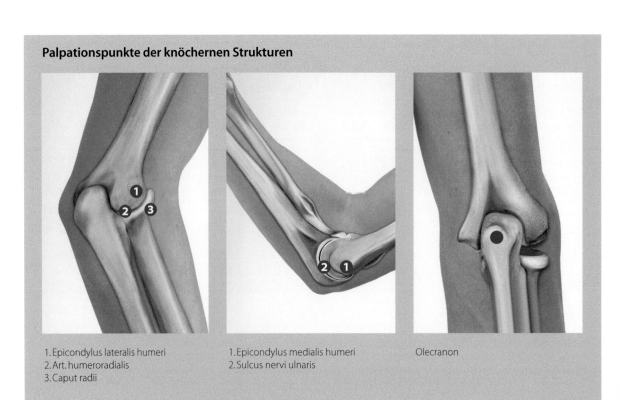

1. Epicondylus lateralis humeri
2. Art. humeroradialis
3. Caput radii

1. Epicondylus medialis humeri
2. Sulcus nervi ulnaris

Olecranon

Weichteile

Bei Dorsalextension im Handgelenk und gleichzeitigem Faustschluss lässt sich der Bauch des **M. extensor carpi radialis brevis** von seinem Ursprung am Epicondylus lateralis humeri nach distal verfolgen.

> **MEMO**
>
> Bei einer Epicondylopathia humeroradialis ist häufig der M. extensor carpi radialis brevis beteiligt.

Direkt oberhalb des Epicondylus radialis humeri und distal des Ursprungs des M. brachioradialis liegt der **M. extensor carpi radialis longus.** Dieser lässt sich bei Anspannung der Hand in Richtung Dorsalextension und Radialabduktion palpieren.

Dorsal der Ulna liegt der **M. extensor digitorum.** Dieser lässt sich bei Anspannung der Hand in Richtung Dorsalextension palpieren. Unmittelbar volar der Ulnarkante liegt der **M. extensor carpi ulnaris.** Er lässt sich bei Anspannung der Hand in Dorsalextension und Ulnarabduktion palpieren.

Unterarm

Palpationspunkte der Weichteile

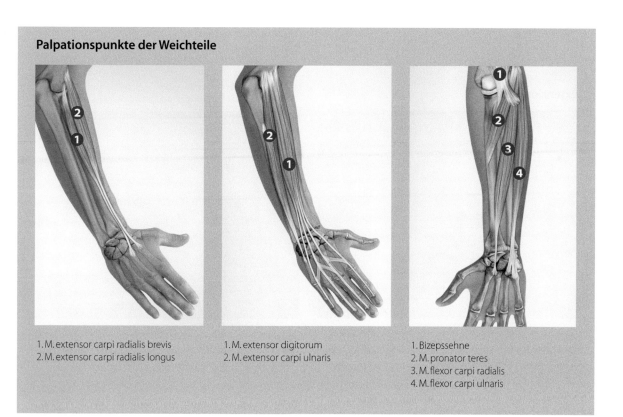

1. M. extensor carpi radialis brevis
2. M. extensor carpi radialis longus

1. M. extensor digitorum
2. M. extensor carpi ulnaris

1. Bizepssehne
2. M. pronator teres
3. M. flexor carpi radialis
4. M. flexor carpi ulnaris

Funktionsprüfung

Die Normalwerte für Extension/Flexion betragen nach der Neutral-Null-Methode 10°/0°/150°.

Das Endgefühl für beide Bewegungsrichtungen ist hart-elastisch.

Kapselmuster: Flexion > Extension (bei einer Einschränkung von ca. 90° Flexion nur ca. 10° Extensionseinschränkung)

Flexion

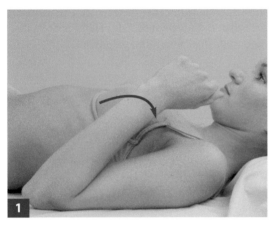

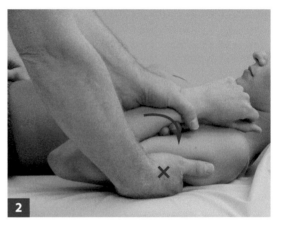

Aktiv
Der Patient bewegt den Unterarm aktiv so weit wie möglich in Richtung Flexion im Ellenbogengelenk.

Passiv
Der Therapeut bewegt den Unterarm aus der Neutralstellung in die maximal mögliche Flexion im Ellenbogengelenk.

Extension

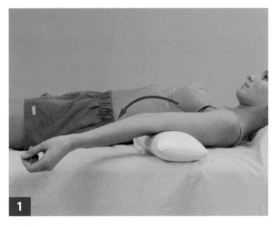

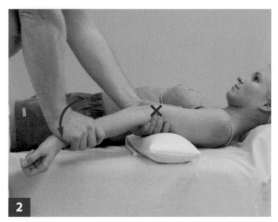

Aktiv
Der Patient bewegt den Unterarm so weit wie möglich in Richtung Extension im Ellenbogengelenk.

Passiv
Aus der Mittelstellung bewegt der Therapeut den Unterarm in die maximal mögliche Extension im Ellenbogengelenk.

4.6

Die Normalwerte für Supination/Pronation betragen 80–90°/0°/80–90°.

Das Endgefühl der Supination ist fest-elastisch: Das Endgefühl der Pronation ist zunächst weich-, dann hart-elastisch.

Pronation

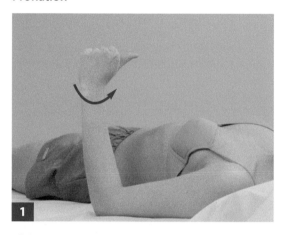

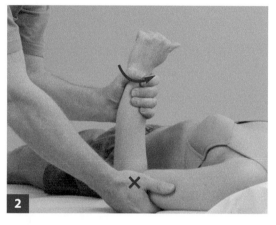

Aktiv
Der Patient bewegt den Unterarm aktiv so weit wie möglich in Richtung Pronation.

Passiv
Der Therapeut fixiert den distalen Humerus des Patienten. Er bewegt den Unterarm aus der Mittelstellung passiv in die maximal mögliche Pronation.

Supination

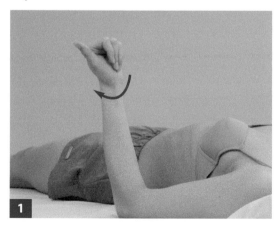

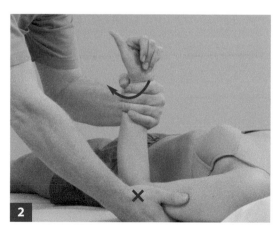

Aktiv
Der Patient bewegt den Unterarm aktiv so weit wie möglich in Richtung Supination.

Passiv
Der Therapeut fixiert den distalen Humerus des Patienten. Er bewegt den Unterarm aus der Mittelstellung passiv in die maximal mögliche Supination.

Unterarm

4.6

Alarmzeichen

Im Folgendenden werden einige Befunde beschrieben, die den Verdacht auf einen freien Gelenkkörper, Gelenkblockierung und auf Luxation des Radiusköpfchens nahe legen.

Verdacht auf Luxation des Radiusköpfchens

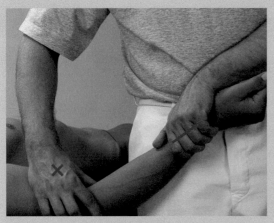

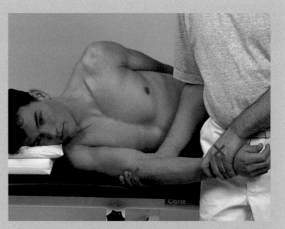

Lässt sich bei einer Traktion im Humeroradialgelenk ein vergrößerter Gelenkspalt tasten und ist die Traktion schmerzhaft, so kann eine Luxation des Radiusköpfchens aus dem Lig. anulare radii vorliegen.

Ist die passive Extension bei etwa 0° mit einem „gummiartigen" Endgefühl schmerzhaft eingeschränkt, so kann dies ein Hinweis auf eine Luxation des Radiusköpfchens sein. Eine derartige Luxation kommt häufig bei Kindern unter acht Jahren durch ruckartigen Zug an der Hand vor (Chassaignac-Syndrom).

Akute Gelenkblockierung

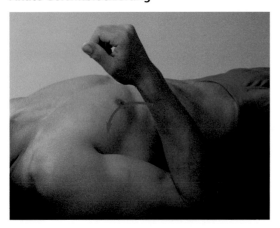

Bei Jugendlichen zwischen dem 15. und 20. Lebensjahr kann eine akute Gelenkblockierung auf eine Osteochondrosis dissecans hindeuten. Diese kann aber auch durch eine Bewegungseinschränkung imponieren, die gelegentlich sogar schmerzfrei ist.

Freier Gelenkkörper

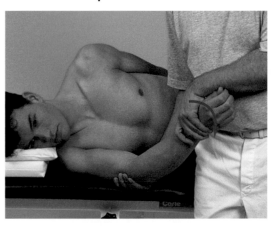

Ein weich-federndes Endgefühl bei der Extension und ein zu hartes Endgefühl bei der Flexion deuten bei Erwachsenen auf einen freien Gelenkkörper hin. Beide Bewegungsrichtungen können dann eingeschränkt sein.

Behandlung

Klassische Massage

Die Klassische Massage bietet ein großes Spektrum verschiedener Techniken, die sich auf die Weichteile des Unterarms beziehen. Die Auswahl der Techniken erfolgt je nach zugrundeliegendem Befund und den sich daraus ergebenden Behandlungszielen. Die Massage selbst kann am liegenden oder am sitzenden Patienten erfolgen.

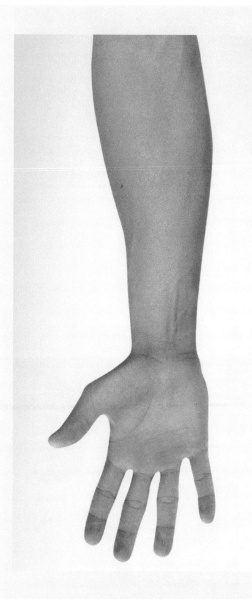

Streichungen
Längsstreichungen des ganzen Arms
Längsstreichungen Hand-über-Hand
Einhändige Längsstreichungen
Ringförmige Längsstreichungen

Knetungen
Einhändige Längsknetungen der Flexoren
Querknetungen der Flexoren
zwischen Daumen, Daumenballen und Fingern/
zwischen den Handwurzeln und Fingern
Längsknetungen der Extensoren
Querknetungen der Extensoren
zwischen Daumen, Daumenballen und Fingern/
zwischen den Handwurzeln und Fingern

Reibungen
Reibungen im Bereich der Flexoren
Reibungen im Bereich der Extensoren
Reibungen der Flexoren mit dem Zangengriff
Reibungen der Extensoren mit Zangengriff

Hautmobilisation
Hautrollungen über den Flexoren
Hautrollungen über den Extensoren

Schüttelungen und Walkungen
Schüttelungen der Flexoren
Schüttelungen der Extensoren
Walkungen der Flexoren
Walkungen der Extensoren

Tapotements
Hackungen über den Flexoren
Hackungen über den Extensoren
Klopfungen über den Flexoren
Klopfungen über den Extensoren

Vibrationen
Vibrationen über den Flexoren
Vibrationen über den Extensoren
Vibrationen am Epicondylus lateralis
Vibrationen am Epicondylus medialis

Unterarm

4.6

Streichungen

Bei der Teilmassage des Unterarms werden zunächst einleitend Längsstreichungen und Streichungen Hand-über-Hand durchgeführt. Längsstreichungen können zunächst über den gesamten Arm ausgeführt werden.

Längsstreichungen des ganzen Arms

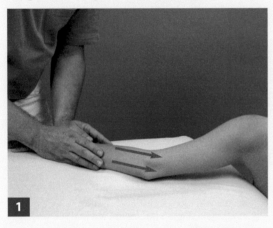 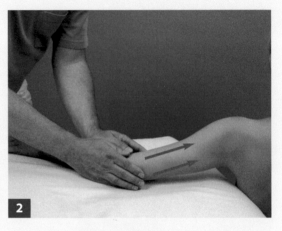

Der Therapeut legt beide Hände ulnar und radial des Handgelenks auf.

Unter leichtem Druck führt er beide Hände von distal nach proximal.

Längsstreichungen Hand-über-Hand

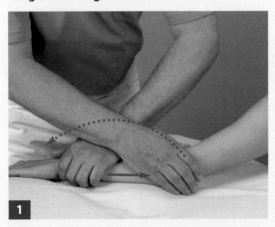 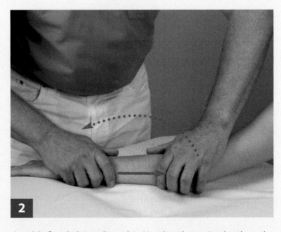

Bei der Hand-über-Hand-Streichung werden beide Hände im Wechsel eingesetzt. Die linke Hand des Therapeuten gleitet hier nach proximal, während die rechte Hand abgehoben und distal neu angesetzt wird.

Anschließend gleitet die rechte Hand nach proximal während die andere Hand abhoben und distal erneut aufgelegt wird. Dabei entsteht eine sehr rhythmische und fließende Bewegung, bei der stets eine Hand des Therapeuten Kontakt zum Patienten hat.

Bei der Einhandstreichung wird zunächst die radiale
und im Anschluß die ulnare Seite ausgestrichen.

Einhändige Längsstreichungen

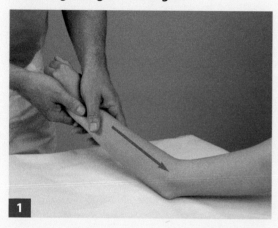

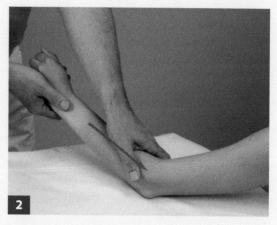

Die rechte Hand des Therapeuten hebt den Unterarm des Patienten leicht an und fixiert ihn in Höhe des Handgelenks. Die linke Hand liegt flächig in Höhe des Handgelenks auf der radialen Seite des Unterarms auf.

Mit leichtem Druck führt die rechte Hand eine bis zum Ellenbogengelenk führende Längsstreichung aus. In der gleichen Weise kann diese Streichung auch an der ulnaren Seite des Unterarms durchgeführt werden.

Ringförmige Längsstreichungen

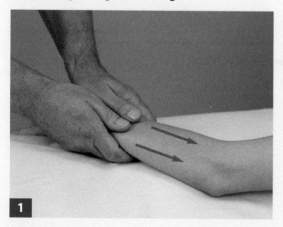

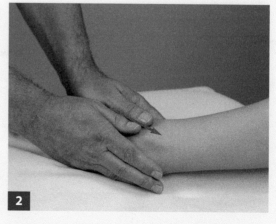

Der Therapeut umfasst mit beiden Händen ringförmig den Unterarm in Höhe des Handgelenks.

Unter leichter Druckausübung werden die Hände nach proximal verschoben.

Unterarm

Knetungen

Am Unterarm werden zwei Muskelgruppen, die Extensoren und die Flexoren, getrennt geknetet. Es werden Längs- und Querknetungen sowie parallele Längsknetungen durchgeführt.

Einhändige Längsknetungen der Flexoren

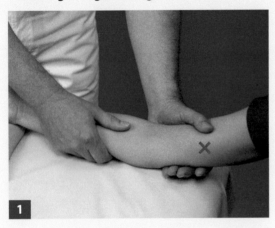
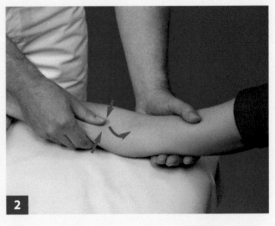

Die rechte Hand des Therapeuten umfasst flächig die Flexorengruppe. Die linke Hand stützt und fixiert den supinierten Unterarm des Patienten.

Die rechte Hand komprimiert und hebt die Muskeln in Längsrichtung leicht an. Danach entspannt die Hand und führt etwas weiter proximal eine erneute Kompression und Hebung des Muskels durch. Auf diese Weise wird der Muskel Schritt für Schritt von distal nach proximal längs zum Faserverlauf gedehnt.

Querknetungen der Flexoren zwischen Daumen, Daumenballen und Fingern

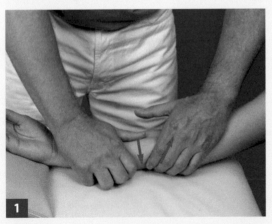
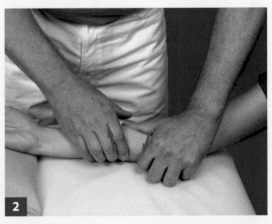

Thenar und Daumen der rechten Hand des Therapeuten üben einen Schub quer zur Faserrichtung der Flexoren aus, während gleichzeitig die Finger der linken Hand Zug in die Gegenrichtung ausüben.

In der nächsten Phase wechseln die Hände. Nun übt die linke Hand Druck mit Daumen und Thenar auf die Flexoren aus, während die rechte Hand einen Zug in die Gegenrichtung ausführt. Durch diese wechselseitige Bewegung entsteht eine Knetung quer zum Faserverlauf.

4.6

Die Querknetung der Flexoren sowie der Extensoren erfolgt entweder mit Daumenballen und Fingern oder alternativ mit den Handwurzeln.

MEMO

Durch eine Überlastung der Sehnen der Handgelenksflexoren kommt es zu einer Epicondylitis medialis humeri (Werfer- oder Golferellenbogen).

Querknetungen der Flexoren zwischen den Handwurzeln und Fingern

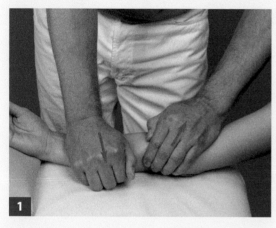

1

Die Querknetung kann auch mit der Handwurzel ausgeführt werden. Hier übt die rechte Hand des Therapeuten einen Druck mit der Handwurzel quer zur Faserrichtung gegen die Finger der linken Hand aus.

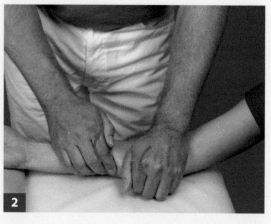

2

In der zweiten Phase wechseln die Hände. Die linke Handwurzel übt dann einen Druck gegen die Finger der rechten Hand des Therapeuten aus.

Längsknetungen der Extensoren

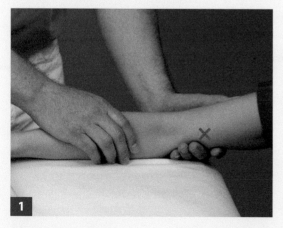

1

Die Längsknetung der Extensoren erfolgt mit einer Hand. Der Unterarm des Patienten ist proniert und im Handgelenk leicht dorsal flektiert. Die linke Hand des Therapeuten fixiert und stützt den Arm, die rechte Hand liegt mit der palmaren Seite flächig auf den Extensoren.

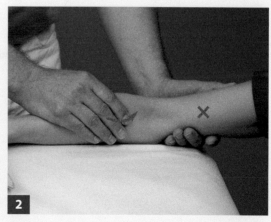

2

Die rechte Hand komprimiert und hebt die Muskelgruppe leicht an. Dann löst der Therapeut die Spannung und setzt die Hand ein kleines Stück weiter proximal erneut an und führt die gleiche Bewegung durch. Auf diese Weise wird die Extensorengruppe in Längsrichtung gedehnt.

Unterarm

Die Extensoren werden ebenfalls in beide Richtungen
längs und quer geknetet.

Querknetungen der Extensoren zwischen Daumen, Daumenballen und Fingern

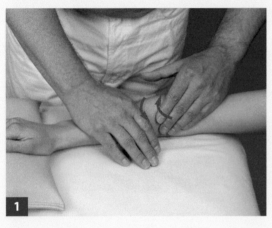

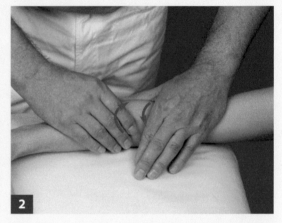

Mit Daumen und Thenar schiebt der Therapeut die Muskeln der Extensoren gegen die Finger der linken Hand.

In der zweiten Phase führen die Hände eine gegenläufige Bewegung durch. Daumen und Thenar der linken Hand schieben die Extensoren gegen die Finger der rechten Hand.

Querknetungen der Extensoren zwischen den Handwurzeln und Fingern

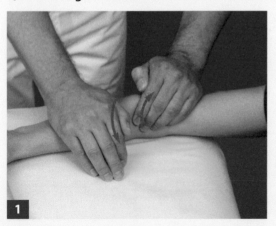

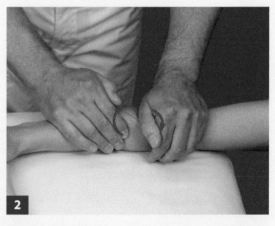

Die Handwurzel der rechten Hand schiebt den Muskel quer zum Faserverlauf gegen die Finger der linken Hand.

In der zweiten Phase wird diese Bewegung gegenläufig durchgeführt. Die linke Handwurzel schiebt die Extensoren quer zum Faserverlauf gegen die rechte Hand. So werden die Extensoren jeweils quer zum Faserverlauf gedehnt.

4.6

Reibungen

Reibungen können sowohl im Bereich der Flexoren als auch der Extensoren erforderlich sein. Größere Muskelareale können mit mehreren Fingerspitzen kreisförmig und mit in die Tiefe gerichtetem Druck massiert werden. Kleinere Verspannungen lassen sich auch mit dem so genannten Zangengriff zwischen Daumen und Zeigefinger massieren.

Reibungen im Bereich der Flexoren

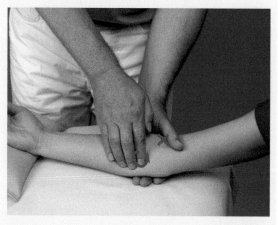

Der Unterarm des Patienten befindet sich in Supination und leichter Ellenbogen-Flexion. Die Fingerkuppen der rechten Hand kontaktieren die zu massierende Zone im Muskelbauch. Die Druckausübung erfolgt mit kreisenden spiralförmigen Bewegungen.

Reibungen im Bereich der Extensoren

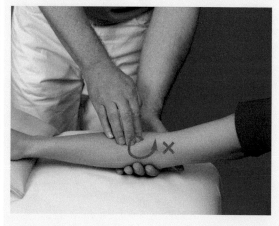

Der Arm des Patienten befindet sich in Pronationsstellung. Die Fingerkuppen der rechten Hand kontaktieren die verspannte Zone und üben einen kreis- oder spiralförmigen in die Tiefe gerichteten Druck aus.

Reibungen der Flexoren mit dem Zangengriff

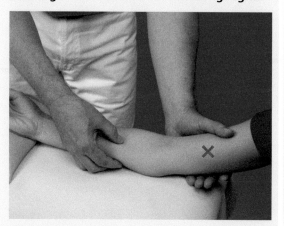

Der Arm des Patienten befindet sich in Supinationsstellung. Daumen und Zeigefinger der rechten Hand palpieren den Muskelbauch und lokalisieren das zu massierende Areal. Die Massage erfolgt mit kleinen kreisförmigen Bewegungen zwischen Daumen und Zeigefinger.

Reibungen der Extensoren mit dem Zangengriff

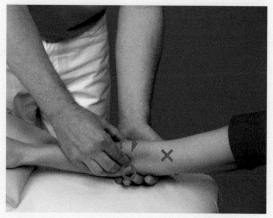

Der Unterarm befindet sich in Pronationsstellung. Die rechte Hand des Therapeuten lokalisiert die zu massierende Zone im Muskelbauch der Extensoren mit Daumen und Zeigefinger und führt dort kleine spiralförmige Bewegungen aus.

4.6

Hautmobilisation

Über den Flexoren und den Extensoren des Unterarms können Hautabhebungen und Hautrollungen durchgeführt werden. Hautrollungen sind manchmal aufgrund von Verklebungen der Gewebeschichten nicht möglich. In diesem Fall können dann nur Hautabhebungen durchgeführt werden.

Hautrollungen über den Flexoren

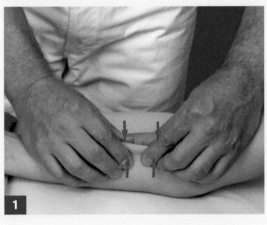

1

Der Unterarm des Patienten befindet sich in Supinationsstellung. Daumen und Zeigefinger beider Hände formen eine Hautfalte über den Flexoren.

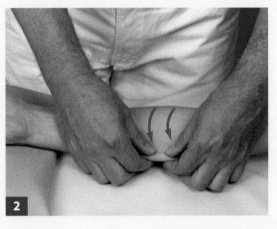

2

Die Haut wird zwischen Daumen und Zeigefinger beider Hände ulnarwärts gerollt.

Hautrollungen über den Extensoren

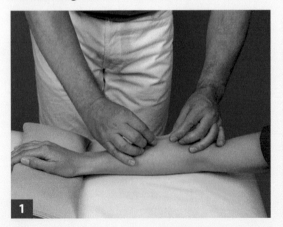

1

Der Unterarm befindet sich in Pronationsstellung. Daumen und Zeigefinger beider Hände formen eine Hautfalte über den Extensoren.

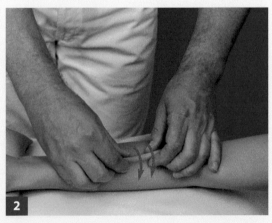

2

Diese Hautfalte wird über den Extensoren radialwärts gerollt.

Schüttelungen und Walkungen

Schüttelungen und Walkungen lassen sich gut an den Extensoren und Flexoren des Unterarms durchführen. Zu beachten ist hierbei, dass Schüttelungen und Walkungen jeweils am entspannten Muskel durchgeführt werden.

Schüttelungen der Flexoren

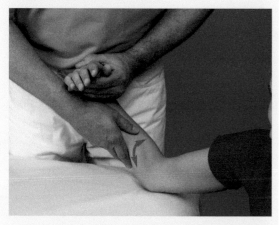

Die linke Hand des Therapeuten fixiert den Arm des Patienten so, dass das Handgelenk leicht palmar flektiert und der Ellenbogen leicht flektiert ist. Dadurch werden die Flexoren entspannt. Mit der rechten Hand umfasst der Therapeut die Flexoren und führt leichte, schüttelnde Bewegungen durch.

Schüttelungen der Extensoren

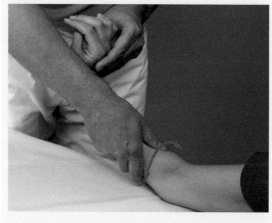

Die Schüttelung der Extensoren findet bei Dorsalextension im Handgelenk statt. Der Therapeut umgreift flächig die Extensoren und führt schüttelnde Bewegungen durch.

Walkungen der Flexoren

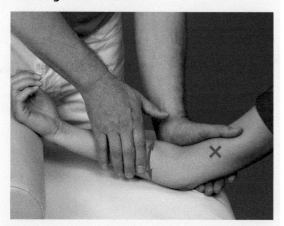

Der Unterarm des Patienten befindet sich in Supination. Die linke Hand des Therapeuten stützt und fixiert den Arm, während die rechte Hand die Flexoren hin und her bewegt.

Walkungen der Extensoren

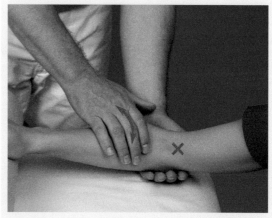

Der Unterarm des Patienten befindet sich in Pronationsstellung. Die linke Hand des Therapeuten stützt und fixiert den Arm des Patienten während seine rechte Hand die Extensoren flächig hin und her bewegt.

Unterarm

Tapotements

Über den Extensoren und den Flexoren am Unterarm können Hackungen und Klopfungen eingesetzt wer- den. Empfindliche Bereiche wie Knochenvorsprünge oder die Ellenbeuge werden ausgespart.

Hackungen über den Flexoren

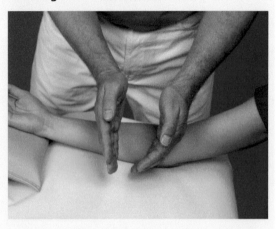

Mit locker herabfallenden Handkanten werden Hackungen über den Flexoren durchgeführt. Der Unterarm des Patienten befindet sich dazu in Supinationsstellung.

Hackungen über den Extensoren

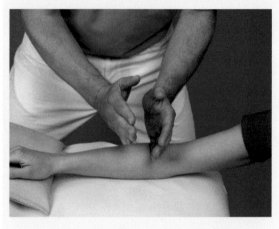

Hackungen über den Extensoren werden am pronierten Unterarm mit locker herabfallenden Handkanten ausgeführt.

Klopfungen über den Flexoren

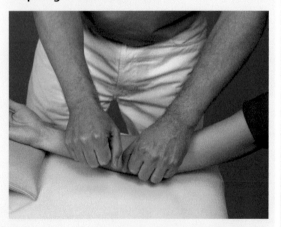

Klopfungen der Flexoren werden am supinierten Unterarm durchgeführt. Die locker herabfallenden Fäuste treffen mit den Radialseiten des Daumens und den Mittelfingergelenken auf die Flexoren.

Klopfungen über den Extensoren

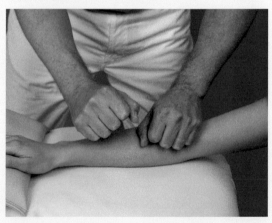

Klopfungen der Extensoren erfolgen am pronierten Unterarm. Die locker herabfallenden Fäuste treffen wechselseitig auf die Extensoren.

Vibrationen

Vibrationen eignen sich zur gezielten Schmerzlinderung. Sie werden entweder flächig mit mehreren Fingern oder punktuell mit einem Finger verabreicht.

Vibrationen über den Flexoren

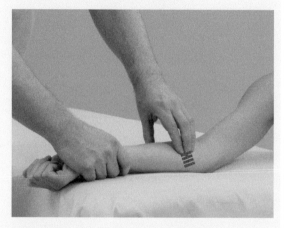

Vibrationen werden am supinierten Unterarm mit den Fingerkuppen über den Flexoren verabreicht.

Vibrationen über den Extensoren

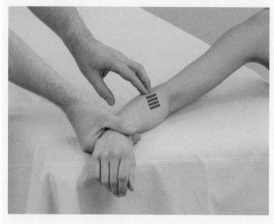

Vibrationen werden am pronierten Unterarm über den Extensoren verabreicht.

Vibrationen am Epicondylus lateralis

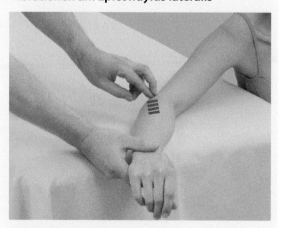

Vibrationen können punktuell mit einem oder mit zwei Fingern direkt am knöchernen Ursprung der Extensoren, am Epicondylus radialis, durchgeführt werden.

Vibrationen am Epicondylus medialis

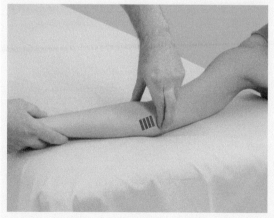

Vibrationen können am Ursprung der Muskeln, am Epicondylus ulnaris, punktuell mit dem Zeigefinger durchgeführt werden.

Unterarm

Querfriktionen

Querfriktionen können im Bereich des Unterarms gut an den Ansätzen der Flexoren im Bereich des Epicon-dylus medialis und an den Ansätzen der Extensoren im Bereich des Epicondylus lateralis durchgeführt werden.

M. extensor carpi radialis longus

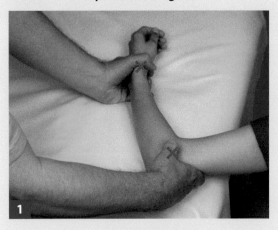 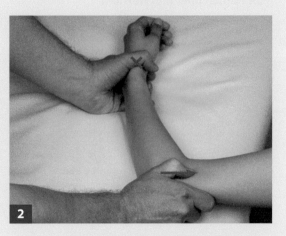

L:　Sitz, Arm im Schultergelenk abduziert, Ellenbogen in Flexi-on, Unterarm in leichter Pronation

H:　 Der Daumen der rechten Hand liegt vor den Fasern des Muskels an der Crista supracondylaris humeri. Die linke Hand fixiert distal den Unterarm.

B:　Der Daumen gleitet mit Druck quer über die Fasern des Muskels. Die dem Daumen gegenüberliegenden Finger stützen sich auf dem Epiconylus medialis ab, der das Wi-derlager für die Druckausübung bildet.

Extensoren am Epicondylus lateralis

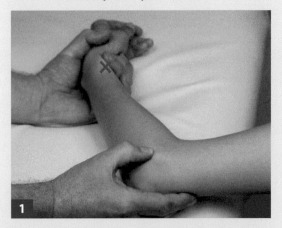 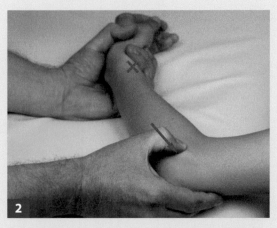

L:　Sitz, Arm im Schultergelenk abduziert, Ellenbogen in Flexi-on, Unterarm in leichter Pronation

H:　 Der Daumen liegt vor den Fasern der Muskelansätze der Extensoren am Epicondylus lateralis. Die linke Hand fxiert distal den Unterarm.

B:　Der Therapeut bewegt mit Druck den Daumen quer über die Fasern. Die dem Daumen gegenüberliegenden Finger bilden das Widerlager für die Bewegung.

4.6

Eine schmerzhafte Verspannung des M. pronator teres kann zu einer Kompression des N. medianus zwischen dem ulnaren und humeralen Kopf führen.

Die Muskulatur kann dann durch eine Querfriktion entspannt und der Nerv so entlastet werden.

Flexoren am Epicondylus medialis

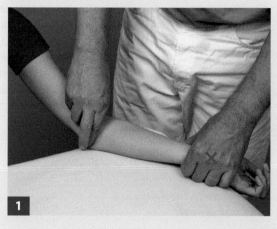
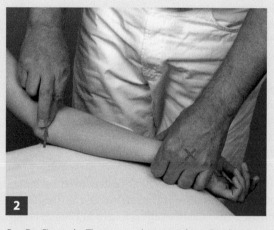

L: Sitz, Ellenbogen in leichter Flexion, Unterarm in Supination
H: Der mit Mittelfinger beschwerte Zeigefinger liegt vor den Ansätzen der Flexoren am Epicondylus lateralis. Die andere Hand fixiert den Unterarm distal.

B: Der Finger des Therapeuten bewegt sich mit Druck quer über die Fasern der Ansätze der Flexoren.

M. pronator teres

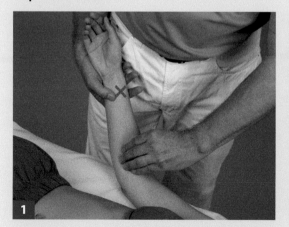
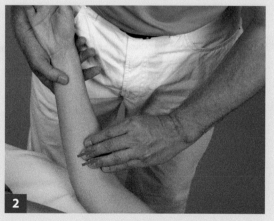

L: Rückenlage, Unterarm leicht flektiert und supiniert
H: Der Therapeut stützt den Daumen gegen den Radius und legt die Finger flächig von ulnar gegen den Muskelbauch. Die rechte Hand fixiert distal den Unterarm.

B: Der Therapeut bewegt seine Finger mit Druck nach posterior quer über den Muskelbauch.

Unterarm

Funktionsmassage

Im Bereich des Unterarms bieten sich für Funktionsmassage folgende Muskeln bzw. Muskelgruppen an:

- Flexoren der Finger und des Handgelenks
- Extensoren der Finger und des Handgelenks
- M. pronator teres
- M. supinator

Eine genaue Darstellung der Funktionsmassage findet sich im Kapitel Optimierung (**s. S. 110**). Wenn nicht anders angegeben, wird die Funktionsmassage jeweils zwei bis drei Minuten durchgeführt.

Die **Flexoren der Finger und des Handgelenks** verlaufen an der Volarseite des Unterarms. Eine Verlängerung und gleichzeitige Funktionsmassage erfolgt durch die Extension des Handgelenks bei gleichzeitiger Supination.

Die **Finger- und Handgelenksextensoren** verlaufen auf der Dorsalseite des Unterarms. Die Verlängerung und die Funktionsmassage erfolgen in Handgelenksflexion und Pronation.

Der **M. pronator teres** hat zwei Köpfe: das Caput humerale vom Epicondylus medialis humeri kommend und das Caput ulnare vom Processus coronoideus ulnae kommend. Daraus erklärt sich seine Wirkung: Zum einen bringt er die Unterarmknochen in Pronationsstellung, zum anderen ist er ein schwacher Beuger im Ellenbogengelenk.

Der **M. supinator** entspringt vom Epicondylus lateralis humeri, der Crista musculi supinatoris ulnae und dem Lig. anulare radii. Er führt aus jeder Stellung des Ellenbogengelenks eine Supination durch, stellt also den Radius parallel zur Ulna ein. Zur Supination aus ganz gestrecktem Unterarm ist er der wichtigste Muskel, ansonsten wird er vom stärkeren M. biceps brachii unterstützt.

MEMO

Durch eine Überlastung der Sehnen der Handgelenksflexoren kommt es zu einer Epicondylitis medialis humeri (Werfer- oder Golferellenbogen).

Finger- und Handgelenksflexoren

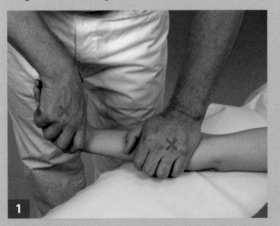

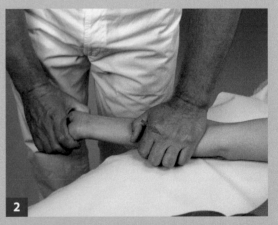

L: Sitz oder Rückenlage, Ellenbogen in Extension, Unterarm in Supination, Handgelenk in Flexion

H: Die rechte Hand des Therapeuten stellt die Hand in Volarflexion ein. Das Thernar der linken Hand liegt auf den Flexoren.

B: Der Therapeut führt eine Dorsalflexion im Handgelenk durch und komprimiert gleichzeitig die Finger- und Handgelenksflexoren.

Bei starken Beschwerden können die Finger während der Funktionsmassage auch in Extension gehalten werden. Eine schmerzhafte Verspannung des M. pro-

nator teres kann zu einer Kompression des N. medianus führen. Eine Möglichkeit den Muskel zu entspannen, besteht in der Funktionsmassage.

Finger- und Handgelenksextensoren

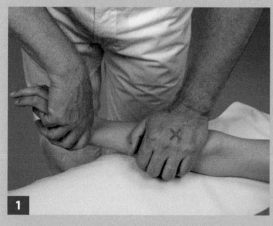

1

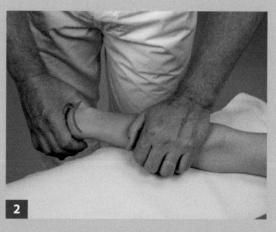

2

L: Sitz, Ellenbogen in Pronation, Handgelenk in Dorsalextension

H: Der Therapeut stellt die Hand in Dorsalextension und Radialabduktion ein. Die freie Hand des Therapeuten liegt mit der Handwurzel auf den Muskeln.

B: Der Therapeut führt eine Volarflexion und Ulnarabduktion durch. Gleichzeitig komprimiert er die Muskeln.

M. pronator teres

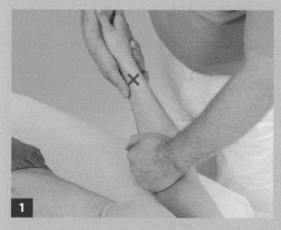

1

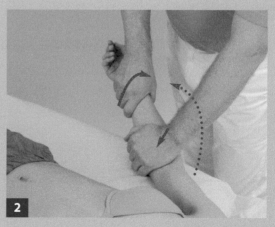

2

L: Rückenlage oder Sitz, Ellenbogen in leichter Flexion, Unterarm in Supination

H: Der Therapeut übt mit Thenar und Hypothenar flächigen Druck gegen den Muskelbauch und hält den Unterarm mit der anderen Hand in leichter Pronation.

B: Der Therapeut gibt Druck gegen den Muskelbauch und verschiebt ihn nach proximal, während er den Unterarm supiniert. Zusätzlich kann auch eine Extensionsbewegung im Ellenbogengelenk ausgeführt werden (hier nicht gezeigt).

Unterarm

Der N. radialis perforiert den M. supinator. Tonusveränderungen in diesem Muskeln können Neuralgien

auslösen. Die Funktionsmassage des M. supinators ist
eine Möglichkeit, den Muskel zu entspannen.

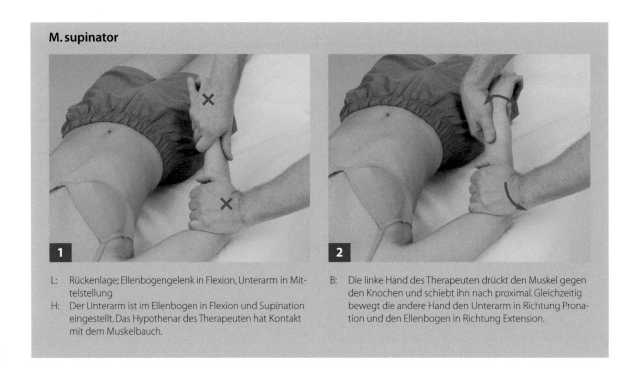

M. supinator

1

L: Rückenlage; Ellenbogengelenk in Flexion, Unterarm in Mittelstellung

H: Der Unterarm ist im Ellenbogen in Flexion und Supination
eingestellt. Das Hypothenar des Therapeuten hat Kontakt
mit dem Muskelbauch.

2

B: Die linke Hand des Therapeuten drückt den Muskel gegen
den Knochen und schiebt ihn nach proximal. Gleichzeitig
bewegt die andere Hand den Unterarm in Richtung Pronation und den Ellenbogen in Richtung Extension.

 MEMO

Äste des N. radialis ziehen durch den M. supinator.
Bei Verletzungen, Kontrakturen oder Hypertrophie
kann es zu Kompressionen des Nervs kommen.

Behandlungsbeispiele

Epicondylitis humeri radialis

Hierbei handelt es sich um ein umschriebenes Schmerzsyndrom im Epicondylus lateralis. Morphologisch findet sich eine Insertionstendopathie des M. extensor capi radialis brevis/longus. Ein Synonym hierfür ist der bekannte „Tennisellenbogen". Die Beschwerden entstehen durch Überbeanspruchung, falsche Schlagtechnik oder einen zu harten Griff des Tennisschlägers, oder anderer Überbelastung der Extensoren.

Symptome

- Schmerzen und möglicherweise leichte Bewegungseinschränkung bei passiver Extension des Ellenbogens
- Schmerzen bei Handgelenksextension gegen Widerstand
- Schmerzen bei Flexion im Ellenbogengelenk gegen Widerstand
- Schmerzen bei Unterarmsupination gegen Widerstand
- Schmerzen bei Radialabduktion des Handgelenks gegen Widerstand
- Schmerzen bei der Extension des Mittelfingers gegen Widerstand (Letzteres spricht für eine Insertionstendopathie des M. extensor capi radialis brevis.)

Differenzialdiagnosen

- Nervenkompressionssyndrome (HWS-Syndrome C6)
- Irritation des N. radialis

Behandlungsziele

- Schmerzreduktion, -beseitigung
- Tonusregulation
- optimale Dehnfähigkeit
- Erhalt der endgradigen Beweglichkeit auch der angrenzenden Gelenke
- Beseitigung hypertoner Muskelverspannungen in Armen und Schultern
- optimale Haltung und Bewegung

Maßnahmen
Klassische Massage

- Dorsal- und Volarseite des Unterarms

Querfriktion

- am Ursprung des M. extensor carpi radialis brevis am Epicondylus humeri lateralis
- Behandlungsdauer bei akuten Beschwerden drei bis fünf Minuten
- Behandlungsdauer bei chronischen Beschwerden einmalig 15–20 Minuten, danach drei bis fünf Minuten
- bei Schmerzfreiheit noch drei Behandlungen
- bei sehr schmerzhaften Querfriktionen Wechsel auf Vibrationen
- nach der Friktionsbehandlung Dehnung und Massage der Extensorengruppe

Funktionsmassage

- Extensoren und/oder Flexoren im schmerzfreien Bereich

Epicondylitis humeri ulnaris

Durch eine Überlastung der Flexoren (z. B. durch Golf spielen) kann es zu einer Insertionstendopathie der Flexoren am Epicondylus medialis humeri kommen.

Symptome

- schmerzhafte Handgelenksflexion gegen Widerstand
- schmerzhafte Pronation des Unterarms gegen Widerstand
- schmerzhafte Flexion im Ellenbogengelenk gegen Widerstand
- Extension im Ellenbogengelenk kann schmerzhaft und leicht eingeschränkt sein

Behandlungsziele

- wie bei Epicondylitis radialis

Maßnahmen

Klassische Massage
- Dorsal- und Volarseite des Unterarms

Querfriktion
- Ursprung der Flexoren am Epicondylus medialis humeri
- Behandlungsdauer bei akuten Beschwerden drei bis fünf Minuten
- Behandlungsdauer bei chronischen Beschwerden einmalig 15–20 Minuten, danach drei bis fünf Minuten
- bei Schmerzfreiheit noch drei Behandlungen
- nach der Querfriktion Dehnung der Flexoren
- bei zu schmerzhafter Querfriktion Wechsel auf Vibrationen

Funktionsmassage
- Handgelenksflexoren und -extensoren

4.7 Hand

Untersuchung _____ 270

Anamnese _____ 270

Inspektion _____ 270

Palpation _____ 272

Funktionsprüfung _____ 275

Alarmzeichen _____ 277

Behandlung _____ 278

Klassische Massage _____ 278

Streichungen _____ 279

Knetungen _____ 282

Reibungen _____ 283

Vibrationen _____ 284

Querfriktionen _____ 285

M. extensor pollicis brevis und M. abductor pollicis
longus (erstes Strecksehnenfach) _____ 285
Sehnenscheiden der Flexoren _____ 285
M. flexor carpi ulnaris _____ 286
M. flexor carpi radialis _____ 286
M. extensor carpi radialis brevis _____ 287
M. extensor digitorum _____ 287

Funktionsmassage _____ 288

M. extensor pollicis brevis und
M. abductor pollicis longus _____ 288

Behandlungsbeispiele _____ 289

Rhizarthrose _____ 289

Tendovaginitis de Quervain _____ 289

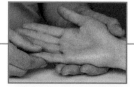

Untersuchung

Im Bereich der Hand lassen sich Techniken der Klassischen Massage sowie der Querfriktionen und Funktionsmassagen anwenden. Die Auswahl der Maßnahmen erfolgt nach der Befunderstellung. Nach der Anamnese (s. S. 38), der Inspektion (s. S. 42) und der Palpation (s. S. 48) wird eine entsprechende Funktionsprüfung durchgeführt (s. S. 51).

Um Frakturen, Pseudarthrosen oder Luxationen auszuschließen, werden im Anschluss an die Funktionsprüfung die entsprechenden „Alarmzeichen" dargestellt. Sind solche Zeichen erkennbar, dürfen ohne deren ärztliche Abklärung keine weiteren Maßnahmen mehr durchgeführt werden.

Am Ende des Kapitels werden zwei Behandlungsbeispiele beschrieben, die Rhizarthrose und die Tendovaginitis de Quervain.

Anamnese

 MEMO

Die sieben W's
- Was schmerzt bzw. wo schmerzt es?
  (Schmerzlokalisation? Segmentale Zuordnung? Schmerzausdehnung oder -projektion?)
- Wann schmerzt es?
  (Bestimmte tageszeitliche Rhythmik? Wann kommen und gehen die Schmerzen?)
- Seit wann bestehen die Beschwerden?
  (Beginn der Beschwerden?)
- Wie sind die Beschwerden?
  (Schmerzqualitäten: dumpf, spitz, bohrend, einschießend?)
- Wodurch werden die Beschwerden beeinflusst?
  (Linderung oder Verstärkung durch äußere Faktoren wie Kälte, Wärme, Bewegung oder Ruhe?)
- Welche Begleiterscheinungen treten auf?
- Was wurde bisher unternommen?
  (Bisherige Therapieversuche mit oder ohne Erfolg? Medikamente? Operationen? Ruhigstellung? Physiotherapeutische Maßnahmen? Hilfsmittel?)

Inspektion

Das aufmerksame Beobachten des Patienten beim Eintreten in den Behandlungsraum gibt erste wichtige Hinweise. Einschränkungen der Funktionsbewegungen der Hand und der Finger fallen bereits auf, wenn der Patient zur Begrüßung die Hand gibt oder wenn er Kleidungsstücke ablegt. Auch Funktionsbewegungen wie das Öffnen eines Reißverschlusses oder das Öffnen von Knöpfen mit beiden Händen werden aufmerksam registriert. Die weitere Inspektion erfolgt von palmar und dorsal.

4.7

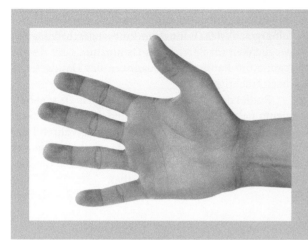

Inspektion von palmar

Bei der Inspektion von palmar sind folgende Kriterien von Bedeutung:
- Form und Haltung der Hand: Fehlstellungen? Schwellungen?
- Haut: Schwielen? Entzündungszeichen? Schwellung oder Erguss? Lokalisierte oder generalisierte Schwellung? Hämatom?
- Hautfarbe und Trophik

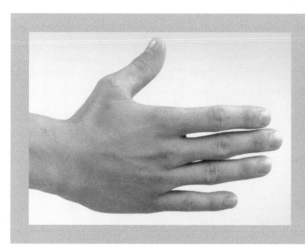

Inspektion von dorsal

Bei der Inspektion von dorsal sind folgende Kriterien von Bedeutung:
- Form und Haltung der Hand: Fehlstellung? Schwellungen?
- Haut: Durchblutungsverhältnisse? Entzündungszeichen? Behaarung? Pigmentation? Tumor? Schwellung oder Erguss? Lokalisierte oder generalisierte Schwellung? Hämatom?
- Nägel: Nagelbetten? Nagelbeschaffenheit? Anzeichen für Mykose?
- Gefäßzeichnung: Varikosis?
- Hautfarbe und Trophik

Hand

Palpation

Die Palpation kann am sitzenden oder liegenden Patienten durchgeführt werden. Zunächst prüft man, ob ein Erguss oder Entzündungszeichen wie Schmerzen und/oder Überwärmung bestehen. Anschließend werden die einzelnen Strukturen geprüft.

Knöcherne Strukturen – Dorsalseite
In der Verlängerung des Os metacarpale III nach proximal lässt sich die dorsale Seite des **Os capitatum** als Grube palpieren. Proximal und etwas ulnar des Os ca-

pitatum befindet sich direkt vor dem distalen Radioulnargelenk das **Os lunatum**. Eine eingeschränkte Beweglichkeit im Bereich des Os lunatum oder des Os capitatum kann alle Bewegungen des Handgelenks beeinträchtigen.

Radial des Os lunatum lässt sich das **Os scaphoideum** palpieren. Distal davon sind das **Os trapezium** und das **Os trapezoideum** zu ertasten. Während der Ulnarabduktion kann das Os scaphoideum in der Tabatière getastet werden. Es wird durch die Gleitbewegung nach radial besser tastbar.

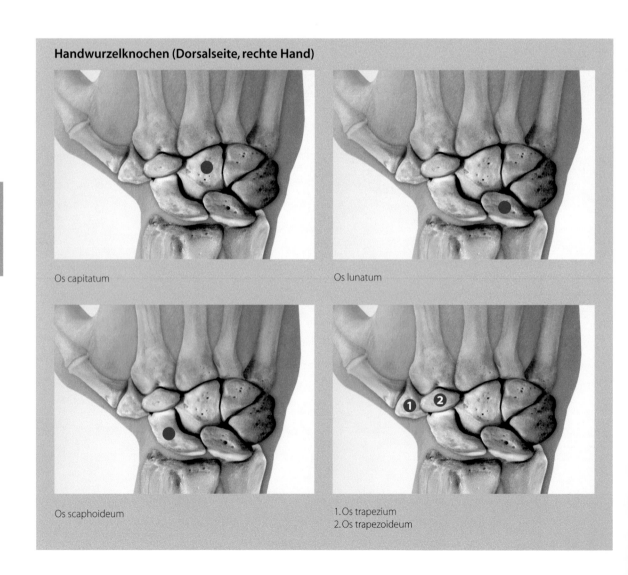

Handwurzelknochen (Dorsalseite, rechte Hand)

Os capitatum

Os lunatum

Os scaphoideum

1. Os trapezium
2. Os trapezoideum

Knöcherne Strukturen: Palmarseite, Fingergelenke

Auf der Palmarseite, am proximalen Ende des Hypothenar des Patienten, lässt sich das **Os pisiforme** palpieren. Es liegt dem **Os triquetrum** auf, welches an der gleichen Stelle von dorsal tastbar ist. Bei Palmarflexion im Handgelenk kann das Os pisiforme nach radial und ulnar verschoben werden.

An der radialen Begrenzung des Hypothenar, distal des Os pisiforme, lässt sich der **Hamulus ossis hamati** palpieren.

Am proximalen Ende des Os metacarpale I lässt sich der Gelenkspalt zum Os trapezium palpieren (Art. carpometacarpalis pollicis). Zwischen dem Os metacarpale II und der Phalanx proximalis II lässt sich etwas distal des sichtbaren Knöchels der Gelenkspalt des **proximalen Interphalangealgelenks (PIP)** palpieren. Bei einer Dysfunktion der genannten Gelenke ist die Kapsel schmerzhaft. In den Gelenkspalten kann bei der Untersuchung das Gelenkspiel geprüft werden.

Das **distale Interphalangealgelenk (DIP)** kann zwischen dem Fingermittelglied und dem Fingerendglied getastet werden.

Handwurzelknochen (Palmarseite, rechte Hand) und Fingergelenke

Os pisiforme

Hamulus ossis hamati

1. Metacarpophalangealgelenk II
2. Art. carpometacarpalis pollicis

1. Distales Interphalangealgelenk
2. Proximales Interphalangealgelenk

Hand

Muskeln

An der Basis des Os metacarpale II, häufig auch am Os metacarpale III, lässt sich von volar der Ansatz des **M. flexor carpi radialis** palpieren. Im proximalen Bereich des Hypothenar lässt sich der Ansatz des Muskels am Os pisiforme palpieren. In der Verlängerung des Sehnenverlaufes findet man distal des Os pisiforme ligamentäre Ansätze am Hamulus ossis hamatis und an der Basis des Os metacarpale V.

In der Sehne des **M. flexor carpi ulnaris** liegt das Os pisiforme (Sesambein). Etwas distal und radial des gut tastbaren Os capitatum lässt sich der Ansatz des **M. extensor carpi radialis longus** an der Basis des Os metacarpale II palpieren. Auf der Dorsalfläche des distalen Radius lässt sich mit mehreren Fingern das **erste Strecksehnenfach** palpieren. Hier liegen die Sehnen des M. abductor pollicis longus und des M. extensor pollicis brevis.

Palpationspunkte der Muskeln

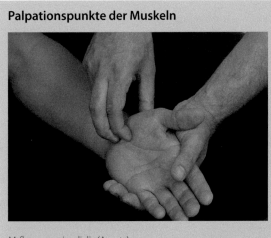

M. flexor carpi radialis (Ansatz)

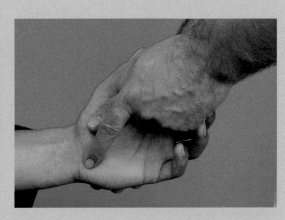

M. flexor carpi ulnaris (Ansatz)

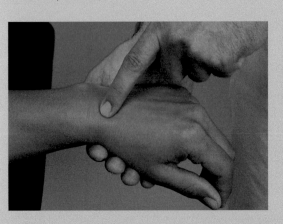

M. extensor carpi radialis longus (Ansatz)

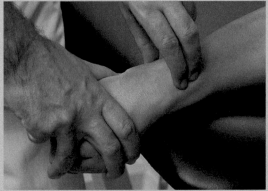

Erstes Strecksehnenfach

4.7

Funktionsprüfung

Die Normalwerte für Dorsalextension und Palmarflexion nach der Neutral-Null-Methode betragen 35°–60°/0/50°–60°.

Das Endgefühl in beide Richtungen ist fest-elastisch.
Kapselmuster:
Alle Richtungen sind gleichmäßig eingeschränkt.

Dorsalextension

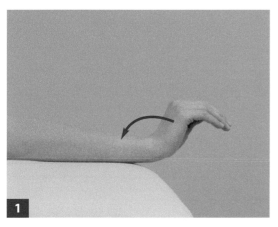

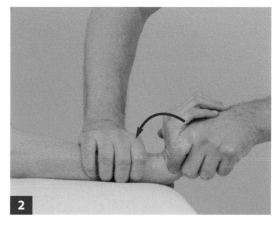

Aktiv
Der Patient bewegt die Hand bei flektiertem Ellenbogen und Fingern aktiv so weit wie möglich in Richtung Dorsalextension.

Passiv
Der Therapeut bewegt die Hand passiv aus der Mittelstellung in die maximal mögliche Dorsalextension.

Palmarflexion

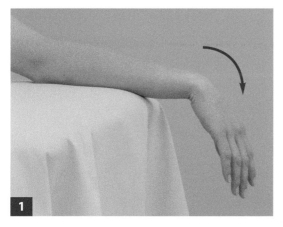

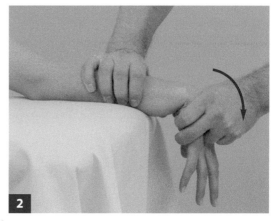

Aktiv
Der Patient bewegt die Hand bei flektiertem Ellenbogen aktiv so weit wie möglich in Richtung Palmarflexion.

Passiv
Der Therapeut bewegt die Hand aus der Mittelstellung passiv in die maximal mögliche Palmarflexion.

Hand

Die Normalwerte für Ulnarabduktion und Radialabduktion nach der Neutral-Null-Methode betragen 30°–40°/0°/20°–30°. Das Endgefühl ist fest-elastisch.

Ulnarabduktion

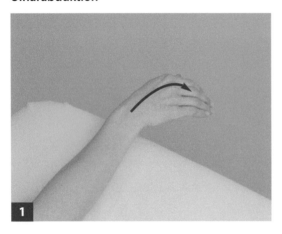

1

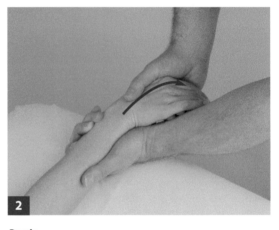

2

Aktiv
Der Patient bewegt die Hand aktiv so weit wie möglich in Richtung Ulnarabduktion.

Passiv
Der Therapeut bewegt das Handgelenk aus der Mittelstellung passiv in endgradige Ulnarabduktion.

Radialabduktion

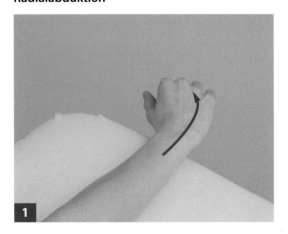

1

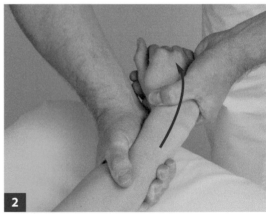

2

Aktiv
Der Patient bewegt seine Hand aktiv so weit wie möglich in Richtung Radialabduktion.

Passiv
Der Therapeut bewegt die Hand aus der Mittelstellung passiv in endgradige Radialabduktion.

Alarmzeichen

Treten bei der Palpation bzw. der Funktionsprüfung folgende Alarmzeichen auf, so muss vor der Durch-führung von weiteren Maßnahmen eine ärztliche Ab-klärung erfolgen.

Verdacht auf Karpaltunnelsyndrom

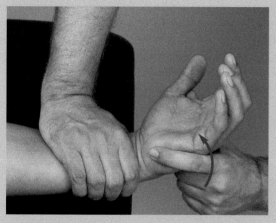

Treten Kribbelparästhesien in der Handfläche auf, wenn das Handgelenk passiv ca. eine Minute in Palmarflexion gehalten wird (Test nach Phalen), liegt der Verdacht auf ein Entrapment des N. medianus unter dem Lig. transversum carpi (Karpaltunnelsyndrom) nahe. Häufig imponiert eine Atrophie des M. opponens pollicis.

Distorsion des Lig. collaterale ulnare

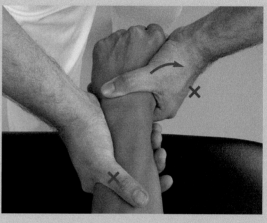

Ist nach einer distalen Radiusfraktur der Widerstandstest in Richtung Radialabduktion des Handgelenks schmerzhaft, so kann es sich um eine Distorsion des Lig. collaterale ulnare han-deln.

Subluxation/ Lunatummalazie

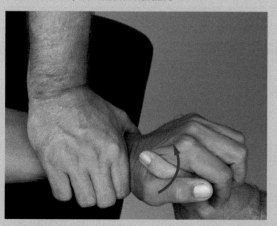

Eine schmerzhafte Einschränkung der aktiven und passiven Dorsalextension mit deutlicher Muskelabwehrspannung am Bewegungsende sowie Schmerzen im Bereich des Hand-rückens können bei einer Subluxationsstellung eines Handwur-zelknochens auftreten. Auch eine Lunatummalazie kann hier vorliegen.

Distorsion

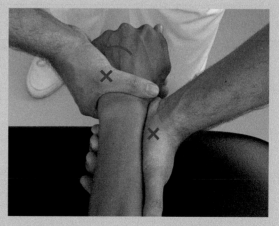

Ein positver Test (z. B. bei Ulnarabduktion, wie im Bild gezeigt) weist auf eine Distorsion der Gelenkverbindung zwischen Os pisiforme und Os triquetrum hin. Oft ist bei einer passiven Be-wegung des Os pisiforme eine Krepitation spürbar. Diese tritt bei Mikrotraumatisierung durch wiederholte Schlagbewegun-gen (z. B. Karatetraining) auf.

Hand

Behandlung

Klassische Massage

Die Klassische Massage wird eingesetzt an den Muskeln des Daumenballens, des Kleinfingerballens und der Finger. Sie lässt sich am sitzenden Patienten durchführen. Unterarm und Hand liegen dabei auf der Unterlage auf. Der Therapeut sitzt dem Patienten gegenüber.

4.7

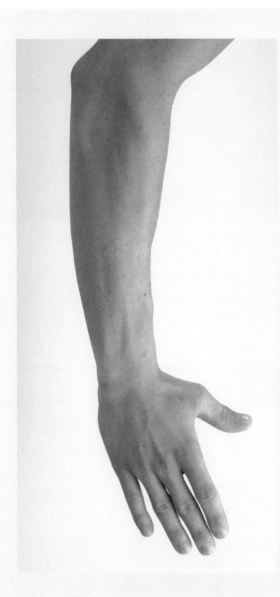

Streichungen

Längsstreichungen auf der Palmarseite
Längsstreichungen auf der Dorsalseite
Austreichungen der Mittelhand (palmar)
Ausstreichungen der Mittelhand (dorsal)
Längsstreichungen der einzelnen Finger

Knetungen

Knetungen des Thenars
Knetungen des Hypothenars

Reibungen

Reibungen der Mm. interossei von dorsal
Reibungen der Mm. interossei von palmar
Reibungen auf dem Hypothenar
Reibungen im Bereich des Thenars

Vibrationen

Vibrationen auf den Mm. interossei von dorsal
Vibrationen auf den Mm. interossei von palmar
Vibrationen auf dem Hypothenar
Vibrationen auf dem Thenar

Streichungen

Die Teilmassage der Hand beginnt mit Streichungen. Zunächst werden die Palmar- und Dorsalseiten flächig ausgestrichen. Anschließend werden die einzelnen Finger und die Zwischenräume der Mittelhandknochen mit speziellen Techniken ausgestrichen.

Längsstreichungen auf der Palmarseite

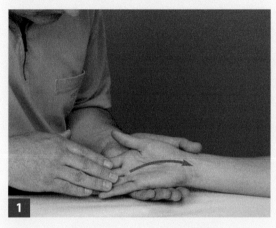

1 Die linke Hand des Therapeuten stützt und fixiert die Hand des Patienten auf der dorsalen Seite. Die Ausstreichungen beginnen mit den Fingerspitzen.

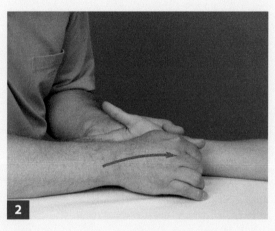

2 Der Therapeut gleitet mit seiner Hand und seinem Unterarm über die Palmarfläche der Hand des Patienten.

Längsstreichungen auf der Dorsalseite

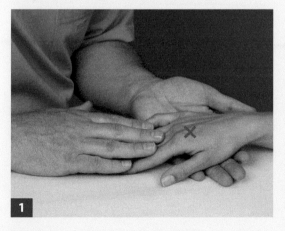

1 Der Unterarm des Patienten ist proniert. Der Therapeut stützt und fixiert die Hand mit seiner linken Hand.

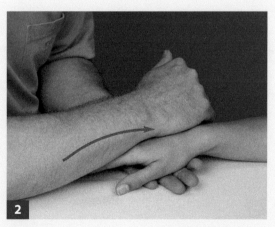

2 Die Längsstreichung auf der dorsalen Seite wird mit der Handfläche und der Unterarmseite des Therapeuten ausgeführt.

Von palmar und dorsal werden die Zwischenräume der Mittelhandknochen mit den Fingerspitzen ausgestrichen.

Ausstreichungen der Mittelhand (palmar)

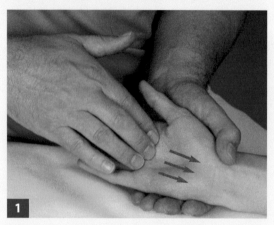
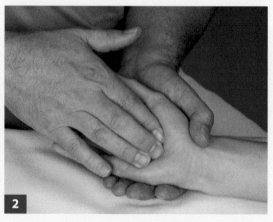

Der Therapeut stützt und fixiert mit seiner linken Hand die Hand des Patienten. Er setzt seine Fingerkuppen auf die Zwischenräume zwischen den Mittelhandknochen oberhalb der Mittelhandgelenke.

Mit leichtem Druck streichen die Fingerkuppen des Therapeuten entlang der Zwischenräume zwischen den Mittelhandknochen nach proximal bis zur Handwurzel.

Ausstreichungen der Mittelhand (dorsal)

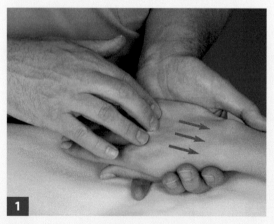
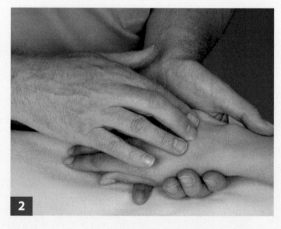

Der Therapeut stützt und fixiert die Hand so, dass der Handrücken des Patienten proniert ist. Er legt die Kuppen seiner Finger auf die Zwischenräume der Mittelhandknochen.

Mit leichtem Druck streicht er die Zwischenräume der Mittelhandknochen von distal nach proximal aus.

Die Finger können bei Bedarf einzeln mit Längsstreichungen massiert werden. Diese beginnen an den Fingerkuppen und verlaufen nach proximal bis zu den Grundgelenken.

Danach können Längsstreichungen von Unter- und Oberarm erfolgen.

Längsstreichungen der einzelnen Finger

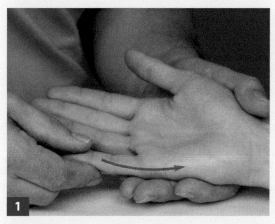 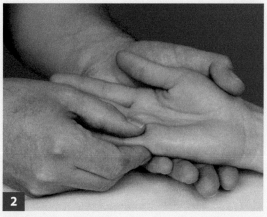

Die einzelnen Finger der Hand werden von distal nach proximal einzeln ausgestrichen. Der Therapeut fixiert die Patientenhand in Supination und legt Daumen und Zeigefinger von palmar und dorsal auf das Endglied des kleinen Fingers.

Unter leichtem Druck führt der Therapeut Daumen und Zeigefinger von distal nach proximal. Jeder einzelne Finger wird in dieser Art und Weise ausgestrichen.

Hand

Knetungen

Im Bereich der Hand werden die Muskeln des Thenars und Hypothenars geknetet.

MEMO

Durch häufiges SMS-Schreiben können Insertionstendopathien der Thenarmuskulatur auftreten (sog. Phänomen des TMI = „Text Message Injury").

Knetungen des Thenars

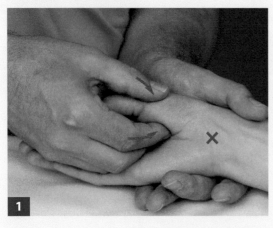

1

Der Therapeut fixiert die Patientenhand im Handgelenk. Mit Daumen und Zeigefinger umfasst er die Muskeln des Thenars und hebt und komprimiert diese. Dies entspricht einer Längsknetung im Faserverlauf.

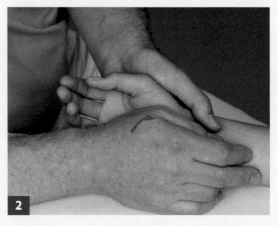

2

Der Therapeut fixiert mit seiner linken Hand die Hand des Patienten. Er setzt sein Thenar auf das Thenar des Patienten und komprimiert damit die Muskeln des Daumenballens.

Knetungen des Hypothenars

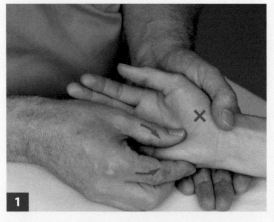

1

Daumen und Zeigefinger des Therapeuten umfassen den Muskelbauch des Hypothenars und führen eine Kompression und leichte abhebende Bewegung durch.

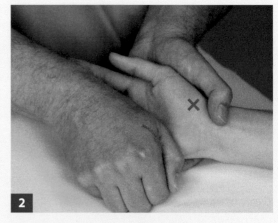

2

Der Therapeut kontaktiert mit seinem Daumenballen das Hypothenar des Patienten. Er presst die Muskeln des Hypothenars gegen den fünften Mittelhandknochen.

Reibungen

Reibungen können im Bereich des Thenars, des Hypothenars und der Mm. interossei durchgeführt werden.

Reibungen der Mm. interossei von dorsal

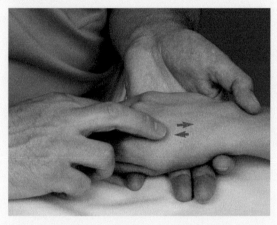

Der Therapeut stützt und fixiert die Hand des Patienten in Pronationsstellung. Mit der Kuppe des Mittelfingers sucht er die Zwischenräume der Mittelhandknochen auf. Mit leichtem, in die Tiefe gerichtetem Druck werden Reibungen auf den Mm. interossei durchgeführt.

Reibungen der Mm. interossei von palmar

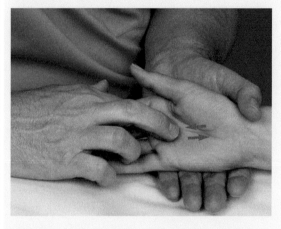

Der Therapeut stützt und fixiert die Hand in Supinationsstellung. Er lokalisiert mit der Kuppe des Mittelfingers die Zwischenräume zwischen den Mittelhandknochen und übt kreisenden, in die Tiefe gerichteten Druck auf die Mm. interossei aus.

Reibungen auf dem Hypothenar

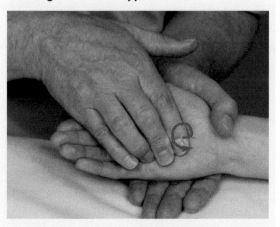

Der Therapeut stützt und fixiert die Hand in Supinationsstellung. Er lokalisiert mit Daumen und Zeigefinger empfindliche Zonen im Bereich des Hypothenars und führt kleine, kreisende Bewegungen durch. Der Druck ist in die Tiefe gerichtet.

Reibungen im Bereich des Thenars

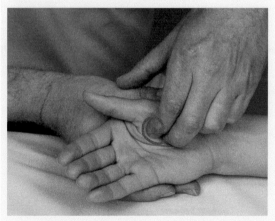

Der Therapeut fixiert die Hand des Patienten in Supinationsstellung. Er lokalisiert und kontaktiert mit den Kuppen von Zeige- und Mittelfinger verspannte Zonen im Bereich des Thenars und führt dort kleine, kreisende Bewegungen mit in die Tiefe ausgerichtetem Druck aus.

Hand

Vibrationen

Vibrationen können punktuell über den Handmuskeln durchgeführt werden.

Vibrationen auf den Mm. interossei von dorsal

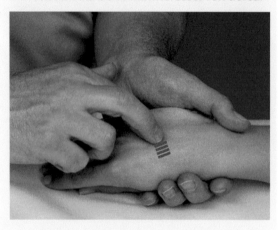

Der Therapeut stützt und fixiert die Hand des Patienten in Pronationsstellung. Mit dem Mittelfinger kontaktiert er die Muskeln zwischen den Mittelhandknochen und führt Vibrationen aus.

Vibrationen auf den Mm. interossei von palmar

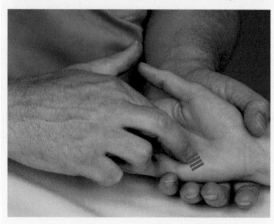

Der Therapeut stützt und fixiert die Hand in Supinationsstellung. Er lokalisiert mit den Mittelfingern die Muskeln zwischen den Mittelhandknochen und führt dort Vibrationen aus.

Vibrationen auf dem Hypothenar

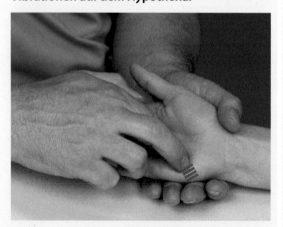

Der Therapeut stützt und fixiert die Hand des Patienten in Supinationsstellung und führt Vibrationen mit dem durch den Mittelfinger beschwerten Zeigefinger auf den Hypothenar aus.

Vibrationen auf dem Thenar

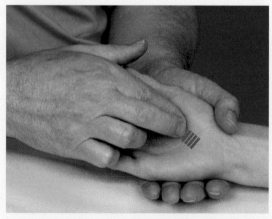

Der Therapeut fixiert die Hand des Patienten in Supinationsstellung und führt mit dem durch den Mittelfinger beschwerten Zeigefinger Vibrationen auf dem Thenar aus.

Querfriktionen

Querfriktionen im Bereich der Handwurzel bieten sich an über den Sehnen des ersten Strecksehnenfaches und den Sehnenscheiden der Flexoren.

MEMO

Eine Druckempfindlichkeit der folgenden Daumen-muskeln im Bereich der Sehnenscheide wird als Tenovaginitis stenosans de Quervains bezeichnet.

M. extensor pollicis brevis und M. abductor pollicis longus (erstes Strecksehnenfach)

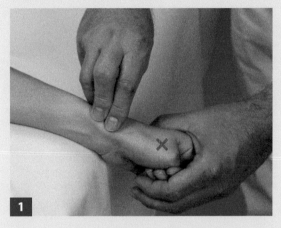

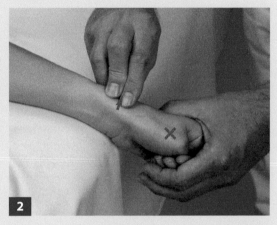

L: Sitz, Unterarm proniert, Grund- und Mittelgelenke flektiert
H: Die Sehnen des M. extensor pollicis brevis und des M. abductor pollicis longus werden gespannt, indem der Patient seine Faust über dem flektierten Daumen schließt; der Therapeut stellt die Hand in Ulnarabduktion ein.

B: Der Therapeut stützt seinen Daumen am distalen Ulnaende ab und bewegt den durch den Mittelfinger beschwerten Zeigefin-ger quer zum Verlauf der Sehnen des ersten Strecksehnenfa-ches von radial nach ulnar.

Sehnenscheiden der Flexoren

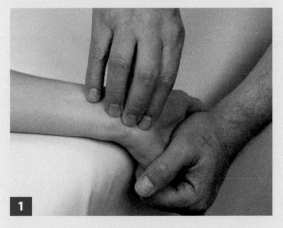

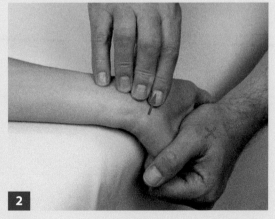

L: Sitz, Unterarm in Supination, Handgelenk in Dorsalextension
H: Der Therapeut fixiert mit seiner linken Hand die linke Hand des Patienten in Dorsalextension und legt mehrere Finger flächig von ulnar gegen die entsprechende Sehnenscheide.

B: Der Therapeut bewegt die Finger mit gleichmäßigem Druck in radialer Richtung über die Sehnenscheide.

Hand

Im Bereich der Mittelhand und Finger werden hier Querfriktionen folgender Strukturen dargestellt:

- Ansatz des M. flexor carpi ulnaris
- Ansatz des M. flexor carpi radialis
- Ansatz des M. extensor carpi radialis brevis
- Ansatz des M. extensor digitorum

M. flexor carpi ulnaris (Ansatz)

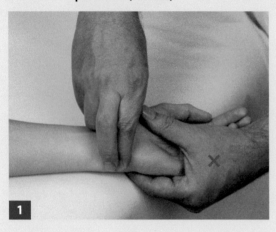 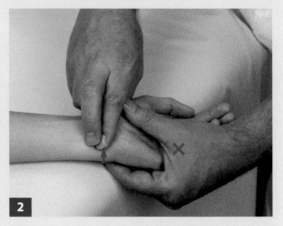

L: Sitz, Unterarm in Supination
H: Der Therapeut faßt mit der linken Hand die supinierte Hand des Patienten. Er drückt seinen durch den Mittelfinger beschwerten Zeigefinger von ulnar gegen den distalen Anteil des M. flexor carpi ulnaris.

B: Der Therapeut stützt seinen Daumen in der Nähe des distalen Radius als Widerlager für die Druckausübung ab und bewegt dann den Zeige- und Mittelfinger quer zum Faserverlauf über den Ansatz des M. flexor carpi ulnaris nach radial.

M. flexor carpi radialis (Ansatz)

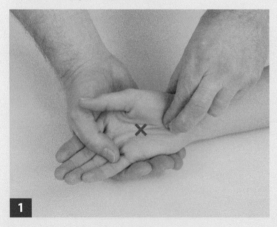 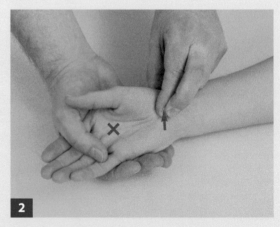

L: Sitz, Unterarm in Supination
H: Der Therapeut fixiert mit seiner Rechten die rechte Hand des Patienten und legt seinen durch den Mittelfinger beschwerten Zeigefinger von ulnar gegen den distalen Anteil des M. flexor carpi radialis.

B: Der Therapeut bewegt so den Zeige- und Mittelfinger quer zum Faserverlauf über den Ansatz des M. flexor carpi radialis nach ulnar.

4.7

MEMO

Im Bereich des Handrückens sind die Sehnen durch Querbrücken miteinander verbunden. Somit ist die Einzelbeweglichkeit der Finger (bes. D IV) eingeschränkt.

M. extensor carpi radialis brevis (Ansatz)

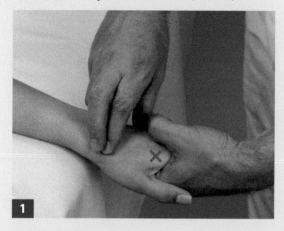

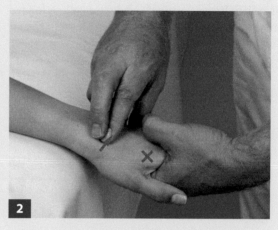

L: Sitz, Unterarm proniert, Handgelenk in Ulnarabduktion
H: Der Therapeut fasst mit seiner linken Hand die Hand des Patienten und bringt die Sehne durch Ulnarabduktion im Handgelenk unter Spannung.

B: Der Therapeut stützt seinen Daumen am distalen Ulnaende ab und bewegt den durch den Mittelfinger beschwerten Zeigefinger quer zum Verlauf der Insertion des M. extensor carpi radialis brevis nach ulnar.

M. extensor digitorum

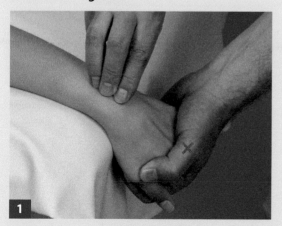

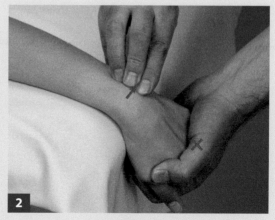

L: Sitz, Unterarm proniert, Handgelenk in Flexion
H: Der Therapeut umfasst die dorsalflektierte Hand. Zeige- und Mittelfinger des Therapeuten liegen von radial flächig auf der Sehne.

B: Der Therapeut bewegt seine Finger quer über die Sehne des M. extensor digitorum.

Hand

Funktionsmassage

Die Funktionsmassage der Extensoren und Flexoren des Handgelenks wurde im Kapitel 7.6 Unterarm **(s. S. 264)** beschrieben.

Bei chronischen Reizzuständen im Bereich des ersten Strecksehnenfaches kann eine Funktionsmassage/Querfriktion der Sehnenscheide erforderlich sein. Im Folgenden wird die Funktionsmassage des M. extensor pollicis brevis und des M. abductor pollicis longus dargestellt. Die Sehnen dieser beiden Muskeln ziehen durch das erste Strecksehnenfach.

M. extensor pollicis brevis und M. abductor pollicis longus

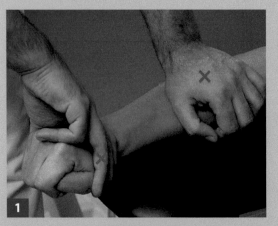

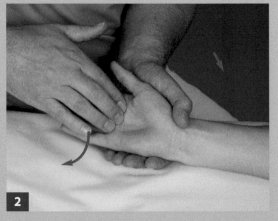

L: Sitz, der Patient schließt die Hand über seinem flektierten Daumen zur Faust

H: Der Therapeut stellt mit einer Hand das Handgelenk in Dorsalextension ein und drückt mit dem Hypothenar der anderen Hand gegen die Muskelbäuche der beiden Muskeln.

B: Der Therapeut stellt mit einer Hand das Handgelenk in Palmarflexion und Ulnarabduktion ein, während er mit dem Thenar der anderen Hand gegen den Radius nach proximal drückt.

Behandlungsbeispiele

Rhizarthrose

Die Arthrose des Daumensattelgelenks ist oft eine primäre Arthrose. Frauen nach der Menopause sind häufiger betroffen. Gleichzeitig bestehen arthrotische Veränderungen an anderen Gelenken der Hand. Auch Personen mit beruflichen Tätigkeiten, durch die dieses Gelenk stark belastet wird, wie beispielsweise Masseure, Physiotherapeuten und Bauarbeiter (Arbeiten mit Presslufthammer), leiden häufig an einer Rhizarthrose.

Symptome
- Bewegungseinschränkungen
- Kapselschwellungen
- Schmerzen bei der Oppositionsbewegung des Daumens, z. B. beim Zufassen
- Repositionsbewegung meist eingeschränkt
- Kapselmuster: Abduktion stärker eingeschränkt als Extension

Behandlungsziele
- Schmerzfreiheit, -reduktion
- Erhaltung der Beweglichkeit auch der angrenzenden Gelenke (Ellenbogen und Schultergelenk)
- Optimale Beweglichkeit in Hand- und Fingergelenken
- Beseitigung hypertoner Spannungszustände der Hand-, Arm- und Schultermuskulatur

Maßnahmen
Klassische Massage
- Hand, anteriore und posteriore Seite des Unterarms

Querfrikton
- Daumenadduktoren, -oppositoren

Funktionsmassage
- Flexoren und Extensoren des Unterarms

Begleitmaßnahmen
- Thermotherapie
- Physikalische Therapie
- Mobilisation
- Muskeldehnung und Entspannung

Tendovaginitis de Quervain

Bei der Tendovaginitis de Quervain handelt es sich um eine Irritation und eine Schwellung der Sehnenscheiden des M. abductor policis longus und des M. extensor policis brevis. Die Sehnen dieser beiden Muskeln verlaufen durch das erste Strecksehnenfach. Verstärkte Reibung und vermehrter Druck lösen eine Entzündungsreaktion aus. Es kommt zu Fibrinablagerungen zwischen den beiden Blättern der Sehnenscheide, die zu Krepitation und Bewegungseinschränkungen führen. Häufig sind Frauen im mittleren Alter oder jüngere Frauen mit einseitiger manueller Tätigkeit (Schreibkräfte, Sekretärinnen) betroffen. Auch andere Aktivitäten, bei denen die Sehnenscheide übermäßig belastet wird, führen zu derartigen Irritationen.

Symptome
- belastungs- und bewegungsabhängige Schmerzen im ersten Strecksehnenfach im Bereich des Processus styloideus radii (beim Zugreifen oder bei festem Halten) oder bei wiederholten Bewegungen in radiale und ulnare Abduktion
- Bewegungseinschränkung, Krepitation und Schmerzen bei Ulnarabduktion im Handgelenk
- Krepitation und Schmerzen bei Radialabduktion im Handgelenk
- bei richtiger Ausführung meist negative Widerstandstests
- Finkelstein'sches Zeichen: bei in die Faust eingeschlossenem Daumen und zusätzlicher Ulnarabduktion Auslösung von starken Schmerzen

Behandlungsziele
- Schmerzreduktion, -beseitigung
- optimale Beweglichkeit
- Beseitigung hypertoner Muskelverspannungen in Hand und Unterarm

Maßnahmen
Klassische Massage
- Hand, anteriore und posteriore Seite des Unterarms

Hand

Querfriktion
- bei akuten Beschwerden **kontraindiziert**
- falls keine Verkalkungen nachgewiesen wurden, bei chronischen Beschwerden im Bereich der Sehnenscheiden des M. abductor policis longus und des M. extensor policis brevis direkt distal des Processus styloideus radii

Funktionsmassage
- Handgelenksflexoren und -extensoren

Begleitmaßnahmen
- Thermotherapie
- Mobilisation der Sehnenscheidenblätter
- bei Bedarf auch Mobilisation des Handgelenks und des N. radialis
- Physikalische Therapie (Elektrotherapie: Ultraschall etc.)

MEMO

Eine Kompresssion des N. medianus im Karpaltunnel führt oft zur Hypotrophie der Thenarmuskeln.

MEMO

Durch eine Kompresssion des N. ulnaris in der Loge de Guyon kann es zur Abschwächung der Hypothenarmuskulatur kommen.

4.8 Thorax

Untersuchung _____ 292

Anamnese _____ 292

Inspektion _____ 292

Palpation und Umfangmessung _____ 294

Funktionsprüfung _____ 297

Alarmzeichen _____ 299

Behandlung _____ 300

Klassische Massage _____ 300

Streichungen _____ 301

Knetungen _____ 303

Reibungen _____ 304

Hautmobilisation _____ 305

Tapotements und Vibrationen _____ 306

Querfriktionen _____ 307
M. subclavius _____ 307
Sternoclaviculargelenk _____ 307

Funktionsmassage _____ 308
M. pectoralis minor _____ 308
M. pectoralis major _____ 309

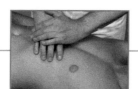

Untersuchung

Die regionären Anwendungen der Klassischen Massage, Funktionsmassage und Querfriktionen können auch im Thoraxbereich angewendet werden. Hier treten häufig sekundäre Beschwerden auf, z. B. nach Traumata oder nach belastenden, ungewohnten oder anstrengenden Tätigkeiten. Diese können dann als generalisierte Thoraxschmerzen in Erscheinung treten. Weiterhin finden sich hypertone Spannungszustände der einzelnen Muskeln. Die Auswahl und Anwendung der nötigen Techniken erfolgt auf der Basis der Befunderhebung; daher werden im Gegensatz zu den anderen Kapiteln keine weiteren Behandlungsbeispiele beschrieben.

Besonders wichtig ist vor der Durchführung einzelner Maßnahmen die Befunderstellung mit ihren Teilbereichen Anamnese (s. S. 38), Inspektion (s. S. 42), Palpation (s. S. 48) und Funktionsprüfung (s. S. 51). Weitere ausführliche Hinweise zu den allgemeinen Grundlagen finden sich in den entsprechenden Abschnitten des Buches. Einige spezielle Aspekte, die für die Befunderhebung und Behandlungsplanung im Bereich des Thorax von Bedeutung sind, werden hier verstärkt hervorgehoben.

Besondere Hinweise verdienen die nach der Funktionsprüfung dargestellten Alarmzeichen. Hierbei handelt es sich um Schmerzphänomene, die auf eine Erkrankung der Thoraxorgane (Angina pectoris, Herzinfarkt oder Lungenembolie) hinweisen können. Bei diesen Erkrankungen handelt es sich um Notfälle, bei denen eine sofortige ärztliche Behandlung erforderlich ist.

Anamnese

Mit der Anamnese verschafft sich der Therapeut einen Überblick über die Beschwerden und das weitere therapeutische Vorgehen. Mit den sieben W's erfolgt eine sinnvolle Schmerzanamnese.

Besondere Aufmerksamkeit ist geboten, wenn Beschwerden plötzlich auftreten und eine arthrogene Ursache ausgeschlossen werden kann.

Inspektion

Bei der Inspektion wird die Thoraxform von drei Seiten (ventral, dorsal und lateral) beurteilt. Weitere Beobachtungskriterien sind die Atembewegungen.

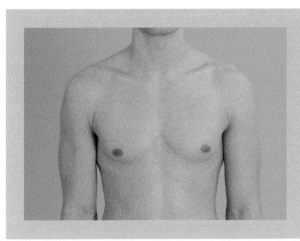

Inspektion von ventral

Bei der Inspektion von ventral sind folgende Kriterien von Bedeutung:
- Schlüsselbein: beidseits auf gleicher Höhe?
- Brustkorbform: Symmetrie?
- Brustbein: Symmetrie, Anordnung in der Medianebene?
- Rippen: gleichförmige und gleichseitige Exkursion bei Ein- und Ausatmung?
  Einziehung in den Intercostalräumen?
- Haut: Gefäßzeichnung? Entzündungszeichen? Tumor?

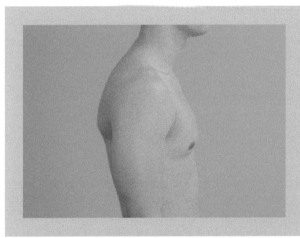

Inspektion von lateral

Bei der Inspektion von lateral sind folgende Kriterien von Bedeutung:
- Wirbelsäule: regelrechte Krümmung, Kyphosierung in Höhe BW5, BW6?
- Brustbein: leichte Vorwölbung?
- Thoraxorgane: keine sichtbaren Pulsationen?
- Atemexkursion von seitlich: Atemtyp: Brustatmung? Bauchatmung?

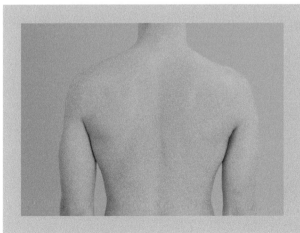

Inspektion von dorsal

Bei der Inspektion von dorsal sind folgende Kriterien von Bedeutung:
- Wirbelsäule: lotrecht? Rippenbuckel?
- Thoraxform: symmetrisch?
- Atemexkursionen: symmetrisch?

Thorax

Palpation und Umfangmessung

Die Palpation erfolgt in sitzender oder liegender Position. Der erste Schritt ist die Palpation der Haut. Dabei werden Temperatur, Oberflächenbeschaffenheit und der Spannungszustand des Gewebes im Bereich des Brustkorbs registriert. Dazu wird über dem Thorax mit beiden Händen zwischen Daumen und Zeigefinger eine Hautrolle geformt und geprüft, ob diese abhebbar ist. In hyperalgischen (d. h. schmerzhaften) Zonen findet sich häufig eine Konsistenzveränderung, hier ist das Gewebe verdickt, weniger elastisch und manchmal nicht abhebbar. Darüber hinaus gibt der Patient meistens Schmerzen oder Missempfindungen an. Im nächsten Schritt (Schmerzpalpation) werden die knöchernen Referenzpunkte, die Ursprung von Bändern, Ligamenten, Sehnen und Muskeln sind, getastet. Anschließend erfolgt die Tonusprüfung der einzelnen Muskeln. Während die Palpation der knöchernen Strukturen und der Weichteile des Brustkorbs im Liegen erfolgt, wird die sich anschließende Umfangmessung der Thoraxbewegung bei Ein- und Ausatmung im Sitzen oder im Stehen gemessen. Die Brustumfangmessung ergibt Hinweise auf die Beweglichkeit der Rippengelenke. Die Messung erfolgt an folgenden Bezugspunkten:

1. unterhalb der Achseln
2. in Höhe des Processus xiphoideus
3. 5 cm unterhalb des Processus xiphoideus

Zunächst wird der Thoraxumfang bei maximaler Ausatmung gemessen. Anschließend wird der Patient aufgefordert, maximal einzuatmen. Die Differenz zwischen maximaler Aus- und Einatmung sollte mindestens 6 cm in Höhe der jeweiligen Bezugspunkte betragen.

Hautfalte über dem M. pectoralis

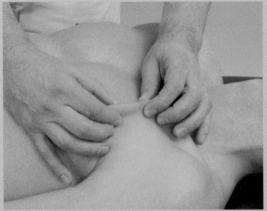

Daumen und Zeigefinger formen eine Hautfalte und heben diese (hier über dem M. pectoralis major) ab.

Umfangmessung

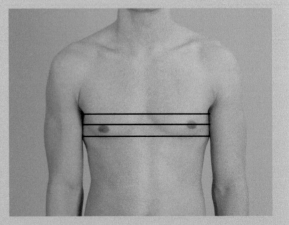

Bezugspunkte für die Umfangmessung
1. unterhalb der Achsel
2. in Höhe des Processus xiphoideus
3. 5 cm unterhalb des Processus xiphoideus
Normwerte: mindestens 6 cm Differenz zwischen maximaler Aus- und Einatmung auf jeder Höhe.

Knöcherne Referenzpunkte

Als knöcherne Bezugspunkte von ventral werden die **Acromioclavicular- und Sternoclaviculargelenke** getastet. Vom Sternum ausgehend lassen sich die Sternocostalgelenke und die Rippensynchondrosen von zwei bis sieben tasten. Dem **Corpus sterni** schließt sich der Processus xiphoideus an.

Knöcherne Referenzpunkte

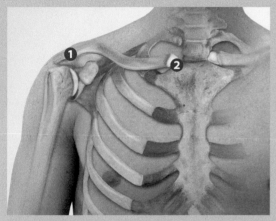

1 Acromioclavicular- und
2 Sternoclaviculargelenke
Das Acromioclaviculargelenk (ACG) befindet sich lateral der Clavicula. Palpiert man von dort aus entlang der Clavicula nach medial, so trifft man auf das Sternoclaviculargelenk (SCG).

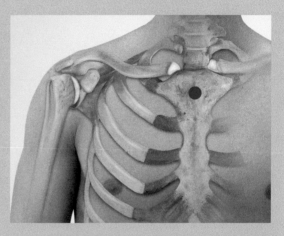

Manubrium sterni
Das Manubrium sterni wird kranial von der Fossa jugularis und lateral von den Sternoclaviculargelenken sowie den Gelenken der beiden ersten Rippen begrenzt.

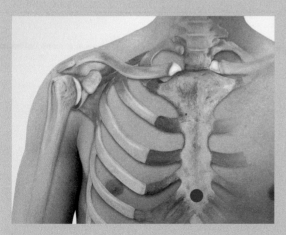

Corpus sterni/Proc. xiphoideus
Unterhalb des Angulus costae im Bereich der zweiten bis sechsten Rippe schließt sich das Corpus sterni an. Der kaudale Anteil des Brustbeins wird vom Processus xiphoideus gebildet.

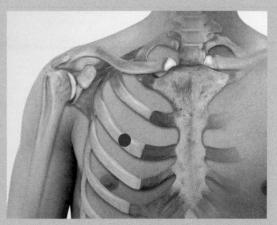

Corpus costae
Vom chondralen Teil her lässt sich die Rippe in ihrem Verlauf nach lateral palpieren.

Thorax

Palpation der Weichteile

Einen weiteren Aspekt der Palpation stellt die Tonusprüfung der Muskeln im Thoraxbereich dar.

 MEMO

Bei einer Insuffizienz oder Lähmung des M. serratus anterior resultiert eine Scapula alata.

Muskeln

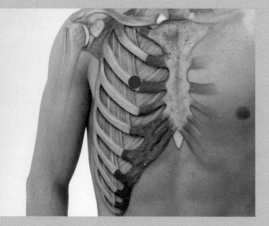

Mm. intercostales
Zwischen den Rippen lassen sich mit einem Finger die Mm. intercostales quer zu ihrem Faserverlauf von medial nach lateral palpieren.

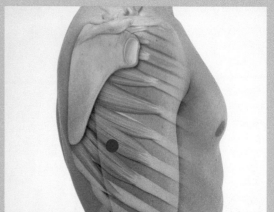

M. serratus anterior
Die Zacken des M. serratus anterior lassen sich unterhalb der Achselhöhle an ihren Ursprüngen der ersten bis neunten Rippe tasten.

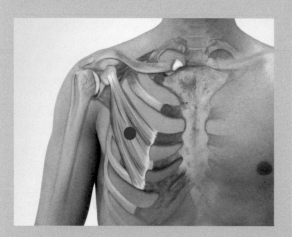

M. pectoralis minor
Der M. pectoralis minor kann an seinem Ursprung, dem Processus coracoideus, getastet werden.

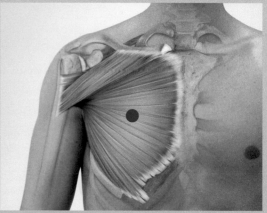

M. pectoralis major
Der M. pectoralis major bildet das Relief im Brustbereich. Seine horizontal verlaufenden Fasern werden quer zur Verlaufsrichtung palpiert.

4.8

Funktionsprüfung

Normalwerte:

Die Atemruhefrequenz beträgt 12–20 Atemzüge pro Minute. Die Exkursion des Thorax bei Ein- und Aus-amtung ist symmetrisch. Die Beweglichkeit des Brust-korbs bzw. die Differenz zwischen Ein- und Aus-atmung beträgt mindestens 6 cm in Höhe dieses Bezugspunktes.

Obere Rippen in Inspiration

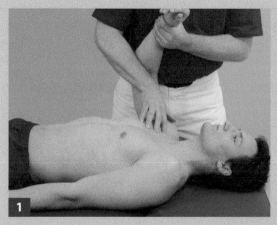 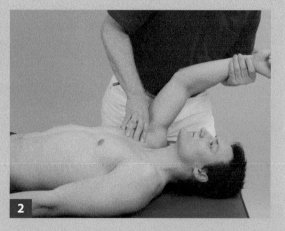

ASTE
Der Therapeut palpiert mit den Fingern die Zwischenräume der oberen Rippen und beobachtet die Verbreiterung der Zwischenrippenräume während der Einatmung.

ESTE
Der Therapeut bewegt passiv den Arm des Patienten während der Inspiration in Elevationsstellung. Er registriert dabei die Verbreiterung der Zwischenrippenräume.

Obere Rippen in Exspiration

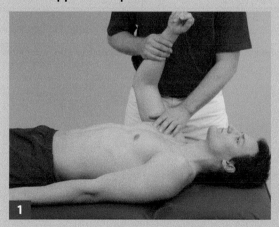 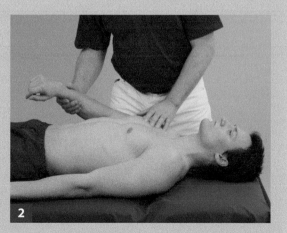

ASTE
Der Therapeut palpiert die Zwischenräume der oberen Rippen, während er den gleichseitigen Arm in leichter Elevationsstellung fixiert. Er beobachtet die Verengung der Zwischenrippenräume bei der Exspiration.

ESTE
Der Therapeut bewegt aus dieser Position den gleichseitigen Arm während der Exspiration in Richtung Extension und beobachtet dabei die Verengung der Zwischenrippenräume.

Thorax

Untere Rippen in Inspiration

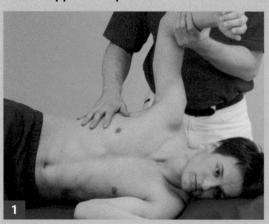

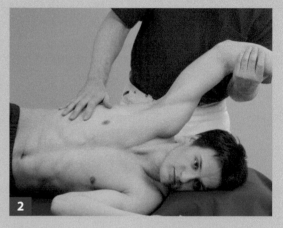

ASTE

Der Patient befindet sich in Seitlage. Der Therapeut legt die Fingerspitzen in die Zwischenräume der unteren Rippen und hält den Arm des Patienten in Abduktionsstellung. Er beobachtet die Verbreiterung der Zwischenrippenräume während der Inspiration.

ESTE

Der Therapeut bewegt nun den Arm des Patienten während der Inspiration unter Zug in Richtung Abduktion und Elevation und registriert dabei die Verbreiterung der Zwischenrippenräume.

Untere Rippen in Exspiration

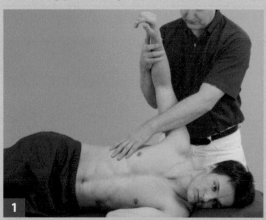

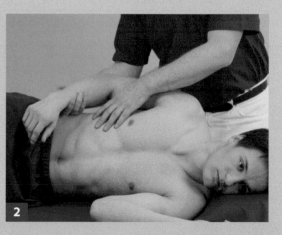

ASTE

Der Therapeut lokalisiert die Zwischenräume der unteren Rippen und fixiert den oberen Arm des Patienten in Abduktion. Er beobachtet die Verengung der Zwischenrippenräume bei der Exspiration.

ESTE

Der Therapeut bewegt den Arm des Patienten in Richtung Adduktion, während der Patient ausatmet. Dabei tasten die Finger der linken Hand die Verengung der Zwischenrippenräume der unteren Rippen.

Alarmzeichen

Die häufigsten Beschwerden im Thoraxbereich sind Schmerzen. Wichtig ist die Abklärung deren Ursachen. Treten die Schmerzen atmungsabhängig, also während Inspiration oder Exspiration auf, sollte durch manualtherapeutische Untersuchung abgeklärt werden, ob sie von der Brustwirbelsäule ausgehen. Belastungsabhängige Schmerzen oder Schmerzen, die plötzlich auftreten und in den linken Arm oder in die linke Kieferregion oder Brustkorbseite ausstrahlen, können beispielsweise auf **pektanginöse Beschwerden** durch Verengung der Herzkranzgefäße oder gar einen **Herzinfarkt** hinweisen. Dumpfe Schmerzen hinter dem Brustbein bzw. vor dem Herzen können aufgrund einer **Lungenembolie** auftreten. Gürtelförmige oder ringförmige Schmerzen im Thoraxbereich, die sich nicht auf die Beteiligung der Brustwirbelsäule oder der benachbarten Gelenke zurückführen lassen, sind mitunter durch eine akute **Entzündung der Bauchspeicheldrüse** bedingt.

MEMO

Bei allen plötzlich auftretenden und ausstrahlenden Schmerzen ohne Hinweis auf eine Beteiligung der knöchernen Strukturen ist eine sofortige ärztliche Abklärung erforderlich.

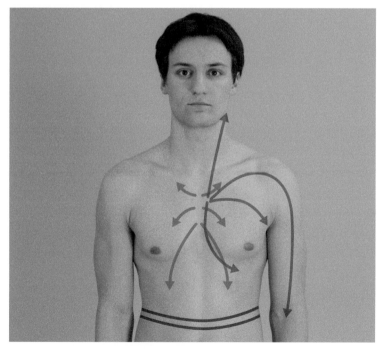

1: mögliche Ausstrahlung bei Infarkt oder Angina pectoris
2: mögliche Projektion bei Schmerzen durch Lungenembolie
3: gürtelförmige Schmerzausstrahlung bei akuter Entzündung der Bauchspeicheldrüse

Thorax

Behandlung

Klassische Massage

Die Klassische Massage beeinflusst die Muskeln im Bereich des Thorax. Die erforderlichen Maßnahmen erfolgen auf der Basis des zuvor erhobenen Befundes. Zur Massage der Thoraxregion befindet sich der Patient in Rückenlage und wird mit einem Kissen und ggf. einer Knierolle gelagert.

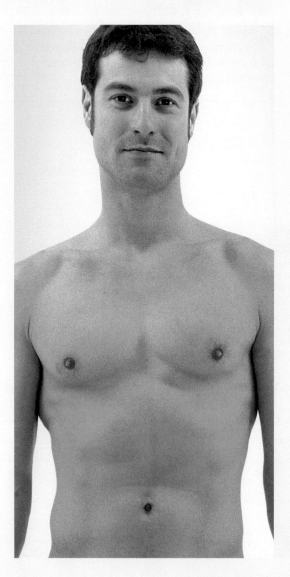

Streichungen
> Längsstreichungen mit Knöcheln und Handflächen
> Längsstreichungen Im Thoraxbereich
> Ausstreichungen der Intercostalräume

Knetungen
> Querknetungen des M. pectoralis major
> Flächige Knetungen des M. pectoralis
> Knetungen des M. subclavius

Reibungen
> Reibungen der Intercosatlräume
> Reibungen auf dem M. pectoralis minor
> Reibungen auf dem M. pectoralis major
> Reibungen auf dem M. subclavius

Hautmobilisation
> Hautverschiebungen
> Hautknetungen
> Hautabhebungen
> Hautrollungen

Tapotements und Vibrationen
> Klopfungen
> Hackungen
> Klatschungen
> Vibrationen

4.8

Streichungen

Vorbereitend auf tiefenwirksame Techniken wie Knetungen oder Friktionen werden verschiedene Streichungen im Bereich der Brustregion durchgeführt.

Längsstreichungen mit Knöcheln und Handflächen (Plättgriff)

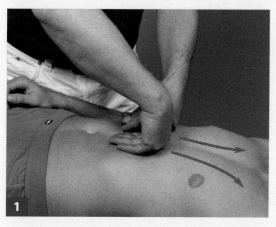

Der Therapeut legt mit dorsal flektierten Handgelenken die Dorsalflächen der Finger beidseits paramedian unterhalb des Rippenbogens auf.

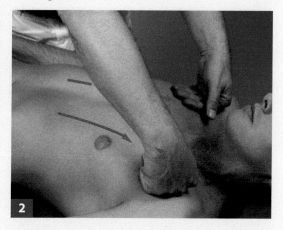

Mit leichtem Druck führt der Therapeut beide Hände nach kranial bis zur Schulterregion.

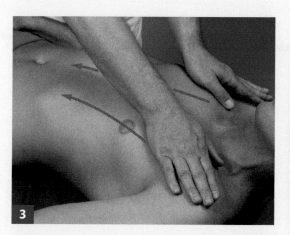

In der Schulterregion werden die Hände „umgeklappt", so dass nun die palmaren Flächen der Hände beidseits auf den Schultern liegen.

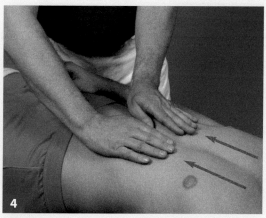

Aus dieser Position werden beide Hände nach kaudal geführt. Hier nehmen die Dorsalseiten der Finger wieder Kontakt mit der Haut auf, so dass sie sich wieder in der Ausgangsposition befinden.

Thorax

Weitere Möglichkeiten der Streichungen bestehen in V-förmigen Streichungen des gesamten Brustraums und in gezielten Streichungen der Intercostalräume mit den Fingerspitzen oder Fingerkuppen.

Längsstreichungen im Thoraxbereich

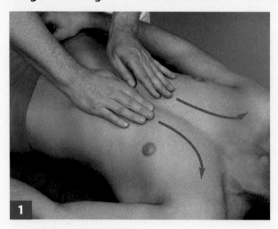

1

Die Hände des Therapeuten liegen paramedian unterhalb der Rippenbögen. Beide Hände haben flächigen Kontakt.

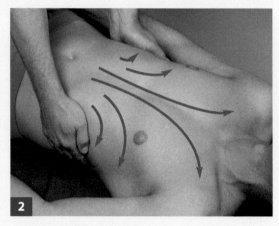

2

Aus dieser Position werden V-förmige Streichungen über den gesamten Brustkorb durchgeführt.

Ausstreichungen der Intercostalräume

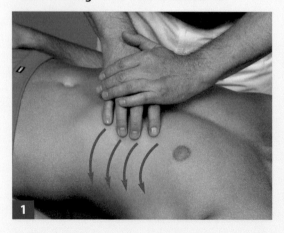

1

Die Fingerkuppen der rechten Hand kontaktieren parasternal die Intercostalräume.

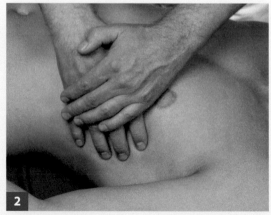

2

Mit beschwerter Hand gleiten die Fingerkuppen entlang der Intercostalräume.

Knetungen

Es gibt verschiedene Möglichkeiten, die Brustmuskulatur (den M. pectoralis major und minor sowie den M. subclavius) zu kneten. Es können Querknetungen zwischen Daumen, Thenar und Fingern sowie flächige Knetungen verabreicht werden.

Querknetungen des M. pectoralis major

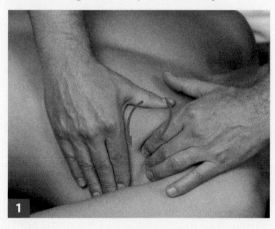

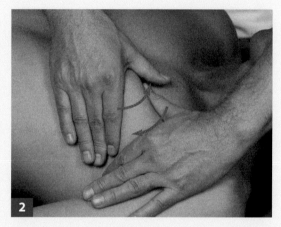

Die rechte Hand des Therapeuten schiebt mit Daumen und Thenar den Muskel gegen die Finger der linken Hand.

In der zweiten Phase wechseln die Hände. Nun schiebt die linke Hand mit Daumen und Thenar den Muskel quer zum Faserverlauf gegen die Finger der rechten Hand. Hintereinander durchgeführt entsteht eine wechselseitige, quer zum Faserverlauf gerichtete Knetung.

Flächige Knetungen des M. pectoralis

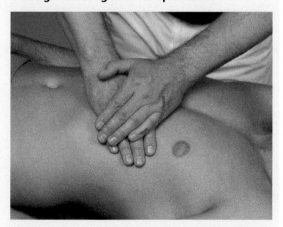

Die Knetung des abdominalen Anteils des M. pectoralis erfolgt mit flacher und beschwerter Hand. Der Muskel wird hierbei intermittierend gegen die knöcherne Unterlage, den Brustkorb gepresst.

Knetungen des M. subclavius

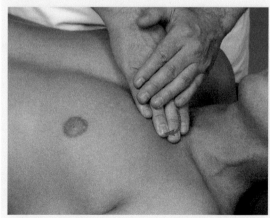

Der M. subclavius kann unmittelbar unter der Clavicula mit den Fingerspitzen flächig geknetet werden. Um einen entsprechenden Druck auszuüben, kann die massierende Hand durch die zweite Hand beschwert werden.

Reibungen

Tiefenwirksame Reibungen können sowohl flächig als auch punktuell über den Brustmuskeln durchgeführt werden.

Reibungen der Intercostalräume

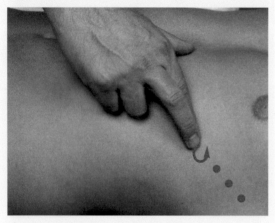

Mit dem Zeigefinger werden zunächst die Intercostalräume getastet. Mit durch den Mittelfinger beschwertem Zeigefinger werden dann kleine Kreise über den Mm. intercostales durchgeführt.

Reibungen auf dem M. pectoralis minor

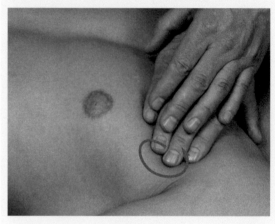

Der M. pectoralis minor ist nahe der Axilla in der Tiefe lokalisierbar. Der Therapeut führt kleine kreisende Bewegungen mit in die Tiefe gerichtetem Druck aus.

Reibungen auf dem M. pectoralis major

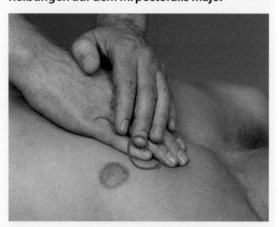

Im Bereich der Pars sternocostalis werden flächige Reibungen durchgeführt. Auch hier ist die Bewegung spiralförmig und der Druck in die Tiefe gerichtet.

Reibungen auf dem M. subclavius

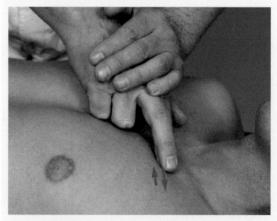

Der M. subclavius kann direkt unter der Clavicula palpiert werden. Die Reibung erfolgt mit dem durch den Mittelfinger beschwerten Zeigefinger punktuell, kreisend und mit in die Tiefe gerichtetem Druck.

4.8

Hautmobilisation

Im Bereich des Brustkorbs können verschiedene Varianten der Hautmobilisation durchgeführt werden. Zum einen sind Hautabhebungen und Hautrollungen in verschiedenen Richtungen möglich. Zum anderen können flächige Hautverschiebungen und Hautknetungen verabreicht werden.

Hautverschiebungen

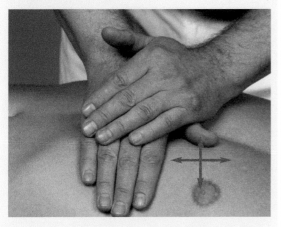

Hautverschiebungen werden mit flächiger und beschwerter Hand nach lateral und medial sowie nach kranial und kaudal durchgeführt.

Hautknetungen

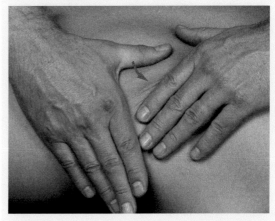

Hautknetungen werden mit flach aufgelegten Händen durchgeführt. Hier schieben Daumen und Handballen der rechten Hand eine Hautfalte gegen die Radialseite des linken Zeigefingers. Wechselseitig durchgeführt entsteht eine fließende, knetende Bewegung der Haut.

Hautabhebungen

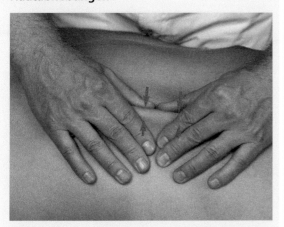

Daumen, Zeige- und Mittelfinger beider Hände formen eine Hautfalte und heben diese leicht an. Über den Rippen können Hautabhebungen atemsynchron durchgeführt werden, d. h. der Zug erfolgt in der Inspirationsphase und das Lösen in der Exspirationsphase. Diese Technik kann in der Atemtherapie zur Erleichterung der Atmung eingesetzt werden.

Hautrollungen

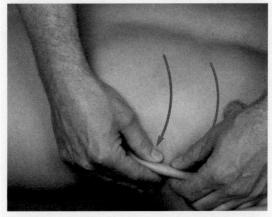

Zunächst wird, wie vorher gezeigt, eine Hautfalte gebildet. Diese wird zwischen Daumen und Zeigefinger beider Hände nach lateral abgerollt.

Thorax

Tapotements und Vibrationen

Tapotements wie Klopfungen, Hackungen und Klatschungen können bei Bedarf am Ende einer Massage eingesetzt werden. Die Ausführung im Brustbereich erfolgt vorsichtig unter Aussparung von Knochenvorsprüngen. Vibrationen hingegen können flächig oder punktuell jederzeit in den Ablauf der Massagebehandlung integriert werden.

Klopfungen

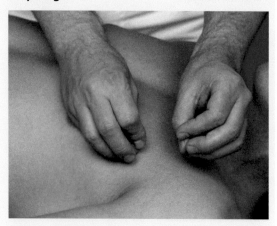

Klopfungen werden hier mit locker zusammengelegten Fäusten durchgeführt. Hierbei treffen die Ulnarseiten der Kleinfinger und die Radialseiten der Daumen im Wechsel auf die Haut.

Hackungen

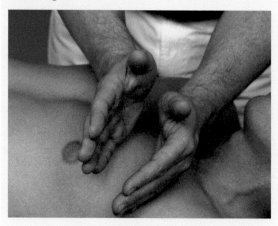

Hackungen werden mit locker herabfallenden Handkanten über dem M. pectoralis durchgeführt.

Klatschungen

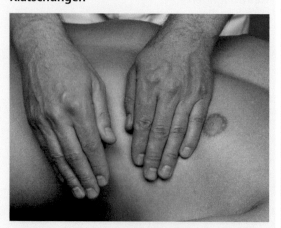

Klatschungen werden mit der Hohlhand über den Muskeln im Brustbereich durchgeführt.

Vibrationen

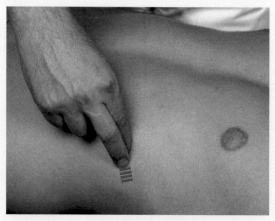

Vibrationen können, wie hier gezeigt, punktuell oder flächig verabreicht werden. Mit punktuellen Vibrationen lässt sich eine bessere Tiefenwirkung erzielen.

Querfriktionen

Im Brustbereich können Querfriktionen im Bereich des M. subclavius und der Gelenkkapsel des Sternoclavicurlargelenks (SCG) durchgeführt werden. Die Fasern des M. subclavius verlaufen fast parallel zur Clavicula und lassen sich unterhalb derselben tasten. Die Gelenkkapsel des SCG ist häufig bei Hypermobilitäten und Arthritiden druckdolent.

M. subclavius

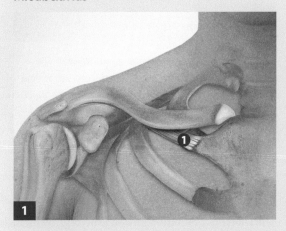
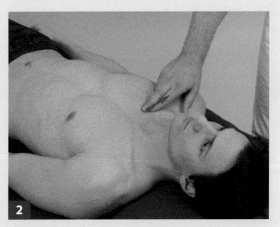

1   M. subclavius
L: Rückenlage
H: Der Therapeut legt seinen Zeige- und Mittelfinger parallel unterhalb der Clavicula auf den Muskelbauch des M. subclavius.

B: Der Therapeut bewegt seinen durch den Mittelfinger beschwerten Zeigefinger flächig über den Muskelbauch des M. subclavius, indem er die Hand dorsalextendiert.

Sternoclaviculargelenk

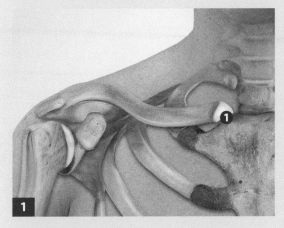
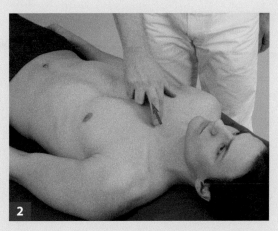

1   Sternoclaviculargelenk
L: Rückenlage
H: Der Therapeut legt seinen durch den Mittelfinger beschwerten Zeigefinger auf das schmerzhafte Areal.

B: Der Therapeut bewegt seinen durch den Mittelfinger beschwerten Zeigefinger flächig über die schmerzhafte Zone, indem er die Hand dorsalextendiert.

Funktionsmassage

Die Funktionsmassage im Brustbereich bezieht sich auf folgende Muskeln:

- M. pectoralis minor
- M. pectoralis major

Der **M. pectoralis minor** wirkt auf den Schultergürtel. Er fixiert über den Ansatz am Proc. coracoideus das Schulterblatt am Rumpf und zieht es nach kaudal und medial.

PRAXISTIPP

- Bei einer Verkürzung des M. pectoralis minor können der Plexus brachialis oder axilläre Gefäße komprimiert werden (Engpass-Syndrom), wodurch Schmerzen im Arm entstehen.
- Eine Kontraktur des Muskels führt zu einer Einschränkung der Anteversion des Arms im Schultergelenk.
- Eine Kompression des Muskels (zum Beispiel bei der Funktionsmassage) kann bei einer Irritation des Plexus brachialis Schmerzen verursachen.

Der **M. pectoralis major** mit seinen drei Anteilen (Pars abdominalis, Pars sternocostalis, Pars clavicularis) adduziert den Humerus im Schultergelenk und dreht ihn einwärts.

Die Pars sternocostalis des M. pectoralis major bildet die vordere Wand der Achselhöhle.

PRAXISTIPP

- Die Pars sternocostalis des M. pectoralis major ist wichtig für den Einsatz von Gehstützen. Gleichzeitig entstehen bei derartigen Belastungen Verspannungen, die durch die Funktionsmassage wirkungsvoll behandelt werden können.
- Bei einer Schwäche des Muskels ist es schwierig, große oder schwere Gegenstände in beiden Händen auf Hüfthöhe zu halten.

Die Dauer der Funktionsmassage beträgt, wenn nicht anders angegeben, zwei bis vier Minuten bzw. bis zur spürbaren Entspannung des jeweiligen Muskels.

M. pectoralis minor

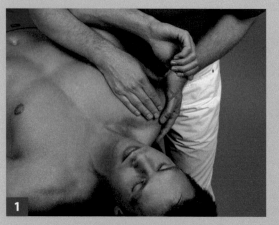

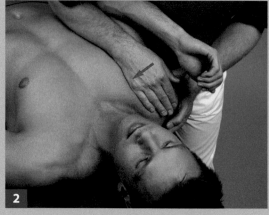

L: Rückenlage, Arm im Ellenbogengelenk flektiert
H: Mit seiner Hüfte stützt der Therapeut den Ellenbogen des Patienten, mit der linken Hand umfasst er das Acromion. Die rechte Hand liegt flächig auf dem M. pectoralis minor.

B: Der Therapeut bewegt den Schultergürtel passiv in Richtung Elevation und übt gleichzeitig Druck auf den Muskelbauch des M. pectoralis minor aus.

M. pectoralis major

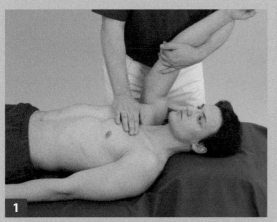

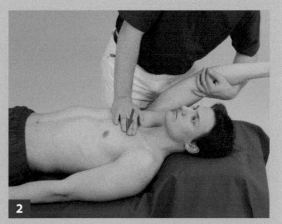

L: Rückenlage, Arm im Schultergelenk flektiert und adduziert.

H: Die linke Hand des Therapeuten fixiert den Arm oberhalb
der Handwurzel, die andere Hand liegt flächig auf dem
M. pectoralis major.

B: Der Therapeut bewegt den Arm passiv in Richtung
Elevation, Abduktion und Außenrotation und übt gleichzeitig Druck in Richtung Sternum auf den Muskelbauch
des M. pectoralis major aus.

 MEMO

- Der M. pectoralis major bildet die vordere Achselfalte.
  Die Fasern der einzelnen Muskelanteile verdrehen
  sich im Bereich der Axilla, so dass die Pars abdominalis
  am weitesten proximal und die Pars clavicularis distal
  inseriert.
- Der Muskel reagiert bei Störungen im Schulter
  oder BWS-Bereich häufig mit einem reflektorischen
  Hypertonus. Eine strukturelle Verkürzung ist oft die
  Folge einer lang anhaltenden zentralen Ansteuerung
  oder einer langfristig eingeschränkten Extension
  der BWS.

Thorax

4.9 Abdomen

Untersuchung _____312

Anamnese _____312

Inspektion _____313

Palpation _____314

Behandlung _____315

Klassische Massage _____315

Streichungen _____316

Knetungen _____319

Vibrationen _____321

Behandlungsbeispiele _____322

Lumbalsyndrom („Verhebetrauma") __322

Obstipation _____322

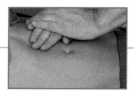

Untersuchung

Die regionären Anwendungen im Bereich des Abdomens betreffen im Wesentlichen die Klassische Massage. Traditionell wird die Massage des Abdomens bei Verdauungsproblemen angewendet. Hypertone Bauchmuskeln können aber auch Rückenbeschwerden verursachen, wie bei den Behandlungsbeispielen am Ende dieses Kapitels dargestellt wird. In diesem Falle kommen detonisierende Maßnahmen zur Anwendung.

Vor der Durchführung von Maßnahmen im Bereich des Abdomens erfolgt die Befunderstellung. Diese umfasst Anamnese (s. S. 38), Inspektion (s. S. 42), Palpation (s. S. 48) und die Funktionsprüfung (s. S. 51). Ausführliche Hinweise zu den allgemeinen Grundlagen finden sich in den entsprechenden Abschnitten des Buches. Spezielle Aspekte, die bei der regionären Befunderhebung im Bereich des Rückens eine Rolle spielen, werden hier in tabellarischer Form aufgeführt.

Besondere Beachtung sollten die nach der Befunderhebung dargestellten „Alarmzeichen" finden. Sie stellen in jedem Fall eine Kontraindikation für weitere Maßnahmen dar und erfordern immer eine weitere ärztliche Abklärung.

Anamnese

Um eine Therapie sinnvoll planen zu können, muss der Therapeut zunächst einen Eindruck über die Art und Ausprägung der Beschwerden gewinnen. Die „sieben W's" (s. S. 39) eignen sich ausgezeichnet zur Erstellung der Schmerzanamnese. Zur Anamnese gehört darüber hinaus auch die Frage nach den Medikamenten, die der Patient zur Zeit einnimmt. Eine Übersicht über die Medikamente, die für die physiotherapeutische Behandlung von Bedeutung sein können, findet sich im Anhang (s. S. 460).

> **MEMO**
>
> **Die sieben W's**
> - Was schmerzt bzw. wo schmerzt es?
>   (Schmerzlokalisation? Segmentale Zuordnung? Schmerzausdehnung oder -projektion?)
> - Wann schmerzt es?
>   (Bestimmte tageszeitliche Rhythmik? Wann kommen und gehen die Schmerzen?)
> - Seit wann bestehen die Beschwerden?
>   (Beginn der Beschwerden?)
> - Wie sind die Beschwerden?
>   (Schmerzqualitäten: dumpf, spitz, bohrend, einschießend?)
> - Wodurch werden die Beschwerden beeinflusst?
>   (Linderung oder Verstärkung durch äußere Faktoren wie Kälte, Wärme, Bewegung oder Ruhe?)
> - Welche Begleiterscheinungen treten auf?
> - Was wurde bisher unternommen?
>   (Bisherige Therapieversuche mit oder ohne Erfolg? Medikamente? Operationen? Ruhigstellung? Physiotherapeutische Maßnahmen? Hilfsmittel?)

Ergänzend sollte bei Beschwerden im Magen-Darm-Bereich eine gezielte Befragung zu den Ernährungsgewohnheiten und der Darmentleerungsfrequenz erfolgen. Werden weniger als drei Stuhlentleerungen pro Woche angegeben, liegt eine Obstipation vor. Anamnestisch findet sich häufig auch eine mangelnde Bewegung verbunden mit ballaststoffarmer Ernährung.

> **VORSICHT**
>
> Bei akutem Auftreten von Obstipationen sollten stenosierende Prozesse (Tumore) ausgeschlossen werden. Weiterhin führt die Einnahme bestimmter Medikamente (zum Beispiel Eisenpräparate oder Opiate) zu Obstipationen.

Inspektion

Die Inspektion beginnt bereits, wenn der Patient das Untersuchungszimmer betritt. Gang und Haltung sowie die Art und Weise der Bewegungen geben bereits nähere Informationen über die Beschwerden. Nach dieser orientierenden indirekten Inspektion erfolgt die systematische oder direkte Inspektion. Der Patient sollte sich hier bis auf den Slip, Patientinnen bis auf Slip und BH entkleiden. Die Inspektion erfolgt in drei Ebenen: von ventral, lateral und dorsal.

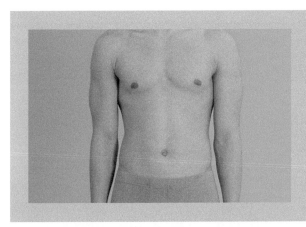

Inspektion von ventral

Bei der Inspektion von ventral sind folgende Kriterien von Bedeutung:
- Symmetrie im Rumpfbereich
- Orientierung: Beckenkämme in gleicher Höhe?
- Taillendreieck/-winkel: symmetrisch?
- Lage des Bauchnabels: genau in der Mittellinie?
- Brustwarzen: auf gleicher Höhe?
- Bauch: Einziehung oder Vorwölbung?
- Linea alba: eingezogen oder vorgewölbt?
- Rumpf: Rotation zwischen Thorax und Becken?
  (normal: keine Rotation)

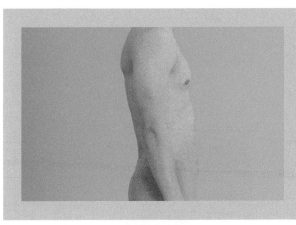

Inspektion von lateral

Bei der Inspektion von lateral sind folgende Kriterien von Bedeutung:
- Position von Thorax und Becken? (normal: Thoraxaufrichtung und Beckenkippung)
  (Hinweis: Bei verkürzten/hypertonen Bauchmuskeln ist der Thorax gesenkt und das Becken nach dorsal aufgerichtet.)
- Bauch: Einziehung oder Vorwölbung?
- Rumpf: Rotation zwischen Thorax und Becken?
  (normal: keine Rotation)
- WS-Stellung?

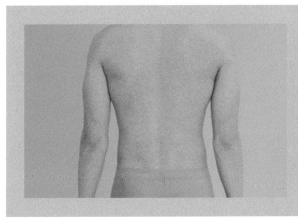

Inspektion von dorsal

Bei der Inspektion von dorsal sind folgende Kriterien von Bedeutung:
- Position von Thorax und Becken?
- Taille: Einziehung?
- Rumpfsymmetrie?
- Rumpf: Rotation zwischen Thorax und Becken?
  (normal: keine Rotation)

Abdomen

Palpation

Bei der Palpation des Abdomens befindet sich der Patient in Rückenlage.

Zunächst werden palpatorisch Temperatur, Oberflächenbeschaffenheit und der Spannungszustand des Gewebes im Bereich des Abdomens registriert.

Hautabhebung

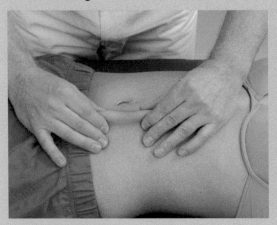

Über das Abheben einer Hautfalte kann man Aufschluss über die Konsistenz und Mobilität des subkutanen Gewebes gegenüber der Körperfaszie gewinnen.

Tonus

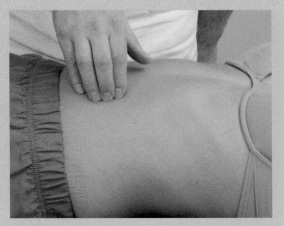

Mit den Fingerkuppen wird der Tonus der Bauchmuskeln geprüft.

Symphysis pubica

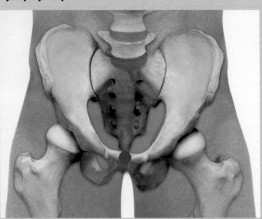

Verfolgt man die Crista iliaca von lateral nach ventral und kaudal, so imponiert die Spina iliaca anterior superior als tastbarer Vorsprung. Die Symphysis pubica lässt sich von kranial palpieren. Bei einer Bewegung des Beckens ist hier eine geringe Beweglichkeit tastbar. Der M. rectus abdominis inseriert hier und kann bei einem Hypertonus sehr schmerzhaft sein.

Lig. inguinale

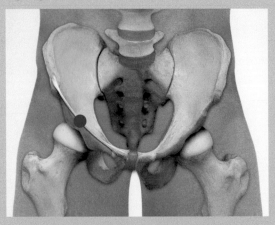

Das derbe Lig. inguinale lässt sich mit mehreren Fingern quer zu seinem Faserverlauf von der Spina iliaca anterior superior aus zum Tuberculum pubicum hin palpieren.

4.9

Behandlung

Klassische Massage

Auswahl und Kombination der einzelnen Techniken ergeben sich aus dem Befund und den daraus resultierenden Behandlungszielen. Die Massage des Abdomens erfolgt am liegenden Patienten. Zur Förderung der Entspannung der Bauchdecke werden die Knie mit einer Schaumstoffrolle unterlagert. Der Oberkörper kann ebenfalls in eine leicht erhöhte Position gebracht werden, falls der Patient nicht flach liegen kann.

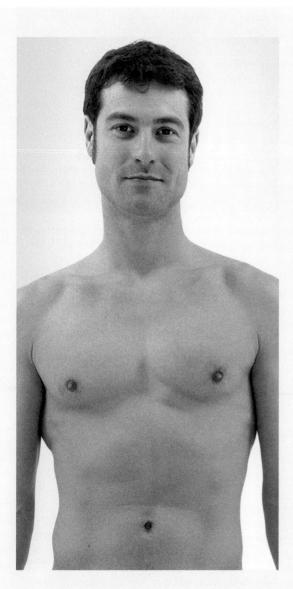

Streichungen
> Querstreichungen
> Kreisförmige Streichungen
> Ausstreichungen im Colonverlauf
> Streichungen mit zusammengelegten Fäusten

Knetungen
> Querknetungen des M. rectus abdominis
> zwischen Daumen, Daumenballen und Fingern/
> zwischen Handwurzeln und Fingern
> Querknetung der Flankenregion
> zwischen Daumen, Daumenballen und Fingern/
> zwischen Handwurzeln und Fingern

Vibrationen
> Vibrationen über der Bauchdecke

Streichungen

Unterschiedliche Varianten der Streichungen bilden den Einstieg in die Bauchmassage. Angewendet wer-den können Querstreichungen, kreisförmige Strei-chungen und Ausstreichungen im Colonverlauf.

Querstreichungen

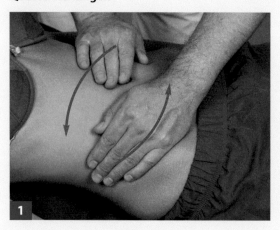

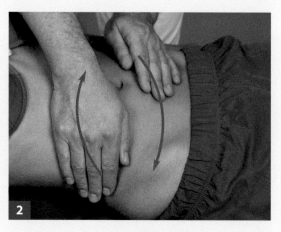

Querstreichungen werden mit den Palmarseiten beider Hände im Wechsel von Flanke zu Flanke durchgeführt.

Die Hände vollziehen jeweils eine bogenförmige Bahn, um die Beckenkämme und die Rippenbögen auszusparen.

Kreisförmige Streichungen

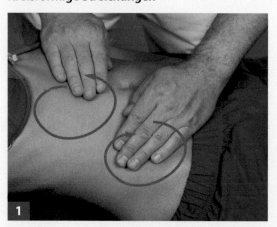

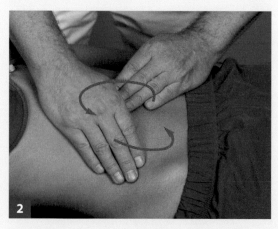

Kreisförmige Streichungen werden mit beiden Händen unter Aussparung der Beckenknochen durchgeführt. Dabei führen beide Hände gleichzeitig parallel verschobene kreisförmige Streichungen durch.

Beide Hände gleiten bei diesen Streichungen aneinander vor-bei. Beide Palmarseiten der Hände behalten stets Hautkontakt. Diese Streichungen hintereinander durchgeführt, vermitteln eine rhythmisch fließende Bewegung.

4.9

Flächige Streichungen werden im Verlauf des Colons verabreicht. Der aufsteigende Teil des Colons befindet sich im rechten Unterbauch, der quer verlaufende Anteil verläuft von rechts nach links und der absteigende Anteil des Colons zieht in den linken Unterbauch.

Ausstreichungen im Colonverlauf

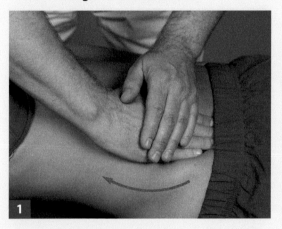

Die Ausstreichung beginnt im rechten Unterbauch. Der Therapeut nimmt mit der Palmarseite flächigen Kontakt auf, zusätzlich beschwert die linke Hand die rechte Hand.

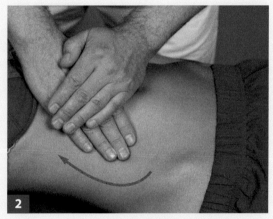

Die beschwerte rechte Hand des Therapeuten folgt der Verlaufsrichtung des Colon ascendens vom rechten Unterbauch nach kranial bis zum Unterrand der Rippenbogens.

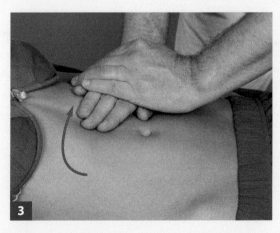

Von dort aus gleitet die Hand mit mäßigem Druck über den querverlaufenden Anteil des Dickdarms, das Colon transversum.

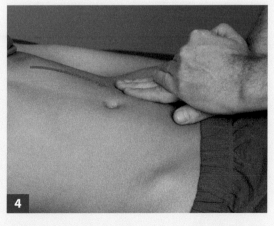

An der linken Körperseite angekommen gleitet die Hand in Richtung des absteigenden Darms, des Colon descendens, nach kaudal.

Abdomen

Eine Alternative zu der flächigen Ausstreichung ist die Ausstreichung mit ineinandergelegten Fäusten. Diese Streichung folgt ebenfalls dem Verlauf des Dickdarms.

Streichungen mit zusammengelegten Fäusten

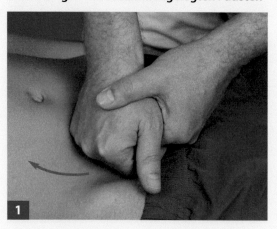

Der Therapeut verschränkt seine Hände, indem er die linke Hand in die rechte Hand legt. Die Knöchel der rechten Hand werden auf dem Unterbauch aufgesetzt.

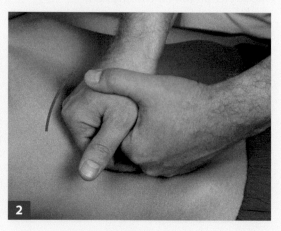

Mit einer rotierenden Bewegung, die über die Dorsalflächen der rechten Finger ausgeführt wird, bewegen sich beide Hände bis zur rechten Flexur des Dickdarms.

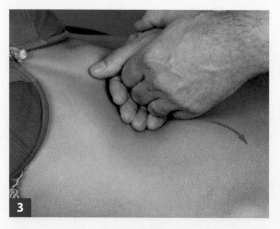

Dort angekommen, bewegen sich die Hände rotierend entlang des querverlaufenden Anteils des Dickdarms.

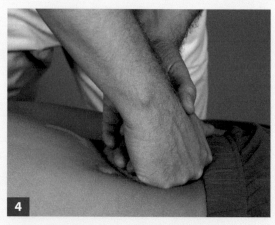

Von der linken Flexur aus bewegen sich die Hände rotierend nach kaudal im Verlauf des absteigenden Dickdarms.

Knetungen

Im nächsten Schritt werden die Bauchmuskeln geknetet. Bei schlanken Personen können beide Anteile des M. rectus abdominis gemeinsam geknetet werden.

MEMO

Im M. rectus abdominis befinden sich bis zu drei Intersectiones tendineae, dies sind quere Zwischensehnen, die mit dem vorderen Rektusscheidenblatt verwachsen sind.

Querknetungen des M. rectus abdominis zwischen Daumen, Daumenballen und Fingern

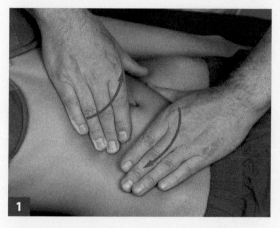

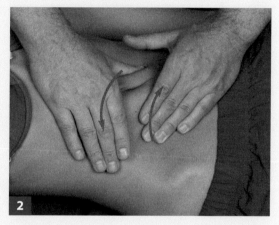

Beide Rectusanteile können bei schlanken Personen gemeinsam geknetet werden. Die linke Hand übt mit Daumen und Thenar Schub gegen die Finger der rechten Hand.

In der zweiten Phase wechseln die Hände, nun übt die rechte Hand mit Daumen und Thenar Schub gegen die Finger der linken Hand aus. Im Wechsel ausgeführt entsteht eine rhythmische Knetung des Muskels quer zu seinem Faserverlauf.

Querknetungen des M. rectus abdominis zwischen Handwurzeln und Fingern

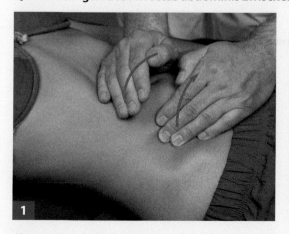

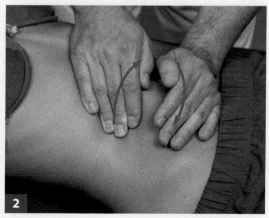

Alternativ kann die Querknetung des M. rectus abdominis auch mit den Handwurzeln durchgeführt werden.

Die Ausführung der Technik erfolgt wie oben beschrieben, jedoch wird die Schubphase mit der Handwurzel gegen die Finger der anderen Hand ausgeführt.

Abdomen

Die schräg und quer verlaufenden Bauchmuskeln werden im Flankenbereich flächig geknetet.

Querknetungen der Flankenregion zwischen Daumen, Daumenballen und Fingern

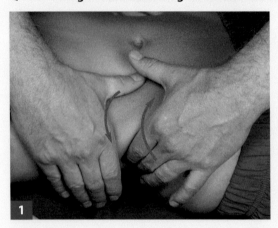

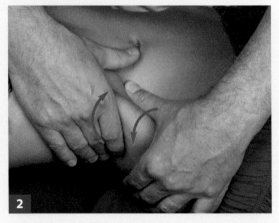

Die Palmarflächen der Finger kontaktieren die Flankenregion. Daumen und Thenar der rechten Hand schieben die Muskeln gegen die Finger der linken Hand.

In der zweiten Phase erfolgt eine gegenläufige Bewegung, bei der Daumen und Thenar der linken Hand die Muskeln der Flankenregion gegen die Finger der rechten Hand schieben. Durch diese wechselseitige Bewegung werden die Muskeln quer zum Faserverlauf gedehnt.

Querknetungen der Flankenmuskeln zwischen Handwurzeln und Fingern

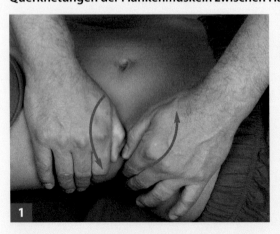

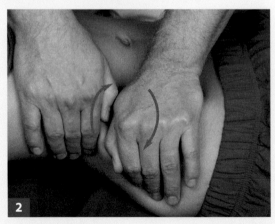

Die oben beschriebene Knetung kann auch alternativ zwischen Handwurzeln und Fingern durchgeführt werden. Hier schiebt die rechte Hand die Muskeln gegen die Finger der linken Hand.

In der gegenläufigen Bewegung schiebt die Handwurzel der linken Hand die Muskeln gegen die Finger der rechten Hand.

4.9

Vibrationen

Vibrationen sind eine hervorragende Ergänzung im Rahmen der Bauchmassage. Sie können entweder flächig mit der gesamten Hand oder punktuell mit einem oder mehreren Fingern verabreicht werden. Vibrationen direkt unter dem Proc. xiphoideus sollten vermieden werden, da sich hier der Solar plexus befindet!

Vibrationen über der Bauchdecke

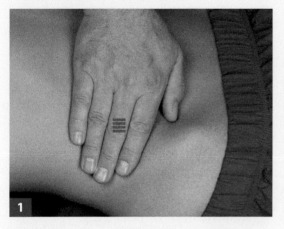

Die Palmarseite der Hand nimmt flächigen Kontakt mit der Bauchdecke des Patienten auf und führt flächige Vibrationen durch.

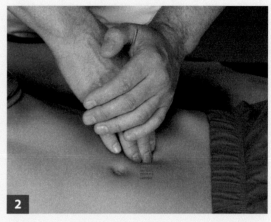

Mit aufgesetzten Fingerkuppen lassen sich punktuelle und tiefenwirksame Vibrationen verabreichen.

MEMO

Die Aponeurose des M. obliquus externus setzt sich nach kaudal-medial in das Lig. inguinale fort.

MEMO

Beim Einziehen des Bauchs ist der M. transversus abdominis stärker aktiv als die anderen Bauchmuskeln (Urquhart et al. 2005).

Abdomen

Behandlungsbeispiele

Lumbalsyndrom („Verhebetrauma")

Hierbei handelt es sich um ein Trauma, das entsteht, wenn in unphysiologischer Haltung wiederholt schwere Gegenstände gehoben oder getragen werden. Bei diesen Tätigkeiten werden die Bauchmuskeln stark beansprucht. Dabei kann es zu Überlastungssyndromen im Bereich der geraden und schrägen Bauchmuskeln kommen.

Symptome:
- meist Rückenschmerzen
- Palpationsschmerz im Bereich der Symphyse (Ansatz der geraden Bauchmuskeln) und/oder im Bereich des Tuberculum pubicum (Ansatz der schrägen Bauchmuskeln über das Lig. inguinale)
- Fehlhaltung: Annäherung von Symphyse und Sternum durch hypertone Bauchmuskeln; dadurch erschwerte oder unmögliche Extension im Bereich der Wirbelsäule

Behandlungsziele
- Schmerzreduktion bzw. -beseitigung
- Verbesserung der Beweglichkeit
- Beseitigung hypertoner Spannungszustände der Bauchmuskulatur
- Haltungsschulung (im Sinne einer physiologischen Haltung)

Maßnahmen
Klassische Maßnahmen
- Bauchmassage

Querfriktion
- Symphyse
- Tuberculum pubicum

Begleitmaßnahmen
- Thermotherapie: heiße Rolle auf dem Bauch, insbesondere über der Symphyse und dem Tuberculum pubicum
- Dehnung der Bauchmuskeln: Rückenlage mit gestreckten und gespreizten Beinen, Arme in Elevation und Außenrotation, den Lendenbereich eventuell mit Lordosekissen unterstützen. Vorsichtige Dosierung innerhalb der individuellen Schmerzgrenze. Vertiefte Bauchatmung als Eigenübung

Obstipation

Bei weniger als drei Stuhlentleerungen pro Woche liegt definitionsgemäß eine Obstipation vor. Tritt sie akut auf, sollten stenosierende Prozesse (Tumore) ausgeschlossen werden. Weiterhin führt die Einnahme bestimmter Medikamente (zum Beispiel Eisenpräparate oder Opiate) zu Obstipationen. Auch mangelnde Bewegung, häufig verbunden mit ballaststoffarmer Nahrung, stellen eine weitere Ursache dar.

Symptome
- seltene Stuhlentleerung (weniger als dreimal pro Woche)
- Völlegefühl
- Schwierigkeiten beim Stuhlgang durch harten Stuhl
- mitunter Krämpfe im Bauchbereich
- eventuell Verspannungen der Bauchmuskeln

Behandlungsziele
- Normalisierung der Darmtätigkeit
- Schmerzreduktion, -beseitigung
- Beseitung hypertoner Spannungszustände

Maßnahmen
Klassische Massage
- Bauchmuskeln (Arbeiten im Colonverlauf)

Begleitmaßnahmen
- Thermotherapie: heiße Rolle auf dem Bauch im Colonverlauf
- Atemtherapie: forcierte Zwerchfell- bzw. Bauchatmung
- Ernährungstherapie: ballaststoffreiche Ernährung
- regelmäßige körperliche Betätigung
- Haltungsschulung: Verbesserung der Darmtätigkeit durch eine aufrechte Körperhaltung

4.9

4.10 Glutealregion

Untersuchung _____ 324

Anamnese _____ 324

Inspektion _____ 324

Palpation _____ 326

Funktionsprüfung _____ 332

Alarmzeichen _____ 335

Behandlung _____ 336

Klassische Massage _____ 336

Streichungen _____ 337

Knetungen _____ 339

Reibungen _____ 341

Hautmobilisation und Schüttelungen _____ 342

Tapotements und Vibrationen _____ 343

Sägegriff _____ 344

Querfriktionen _____ 345
   M. piriformis _____ 345
   Mm. glutei medius und minimus _____ 345
   M. iliopsoas _____ 346
   M. tensor fasciae latae _____ 346

Funktionsmassage _____ 347
   Außenrotatoren _____ 348
   Mm. glutei medius und minimus _____ 348
   M. tensor fasciae latae _____ 349
   M. iliopsoas _____ 349

Behandlungsbeispiele

Coxarthrose _____ 350

**Irritation des Ursprungs
der Adduktoren** _____ 350

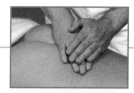

Untersuchung

Die Glutealregion umfasst die untere Lendenwirbel-
säule, die Gluteen und die Hüftregion. Für diesen
Bereich gibt es unterschiedliche Techniken aus dem
Bereich der Klassischen Massage, der Querfriktion
und der Funktionsmassage. Die Anwendung der ein-
zelnen Techniken erfolgt auf der Basis eines Befunds.
Dieser wurde zuvor mit Hilfe von Anamnese (**s. S. 38**),
Inspektion (**s. S. 42**), Palpation (**s. S. 48**) und der entsprechenden Funktionsprüfung (**s. S. 51**) erstellt.
Ausführliche Hinweise zu den Grundlagen der
Befunderhebung finden sich in den entsprechenden
Abschnitten. Nach der Inspektion wird die gezielte
Schmerzpalpation durchgeführt. Weiterhin sind die
im Anschluss an die Befunderhebung dargestellten
Alarmzeichen zu beachten. Bei Auftreten von Alarmzeichen dürfen keine physiotherapeutischen Maßnahmen angewendet werden. Absolut vorrangig ist
dann die umgehende ärztliche Abklärung. Am Ende
des Kapitels befinden sich einige typische Behandlungsbeispiele, die mit den hier gezeigten Maßnahmen gut behandelt werden können.

Anamnese

MEMO

Die sieben W's

- Was schmerzt bzw. wo schmerzt es?
  (Schmerzlokalisation? Segmentale Zuordnung?
  Schmerzausdehnung oder -projektion?)
- Wann schmerzt es?
  (Bestimmte tageszeitliche Rhythmik? Wann kommen
  und gehen die Schmerzen?)
- Seit wann bestehen die Beschwerden?
  (Beginn der Beschwerden?)
- Wie sind die Beschwerden?
  (Schmerzqualitäten: dumpf, spitz, bohrend, einschie-
  ßend?)
- Wodurch werden die Beschwerden beeinflusst?
  (Linderung oder Verstärkung durch äußere Faktoren
  wie Kälte, Wärme, Bewegung oder Ruhe?)
- Welche Begleiterscheinungen treten auf?
- Was wurde bisher unternommen?
  (Bisherige Therapieversuche mit oder ohne Erfolg?
  Medikamente? Operationen? Ruhigstellung? Physio-
  therapeutische Maßnahmen? Hilfsmittel?)

Inspektion

Das sorgfältige Beobachten des Gangbildes beim Eintreten des Patienten in das Untersuchungszimmer
gibt bereits mögliche Hinweise auf die Beschwerden.
Folgende Gangarten sollten beurteilt werden: Vor-
wärts-, Rückwärts- und Seitwärtsgang.

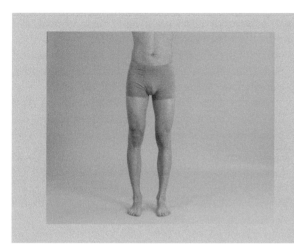

Inspektion von ventral

Bei der Inspektion von ventral sind folgende Kriterien von Bedeutung:
- Fußstellung?
- Beinachse: physiologisch? Genu varum? Genu valgum?
- Beckenstand: Beckenkämme auf gleicher Höhe?
- Rumpfsymmetrie?
- Haut: Entzündungszeichen? Behaarung? Pigmentation? Tumor?
- Gefäßzeichnung: Varikosis?
- Schwellung oder Erguss? Lokalisierte oder generalisierte Schwellung? Hämatom? Recessus suprapatellaris verdickt?

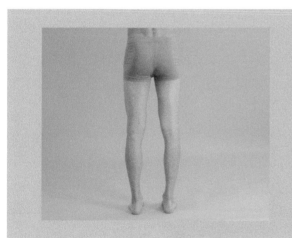

Inspektion von dorsal

Bei der Inspektion von dorsal sind folgende Kriterien von Bedeutung
- Fußstellung?
- Beckenstand: Beckenkämme auf gleicher Höhe?
- Rumpfsymmetrie?
- Muskelrelief gleichmäßig?
- Beinachse: physiologisch? Genu varum? Genu valgum?
- Haut: Entzündungszeichen? Behaarung? Pigmentation? Tumor?
- Gefäßzeichnung: Varikosis?

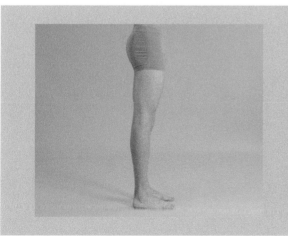

Inspektion von lateral

Bei der Inspektion von lateral sind folgende Kriterien von Bedeutung:
- Fußstellung?
- Beinachse: Genu recurvatum?
- Beckenstellung?
- WS-Stellung?
- Gefäßzeichnung: Varikosis?
- Haut: Entzündungszeichen? Behaarung? Pigmentation? Tumor?
- Schwellung oder Erguss: lokalisierte oder generalisierte Schwellung? Hämatom? Recessus suprapatellaris verdickt?

Glutealregion

Palpation

Die Palpation wird am liegenden Patienten durchgeführt. Zunächst prüft man, ob ein Erguss oder Entzündungszeichen wie Schmerzen oder Überwärmung bestehen. Anschließend werden die einzelnen Strukturen getastet.

Knöcherne Strukturen

Zur Palpation der **Crista iliaca** übt man von der Taille her mit mehreren Fingerkuppen oder der Radialkante seines Zeigefingers zunächst Druck nach medial, dann nach kaudal aus. Von der Mitte des Os sacrum aus tastet man weiter nach kranial und findet dort den **Proc. spinosus von L5**.

Verfolgt man die Crista iliaca nach dorsal und kaudal, so gelangt man in der Tiefe der sichtbaren Grübchen zur **Spina iliaca posterior superior**.

Von der Spina iliaca posterior superior aus lässt sich 2 bis 3 cm weiter nach kaudal und medial die **Spina iliaca posterior inferior** palpieren.

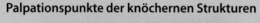

Palpationspunkte der knöchernen Strukturen

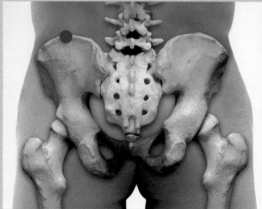

Crista iliaca

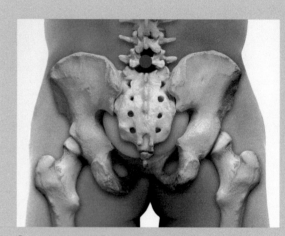

Proc. spinosus von L5

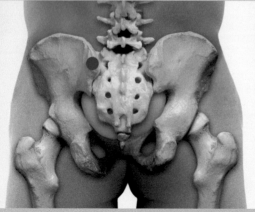

Spina iliaca posterior superior

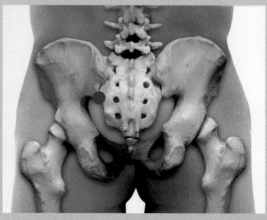

Spina iliaca posterior inferior

4.10

Bänder

Betrachtet man die ventrale Seite des Beckens, so lässt sich das derbe Lig. inguinale mit mehreren Fingern quer zu seinem Faserverlauf von der Spina iliaca anterior superior aus zum Tuberculum pubicum hin palpieren. Es begrenzt in seinem lateralen Bereich die Lacuna musculorum retroinguinalis mit dem N. femoralis und dem M. iliopsoas, in seinem medialen Bereich die Lacuna vasorum retroinguinalis mit der A. und V. femoralis. Da das Lig. iliolumbale auch bei schlanken Personen sehr tief liegt, ist die Palpation sehr schwierig.

Auf der dorsalen Seite des Glutealbereichs lässt sich das Lig. iliolumbale in entspanntem Zustand zwischen dem Querfortsatz des 4. und 5. Lendenwirbels und dem Labrum mediale der Crista iliaca palpieren, indem man den Finger von kranial nach kaudal oder umgekehrt bewegt. Man tastet das Band quer zu seinem Faserverlauf.

Das Lig. supraspinale verläuft zwischen den Procc. spinosi und kann quer zum Faserverlauf palpiert werden. Bei einer Bewegung in Richtung Flexion wird es gespannt, in Richtung Extension entspannt.

Zur Palpation des Lig. sacrotuberale tastet man zunächst das Tuber ischiadicum. Etwas kranial und medial davon lässt sich das aufsteigende Lig. sacrotuberale quer zu seinem Faserverlauf palpieren.

Palpationspunkte der Bänder im Glutealraum

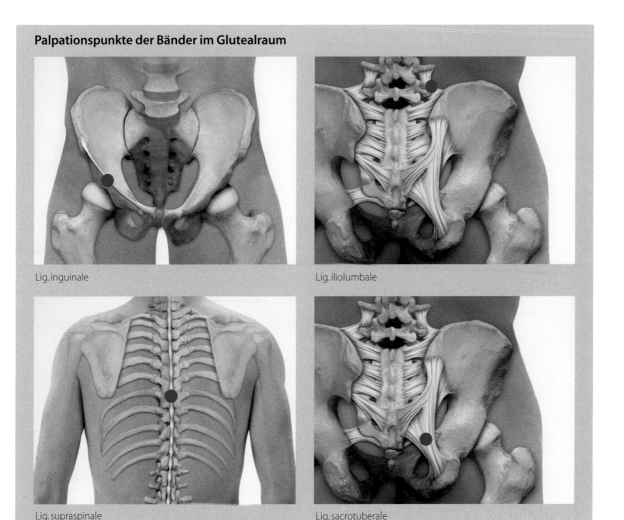

Lig. inguinale

Lig. iliolumbale

Lig. supraspinale

Lig. sacrotuberale

Glutealregion

Muskeln

Der **M. gluteus maximus** bildet das Profil des Gesäßes. Er kann daher entweder flächig im Pinzett-Griff auf seinen Tonus geprüft oder punktuell mit einem Finger auf Insertionstendopathien untersucht werden.

Vom Os sacrum aus, etwa auf der Höhe von S2 bzw. S3, kann der **M. piriformis** quer zu seinem Faserverlauf in Richtung Trochanter major mit mehreren Fingerkuppen palpiert werden. Liegt keine Dysbalance vor, so ist der Muskel häufig nicht tastbar.

Die **Mm. glutei medius und minimus** lassen sich am in Seitenlage befindlichen Patienten vom lateralen Anteil der Crista iliaca zum Trochanter major hin flächig mit mehreren Fingerkuppen quer zum Faserverlauf palpieren.

MEMO

Eine Schwäche der kleinen Glutealmuskeln führt beim Laufen zum Absinken des Beckens auf der Spielbeinseite.

Muskeln

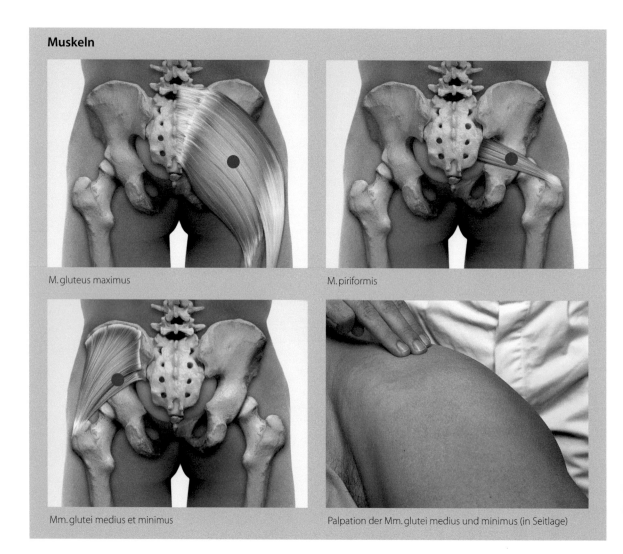

M. gluteus maximus

M. piriformis

Mm. glutei medius et minimus

Palpation der Mm. glutei medius und minimus (in Seitlage)

In seinem Verlauf von der Spina iliaca anterior superior zum Tractus iliotibialis hin, lässt sich der **M. tensor fasciae latae** quer zu seinem Faserverlauf palpieren. Das Auffinden des Muskelbauches kann durch eine isometrische Kontraktion in Richtung Abduktion und Innenrotation im Hüftgelenk erleichtert werden.

Vor seinem Durchtritt unter dem Lig. inguinale, lateral der A. femoralis, lässt sich in der Tiefe bei leicht flektiertem Hüftgelenk der Muskelbauch des **M. psoas major** palpieren. Das Auffinden dieses Muskels kann durch eine isometrische Kontraktion in Richtung Flexion im Hüftgelenk erleichtert werden.

MEMO

Der M. tensor fasciae latae ist insbesondere bei Hürdenläufern deutlich ausgeprägt.

MEMO

Bei einem „inneren Hüftschnappen" kommt es zu einem Überspringen der Sehne des M. iliopsoas über die Eminentia iliopectinea.

Palpationspunkte der Muskeln im vorderen Beckenbereich

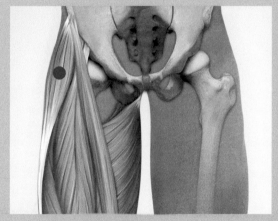

M. tensor fasciae latae

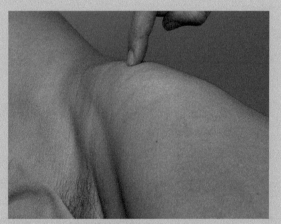

M. tensor fasciae latae (Palpation in Seitlage)

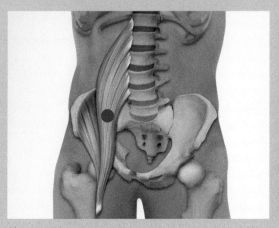

M. psoas major

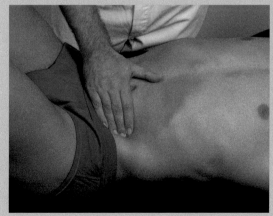

M. psoas major (Palpation)

Medial der **A. femoralis** lässt sich parallel zum Pecten ossis pubis der Ansatz des **M. pectineus** palpieren.

Ausgehend von der in der Leiste am deutlichsten hervortretenden Adduktorensehne, lässt sich der **M. adductor longus** quer zu seinem Faserverlauf nach distal palpieren.

Dorsal der Sehne des M. adductor longus liegt der **M. gracilis**. Er liegt am weitesten medial. Von der Sehne des M. adductor longus aus kann der M. gracilis quer zu seinem Faserverlauf nach distal palpiert werden.

Noch hinter dem M. gracilis, jedoch vor dem M. semi-membranosus und M. semitendinosus ist der M. adductor magnus tastbar. Die Palpation muss weit proximal erfolgen.

MEMO

An den Sehnen der Adduktoren können, insbesondere bei Fußballspielern, häufig Ansatzreizungen auftreten.

Palpation von Muskeln und Gefäßen

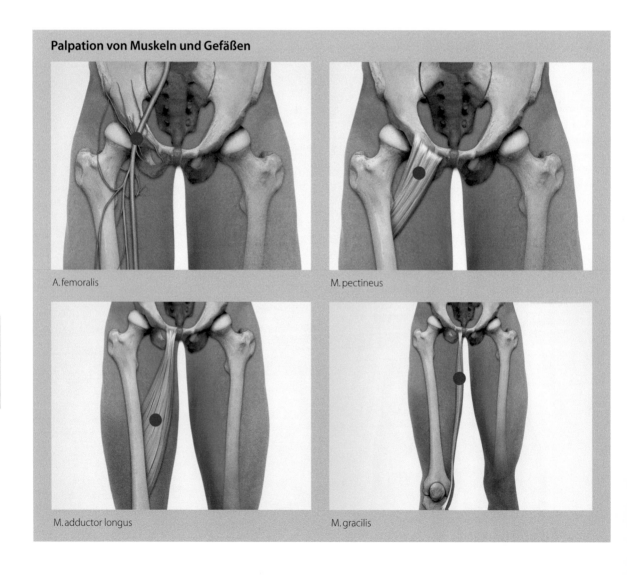

A. femoralis

M. pectineus

M. adductor longus

M. gracilis

Der **M. sartorius** lässt sich gut eine Handbreite unterhalb des Ursprungs an der Spina iliaca anterior superior mit mehreren Fingern quer zum Faserverlauf palpieren. Das Auffinden kann durch eine isometrische Kontraktion in Richtung Flexion, Abduktion und Außenrotation (Schneidersitz) erleichtert werden.

Der **M. quadriceps femoris** bildet mit seinen Anteilen die Kontur der Oberschenkelvorderseite. Der Muskel kann mit seinen einzelnen Anteilen quer zum Faserverlauf palpiert werden.

Das Relief der Oberschenkelrückseite wird medial von den Muskeln der Semigruppe, insbesondere vom **M. semitendinosus** gebildet. Die Sehne des M. semitendinosus bildet die mediale Begrenzung der Fossa poplitea.

An der lateralen Oberschenkelrückseite lässt sich der **M. biceps femoris** quer zu seinem Faserverlauf tasten. Gemeinsam mit dem M. semitendinosus nimmt er seinen Ursprung vom Tuber ischiadicum. Die Sehne des M. biceps femoris bildet die laterale Begrenzung der Fossa poplitea.

Muskeln des Oberschenkels

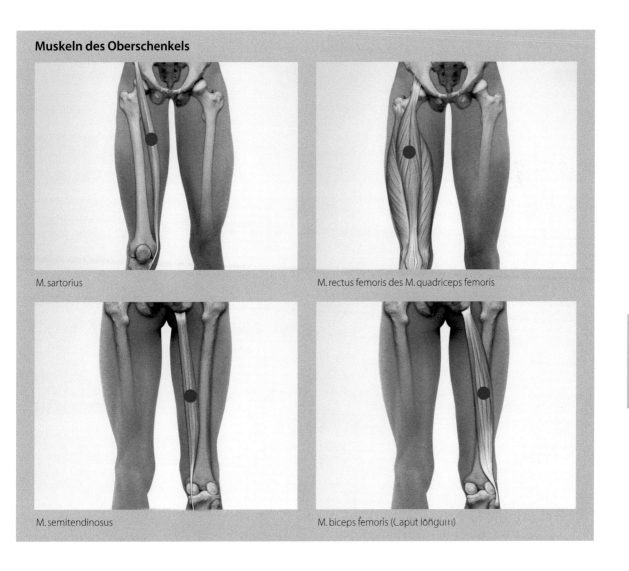

M. sartorius

M. rectus femoris des M. quadriceps femoris

M. semitendinosus

M. biceps femoris (Caput longum)

Glutealregion

Funktionsprüfung

Der Bewegungsumfang für die Extension/Flexion nach der Neutral-Null-Methode beträgt 15°/0°/130°. Das Endgefühl der Flexion ist fest-elastisch bis hart, das der Extension fest-elastisch.

Kapselmuster: Innenrotation > Extension > Abduktion > Flexion > Außenrotation

Flexion

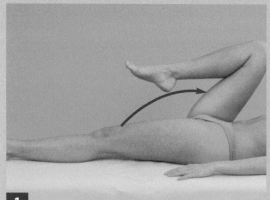

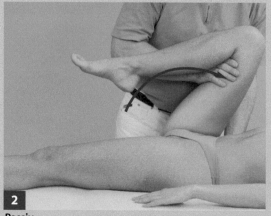

1

Aktiv
Der Patient flektiert aktiv das Bein im Hüftgelenk so weit wie möglich.

2

Passiv
Der Therapeut führt den Oberschenkel im Hüftgelenk aus der Mittelstellung passiv in die maximal mögliche Flexion. Die linke Hand auf der Posteriorseite des Iliums verhindert dabei ein Weiterlaufen der Bewegung.

Extension

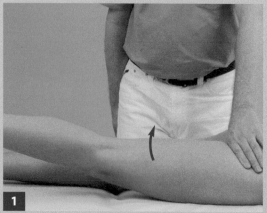

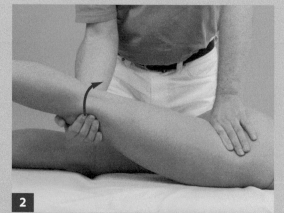

1

Aktiv
Der Patient extendiert aktiv das Bein im Hüftgelenk so weit wie möglich. Durch die Fixation des Tuber ischiadicum verhindert der Therapeut eine weiter laufende Bewegung.

2

Passiv
Der Therapeut bewegt das Hüftgelenk aus der Mittelstellung in die maximal mögliche Extension, indem er den Oberschenkel nach posterior führt.

4.10

Der Bewegungsumfang für Abduktion/Adduktion beträgt 45°/0°/20°.
Das Endgefühl ist fest-elastisch.

Abduktion

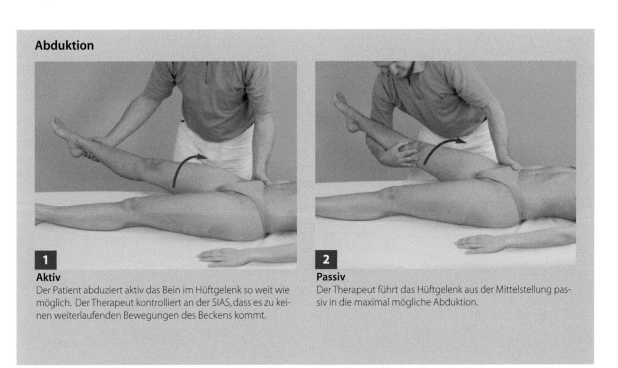

1

Aktiv
Der Patient abduziert aktiv das Bein im Hüftgelenk so weit wie möglich. Der Therapeut kontrolliert an der SIAS, dass es zu keinen weiterlaufenden Bewegungen des Beckens kommt.

2

Passiv
Der Therapeut führt das Hüftgelenk aus der Mittelstellung passiv in die maximal mögliche Abduktion.

Adduktion

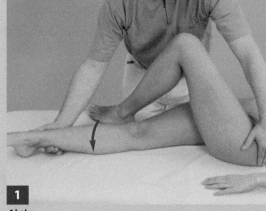

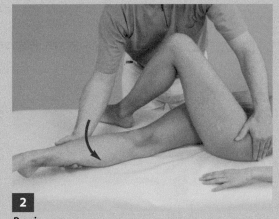

1

Aktiv
Der Patient flektiert im nicht betroffenen Hüftgelenk, indem er ein Bein über das andere stellt, bis der Fuß neben dem distalen Oberschenkel auf der Bank steht. Während der Therapeut das Eigengewicht des Beines der betroffenen Seite abnimmt, bewegt der Patient dieses so weit wie möglich in Richtung Adduktion.

2

Passiv
Der Therapeut bewegt das Bein aus der Mittelstellung passiv in die maximal mögliche Adduktion im Hüftgelenk. Der Therapeut kontrolliert an der SIAS, dass es zu keinen weiterlaufenden Bewegungen des Beckens kommt.

Gluteaalregion

Die Normalwerte für Außenrotation/Innenrotation
betragen 45°/0°/40°.
Das Endgefühl ist fest-elastisch.

Innenrotation

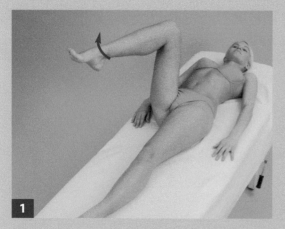

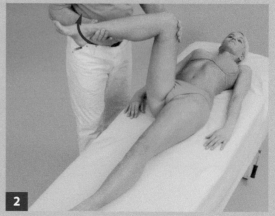

1

2

Aktiv
Der Patient hält das Bein in ca. 90° Flexion im Knie- und Hüftgelenk. Er bewegt die Ferse aktiv so weit wie möglich nach fibular.

Passiv
Der Therapeut hält das Bein des Patienten in ca. 90° Flexion im Knie- und Hüftgelenk und nimmt so das Eigengewicht des Unterschenkels ab. Er bewegt das Hüftgelenk aus der Mittelstellung passiv in die maximal mögliche Innenrotation, indem er den Unterschenkel nach fibular bewegt.

Außenrotation

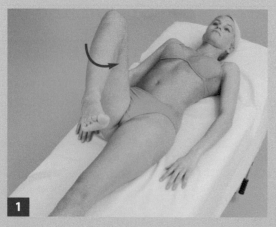

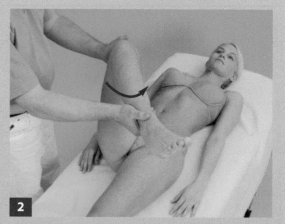

1

2

Aktiv
Der Patient hält das Bein in ca. 90° Flexion im Knie- und Hüftgelenk. Er bewegt die Ferse aktiv so weit wie möglich nach tibial.

Passiv
Der Therapeut hält das Bein des Patienten in ca. 90° Flexion im Knie- und Hüftgelenk. Er nimmt das Eigengewicht des Unterschenkels ab. Er bewegt das Hüftgelenk aus der Neutralstellung passiv in die maximal mögliche Außenrotation, indem er den Unterschenkel nach tibial bewegt.

4.10

Alarmzeichen

Die Coxitis stellt eine **relative Kontraindikation** zur Physikalischen Therapie dar, die Epiphyseolysis capitis femoris und die Schenkelhalsfraktur eine **absolute**. Die Coxa saltans kann durch Dehnung des M. tensor faciae latae oder operativ behandelt werden.

Coxitis

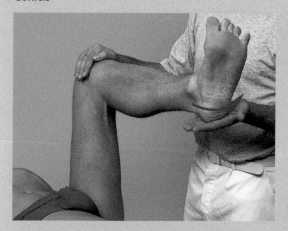

Ist die axiale Belastung, vor allem beim Stehen und Gehen schmerzhaft, und lassen sich Ursachen im Bereich der Lendenwirbelsäule und des Sacroiliacalgelenks ausschließen, liegt der Verdacht auf eine Coxitis nahe. Der Schmerz tritt oft in der Leistengegend, gelegentlich auch im tibialen Kniebereich auf. Die Innenrotation ist als erste Bewegung schmerzhaft und eingeschränkt.

Schenkelhalsfraktur

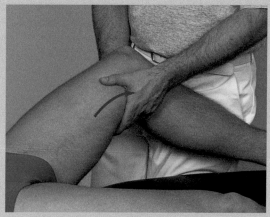

Ist das Bein verkürzt, und liegt zudem noch eine Außenrotation und Flexion im Hüftgelenk vor, so deutet dies auf eine Schenkelhalsfraktur hin. Will der Therapeut die Schonhaltung korrigieren, so löst er heftige Schmerzen und eine deutliche „Defence musculaire" aus.

Epiphyseolysis capitis femoris

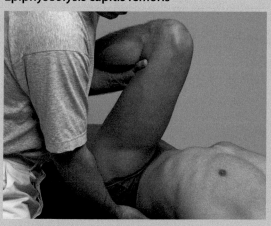

Fällt die Prüfung der Innenrotation negativ aus, und sind gleichzeitig Abduktion und Flexion im Hüftgelenk eingeschränkt, so kann es sich, vor allem bei Kindern zwischen dem 10. und 10. Lebensjahr, um eine Epiphyseolysis capitis femoris handeln. Hier sind eine Röntgendiagnostik und eine orthopädische Therapie erforderlich.

Coxa saltans

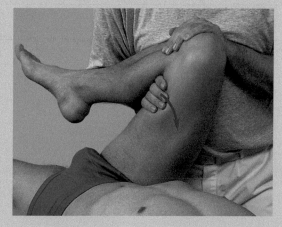

Tritt bei der passiven Bewegung aus der Extension in Richtung Flexion im Hüftgelenk ein schmerzfreies Schnappen auf, kann der Grund eine Coxa saltans sein. Insbesondere bei jungen Leistungssportlerinnen oder Tänzerinnen kann es zum Schnappen der Fascia lata über den Trochanter major kommen.

Glutealregion

Behandlung

Klassische Massage

Die Techniken der Klassischen Massage in der Glutealregion betreffen die Muskeln im unteren Bereich der Lendenwirbelsäule sowie die Gesäß- und Hüftmuskulatur. Die Auswahl der jeweiligen Techniken oder Maßnahmen erfolgt auf der Basis des zuvor erhobenen Befundes. Zur Massage der Gluteal- und Hüftregion befindet sich der Patient in Bauchlage. Zunächst wird die therapeutenferne, also kontralaterale Seite massiert. Anschließend begibt sich der Therapeut auf die gegenüberliegende Seite des Patienten und massiert von dort aus die andere Hälfte der Glutealregion. Zur Massage der Glutealregion sollten die Sprunggelenke des Patienten mit einer Schaumstoffrolle unterlagert werden. Ein Hohlkreuz kann ebenfalls mit einem flachen Kissen unter dem Bauch ausgeglichen werden.

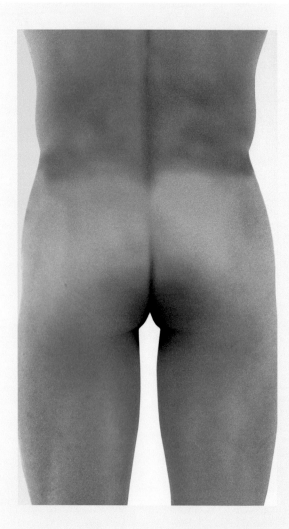

Streichungen

   Kombinierte Längs- und Querstreichungen
   Kreisförmige Streichungen
   Querstreichungen
   Ausstreichungen über der Crista iliaca

Knetungen

   Querknetungen des M. gluteus maximus
   zwischen Daumen, Daumenballen und Fingern/
   zwischen Handwurzeln und Fingern
   Flächige Knetungen des M. gluteus medius
   Flächige Knetungen des M. tensor fasciae latae

Reibungen

   Reibungen des M. gluteus maximus
   Reibungen der Muskelansätze am Tuber ischiadicum
   Reibungen im Bereich des Trochanter major

Hautmobilisation und Schüttelungen

   Hautabhebungen
   Rollende Hautverschiebungen
   Schüttelungen

Tapotements und Vibrationen

   Hackungen
   Klatschungen
   Klopfungen
   Vibrationen

Sägegriff

Streichungen

Zunächst werden parallele Streichungen von der Len-
denregion über das Gesäß bis hin zu den Flanken
durchgeführt.

Kombinierte Längs- und Querstreichungen

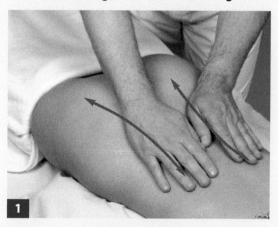

1

Parallele Streichungen erfassen die paravertebrale Muskulatur
im Lumbalbereich, die Glutealmuskulatur und die Flankenregion. Die Hände starten paravertebral in der Lumbalregion.

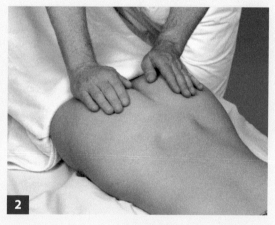

2

Beide Hände werden parallel bis in die Höhe der Gesäßfalte
nach kaudal geführt.

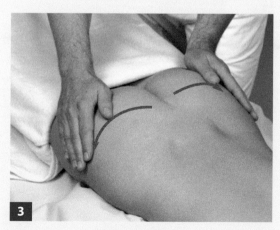

3

Dann streichen beide Hände nach lateral über die Gesäßhälf-
ten.

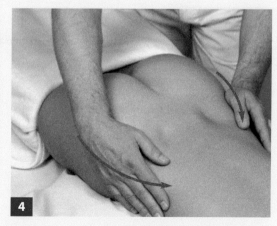

4

Von dort werden die Hände beiseits der Flankenregion nach
kranial geführt, und ein neuer Zyklus eingeleitet.

Gluttealregion

Halbkreisförmige Streichungen beziehen sich jeweils auf eine Seite der Glutealregion und werden mit beiden Händen durchgeführt.

MEMO

Die Crista iliaca bildet die Ansatzstelle vieler Rumpf–muskeln.

Kreisförmige Streichungen

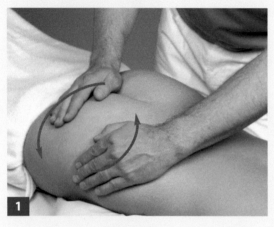

Die linke Hand streicht flächig von lateral nach medial entlang der Crista iliaca. Die rechte streicht von medial nach lateral. Es sollte darauf geachtet werden, dass die Pobacken nicht auseinander gezogen werden.

Dort angekommen, werden die Hände jeweils wieder kreisförmig in die Ausgangsposition geführt und ein neuer Bewegungszyklus eingeleitet.
Auf diese Weise vollführen die Hände gegeneinander verschobene Kreise, die jeweils eine Gesäßhälfte bedecken.

Querstreichungen

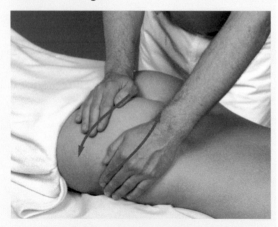

Querstreichungen werden mit beiden Händen im Wechsel vollzogen. Während die eine Hand lateral geführt wird, bewegt sich die andere Hand nach medial. Dabei entsteht eine kontinuierliche und fließende Bewegung.

Austreichungen über der Crista iliaca

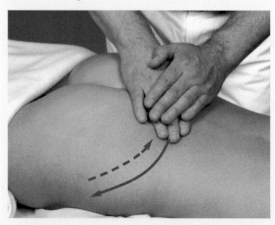

Ausstreichungen mit beschwerter Hand werden oberhalb der Crista iliaca durchgeführt. Die Bewegung beginnt medial und folgt dem Verlauf der Crista. In der Flanke angekommen, werden beide Hände ohne Druck, aber unter Beibehaltung des Hautkontaktes wieder nach medial geführt.

Knetungen

Die Glutealmuskeln werden zwischen Daumen und Fingern oder zwischen Handwurzeln und Fingern quer zum Faserverlauf geknetet.

Querknetungen des M. gluteus maximus zwischen Daumen, Daumenballen und Fingern

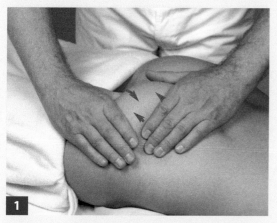

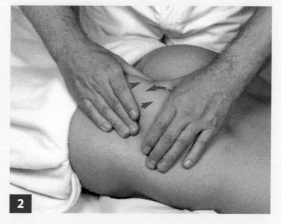

Die Fasern des M. gluteus maximus werden quer zum Verlauf mit beiden Händen geknetet. Dabei werden die Muskelanteile flächig zwischen dem Daumen, Daumenballen und den Fingern und quer zum Faserverlauf gedehnt.

Die Daumenlängsseiten schieben jeweils eine Muskelportion gegen die die Finger der anderen Hand. Diese Knetungen, im Wechsel durchgeführt, führen zu einer wellenartigen Bewegung.

Querknetungen des M. gluteus maximus zwischen Handwurzeln und Fingern

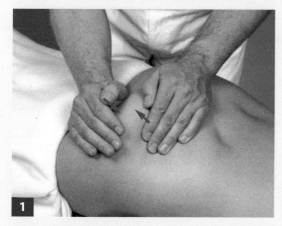

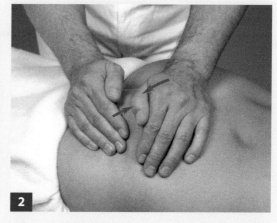

Eine Alternative zu der oben beschriebenen Knetung ist der Einsatz der Handwurzel statt des Daumens. Diese Technik schont das Daumengrundgelenk. Andererseits kann so auch mehr Druck aufgebracht werden.

Abwechselnd schiebt die Handwurzel Muskelanteile quer zum Faserverlauf gegen die Finger der Gegenhand. Beide Hände werden im Wechsel eingesetzt, so dass eine fließende Bewegung entsteht.

Glutealregion

Flächige Knetungen werden mit dem Handballen ausgeführt. Der M. gluteus medius wird auf der therapeu-
tennahen Seite massiert.

PRAXISTIPP

Die Mm. glutei medius und minimus bilden wichtige
Beckenstabilisatoren in der Frontalebene.

Flächige Knetungen des M. gluteus medius

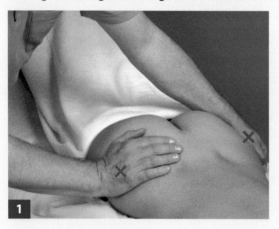

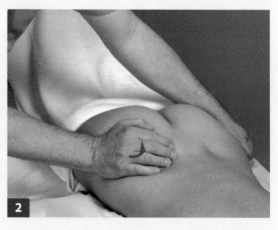

Flächige Knetungen werden mit der Handwurzel auf dem M.
gluteus medius durchgeführt. Dieser Muskel liegt tiefer. Um ihn
zu erreichen, muss der Therapeut mehr Kraft aufwenden. Die
Handwurzel kontaktiert den Muskel in der Tiefe.

Die andere Hand fixiert das Becken an der gegenüberliegenden Hüfte. Der Druck der Handwurzel ist in die Tiefe gerichtet.
Der Muskel wird somit gegen das Os ilium gepresst. Der Wechsel zwischen Kompression und Entspannung führt zu einer tiefenwirksamen Knetung.

Flächige Knetung des M. tensor fasciae latae

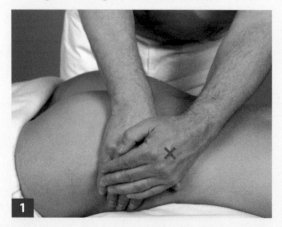

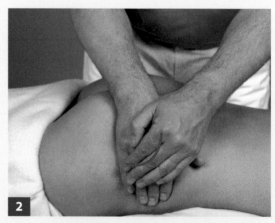

Der M. tensor fasciae latae kann ebenfalls flächig geknetet werden. Hierbei kann die knetende Hand durch die freie Hand unterstützt und beschwert werden. Die Handwurzel der unten
liegenden Hand kontaktiert den Muskel.

Der Druck der Bewegung ist in die Tiefe gerichtet, der Muskel
wird intermittierend gegen seine knöcherne Unterlage gepresst.

4.10

Reibungen

Friktionen sind tiefenwirksame Manipulationen, die besonders geeignet sind, punktuelle und flächige Muskelverspannungen in der Becken- und Glutealregion zu behandeln.

Reibungen des M. gluteus maximus

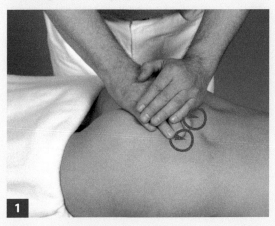

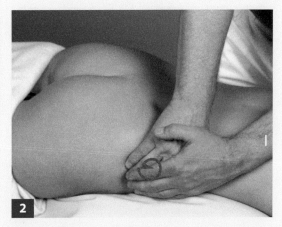

Reibungen im Bereich der Glutealregion erfordern aufgrund der kompakten Muskelschicht etwas mehr Druck, der durch die beidhändige Reibung erreicht wird.

Nach Lokalisiation der zu reibenden Region mit den Fingerspitzen erfolgt eine kreis-oder spiralförmige Druckaus-übung, die in die Tiefe gerichtet ist. Häufig finden sich Myogelosen in den Muskelanteilen im Bereich der Crista iliaca.

Reibungen der Muskelansätze am T. ischiadicum

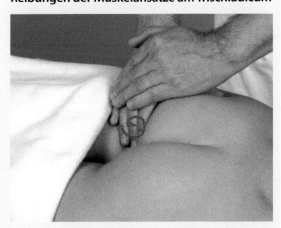

Reibungen im Bereich des Trochanter major

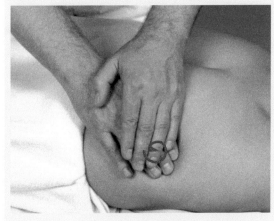

Reibungen können im gesamten Bereich der Glutealmuskula-tur vorgenommen werden. Die Muskelansätze im Bereich des Tuber ischiadicum sind häufig verspannt und druckdolent.

Auch um den Trochanterbreich können die Glutealmuskeln ge-rieben werden. Insbesondere im Bereich des M. gluteus medius finden sich häufig Myogelosen.

Hautmobilisation und Schüttelungen
Über der Glutealregion können auch Hautmobilisierende Techniken wie die rollende Hautverschiebung angewendet werden. Häufig sind jedoch die Haut und die darunter liegenden Gewebeschichten so verklebt, dass lediglich Hautabhebungen möglich sind. Schüttelungen beziehen sich auf die gesamte Glutealmuskulatur.

Hautabhebung

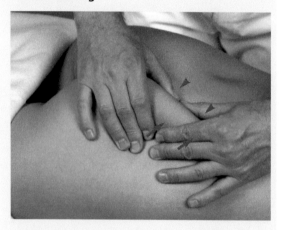

Die Bildung einer Hautfalte erfolgt durch das flächige Aufeinanderzuschieben der Haut zwischen Daumen und Fingerkuppen. Die Handfassung sollte so flächig wie möglich erfolgen.

Rollende Hautverschiebungen

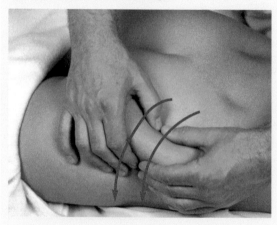

Die rollende Hautverschiebung in der Glutealregion erfolgt von medial nach lateral bis zum Trochanter. Die Daumen schieben oder rollen die Hautfalte wie eine Welle nach lateral.

Schüttelungen

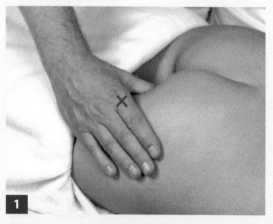

1

Die gesamte Glutealmuskulatur lässt sich gut mit der gesamten Hand umfassen und schütteln. Die Handflächen nehmen flächigen Kontakt mit einer großen Muskelportion auf.

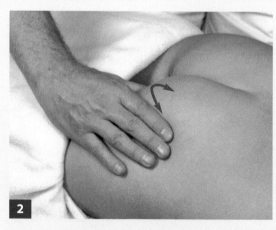

2

Die Schüttelungen erfolgen mit einer kleinen Amplitude von medial nach lateral und umgekehrt.

Tapotement und Vibrationen

Hier können auch tiefenwirksame Hackungen, Klatschungen und Klopfungen mit etwas stärkerem Druck durchgeführt werden. Vibrationen werden über schmerzhaften Arealen tiefenwirksam mit den Fingerspitzen oder flächig mit der gesamten Hand verabreicht.

Hackungen

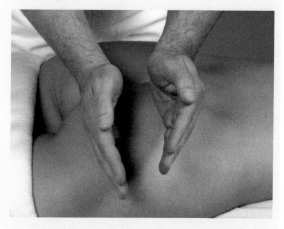

Hackungen über der Glutealregion können mit den locker herabfalenden Handkanten tiefenwirksam bearbeitet werden.

Klatschungen

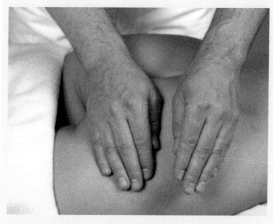

Eine weitere Möglichkeit des Tapotements besteht in der Verabreichung von Klatschungen. Diese werden mit der Hohlhand ausgeführt.

Klopfungen

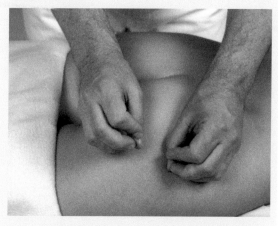

Klopfungen werden mit einer locker geformten Faust verabreicht. Finger- und Daumenkuppen liegen zusammen und formen einen Hohlraum. Die Ulnarseite der Kleinfinger und die Radialseite des Daumens treffen auf die Haut.

Vibrationen

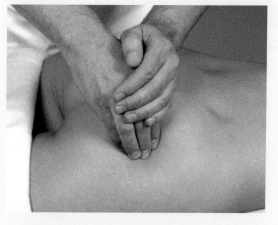

Vibrationen bilden eine Kategorie für sich. Mit Fingerspitzen und beschwerter Hand können gezielt und tiefenwirksam schmerzende Areale behandelt werden.

Glutealregion

Sägegriff

Der Sägegriff kann über Knochenvorsprüngen wie dem Kreuzbein angewendet werden.

Sägegriff

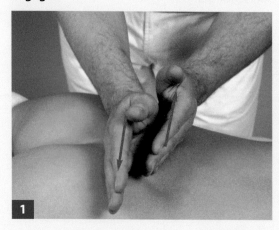

Der Sägegriff wird über dem Kreuzbein durchgeführt. Die Handkanten werden mit mäßigem Druck und sägenden Bewegungen über der Haut bewegt.

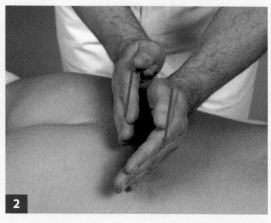

Nach wenigen Sekunden entsteht durch die Reibung ein lokales Wärmegefühl.

MEMO

Seitlich am Os sacrum befinden sich die Facies auricularis, die gelenkige Verbindungen des Sacrum mit dem Os ilium eingehen.

Querfriktionen

Im Hüftbereich werden der M. piriformis und die Mm. glutei medius und minimus behandelt. Die Prinzipien der Querfriktionen sowie Indikationen und Kontraindikationen werden auf Seite 113 dargestellt. Die Querfriktionen dürfen keinen ausstrahlenden Schmerz ins Bein auslösen.

M. piriformis

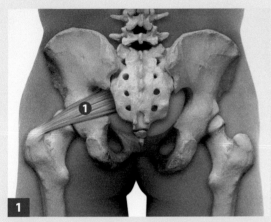

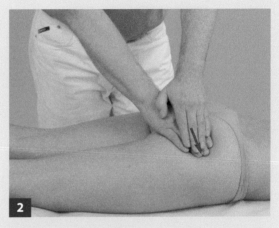

1 M. piriformis
L: Bauchlage, Hüftgelenk leicht außenrotiert

H: Der Therapeut legt mehrere Fingerkuppen der rechten Hand auf den Muskelbauch des M. piriformis. Die Finger der linken Hand beschweren die Palpationsfinger.
B: Der Therapeut bewegt seine Fingerkuppen nach ventral und proximal über den Muskelbauch.

Mm. glutei medius und minimus

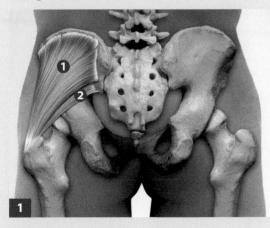

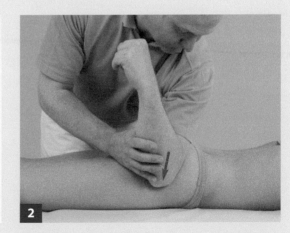

1 M. gluteus medius
2 M. gluteus minimus
L: Bauchlage, Hüftgelenk leicht außenrotiert

H: Der Therapeut legt den distalen Anteil seines linken posterioren Oberarms flächig gegen die Mm. glutei medius und minimus.
B: Der Therapeut bewegt seinen Oberarm mit Druck nach ventral.

Glutealregion

Schmerzhafte Verspannungen des M. iliopsoas kön- nen häufig den Plexus lumbalis irritieren. Querfrik-

tionen, aber auch Funktionsmassagen des M. ilio- psoas können hier therapeutisch eingesetzt werden.

M. iliopsoas

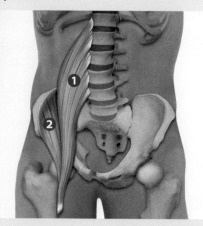

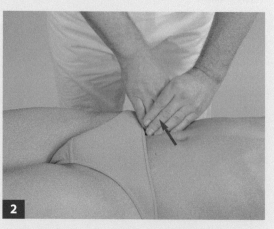

1   M. psoas major
2   M. iliacus
L: Rückenlage, Flexion und Außenrotation im Hüftgelenk
H: Der Therapeut kontaktiert mit den Fingerkuppen durch die Bauchmuskulatur hindurch flächig den M. iliopsoas.

B: Der Therapeut bewegt, während der Patient ausatmet, seine Finger flächig und mit Druck von medial nach lateral über den Muskelbauch des M. iliopsoas.

M. tensor fasciae latae

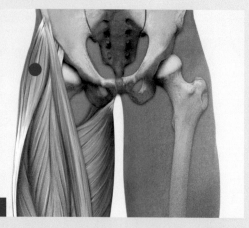

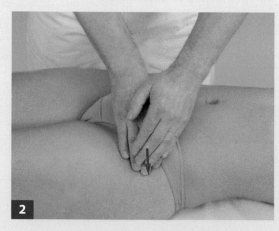

L: Rückenlage
H: Der Therapeut kontaktiert mit den Fingerkuppen flächig den M. tensor fasciae latae. Die andere Hand kann den Druck zusätzlich verstärken.

B: Der Therapeut bewegt die Fingerkuppen flächig und mit Druck von ventral nach dorsal über den Muskelbauch.

Funktionsmassage

Die Funktionsmassage im Hüftgelenksbereich umfasst folgende Muskeln bzw. Muskelgruppen:

- Außenrotatoren im Hüftgelenk
- Mm. glutei medius und minimus
- M. tensor fasciae latae
- M. iliopsoas

Zu den kurzen, synergistisch wirkenden **Außenrotatoren** gehören:

- M. piriformis
- Mm. gemelli superior und inferior
- Mm. obturatorius internus und externus
- M. quadratus femoris

Diese Außenrotatoren werden aus der Mittelstellung in die Innenrotation bewegt. Diese Bewegung führt – bei gleichzeitiger Kompression – zu einer Verlängerung der Muskeln.

PRAXISTIPP

Eine Verspannung des M. piriformis kann den N. ischiadicus in seinem Verlauf durch das Foramen infrapiriforme beeinflussen und eine entsprechende Schmerzsymptomatik hervorrufen. Die Funktionsmassage der Außenrotatoren kann die Beschwerden kausal beeinflussen.

Die Mm. glutei medius und minimus abduzieren das Bein im Hüftgelenk. Die Funktionsmassage dieser beiden Muskeln wird bei Verspannungen durchgeführt. Wenn sich umgrenzte Spannungen in diesen Muskeln palpieren lassen, können sie auch durch eine gezielte Querfriktion behandelt werden. Eine Schwäche dieser Muskeln äußert sich beim Gehen in einem Absinken des Beckens auf der Spielbeinseite.

Der **M. tensor fasciae latae** abduziert und beugt das Bein im Hüftgelenk. Die Anspannung des Muskels bewirkt eine Straffung des Tractus iliotibialis im Sinne einer Zuggurtung, die der Biegebeanspruchung des Femurs am Standbein entgegenwirkt.

Der **M. iliopsoas** beugt das Spielbein im Hüftgelenk, allerdings kommt diese Funktion nur dann zum Einsatz, wenn maximale Kraft benötigt wird. Bei ruhigem Gehen ist der Muskel kaum aktiv. Seine Hauptaufgabe besteht in der Balancierung des Rumpfes auf den Femurköpfen. Der Muskel spannt sich beispielweise bei dem Versuch an, im Stehen bei rückgeneigtem Rumpf das Gleichgewicht zu halten. Da der M. iliopsoas seinen Ursprung an der Lendenwirbelsäule hat, führt seine Kontraktion aus gestreckter Haltung im Hüftgelenk zu einer Verstärkung der Lendenlordose.

VORSICHT

Psoaszeichen

Lokale entzündliche Prozesse (z. B. Abszess, Appendizitis) im Bereich des M. iliopsoas können zu reflektorischen Spannungen führen. Diese Beschwerden verstärken sich bei der Beugung im Hüftgelenk auf der betroffenen Seite.

PRAXISTIPP

Eine Hypertrophie oder Hypertonie des M. tensor fasciae latae kann zum „Schnappen" des Tractus iliotibialis über den Trochantor major führen (Coxa saltans, „snapping hip").

Wenn palpatorisch Verspannungen im Bereich der Glutealmuskulatur vorgefunden werden, können die Mm. glutei medius und minimus, wie hier gezeigt, mit der Funktionsmassage detonisiert werden. Einzelne Faseranteile können auch gezielt mit Querfriktionen behandelt werden.

Außenrotatoren

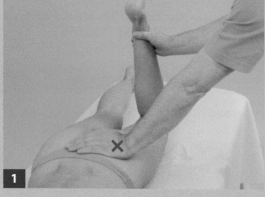
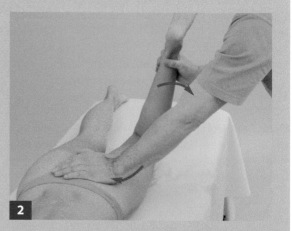

L: Bauchlage, Hüftgelenk in Neutralstellung, Knie ca. 90° flektiert

H: Die rechte Hand umfasst den distalen Unterschenkel. Daumen und Hypothenar liegen auf den Außenrotatoren des Hüftgelenks.

B: Der Therapeut rotiert mit der rechten Hand das Hüftgelenk nach innen, indem er den Fuß des Patienten nach lateral führt. Dabei bewegt er die linke Hand mit Druck von lateral nach medial über die Muskelbäuche der Außentrotatoren.

Mm. glutei medius und minimus

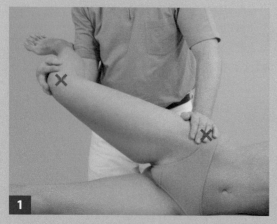
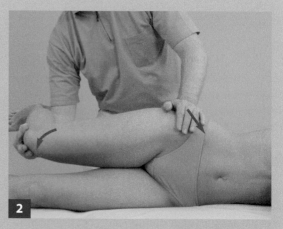

L: Seitlage, Hüftgelenk abduziert, Kniegelenk flektiert

H: Der Therapeut hält mit der rechten Hand das abduzierte Hüftgelenk bei gleichzeitig flektiertem Kniegelenk. Die linke Hand liegt flächig auf den beiden Muskeln.

B: Während der Therapeut mit der rechten Hand das Hüftgelenk in Richtung Adduktion bewegt, indem er das Bein nach medial führt, verschiebt er mit der linken Hand die Muskulatur der Mm. glutei medius und minimus unter Druck nach medial und proximal.

Verspannungen des M. iliopsoas können auf Grund seiner anatomischen Nachbarschaft zum Plexus lumbalis diesen irritieren und Schmerzen auslösen. Die Funktionsmassage führt, wie auch die Querfriktion, zu einer Detonisierung des Muskels.

M. tensor fasciae latae

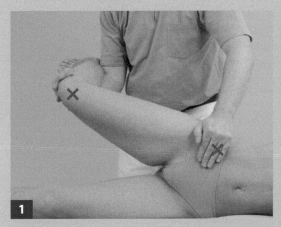
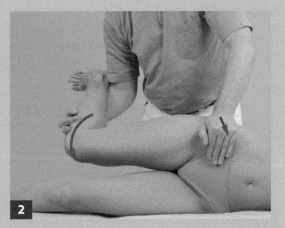

1

2

L: Seitlage, Einstellung des Hüftgelenks in Flexion, Abduktion und leichter Außenrotation

H: Der Therapeut umfasst das Knie von tibial. Die linke Hand kontaktiert flächig den Muskelbauch des M. tensor fasciae latae.

B: Die rechte Hand des Therapeuten bewegt das Hüftgelenk in Richtung Adduktion und Innenrotation und leichte Extension. Die linke Hand übt gleichzeitig Druck gegen den Muskelbauch aus.

M. iliopsoas

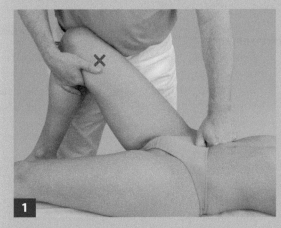
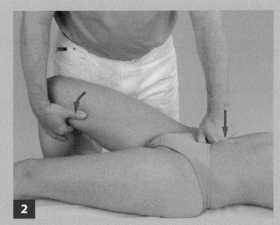

1

2

L: Rückenlage, Hüftgelenk flektiert

H: Der Therapeut greift das Bein im Bereich der Kniekehle. Die gefaustete linke Hand nimmt Kontakt mit dem M. iliopsoas auf.

B: Der Therapeut führt eine passive Extension des Hüftgelenks durch, gleichzeitig übt er mit der linken Hand auf den M. iliopsoas Druck nach posterior und proximal aus.

Glutealregion

Behandlungsbeispiele

Coxarthrose

Coxarthrose ist eine Sammelbezeichnung für degenerative Veränderungen des Hüftgelenks. Sie tritt im höheren Lebensalter auf und äußert sich als schmerzhafte Bewegungseinschränkung. Sekundäre Coxarthrosen werden bei rheumatischen Erkrankungen, unvollständig ausgeheilten Hüftgelenkserkrankungen und posttraumatischen Hüftkopfnekrosen sowie bei Hüftdysplasien, Epiphyseolysis capitis femoris und Zustand nach Morbus Perthes beobachtet.

Symptome
- Schmerzen in Leiste, Gesäß und im Oberschenkel bis ins Knie (tibiale Seite) ausstrahlend
- Verändertes Gangbild
- Ruhe-, Anlauf- und Belastungsschmerzen
- Bewegungseinschränkungen und endgradige Schmerzen nach dem Kapselmuster: Innenrotation > Extension > Abduktion > Flexion > Außenrotation
- limitierte translatorische Bewegungen
- eventuell auch schmerzhafte Widerstandstests bei aktivierter Arthrose (Arthritis)
- oft verkürzte bzw. hypertone Muskulatur z. B. Adduktoren

Differenzialdiagnosen
- Coxitis
- Schenkelhalsfraktur
- Epiphyseolysis capitis femoris
- Coxa saltans
- M. Perthes

Behandlungsziele
- Schmerzreduktion, -beseitigung
- Erhaltung bzw. Verbesserung der Gelenkbeweglichkeit
- Erhaltung bzw. Verbesserung der Dehnfähigkeit der Muskeln
- Beseitigung hypertoner Muskelverspannungen im Bein- und Glutealbereich
- Optimierung der Mobilität neuraler Strukturen

Maßnahmen
Klassische Massage
- anteriore, posteriore und mediale Seite des Oberschenkels und der Glutealregion

Funktionsmassage
- Adduktoren, M. quadriceps, Außenrotatoren, Abduktoren, ischiokrurale Muskulatur

Begleitmaßnahmen
- Thermotherapie
- manuelle Mobilisationen
- Muskeldehnungen
- neurale Mobilisationen
- Gangschule
- Activities of Daily Life (ADL)

Irritation des Ursprungs der Adduktoren (meist M. adductor longus)

Symptome
- schmerzhafte passive Abduktion
- eventuell schmerzhafte passive Extension
- eventuell schmerzhafte passive Innenrotation in Hüftextension (in Bauchlage)
- schmerzhafte Flexion, Außenrotation und Adduktion im Hüftgelenk gegen Widerstand

Maßnahmen
Klassische Massage
- anteriore und posteriore Seite des Oberschenkels

Querfriktionen
- Ursprung des M. adductor longus am Tuberculum pubicum
- Behandlungsdauer bei akuten Beschwerden: drei bis fünf Minuten
- Behandlungsdauer bei chronischen Beschwerden: einmalig 15–20 Minuten, danach drei bis fünf Minuten
- nach Eintreten der Schmerzfreiheit noch drei Behandlungen

Funktionsmassage
- Adduktoren

Begleitmaßnahmen
- Entspannung
- Dehnung der Adduktoren
- Gelenkmobilisationen des Hüftgelenks
- neurale Mobilisationen (N. obturatorius)
- Elektrotherapie: Ultraschall etc.

4.11 Oberschenkel

Untersuchung _____ s. 324

Anamnese _____ s. 324

Inspektion _____ s. 324

Palpation _____ s. 326

Funktionsprüfung _____ s. 332

Alarmzeichen _____ s. 335

Behandlung _____ 352

**Klassische Massage der
Oberschenkelvorderseite** _____ 352

Streichungen _____ 353

Knetungen _____ 355

Reibungen _____ 358

Hautmobilisation _____ 359

Tapotements und Schüttelungen ____ 360

**Klassische Massage der
Oberschenkelrückseite** _____ 361

Streichungen _____ 362

Knetungen _____ 364

Reibungen _____ 367

Hautmobilisation _____ 368

Walkungen und Schüttelungen _____ 369

Querfriktionen _____ 370
   M. adductor longus _____ 370
   M. pectineus _____ 370
   M. gracilis _____ 371
   M. rectus femoris des M. quadriceps femoris _____ 371

Funktionsmassage _____ 372
   M. semitendinosus und M. semimembranosus ____ 373
   M. biceps femoris _____ 373
   M. quadriceps femoris _____ 374
   Adduktoren _____ 374

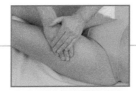

Behandlung

Klassische Massage der Oberschenkelvorderseite

Die Klassische Massage der ventralen Oberschenkelregion erfolgt nach vorangegangener Befunderhebung (**s. Glutealregion, S. 324**). Auf der Vorderseite des Oberschenkels erreicht man den M. quadriceps, die Adduktoren und den M. tensor fasciae latae. Die Massage erfolgt am in Rückenlage befindlichem Patienten. Die Knie werden durch eine Schaumstoffrolle unterlagert, so dass die Muskeln des Beines und der Hüftregion entspannt sind.

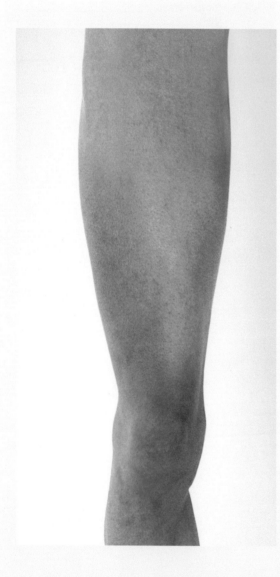

Streichungen
> Längsstreichungen
> Ausstreichungen Hand-über-Hand
> Ringförmige Ausstreichungen

Knetungen
> Querknetungen des M. quadriceps femoris zwischen Daumen, Daumenballen und Fingern/ zwischen den Handwurzeln
> Längsknetungen des M. quadriceps femoris
> Flache Knetungen des M. tensor fasciae latae
> Querknetungen der Adduktoren mit Daumen, Daumenballen und Fingern
> Längsknetungen der Adduktoren

Reibungen
> Reibungen über dem M. tensor fasciae latae
> Reibungen über dem M. quadriceps femoris
> Reibungen über dem M. rectus femoris
> Reibungen über den Adduktoren

Hautmobilisation
> Hautrollungen über den Adduktoren
> Hautrollungen über dem M. quadriceps femoris

Tapotements und Schüttelungen
> Schüttelungen der Adduktoren
> Hackungen
> Klopfungen
> Klatschungen

4.11

Streichungen

Auch bei Teilmassagen werden zunächst Ausstreichungen durchgeführt, die das gesamte Bein einbeziehen. Am Oberschenkel bieten sich folgende Streichungen an: Längsstreichungen, Ausstreichungen Hand-über-Hand- und ringförmige Ausstreichungen.

Längsstreichungen

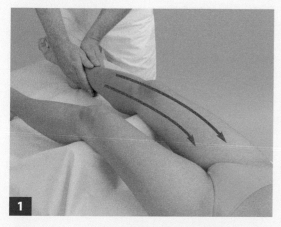

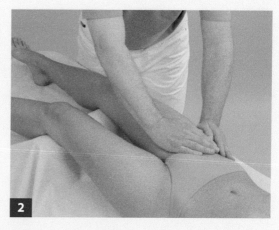

Die Längsstreichungen beginnen distal. Der Therapeut legt beide Hände lateral und medial der Malleolen auf.

Unter leichtem Druck führt der Therapeut beide Hände ventral und lateral bis zur Leistenregion.

Ausstreichungen Hand-über-Hand

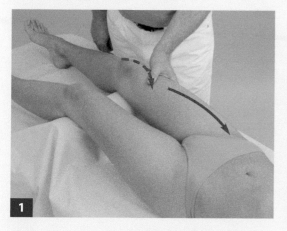

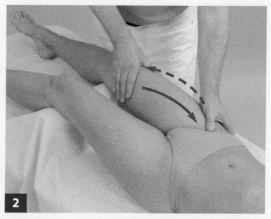

Die Ausstreichung des Oberschenkels erfolgt Hand-über-Hand. Die Bewegung startet mit der palmaren Fläche der linken Hand, die vom Kniegelenk beginnend an der anterioren Seite nach proximal geführt wird.

Die zweite Hand folgt der ersten Hand, die in der Leiste angekommen, abgehoben und wieder oberhalb des Kniegelenks aufgelegt wird. So entsteht mit beiden Händen eine fließende Bewegung, bei der immer eine Hand im Kontakt mit dem Oberschenkel ist.

Die ringförmige Ausstreichung beginnt am Unterschenkel. Unter leichter Druckzunahme erfolgt die Ausstreichung nach proximal. Diese Form der Streichung eignet sich zur Behandlung von Ödemen der Beine. Ringförmige Ausstreichungen können noch wirkungsvoller mit einer leichten Hochlagerung der Beine verbunden werden.

Ringförmige Ausstreichungen

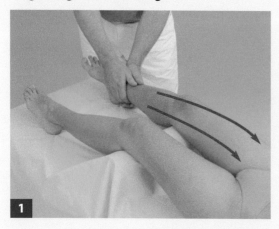

1

Der Therapeut legt beide Hände ringförmig oberhalb der Malleolen auf und führt einen leichten Druck auf das Gewebe aus.

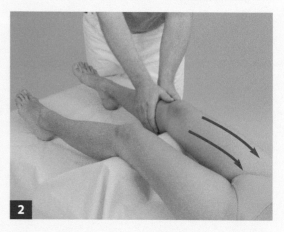

2

Unter Beibehaltung dieses Drucks gleiten die Hände nach proximal.

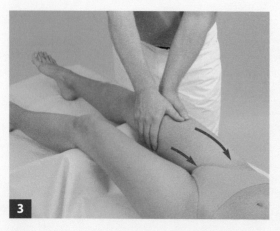

3

Der leichte Druck wird während der gesamten Bewegung nach proximal beibehalten.

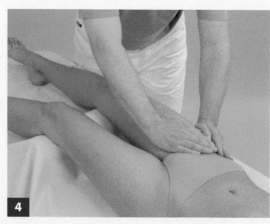

4

Die Streichung wird bis in die Leistenregion fortgesetzt.

Knetungen

Die Knetung des M. quadriceps femoris erfolgt quer und längs zum Faserverlauf. Die Querknetung kann zwischen den Daumenballen und Fingern oder alternativ zwischen den Handwurzeln erfolgen.

Querknetungen des M. quadriceps femoris zwischen Daumen, Daumenballen und Fingern

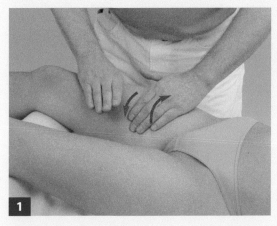 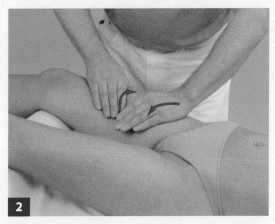

Die rechte Hand führt mit Daumen, Daumenballen und Thenar einen Schub quer zur Faserrichtungs des M. quadriceps femoris aus, während gleichzeitig die Finger der linken Hand einen Druck in die Gegenrichtung ausüben. Dadurch wird der Muskel quer zu seinem Faserverlauf gedehnt.

In der zweiten Phase wechseln die Hände. Die linke Hand übt nun einen Druck mit Daumen, Daumenballen und Thenar, während die andere Hand Zug in die Gegenrichtung ausführt. Abwechselnd durchgeführt entsteht eine fließende, knetende Bewegung.

Querknetung des M. quadriceps femoris zwischen den Handwurzeln

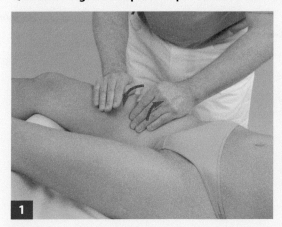 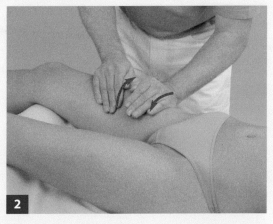

Alternativ kann die Querknetung auch mit der Handwurzel statt mit Daumen und Thenar ausgeführt werden. Diese Variante schont das Daumengrundgelenk.

Der Bewegungsablauf entspricht dem oben beschriebenen. Auch hier wechseln sich beide Hände mit Schub- und Zugbewegung ab, so dass eine fließende Bewegung entsteht.

Oberschenkel

Ergänzend zur Querknetung läßt sich der M. quadriceps femoris in der Verlaufsrichtung seiner Faser, also in Längsrichtung kneten. Der Muskelbauch des

M. tensor fasciae latae dagegen wird flächig geknetet und intermittierend gegen seine knöcheren Unterlage gepresst.

Längsknetungen des M. quadriceps femoris

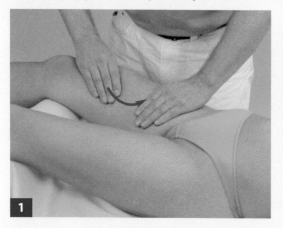

1

Der Muskelbauch des M. quadriceps femoris wird hier flächig mit der linken Hand gefasst, komprimiert, angehoben und an die andere Hand „weitergereicht".

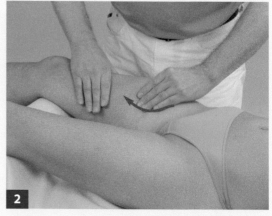

2

Sobald die linke Hand den Muskelbauch „übernimmt", lässt der Druck der linken Hand nach. Kontinuierlich und abwechselnd durchgeführt, entsteht eine fließende Bewegung.

Flache Knetungen des M. tensor fasciae latae

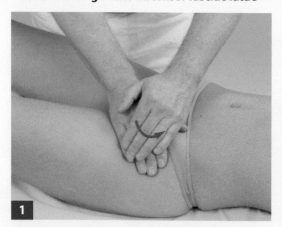

1

Die Knetung des Muskelbauchs des M. tensor fasciae latae erfolgt flächig mit den Fingern. Dabei kann wie hier zusätzlicher Druck mit der zweiten Hand ausgeübt werden.

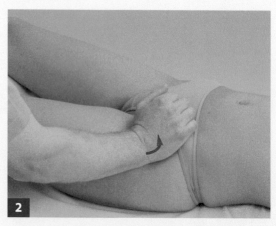

2

Der Druck ist in die Tiefe gegen das Os ilium gerichtet und wird intermittierend mit der Handwurzel durchgeführt.

4.11

Bei leicht außenrotiertem Bein lassen sich die Adduktoren gut erreichen. Sie werden wie der M. quadriceps femoris längs und quer zu ihrem Faserverlauf gekne-

tet. Die Querknetung kann zwischen Daumen, Thenar und Fingern oder alternativ zwischen Handwurzeln und Fingern erfolgen.

Querknetungen der Adduktoren mit Daumen, Daumenballen und Fingern

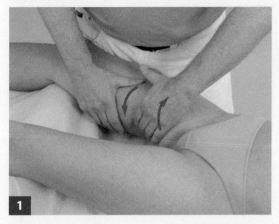
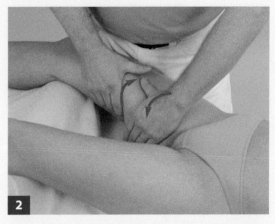

Die Adduktoren werden flächig mit Daumen und Thenar der rechten Hand gegen die in Gegenrichtung ziehenden Finger der linken Hand gedrückt. Dadurch entsteht eine Dehnung quer zum Faserverlauf.

Die Hände wechseln nun: Daumen und Thenar der linken Hand schieben gegen die Finger der rechten Hand. Wechselseitig ausgeführt, entsteht eine fließende Bewegung quer zum Faserverlauf.

Längsknetungen der Adduktoren

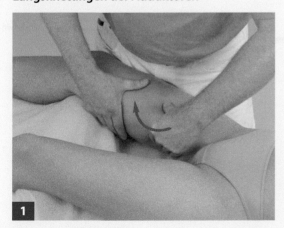
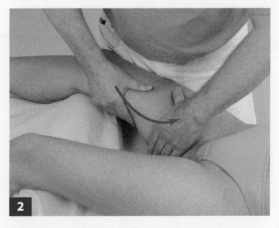

Die Längsknetung der Adduktoren erfolgt analog der Längsknetung des M. quadriceps femoris. Der Muskel wird mit der linken Hand angehoben, in Längsrichtung komprimiert und an die Hand „weitergereicht".

In der zweiten Phase hebt und komprimiert die rechte Hand die Adduktoren. So entsteht bei wechselseitiger Ausführung eine fließende Bewegung.

Oberschenkel

Reibungen

Reibungen als tiefenwirksame Techniken werden über allen Muskelgruppen des Beins durchgeführt.

Flächige und punktuelle Verspannungen lassen sich mit in die Tiefe gerichteten Reibungen behandeln.

Reibungen über dem M. tensor fasciae latae

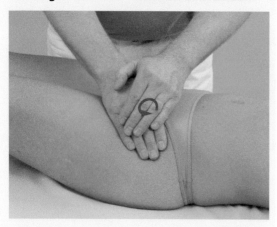

Größe der Kreise und Intensität der Reibungen richten sich nach dem Ausmaß der Verspannungen. Kleinere oder punktuelle Areale werden mit kleinen und umgekehrt flächige Verspannungen mit größeren Kreisen massiert. Hier werden Reibungen über dem M. tensor fasciae latae durchgeführt.

Reibungen über dem M. quadriceps femoris

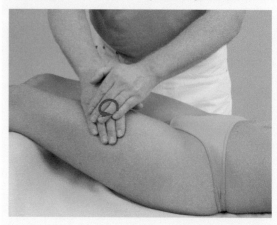

Auf der lateralen Seite ist der M. vastus lateralis des M. quadriceps zugänglich. Um die Intensität dieser Technik zu erhöhen, wird zusätzlicher Druck mit der zweiten Hand ausgeübt. Der Druck ist nach Kontaktaufnahme kreisförmig und in die Tiefe gerichtet.

Reibungen über dem M. rectus femoris

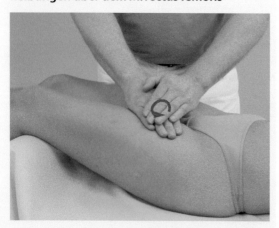

Hier werden Reibungen über dem Muskelbauch des M. rectus femoris durchgeführt.

Reibungen über den Adduktoren

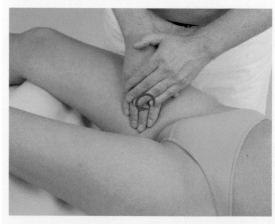

Reibungen werden auch über den Adduktoren durchgeführt. Hier ist das Muskelgewebe meistens empfindlicher und daher eine geringere Druckstärke erforderlich.

Hautmobilisation

Hautabhebungen und Hautrollungen sind auch im Bereich des Oberschenkels möglich und können in eine Standardbehandlung integriert werden.

Hautrollung über den Adduktoren

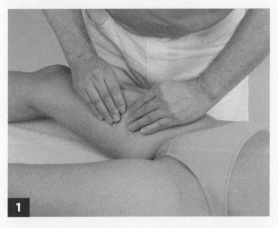

1

Zunächst bilden beide flächig aufgesetzten Hände eine Hautfalte.

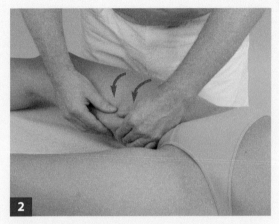

2

Diese Hautfalte wird mit den Daumen nach medial über die Adduktorengruppe vorgeschoben.

Hautrollungen über dem M. quadriceps femoris

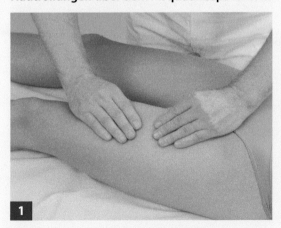

1

Hautabhebungen und -rollungen über dem M. quadriceps femoris werden in der gleichen Weise durchgeführt. Zunächst bilden beide Hände eine Hautfalte.

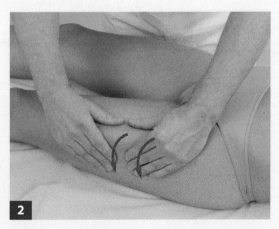

2

Im zweiten Schritt wird diese Hautfalte zwischen Daumen und Fingern nach lateral abgerollt.

Schüttelungen und Tapotements

Eine Massage des Oberschenkels kann durch Tapotements und/oder Schüttelungen abgeschlossen werden. Beim Tapotement könnten Hackungen, Klopfungen und Klatschungen angewendet werden. Alle Techniken werden über allen Muskeln unter Aussparung von Knochenvorsprüngen vorgenommen.

Schüttelungen der Adduktoren

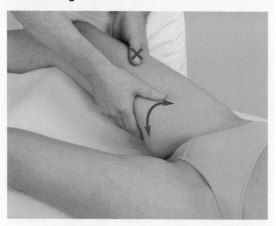

Die Adduktoren lassen sich gut mit der Hand flächig ergreifen. Die ausführende Hand ergreift so viel Muskelmasse wie möglich und bewegt diese mit kleinen schüttelnden Bewegungen von lateral nach medial und umgekehrt.

Hackungen

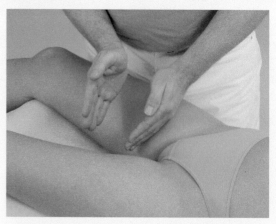

Hackungen werden mit den ulnaren Handkanten ausgeführt, die im Wechsel auf die Adduktorengruppe auftreffen. Die Stärke der Hackungen wird der Empfindlichkeit des Patienten angepasst.

Klopfungen

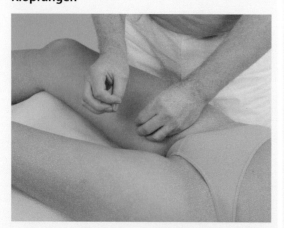

Klopfungen werden mit locker geformter Faust auf den Adduktoren verabreicht. Hierbei treffen die Ulnarseite der Kleinfinger und die Radialseite der Daumen auf die Haut.

Klatschungen

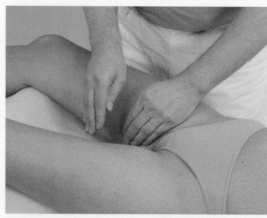

Klatschungen mit der Hohlhand sind eine weitere Möglichkeit zur Anwendung des Tapotements am Oberschenkel.

Klassische Massage der Oberschenkelrückseite

Die Durchführung der Klassischen Massage der Oberschenkelrückseite erfolgt auf der Basis des zuvor erhobenen Befundes **(s. Glutealregion, S. 324)**. Sie betrifft die Muskeln der Semigruppe sowie den M. biceps femoris. Der Patient befindet sich in Bauchlage, die Füße werden unter den Sprunggelenken mit einer Schaumstoffrolle unterlagert, um die ischiokrurale Muskulatur zu entspannen.

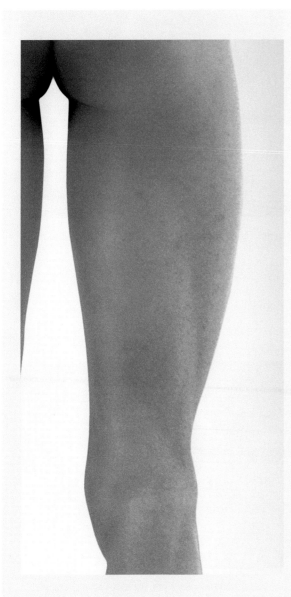

Streichungen
Längsstreichungen des gesamten Beines
Ausstreichungen Hand-über-Hand
Ringförmige Ausstreichungen

Knetungen
Querknetungen der Semigruppe
zwischen Daumen, Daumenballen und Fingern/
zwischen Handwurzeln und Fingern
Längsknetungen der Semigruppe
Querknetungen des M. biceps femoris
zwischen Daumen, Daumenballen und Fingern/
zwischen Handwurzeln und Fingern
Längsknetungen des M. biceps femoris

Reibungen
Reibungen der Semigruppe
Reibungen des M. biceps femoris

Hautmobilisation
Hautrollungen über dem M. biceps femoris
Hautrollungen über der Semigruppe

Walkungen und Schüttelungen
Walkungen der ischiokruralen Muskulatur
Schüttelungen der ischiokruralen Muskulatur

Oberschenkel

Streichungen

Vor der Teilmassage der Oberschenkelrückseite werden zunächst Ausstreichungen durchgeführt, die das gesamte Bein betreffen.

Am Oberschenkel bieten sich Längsstreichungen, Ausstreichungen Hand-über-Hand und ringförmige Ausstreichungen an.

Längsstreichung des gesamten Beins

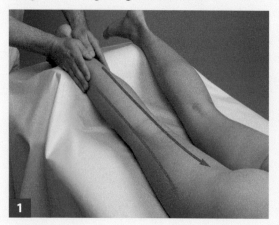

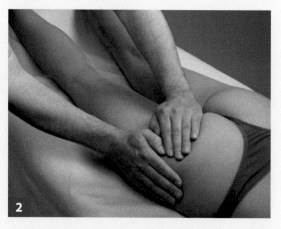

Die Längsstreichungen der Beinrückseite beginnen proximal. Der Therapeut legt beide Hände tibial und fibular der Malleolen auf.

Unter leichtem Druck führt der Therapeut beide Hände nach proximal.

Ausstreichungen Hand-über-Hand

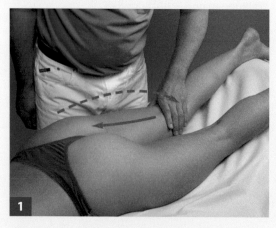

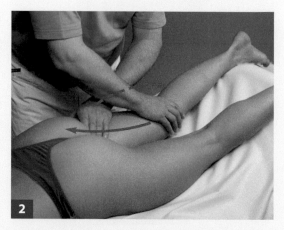

Die Ausstreichung der Oberschenkelrückeite erfolgt Hand-über-Hand. Der Bewegungsablauf beginnt mit der Palmarfläche der linken Hand, die von der Kniekehle auf der posterioren Seite nach proximal zum Gesäß geführt wird.

Die zweite Hand folgt der ersten Hand, die an der Gesäßfalte angekommen, abgehoben und wieder im Bereich der Kniekehle aufgelegt wird. Mit den Händen entsteht eine fließende Bewegung, bei der immer eine Hand Kontakt zur Oberschenkelrückseite beibehält.

4.11

Die ringförmigen Streichungen beziehen sich auch bei der Teilmassage auf das gesamte Bein. Die Bewegung erfolgt unter leichter Druckzunahme von distal nach proximal.

Ringförmige Ausstreichungen

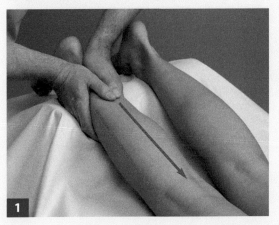
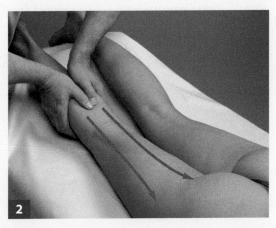

Der Therapeut legt beide Hände ringförmig lateral und medial oberhalb der Malleolen auf und führt mit beiden Händen zunächst eine Ausstreichung mit leichtem Druck durch.

Während der Therapeut den Druck beibehält, gleiten die Hände nach proximal.

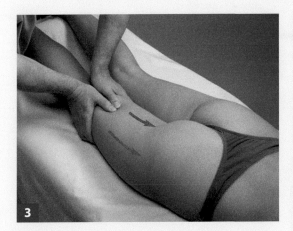
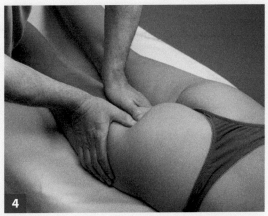

Der leichte zunehmende Druck wird während der gesamten Bewegung beibehalten.

Die Bewegung wird bis zur Glutealmuskulatur fortgesetzt.

Oberschenkel

Knetungen

An der Oberschenkelrückseite erfolgen Knetungen der Semigruppe und des M. biceps femoris. Die Kne-

tungen werden als Quer- und Längsknetungen durchgeführt.

Querknetungen der Semigruppe zwischen Daumen, Daumenballen und Fingern

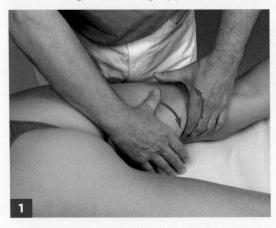

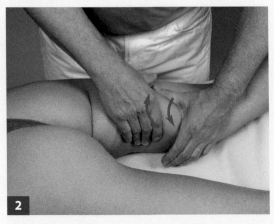

Die rechte Hand führt mit Daumen und Thenar eine flächige Schubbewegung quer zur Faserrichtung der Muskelgruppe durch. Gleichzeitig üben die Finger der linken Hand einen Zug in die Gegenrichtung aus. Durch diese gegenläufige Bewegung werden die Muskeln quer gedehnt.

In der zweiten Phase wechseln die Hände. Nun übt die linke Hand mit Daumen und Thenar Druck aus, während die andere Hand Zug in die Gegenrichtung entwickelt. Durch abwechselnd durchgeführte Zug- und Druckbewegungen entsteht eine fließende, knetende Bewegung.

Querknetungen der Semigruppe zwischen Handwurzeln und Fingern

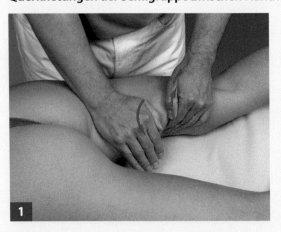

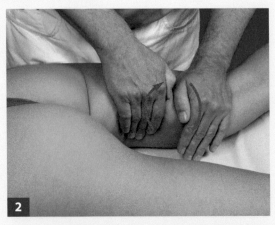

Die Querknetung kann alternativ auch mit den Handwurzeln durchgeführt werden.

Auch bei dieser Variante wechseln sich Schub- und Druckphase regelmäßig ab. Die Druckphase erfolgt mit der Handwurzel, der Zug mit den Fingern.

Ergänzend zu den Querknetungen lassen sich die Muskeln der Semigruppe gut in Längsrichtung kneten.

Auf der lateralen Seite der Oberschenkel erfolgt die Quer- und Längsknetung des M. biceps femoris.

Längsknetungen der Semigruppe

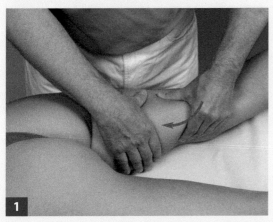

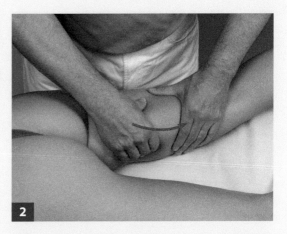

1 Der Therapeut erfasst flächig die Muskeln mit der linken Hand. Die Muskeln werden komprimiert, angehoben und an die rechte Hand „weitergereicht".

2 In der nächsten Phase „übernimmt" die rechte Hand den Muskelbauch, während die andere Hand den Druck nachlässt. Kontinuierlich durchgeführt, entsteht eine fließende, längsgerichtete Knetung.

Querknetungen des M. biceps femoris zwischen Daumen, Daumenballen und Fingern

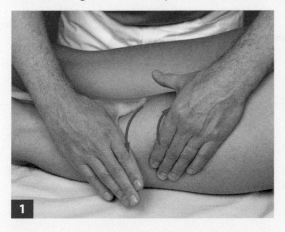

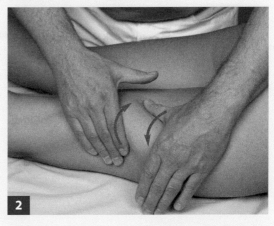

1 Die Querknetung des M. biceps femoris erfolgt an der lateralen Seite des Oberschenkels. Daumen und Thenar der rechten Hand üben Druck gegen die Finger der linken Hand aus.

2 In der zweiten Phase wechseln die Hände, so dass die linke Hand nun Druck gegen die rechte ausübt.

Wie bei der Knetung der Semigruppe, kann die Querknetung des M. biceps femoris auch mit Handwurzeln und Fingern erfolgen. Auch die Längsknetung des Muskels kann ergänzend durchgeführt werden.

Querknetungen des M. biceps femoris zwischen Handwurzeln und Fingern

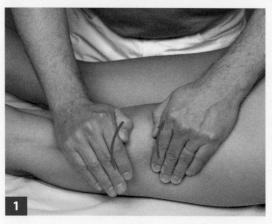

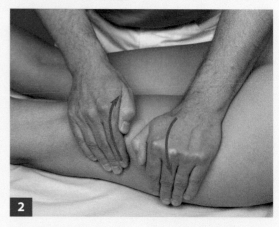

Die Querknetung zwischen Handwurzeln und Fingern stellt eine gelenkschonende Alternative dar. Die rechte Handwurzel übt Druck gegen die Finger der linken Hand aus.

In der zweiten Phase der Bewegung übt die linke Hand Druck oder Schub gegen die rechte Hand aus. Schub- und Zugphasen wirken quer zur Faserrichtung ein, so dass eine Querknetung entsteht.

Längsknetungen des M. biceps femoris

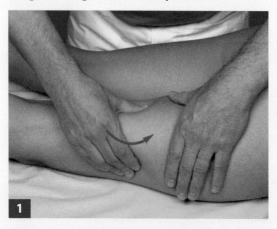

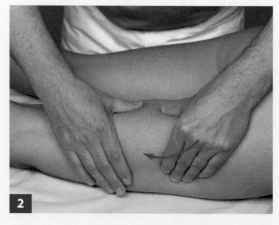

Die Längsknetung des M. biceps femoris erfolgt genau wie die der Muskeln der Semigruppe. Der Muskel wird mit der rechten Hand komprimiert, angehoben und an die andere Hand „weitergereicht".

Die linke Hand „übernimmt" den Muskel und führt eine abhebende und komprimierende Bewegung durch. Bei gleichmäßiger, wechselseitiger Ausführung entsteht eine fließende Bewegung.

Reibungen

Als tiefenwirksame Manipulationen werden Reibungen über den Muskeln der Beinrückseite durchgeführt. Die Druckausübung ist hierbei kreisend und in die Tiefe des Gewebes gerichtet.

Reibungen der Semigruppe

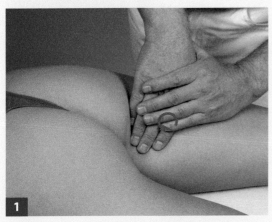

1

Reibungen können systematisch über der ganzen Semigruppe oder punktuell über verhärteten und druckschmerzhaften Zonen verabreicht werden. Um die Intensität zu erhöhen, kann der Druck mit der zweiten Hand verstärkt werden.

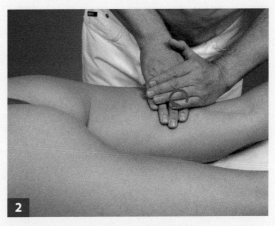

2

Die Größe der Kreise und die Stärke des Drucks richten sich nach dem Ausmaß der Verspannungen. Punktuelle Zonen werden mit kleinen und große Zonen mit größeren Kreisen massiert, der Druck ist stets in die Tiefe gerichtet.

Reibungen des M. biceps femoris

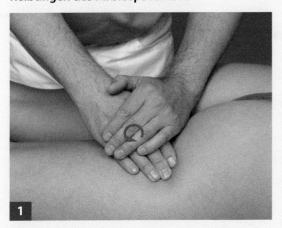

1

Reibungen werden hier etwas unterhalb des Muskelursprungs auf dem M. biceps femoris durchgeführt.

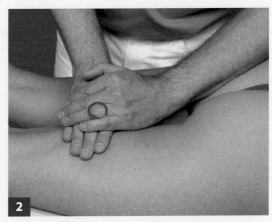

2

Reibungen können auch im mittleren Anteil des M. biceps femoris erforderlich sein.

Oberschenkel

Hautmobilisation

Hautabhebungen und Hautrollungen werden auch auf der Oberschenkelrückseite durchgeführt und können in die Standardbehandlung integriert wer-

den. Manchmal sind die Gewebeschichten allerdings so verklebt, dass Hautrollungen nicht möglich sind. In diesem Falle können nur Hautabhebungen (erste Phase der Hautrollung) durchgeführt werden.

Hautrollungen über dem M. biceps femoris

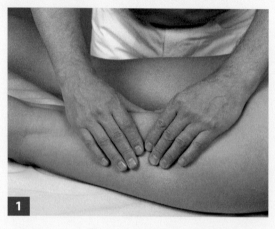

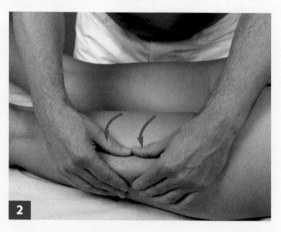

Hautrollungen werden von medial nach lateral über den M. biceps femoris durchgeführt. In der ersten Phase bilden Daumen und Finger beider Hände flächig aufgesetzt eine möglichst große Hautfalte.

In der zweiten Phase wird diese Hautfalte langsam nach lateral abgerollt. In mehreren Bahnen können die Hautrollungen von distal nach proximal ausgeführt werden.

Hautrollungen über der Semigruppe

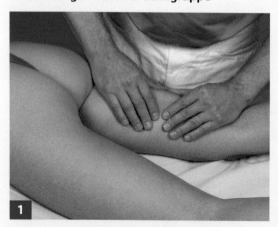

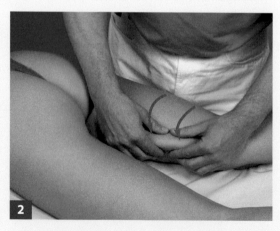

Hautabhebungen und -rollungen werden in gleicher Weise über den Muskeln der Semigruppe durchgeführt. Zunächst erfolgt die Bildung und das Abheben einer Hautfalte.

Im zweiten Schritt wird die Hautfalte nach medial über die Muskeln der Semigruppe abgerollt.

Walkungen und Schüttelungen

An den Muskeln der Oberschenkelrückseite lassen sich vorzüglich Walkungen und Schüttelungen durchführen.

MEMO

Die ischiokrurale Muskulatur zeigt bei vielen Patienten Verkürzungen.

Walkungen der ischiokruralen Muskulatur

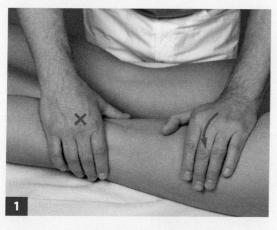

1

Die linke Hand liegt flächig und mit gutem Kontakt auf den Muskeln. Die rechte Hand fixiert das Bein in Höhe der Kniekehle.

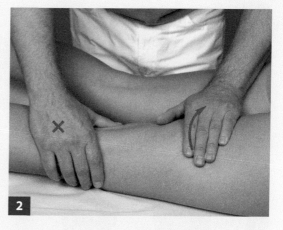

2

Die linke Hand bewegt sich, vom Therapeuten aus gesehen, zügig vor und zurück. Dabei werden die gesamten unter der Hand liegenden Muskeln sanft hin und her bewegt. Die andere Hand verhindert, dass das gesamte Bein im Hüftgelenk rotiert wird.

Schüttelungen der ischiokruralen Muskulatur

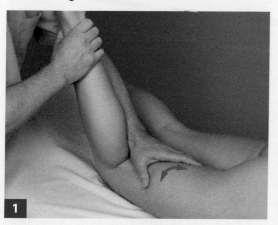

1

Schüttelungen werden an entspannten Muskelgruppen durchgeführt. Die rechte Hand flektiert das Bein im Kniegelenk. Die linke Hand liegt flächig auf der Beinrückseite und bewegt die entspannten Muskeln mit einer schüttelnden Bewegung hin und her.

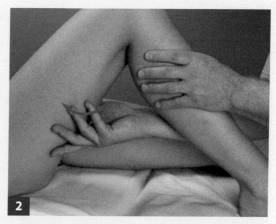

2

Schüttelungen können an der gleichen Muskelgruppe auch in Rückenlage am aufgestellten Bein durchgeführt werden.

Querfriktionen

Am Oberschenkel wird der M. adductor longus, der M. pectineus, der M. gracilis und der M. quadriceps femoris (M. rectus femoris) bei entsprechendem Befund behandelt. Wenn im Text nicht anders angegeben, beträgt die Behandlungsdauer bei akuten Beschwerden zwei bis drei und bei chronischen Beschwerden einmalig 15–20 Minuten.

M. adductor longus

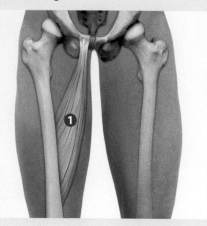

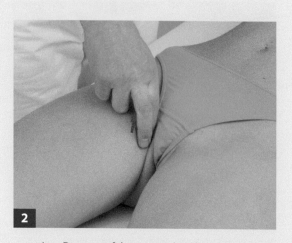

1　M. adductor longus
L:　Rückenlage, Hüftgelenk leicht flektiert und außenrotiert
H:　Der Therapeut legt seinen durch den Mittelfinger beschwerten Zeigefinger von anterior kommend an den Ursprung des M. adductor longus. Er stützt dabei

seinen Daumen auf dem proximalen Oberschenkel des Patienten ab.
B:　Der Therapeut bewegt seinen Zeigefinger mit Druck von tibial nach fibular über die Sehne des M. adductor longus.

M. pectineus

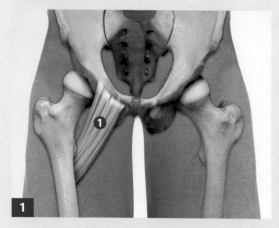

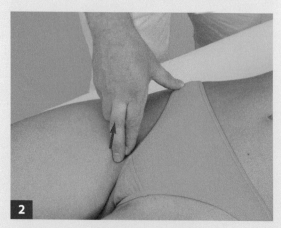

1　M. pectineus
L:　Rückenlage, Hüftgelenk leicht flektiert und außenrotiert
H:　Der Therapeut legt den durch den Mittelfinger beschwerten Zeigefinger tibial des Ursprungs des M. pectineus auf. Seinen Daumen stützt er auf dem

proximalen Oberschenkel des Patienten ab.
B:　Der Therapeut bewegt seinen Zeigefinger mit Druck parallel zum Pecten ossis pubis über den Ursprung des M. pectineus.

PRAXISTIPP

Bei zu starker Behandlung im Ursprungsgebiet des
M. rectus femoris kann es zur Reizung des
N. cutaneus femoralis lateralis kommen.

M. gracilis

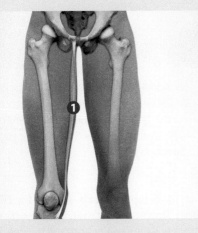

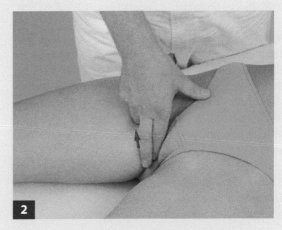

1   M. gracilis
L: Rückenlage, Hüftgelenk leicht flektiert und außenrotiert
H: Der Therapeut palpiert den Ursprung des M. gracilis und
    legt seinen durch den Mittelfinger beschwerten
    Zeigefinger von posterior hinter die Ursprungssehne.

B: Mit Druck von posterior nach anterior bewegt der
    Therapeut seinen beschwerten Zeigefinger über den
    Muskelursprung. Diese Bewegung erzielt er durch eine
    Dorsalextension im Handgelenk.

M. rectus femoris des M. quadriceps femoris

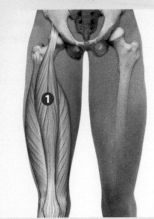

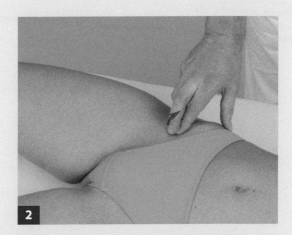

1: M. rectus femoris des M. quadriceps femoris
L: Rückenlage, Hüftgelenk leicht flektiert und außenrotiert
H: Der Therapeut legt seinen durch den Mittelfinger
    beschwerten Zeigefinger unmittelbar unterhalb der Spina
    iliaca anterior inferior von tibial gegen den

Ursprung des M. rectus femoris. Er stützt dabei den
Daumen fibular am Oberschenkel des Patienten ab.
B: Der Therapeut führt den Zeigefinger mit Druck von
    tibial nach fibular über den Ursprung der Sehne. Dies
    erreicht er durch eine Dorsalextension im Handgelenk.

Oberschenkel

Funktionsmassage

Die Funktionsmassage kann im Bereich des Oberschenkels und der Hüftregion an folgenden Muskeln bzw. Muskelgruppen durchgeführt werden:

- M. rectus femoris des M. quadriceps femoris
- M. tensor fasciae latae
- M. iliopsoas
- Adduktoren
- M. semitendinosus und M. semimembranosus
- M. biceps femoris

Der **M. quadriceps** beugt mit dem zweigelenkigen M. rectus femoris im Hüftgelenk. Da der Muskel an der Tibia inseriert, streckt er mit allen seinen Anteilen auch im Kniegelenk. Dabei sichert er die Lage der Patella auf der Facies patellaris des Femurs. Beugung im Hüftgelenk und Streckung im Kniegelenk sind jene beiden Komponenten, die beim Schwingen des Spielbeins gebraucht werden.

Die Funktionsmassage des **M. iliopsoas** und des **M. tensor fasciae latae** wird im Kapitel Glutealregion (**s. S. 347**) beschrieben.

Zu den **Adduktoren** im Hüftgelenk gehören folgende Muskeln:

- M. adductor longus/brevis
- M. adductor magnus
- M. pectineus
- M. gracilis

Diese Muskeln entspringen im Wesentlichen den Schambeinästen.

M. semitendinosus und **M. semimembranosus** bewirken zusammen mit den anderen ischiokruralen Muskeln die kraftvolle Extension im Hüftgelenk des Standbeins. Am Spielbein haben beide Muskeln eine beugende Wirkung auf das Kniegelenk. Ein Ausfall der ischiokruralen Muskulatur wirkt sich kaum auf alltägliche Funktionen wie Gehen, Aufstehen und Treppensteigen aus, wenn der M. gluteus maximus den Ausfall kompensieren kann.

PRAXISTIPP

Die Adduktoren werden häufig bei sportlicher Betätigung in Mitleidenschaft gezogen. Klassisches Beispiel ist die Adduktorenzerrung bei Fußballspielern. Funktionsmassagen und Querfriktionen fördern die Rehabilitation.

Der **M. biceps femoris** streckt im Hüftgelenk und führt eine Außenrotation des Femurs durch. Das gestreckte Knie kann er kraftvoll beugen. Bei gebeugtem Knie rotiert der Muskel den Unterschenkel nach außen. Die Ansatzsehne des Muskels bildet die obere laterale Begrenzung der Kniekehle.

MEMO

Der M. biceps femoris ist der einzige Außenrotator des Kniegelenks und kommt dieser Funktion nur bei flektiertem Knie nach.

M. semitendinosus und M. semimembranosus

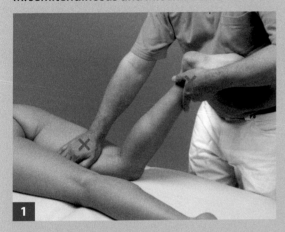

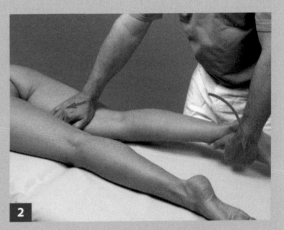

L: Bauchlage, Kniegelenk in Flexion
H: Der Therapeut umfasst mit der linken Hand von tibial das Sprunggelenk. Der Hypothenar der rechten Hand liegt flächig auf den Muskelbäuchen des M. semitendinosus und des M. semimembranosus.

B: Mit seiner linken Hand bewegt der Therapeut den Unterschenkel in Richtung Extension und etwas in Außenrotation im Kniegelenk. Gleichzeitig übt er mit seiner rechten Hand Druck nach anterior und proximal aus.

M. biceps femoris

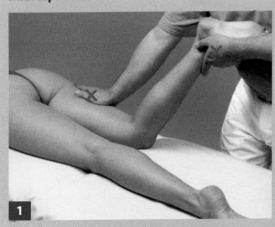

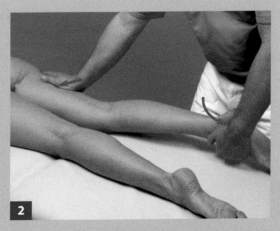

L: Bauchlage, Kniegelenk in Flexion
H: Der Therapeut umfasst mit der linken Hand von tibial das Sprunggelenk. Die rechte Hand liegt flächig auf dem Muskelbauch des M. biceps femoris.

B: Der Therapeut extendiert mit seiner linken Hand das Kniegelenk. Gleichzeitig übt er mit seiner rechten Hand Druck nach anterior und proximal aus.

Oberschenkel

MEMO

Die unteren, schrägen Fasern des M. quadriceps femoris (M. vastus medialis obliquus) und der M. vastus lateralis gelten als Patella steuernde Muskulatur.

MEMO

Durch intensive sportliche Belastung kann es zu einer Ansatzreizung des M. adductor longus im Bereich der Symphyse kommen.

M. quadriceps femoris

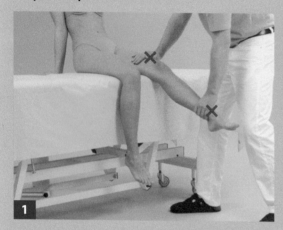

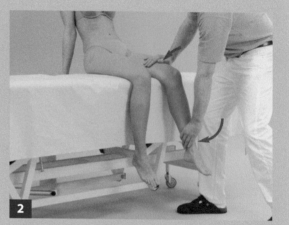

A   Sitz, Hüftgelenk in 90° flektiert, Kniegelenk gestreckt
H: Der Therapeut fasst mit der linken Hand den distalen Unterschenkel. Die rechte Hand liegt flächig auf dem Muskelbauch des M. quadriceps femoris.

B: Der Therapeut bewegt mit der linken Hand den Unterschenkel passiv, bis etwa nahezu 90° Flexion im Kniegelenk erreicht werden. Mit der rechten Hand übt er gleichzeitig Druck nach posterior und proximal auf den M. quadriceps femoris aus.

Adduktoren

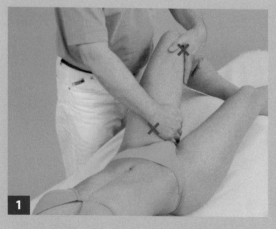

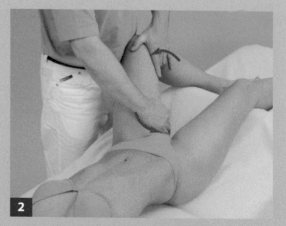

L: Rückenlage, Hüft- und Kniegelenk leicht flektiert
H: Die linke Hand liegt auf dem rechten Knie, die rechte Hand liegt flächig auf den Adduktoren.

B: Der Therapeut abduziert mit der linken Hand das Bein im Hüftgelenk und bewegt die rechte Hand gleichzeitig unter Druck gegen den Femur nach proximal. Anschließend wird das Bein ohne Druck in die Ausgangsstellung zurückgeführt.

4.11

Untersuchung _____ 376

Anamnese _____ 376

Inspektion _____ 376

Palpation _____ 378

Funktionsprüfung _____ 382

Alarmzeichen _____ 384

Behandlung _____ 385

**Klassische Massage der
Unterschenkelvorderseite** _____ 385

Streichungen _____ 386

Knetungen _____ 388

Tapotements und Vibrationen _____ 389

**Klassische Massage der
Unterschenkelrückseite** _____ 390

Streichungen _____ 391

Knetungen _____ 393

Reibungen, Walkungen, Schüttelungen _____ 395

Tapotements und Vibrationen _____ 396

Querfriktionen _____ 397
Pes anserinus superficialis _____ 397
Retinaculum patellae mediale _____ 398
Retinaculum patellae laterale _____ 398
Ligg. meniscotibiales mediales _____ 399
Ligg. meniscotibiales laterales _____ 399
Lig. patellae _____ 400
Patellabasis _____ 400
Lig. collaterale tibiale _____ 401
Lig. collaterale fibulare _____ 401
Tractus iliotibialis _____ 402
M. biceps femoris _____ 402

Funktionsmassage _____ 403
M. tibialis anterior _____ 403
Mm. peronei _____ 404
M. extensor hallucis longus _____ 404
M. gastrocnemius _____ 405
M. popliteus _____ 405
M. flexor digitorum longus _____ 406
M. flexor hallucis longus _____ 406

Behandlungsbeispiele _____ 407

Gonarthrose _____ 407

Patellarspitzensyndrom _____ 407

**Insertionstendopathie des
M. biceps femoris** _____ 408

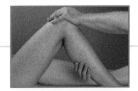

Untersuchung

In der Unterschenkel- und Knieregion sind Techniken aus dem Bereich der Klassischen Massage, der Querfriktionen und der Funktionsmassagen effektiv. Die einzelnen Maßnahmen werden anhand der voran gegangenen Befunderstellung ausgewählt. Diese umfasst Anamnese **(s. S. 38)**, Inspektion **(s. S. 42)**, Palpation **(s. S. 48)** und die Funktionsprüfung **(s. S. 51)**. Hinweise zu den allgemeinen Grundlagen finden sich in den entsprechenden Abschnitten des Buches. Vor Beginn der Behandlung ist eine Untersuchung im Hinblick auf möglicherweise vorliegende Alarmzeichen zu empfehlen. Hierbei handelt es sich um Befunde, die eine weitere ärztliche Abklärung umgehend erforderlich machen.

Anamnese

MEMO

Die sieben W's
- Was schmerzt bzw. wo schmerzt es?
  (Schmerzlokalisation? Segmentale Zuordnung? Schmerzausdehnung oder -projektion?)
- Wann schmerzt es?
  (Bestimmte tageszeitliche Rhythmik? Wann kommen und gehen die Schmerzen?)
- Seit wann bestehen die Beschwerden?
  (Beginn der Beschwerden?)
- Wie sind die Beschwerden?
  (Schmerzqualitäten: dumpf, spitz, bohrend, einschießend?)
- Wodurch werden die Beschwerden beeinflusst?
  (Linderung oder Verstärkung durch äußere Faktoren wie Kälte, Warme, Bewegung oder Ruhe?)
- Welche Begleiterscheinungen treten auf?
- Was wurde bisher unternommen?
  (Bisherige Therapieversuche mit oder ohne Erfolg? Medikamente? Operationen? Ruhigstellung? Physiotherapeutische Maßnahmen? Hilfsmittel?)

Inspektion

Die Inspektion umfasst die allgemeinen Aspekte wie Haltung und Gang. Art und Weise der Bewegungen und des Gangs liefern oft nähere Informationen zu den Beschwerden. Des Weiteren erfolgt die Betrachtung des Beins in drei Achsen: von ventral, dorsal und lateral.

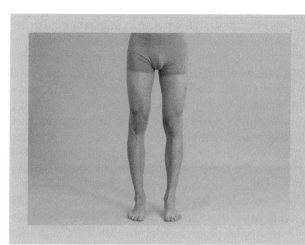

Inspektion von ventral

Bei der Inspektion von ventral sind folgende Kriterien von Bedeutung:
- Beinachse: von der Mitte der Leistenbeuge über die Kniescheibe durch die Malleolengabel? Kniegelenksspalt rechtwinklig zu dieser Linie?
- Patella: Patellakontur gut abgrenzbar? Unterer Rand 1 cm oberhalb des Gelenkspalts?
- Konturen: Oberschenkel- und Unterschenkelmuskulatur gut abgrenzbar? Auf rechter und linker Körperhälfte gleich gut ausgebildet?
- Haut: Entzündungszeichen? Behaarung? Pigmentation? Tumor?
- Gefäßzeichnung: Varikosis?
- Schwellung oder Erguss? Lokalisierte oder generalisierte Schwellung? Hämatom? Recessus suprapatellaris verdickt?

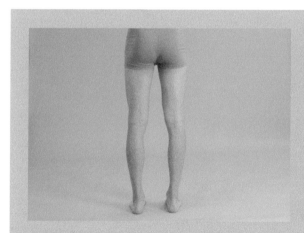

Inspektion von dorsal

Bei der Inspektion von dorsal sind folgende Kriterien von Bedeutung:
- Achse: Ober- und Unterschenkel senkrecht übereinander? Genu varum? Genu valgum?
- Haut: Entzündungszeichen? Behaarung? Pigmentation? Tumor?
- Gefäßzeichnung: Varikosis?

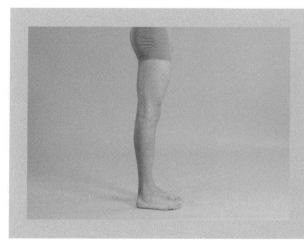

Inspektion von lateral

Bei der Inspektion von lateral sind folgende Kriterien von Bedeutung:
- Achse: Oberschenkel und Unterschenkel senkrecht übereinander?
- Beinachse: Genu recurvatum?
- Haut: Entzündungszeichen? Behaarung? Pigmentation? Tumor?
- Gefäßzeichnung: Varikosis?
- Schwellung oder Erguss? Lokalisierte oder generalisierte Schwellung? Hämatom?

Unterschenkel

Palpation

Zunächst erfolgt die Palpation der Haut. Dabei werden Temperatur und Oberflächenbeschaffenheit sowie der Spannungszustand des Gewebes im Beinbereich erfasst. Im Rahmen der Schmerzpalpation werden die knöchernen Referenzpunkte als Ansatz oder Ursprung von Bändern, Ligamenten, Sehnen und Muskeln getastet. Anschließend erfolgt die Tonusprüfung der einzelnen Muskeln.

Knöcherne Strukturen

Die Patella wird bei extendiertem Kniegelenk palpiert. Die Spitze der Patella liegt auf der Höhe des Gelenkspalts des Femurotibialgelenks. Von dort aus lässt sich die Patella nach fibular über die Seitenflä-

chen bis hin zur Basis verfolgen. Palpiert man von der tibialen Begrenzung der Patella aus nach posterior und etwas distal, so gelangt man zum **Epicondylus medialis femoris**. Dies ist der am weitesten tibial gelegene Teil des Femur und damit die prominenteste Erhebung.

Palpiert man von der fibularen Begrenzung der Patella aus nach posterior und etwas nach distal, so gelangt man zum **Epicondylus lateralis femoris**. Dies ist der am weitesten fibular gelegene Teil des Femur und damit die prominenteste Erhebung.

Verfolgt man von der Patellaspitze aus das Lig. patellae, so findet man an dessen Ansatz die **Tuberositas tibiae**. Dies ist eine deutlich tastbare Erhebung am proximalen Anteil der Tibiavorderfläche.

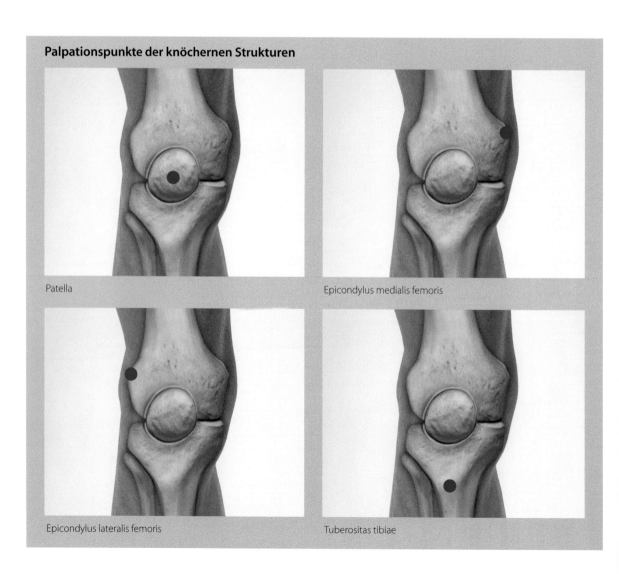

Palpationspunkte der knöchernen Strukturen

Patella

Epicondylus medialis femoris

Epicondylus lateralis femoris

Tuberositas tibiae

MEMO

Der Ansatz des Lig. patellae an der Tuberositas tibiae kann insbesondere bei Leichtathleten zu Insertionstendopathien neigen (Jumper's Knee).

Sehne des M. biceps femoris und verfolgt diese nach distal, so gelangt man zum **Caput fibulae**, welches posterofibular am proximalen Ende des Unterschenkels liegt. Etwa einen Querfinger oberhalb und etwas fibular der Tuberositas tibiae lässt sich das **Tuberculum von Gerdy** palpieren.

Vom Epicondylus medialis femoris kommend, lässt sich proximal und etwas weiter posterior gelegen das **Tuberculum adductorium femoris** palpieren. Hier inseriert auch der M. adductor magnus.

Unterhalb des tibialen Gelenkspalts lässt sich mit mehreren Fingern flächig der **tibiale Tibiakopf** tasten. Palpiert man als fibulare Kniekehlenbegrenzung die

 MEMO

Die Stelle an der der Tractus iliotibialis am Tuberculum von Gerdy inseriert, wird auch als Tuberositas tractus iliotibialis bezeichnet.

Palpationspunkte weiterer knöcherner Strukturen

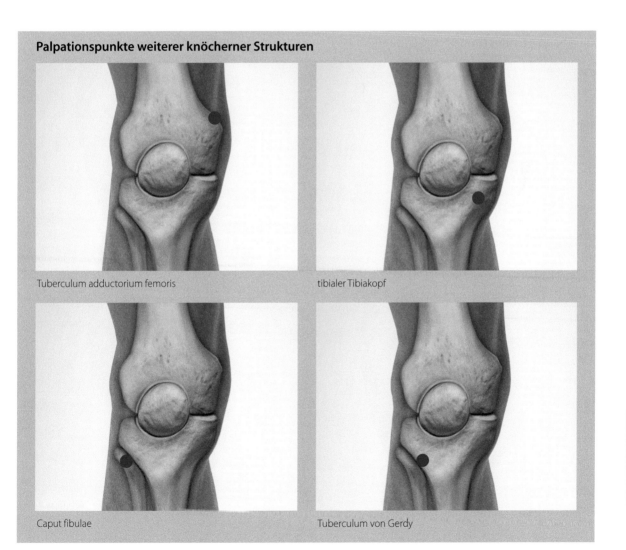

Tuberculum adductorium femoris

tibialer Tibiakopf

Caput fibulae

Tuberculum von Gerdy

Unterschenkel

Bänder, Menisken und Ligamente

Vom Condylus medialis femoris aus lässt sich das nach anterior und distal ziehende **Lig. collaterale tibiale** palpieren. Es lässt sich bis zur anterioren und tibialen Fläche des Tibiakopfes verfolgen.

Um den medialen Meniskus zu palpieren, wird der Unterschenkel in Richtung Außenrotation im Kniegelenk eingestellt. Der Therapeut palpiert von proximal kommend das nun tastbare Tibiaplateau. Dort liegen die **Ligg. meniscotibiales mediales**.

Bei innenrotiertem Unterschenkel lässt sich auf dem fibularen Tibiaplateau durch die Bewegung der Fingerkuppe von fibular nach tibial der Bandapparat des lateralen Meniskus, die **Ligg. meniscotibiales laterales** palpieren und auf Schmerz untersuchen.

Zwischen dem Epicondylus lateralis femoris und dem Caput fibulae kann mit dem Zeigefinger, am besten im Schneidersitz, das **Lig. collaterale fibulare** als derbe runde Struktur ertastet werden.

MEMO

- Das Lig. collaterale tibiale lässt sich am deutlichsten bei einer Flexion von ca. 60° und einer Außenrotation im Kniegelenk palpieren.
- Die Palpation des Lig. collaterale fibulare (Außenband) erfolgt idealerweise bei flektiertem, abduziertem und außenrotiertem Hüftgelenk mit gleichzeitiger Flexion im Kniegelenk.

Bänder, Menisken und Ligamente

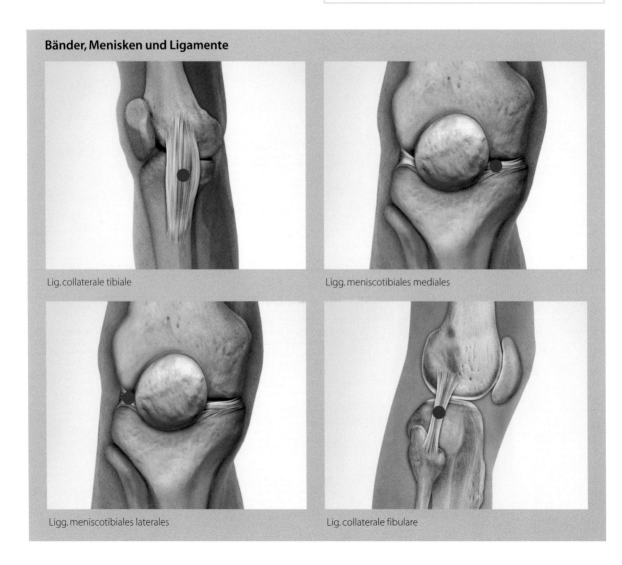

Lig. collaterale tibiale

Ligg. meniscotibiales mediales

Ligg. meniscotibiales laterales

Lig. collaterale fibulare

4.12

Tibial des Lig. patellae, in der Tiefe des Gelenkspalts, lässt sich insbesondere bei außenrotiertem Unterschenkel der **Meniscus medialis** palpieren.

In der Tiefe des fibularen Gelenkspalts lässt sich der **Meniscus lateralis** palpieren. Läsionen des Meniscus lateralis sind selten. Auf zwanzig verletzte Innenmenisken kommt in der Regel nur ein verletzter Außenmeniskus.

In der Verlängerung des Lig. collaterale tibiale ist der **Pes anserinus superficialis** auf der tibialen Fläche des Tibiakopfes tastbar.

Vom fibularen Gelenkspalt aus nach proximal liegt die sehr derbe Faszie des **Tractus iliotibialis** vor der Sehne des M. biceps femoris und hinter dem M. quadriceps femoris, Vastus lateralis. Sie kann nach

proximal über die gesamte Außenseite des Oberschenkels und nach distal bis zum Tuberculum von Gerdy palpiert werden.

MEMO

- Eine Druckdolenz im Gelenkspalt, die sich bei zunehmender Flexion von vorn nach hinten verlagert, wird als Hinweis auf eine Meniskusläsion gewertet (Steinmann-II-Zeichen).
- Der Pes anserinus superficialis wird von den Sehnen des M. sartorius, des M. gracilis und des M. semitendinosus gebildet.

Bänder, Menisken und Ligamente

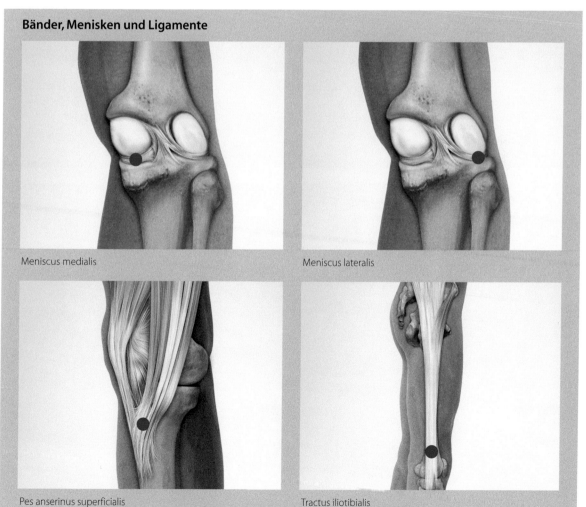

Meniscus medialis

Meniscus lateralis

Pes anserinus superficialis

Tractus iliotibialis

Funktionsprüfung

Das normale Bewegungsausmaß für Extension und-Flexion nach der Neutral-Null-Methode beträgt 5°–10°/0/120°–150°. Das Endgefühl der Flexion ist weich-elastisch, das der Extension hart-elastisch: Kapselmuster: Flexion > Extension

Flexion

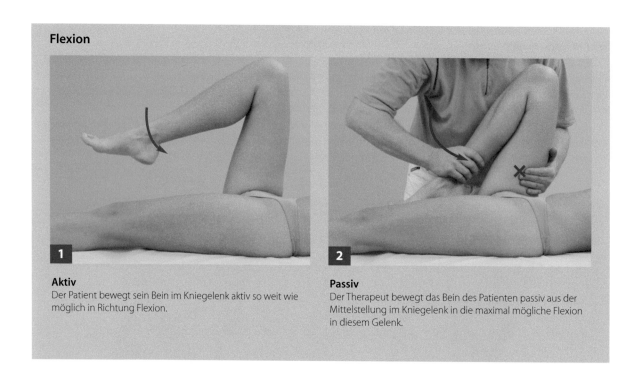

Aktiv
Der Patient bewegt sein Bein im Kniegelenk aktiv so weit wie möglich in Richtung Flexion.

Passiv
Der Therapeut bewegt das Bein des Patienten passiv aus der Mittelstellung im Kniegelenk in die maximal mögliche Flexion in diesem Gelenk.

Extension

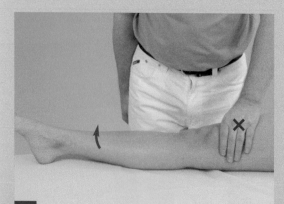
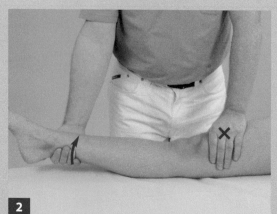

Aktiv
Der distale Oberschenkel wird fixiert. Der Patient drückt das Knie so weit wie möglich durch und versucht die Ferse anzuheben.

Passiv
Aus der Mittelstellung bewegt der Therapeut das Kniegelenk passiv in die maximal mögliche Extension, indem er den Unterschenkel nach anterior führt.

Das Bewegungsausmaß für Außenrotation/Innenrotation, getestet bei ca. 90° Flexion, beträgt 40°/0°/10°–30°. Das Endgefühl in beiden Richtungen ist festelastisch.

MEMO

Der M. biceps femoris ist der einzige Außenrotator des Kniegelenks und kommt dieser Funktion nur bei flektiertem Knie nach.

Außenrotation

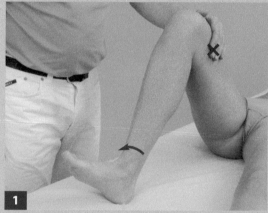

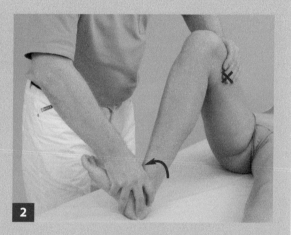

Aktiv
Der Patient flektiert das Bein im Kniegelenk bis ca. 90° und bringt den Fuß im oberen Sprunggelenk in Richtung Dorsalextension (verriegelte Stellung). Er rotiert dann mit aufstehender Ferse den Unterschenkel so weit wie möglich nach außen.

Passiv
Aus der Mittelstellung bewegt der Therapeut den Unterschenkel passiv in die maximal mögliche Außenrotation im Kniegelenk.

Innenrotation

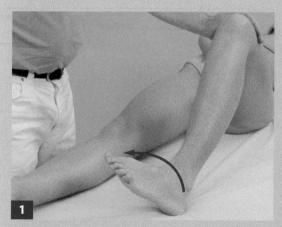

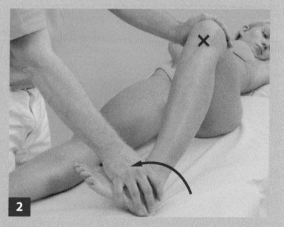

Aktiv
Der Patient flektiert das Bein im Kniegelenk bis ca. 90° und bringt das obere Sprunggelenk in Richtung Dorsalextension (verriegelte Stellung). Er rotiert dann den Unterschenkel so weit wie möglich nach innen.

Passiv
Der Therapeut bewegt den Unterschenkel passiv aus der Mittelstellung in die maximal mögliche Innenrotation im Kniegelenk.

Unterschenkel

Alarmzeichen

Besteht eine Ruptur des hinteren Kreuzbandes, so kann der Test für die vordere Schublade falsch positiv sein, da der Therapeut lediglich die Reposition der Tibia, die in einer hinteren Schublade steht, durchführt und nur den Bewegungsausschlag bewertet.

Beim Auftreten von Alarmzeichen ist eine dringende ärztliche Abklärung indiziert.

Passive Extension

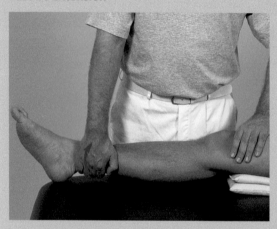

Treten Schmerzen bei einer passiven Hyperextension auf, so können diese als Hinweis auf eine Meniskusläsion im Bereich der Vorderhörner gewertet werden.

Passive Flexion

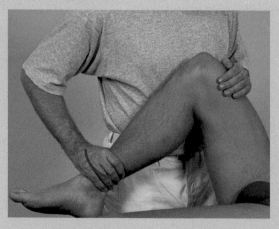

Eine Blockierung der aktiven und passiven Bewegung in Richtung Flexion im Kniegelenk mit hart federndem Endgefühl kann durch einen freien Gelenkkörper oder eine Meniskusläsion (z. B. Korbhenkelriss) verursacht werden.

Valgustest

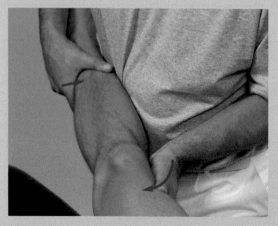

Eine vermehrte tibiale Aufklappbarkeit beim Valgustest deutet auf eine Läsion des Lig. collaterale tibiale sowie der hinteren Kapsel hin.

Vordere Schublade

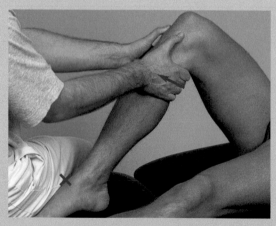

Lässt sich bei ca. 90° Flexion im Kniegelenk die Tibia gegenüber dem Femur deutlich nach anterior dislozieren, sollten weitere Tests für das vordere Kreuzband durchgeführt werden.

Behandlung

Klassische Massage der Unterschenkelvorderseite

Die Klassische Massage der Unterschenkelvorderseite betrifft die Extensoren und den M. tibialis. Die

Massage erfolgt in Rückenlage. Die Knie werden mit einer Schaumstoffrolle unterlagert. Die Auswahl der einzelnen Techniken richtet sich nach dem im Vorfeld erstellten Befund.

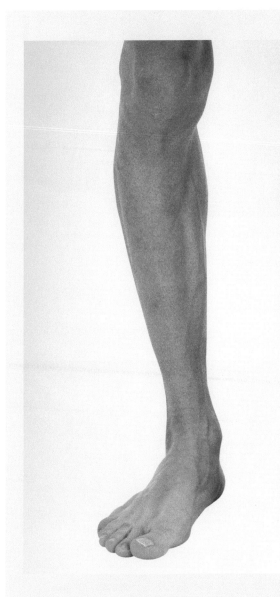

Streichungen
> Längsstreichungen
> Streichungen um die Knöchel
> Ausstreichungen Hand-über-Hand
> Ringförmige Ausstreichungen

Knetungen
> Flache Knetungen der Extensoren mit der Handwurzel
> Flache Knetungen des M. tibialis mit der Handwurzel

Tapotements und Vibrationen
> Hackungen
> Klatschungen
> Klopfungen
> Vibrationen

Streichungen

Die Teilmassage des Unterschenkels beginnt mit Ausstreichungen. Die Ausstreichungen beziehen zunächst das gesamte Bein mit ein. Dann folgen Streichungen, die nur den Unterschenkel betreffen.

Längsstreichungen

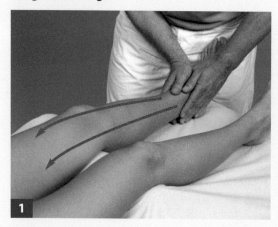

Der Therapeut legt beide Hände tibial und fibular der Knöchel auf.

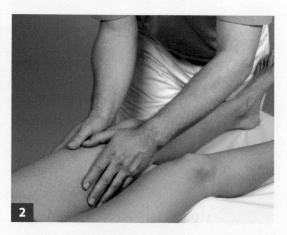

Mit leichtem Druck führt der Therapeut beide Hände von distal nach proximal.

Streichungen um die Knöchel

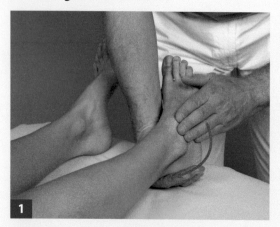

Der Therapeut legt die Fingerspitzen der Zeige-, Mittel- und Ringfinger etwas distal und proximal des Malleolus lateralis auf. Die Ferse ruht auf der rechten Hand des Therapeuten.

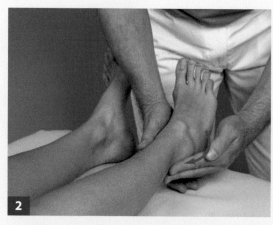

Mit leichtem Druck umfährt der Therapeut den Malleolus lateralis von anterior nach posterior. Die Fingerspitzen üben einen leichten Druck aus.

4.12

Weitere Varianten der Streichungen sind die Ausstreichungen Hand-über-Hand und die ringförmigen Ausstreichungen.

Ausstreichungen Hand-über-Hand

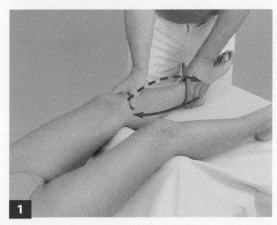

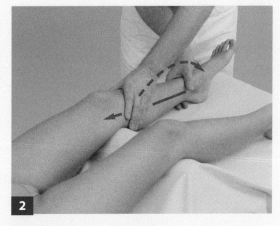

Die Ausstreichung des Unterschenkels erfolgt Hand-über-Hand. Die rechte Hand gleitet vom Malleolus lateralis bis zum Kniegelenk. Die linke Hand folgt der ersten Hand.

Bevor die zweite Hand das Knie erreicht, wird die rechte Hand abgehoben und distal wieder angesetzt. So entsteht mit beiden Händen eine fließende Bewegung, bei der immer eine Hand in Kontakt mit dem Unterschenkel ist.

Ringförmige Ausstreichungen

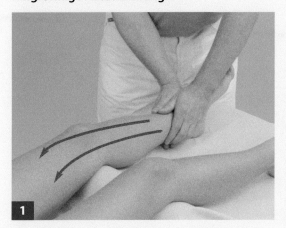

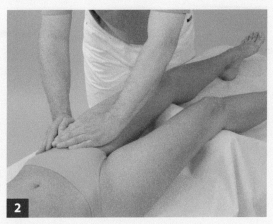

Der Therapeut legt beide Hände ringförmig in Höhe der Knöchel auf und übt einen leichten Druck auf das Gewebe aus.

Unter leichtem Druck werden die Hände ringförmig über den Unterschenkel, den Oberschenkel und bis zur Leiste vorgeschoben.

Unterschenkel

Knetungen

An der Vorderseite des Unterschenkels werden die Extensoren und der M. tibialis geknetet. Die Knetung erfolgt hierbei mit der Handwurzel.

MEMO

Läufer mit zu deutlicher Pronationstendenz bekommen manchmal Beschwerden in der vorderen Logenmuskulatur, u. a. am M. tibialis anterior.

Flache Knetungen der Extensoren mit der Handwurzel

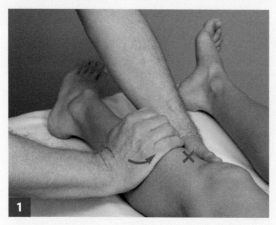

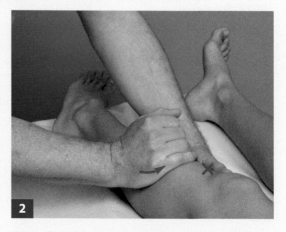

Die Knetung der Extensoren erfolgt mit der Handwurzel. Die rechte Hand des Therapeuten kontaktiert die Muskeln fibular des Schienbeins. Die linke Hand fixiert den Unterschenkel.

Die Handwurzel führt eine Kompression auf die Extensoren aus, die in die Tiefe gerichtet ist. Die Muskeln werden gegen die knöcherne Unterlage, die Tibia, gedrückt.

Flache Knetungen des M. tibialis mit der Handwurzel

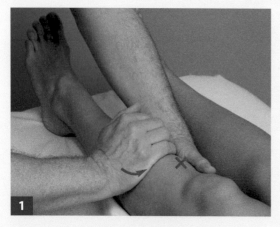

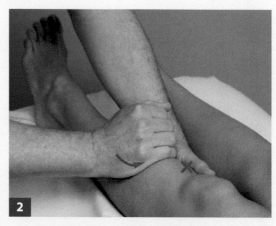

Die Knetung des M. tibialis erfolgt ebenfalls mit der Handwurzel. Die rechte Hand kontaktiert die fibulare Seite des Unterschenkels, die linke Hand fixiert den Unterschenkel. Das Bein ist für die Knetung des Muskels leicht nach innen rotiert.

Die Knetung erfolgt durch die intermittierende Kompression des Muskelbauches gegen die Tibia.

Tapotements und Vibrationen

An der Unterschenkelvorderseite können tiefenwirksame Hackungen, Klatschungen und Klopfungen abschließend eingesetzt werden. Knochenvorsprünge wie die Tibiakante und das Kniegelenk sollten von diesen Techniken ausgespart werden. Vibrationen können punktuell oder flächig im Bereich der Unterschenkelmuskulatur angewendet werden.

Hackungen

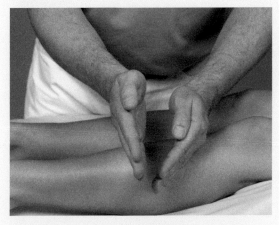

Hackungen werden mit locker herabfallenden Handkanten über den Extensoren und dem M. tibialis durchgeführt. Es sollte darauf geachtet werden, dass die Hackung nicht auf der Tibiakante erfolgen.

Klatschungen

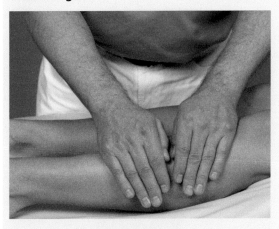

Klatschungen können mit der Hohlhand über den Extensoren durchgeführt werden.

Klopfungen

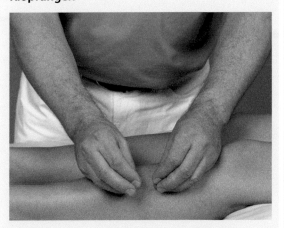

Klopfungen werden mit locker geformter Faust über den Extensoren verabreicht. Dabei trifft die ulnare Seite der Kleinfinger und die Radialseite der Daumen auf die Haut.

Vibrationen

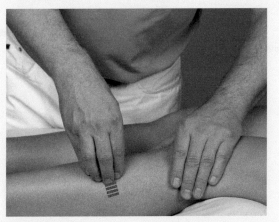

Vibrationen können im Bereich der Streckmuskulatur des Unterschenkels mit den Fingerspitzen, wie hier gezeigt, verabreicht werden. Vibrationen mit den Fingerspitzen erreichen eine gute Tiefenwirkung.

**Klassische Massage der Unterschenkel-
rückseite**
Die Klassische Massage der Unterschenkelrückseite
betrifft im Wesentlichen die Wadenmuskulatur. Zur

Massage liegt der Patient am besten auf dem Bauch.
Die Sprunggelenke werden mit einer Schaumstoffrolle unterlagert, so dass die rückwärtige Unterschenkelmuskulatur entspannt ist.

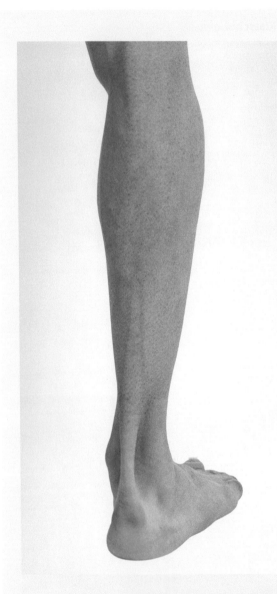

Streichungen
  Längsstreichungen
  Ringförmige Ausstreichungen
  Streichungen Hand-über-Hand

Knetungen
  Querknetungen des M. triceps surae
  zwischen Daumen, Daumenballen und Fingern/
  zwischen Handwurzeln und Fingern
  Längsknetung des M. triceps surae
  Wechselhändige Längsknetungen des M. triceps surae

Reibungen, Walkungen, Schüttelungen
  Reibungen im Bereich des M. triceps surae
  Walkungen
  Schüttelungen, Bauchlage
  Schüttelungen, Rückenlage

Tapotements und Vibrationen
  Hackungen
  Klatschungen
  Klopfungen
  Vibrationen

Streichungen

Bei der Teilmassage der Unterschenkelrückseite werden zunächst Ausstreichungen durchgeführt, die das gesamte Bein betreffen: Längsstreichungen und ringförmige Ausstreichungen.

Längsstreichungen

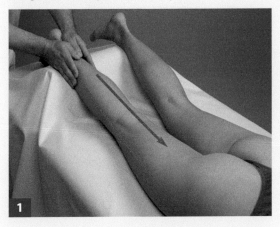

1

Der Therapeut legt seine Handflächen beidseits der Knöchel auf.

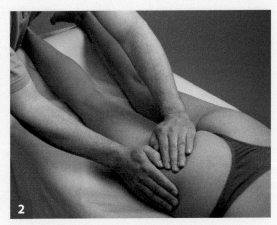

2

Der Therapeut führt aus dieser Position beide Hände mit leichtem Druck nach proximal bis zum Gesäß.

Ringförmige Ausstreichungen

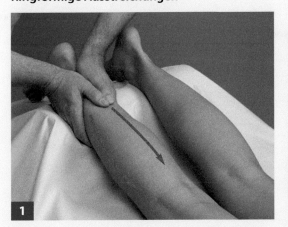

1

Der Therapeut legt beide Hände ringförmig fibular und tibial im Bereich der Knöchel auf und führt zunächst einen leichten Druck aus.

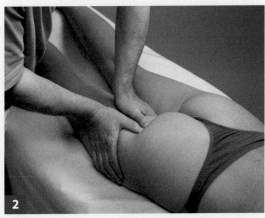

2

Unter Beibehaltung des Drucks führt der Therapeut beide Hände ringförmig nach proximal bis zur Glutealregion.

Unterschenkel

Über der Dorsalseite des Unterschenkels können als weitere Variante Hand-über-Hand-Streichungen durchgeführt werden.

MEMO

Der M. gastrocnemius ist Teil des M. triceps surae und gehört zu den kräftigsten Muskeln des Körpers.

Hand-über-Hand-Streichungen

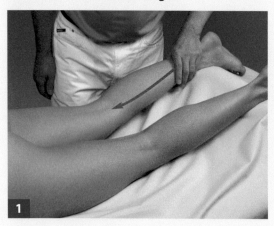

Der Therapeut legt die linke Hand distal in Höhe der Knöchel auf.

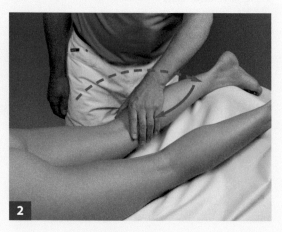

In der zweiten Phase gleitet die linke Hand bis zur Kniekehle.

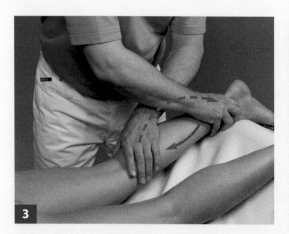

Dort angekommen, legt der Therapeut seine rechte Hand distal im Bereich der Knöchel auf.

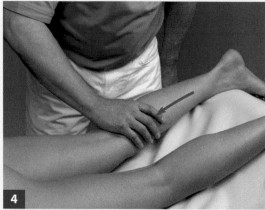

Während nun die rechte Hand nach proximal gleitet, wird die linke Hand abgehoben und erneut im Bereich der Knöchel aufgesetzt. Der Zyklus beginnt nun von neuem. Bei kontinuierlicher Durchführung entsteht eine fließende Bewegung bei der immer eine Hand Kontakt zur Unterschenkelrückseite beibehält.

4.12

Knetungen

An der Wade werden Längs- und Querknetungen durchgeführt. Die Querknetung kann auch zwischen der Handwurzel und den Fingern durchgeführt werden. Diese alternative Technik schont das Daumengrundgelenk des Therapeuten.

Querknetungen des M. triceps surae zwischen Daumen, Daumenballen und Fingern

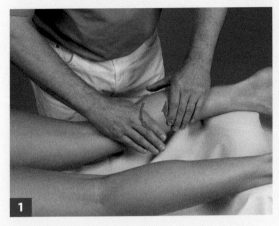

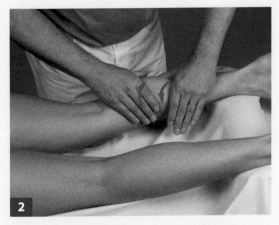

Die rechte Hand des Therapeuten drückt mit Daumen und Thenar den Muskelbauch gegen die Finger der linken Hand.

In der zweiten Phase wechseln die Hände, so dass die linke Hand mit Daumen und Thenar den Muskelbauch gegen die Finger der rechten Hand schiebt. Kontinuierlich durchgeführt, entsteht eine rhythmisch fließende Querknetung des Muskels.

Querknetungen des M. triceps surae zwischen Handwurzeln und Fingern

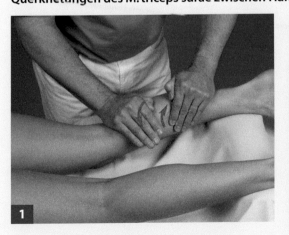

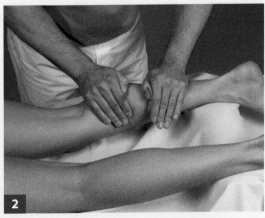

Die rechte Handwurzel des Therapeuten schiebt den Muskelbauch gegen die Finger der linken Hand.

In der zweiten Phase wechseln die Hände. Nun schiebt die linke Hand den Muskelbauch gegen die Finger der rechten Hand. Kontinuierlich durchgeführt entsteht eine rhythmische Bewegung, die den Muskel quer zu seinem Faserverlauf knetet.

Unterschenkel

Eine weitere Alternative der Knetung der Wadenmuskulatur besteht in der wechselhändigen Längsknetung mit angehobenen Unterschenkeln.

MEMO

Der M. gastrocnemius ist Kennmuskel für das Rückenmarkssegment S1.

Längsknetungen des M. triceps surae

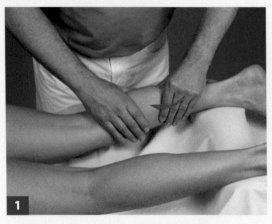

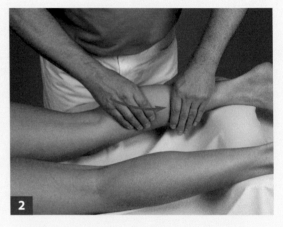

Die linke Hand des Therapeuten erfasst flächig den Muskel, hebt und komprimiert ihn und reicht ihn an die andere Hand weiter.

Nun hebt und komprimiert die rechte Hand den Muskelbauch, während die andere Hand mit dem Druck nachlässt. Kontinuierlich durchgeführt, entsteht eine fließende und längs gerichtete Knetung.

Wechselhändige Längsknetungen des M. triceps surae

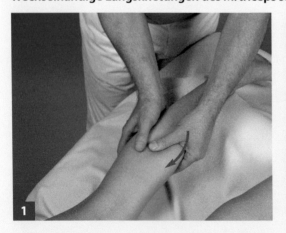

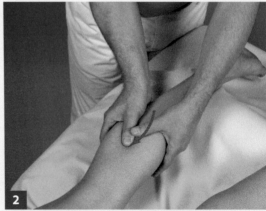

Die Hände des Therapeuten umfassen von lateral und medial den Muskelbauch des M. triceps surae. Gleichzeitig wird der Unterschenkel leicht von der Unterlage abgehoben. Die linke Hand komprimiert und hebt den medialen Muskelanteil. Der Muskel wird sozusagen an die rechte Hand „übergeben".

In der zweiten Phase komprimiert nun die rechte Hand flächig den Muskelbauch, während die andere Hand mit dem Druck nachlässt. Alternierend ausgeführt, entsteht eine wechselseitige, rhythmisch fließende und längs gerichtete Kompression des Muskels.

Reibungen, Walkungen und Schüttelungen
Die Massage der Unterschenkelrückseite kann mit Reibungen, Walkungen und Schüttelungen abgeschlossen werden.

MEMO

Im Bereich der Achillessehne treten häufig Entzündungen der Sehne (Tendinitis) oder des Sehnengleitgewebes (Peritendinitis) und Bursitiden auf. (Achillodynie).

Reibungen im Bereich des M. triceps surae

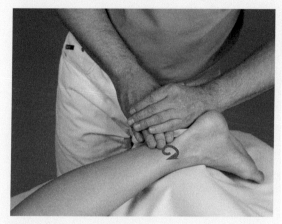

Reibungen können im gesamten Bereich der Wadenmuskulatur durchgeführt werden. Die Fingerspitzen nehmen Kontakt mit der empfindlichen Muskelzone auf und führen kleine kreisende Bewegungen mit in die Tiefe gerichtetem Druck aus. Zusätzlich kann der Druck durch die zweite Hand verstärkt werden.

Walkungen

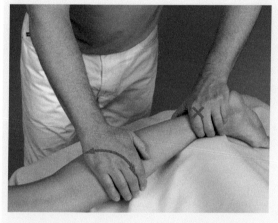

Die linke Hand fixiert distal den Unterschenkel, die rechte Hand liegt flächig auf dem Muskelbauch des M. triceps surae auf. Die Hand bewegt den Muskelbauch zügig hin und her. Die distale Hand verhindert, dass das gesamte Bein im Hüftgelenk, bzw. Kniegelenk rotiert wird.

Schüttelungen, Bauchlage

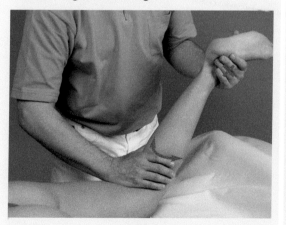

Schüttelungen werden an der entspannten Wadenmuskulatur durchgeführt. Die linke Hand des Therapeuten fixiert den Unterschenkel in 70–80° Flexion. Die rechte Hand umfasst den Muskelbauch des M. triceps surae und bewegt den entspannten Muskel mit einer schüttelnden Bewegung hin und her.

Schüttelungen, Rückenlage

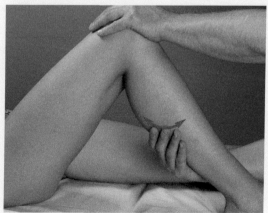

Die Schüttelungen des M. triceps surae können auch in Rückenlage am aufgestellten Bein erfolgen. Hier fixiert die linke Hand des Therapeuten über das Knie den Unterschenkel, während die rechte Hand schüttelnde Bewegungen am M. triceps durchführt.

Unterschenkel

Tapotements und Vibrationen

Am Ende der Teilmassage des Unterschenkels können tiefenwirksame Hackungen, Klatschungen und Klopfungen eingesetzt werden. Dabei müssen Kno-chenvorsprünge und die empfindliche Kniekehle von diesen Techniken ausgespart werden. Vibrationen, flächig oder punktuell durchgeführt, können in den Ablauf der Massagebehandlung integriert werden.

Hackungen

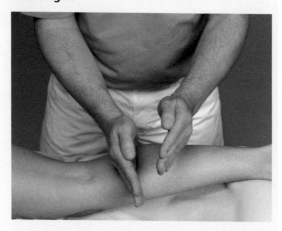

Die Hackungen im Bereich der Unterschenkelrückseite werden mit locker herabfallenden Handkanten über dem gesamten M. triceps surae durchgeführt.

Klatschungen

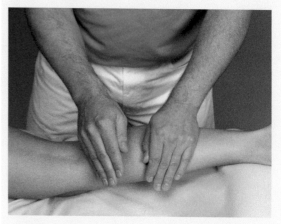

Über der Wadenmuskulatur können wechselseitige Klatschungen mit der Hohlhand durchgeführt werden.

Klopfungen

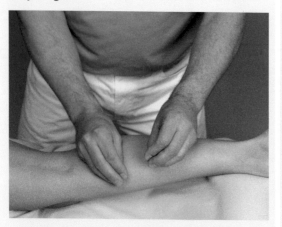

Die Wadenmuskulatur kann gezielt mit Klopfungen massiert werden. Dabei treffen die ulnare Seite der Kleinfinger und die Radialseite der Daumen auf die Haut auf.

Vibrationen

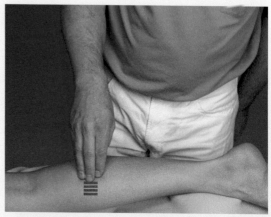

Vibrationen können punktuell mit den Fingerspitzen, wie hier gezeigt, oder flächig mit der ganzen Hand über schmerzenden Arealen durchgeführt werden. Bei der Verabreichung von Vibrationen mit den Fingerspitzen wird eine bessere Tiefenwirkung erreicht.

Querfriktionen

Im Bereich des Kniegelenks gibt es Ligamente und Muskelansätze, die Querfriktionen gut zugänglich sind. Voraussetzung für eine effektive Behandlung ist die genaue Lokalisation der Zielstrukturen und die Behandlungsrichtung. Letztere verläuft stets quer zur Faserrichtung. Ligamente und Sehnen werden im gespannten und Muskeln im entspannten Zustand behandelt.

Nachstehend werden die Querfriktionen an folgenden Strukturen dargestellt:

- Pes anserinus superficialis
- Retinaculum patellae mediale
- Retinaculum patellae laterale
- Ligg. meniscotibiales mediales
- Ligg. meniscotibiales laterales
- Lig. patellae
- Patellabasis
- Lig. collaterale tibiale
- Lig. collaterale fibulare
- Tractus iliotibialis
- M. biceps femoris

 PRAXISTIPP

Muskeln müssen während der Behandlung entspannt sein. Je empfindlicher und gereizter ein Muskel ist, desto stärker sollten Ansatz und Ursprung angenähert werden.

 PRAXISTIPP

Eine Schmerzempfindlichkeit am Pes anserinus kann aus einer Bursitis der Bursa anserina resultieren, die sich zwischen den Muskelinsertionen, dem Lig. collaterale tibiale und der Tibia befindet.

Pes anserinus superficialis

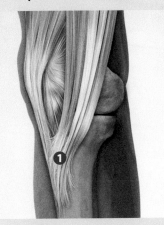

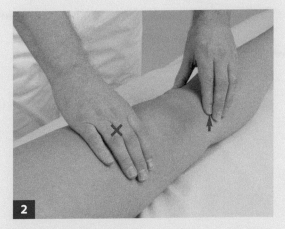

1 Pes anserinus superficialis
L: Rückenlage
H: Der Therapeut fixiert mit der rechten Hand den distalen Oberschenkel. Zeige- und Mittelfinger der linken Hand liegen flächig von posterior dem Pes anserinus super-

ficialis an, der Daumen stützt sich auf der gegenüberliegenden Seite der Tibia ab.
B: Der Therapeut bewegt Zeige- und Mittelfinger (unter Druck nach posterior) von posterior nach anterior über den Pes anserinus superficialis.

Die Querfriktion am Retinaculum patellae mediale und am Retinaculum patellae fibulare erfolgt am gestreckten, durch eine Rolle unterlagerten Knie.

MEMO

Die Retinacula mediale und laterale setzen neben der Tuberositas tibiae an der Tibia an und gelten als „Reservestreckapparat" (Schäfer et al. 2002).

Retinaculum patellae mediale

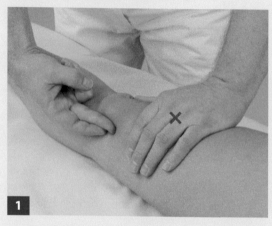

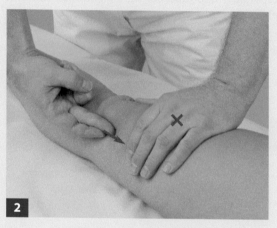

L: Rückenlage, Kniegelenk in Extension
H   Der Therapeut drückt mit dem Daumen der linken Hand die Patella nach tibial. Der durch den Mittelfinger beschwerte rechte Zeigefinger liegt am tibialen Rand des Retinaculum patellae mediale.

B: Durch eine Bewegung von distal nach proximal im Handgelenk führt der Therapeut den beschwerten rechten Zeigefinger unter Druck über das Retinaculum patellae mediale.

Retinaculum patellae laterale

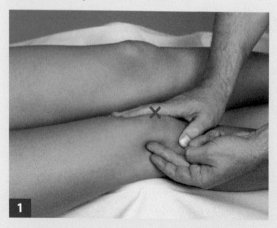

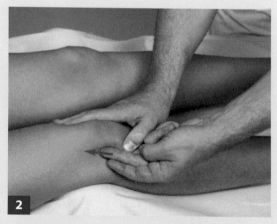

L: Rückenlage, Kniegelenk in Extension
H   Der Therapeut drückt mit dem Zeigefinger der rechten Hand die Patella nach lateral. Der durch den Zeigefinger beschwerte linke Mittelfinger liegt am fibularen Rand des Retinaculum patellae laterale.

B: Durch eine Bewegung von distal nach proximal führt der Therapeut den beschwerten linken Mittelfinger unter Druck über das Retinaculum patellae laterale.

Die Ligg. meniscotibiales mediales und laterales, im englischen Sprachgebrauch aufgrund ihres herzför- migen Verlaufs auch „Coronary ligaments" genannt, werden am flektierten Knie friktioniert.

Ligg. meniscotibiales mediales

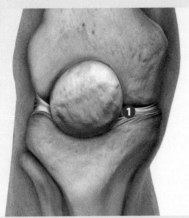

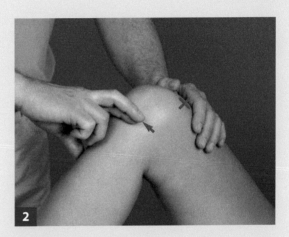

1 Ligg. meniscotibiales mediales
L: Rückenlage, Kniegelenk mindestens 90° flektiert und leicht außenrotiert
H: Der Therapeut legt den mit dem Mittelfinger beschwerten rechten Zeigefinger von proximal auf den Ansatzbereich der Ligg. meniscotibiales mediales.

Den Daumen stützt er auf der fibularen Seite am Tibiakopf ab.
B: Der Therapeut bewegt seinen durch den Mittelfinger beschwerten rechten Zeigefinger unter Druck auf das Tibiaplateau von tibial nach fibular.

Ligg. meniscotibiales laterales

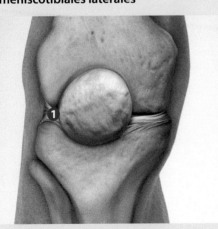

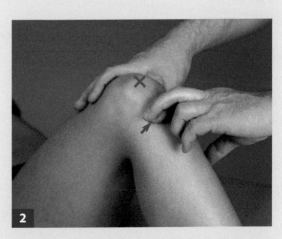

1 Ligg. meniscotibiales laterales
L: Rückenlage, Kniegelenk mindestens 90° flektiert und leicht innenrotiert
H: Der Therapeut legt den durch den Mittelfinger beschwerten linken Zeigefinger von proximal auf die

Insertion der Bänder. Den Daumen stützt er auf der gegenüberliegenden Seite am Tibiakopf ab.
B: Der Therapeut bewegt seinen durch den Mittelfinger beschwerten linken Zeigefinger unter Druck auf das Tibiaplateau von fibular nach tibial.

Da bei der Friktion des Lig. patellae direkt am Ligamentum angesetzt wird, muss der Therapeut die Patella so einstellen, dass die betreffende Sehne sich im entspannten Zustand befindet.

Lig. patellae

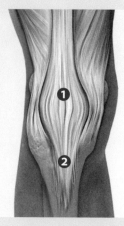

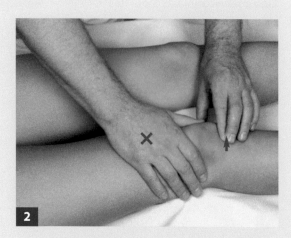

1 Patellabasis   2 Lig. patellae
H: Der Therapeut fixiert von proximal die Patella zwischen Zeigefinger und abduziertem Daumen der rechten Hand. Der Zeigefinger der linken Hand kontaktiert von fibular die schmerzhafte Stelle der Patellarsehne.

Den linken Daumen stützt der Therapeut an der Tibia ab.
B: Der Therapeut bewegt den beschwerten linken Zeigefinger mit Druck nach proximal und posterior von fibular nach tibial über die schmerzhafte Insertion an der Patellaspitze.

Patellabasis

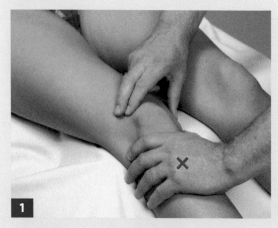

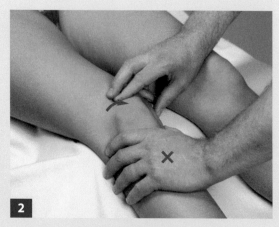

L: Rückenlage, Kniegelenk in leichter Flexion
H: Mit der linken Hand fixiert der Therapeut flächig die Patella. Der durch den Mittelfinger beschwerte Zeigefinger der rechten Hand liegt im schmerzhaften Insertionsbereich.

B: Der Therapeut bewegt unter Druck nach distal den durch den Mittelfinger beschwerten rechten Zeigefinger von fibular nach tibial über die schmerzhafte Insertion.

Sofern dies aufgrund der Schmerzsituation möglich ist, können die Seitenbänder in gespanntem Zustand behandelt werden. Hierzu wird das Kniegelenk in eine Flexionsstellung von ca. 90° gebracht und unter Valgus- bzw. Varusstress gesetzt.

Lig. collaterale tibiale

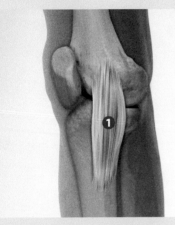

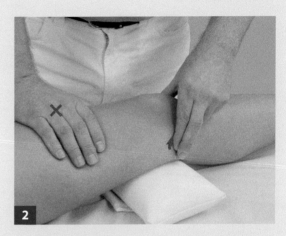

1 Lig. collaterale tibiale
L: Rückenlage, Kniegelenk in Extension
H: Der Therapeut kontaktiert mit dem durch den Mittelfinger beschwerten Zeigefinger der linken Hand von posterior das Lig. collaterale tibiale.

Mit der rechten Hand fixiert er den distalen Oberschenkel.
B: Der Therapeut bewegt den Zeigefinger mit Druck über das Lig. collaterale tibiale von posterior nach anterior. Dabei führt er eine Bewegung in Richtung Dorsalextension im Handgelenk aus.

Lig. collaterale fibulare

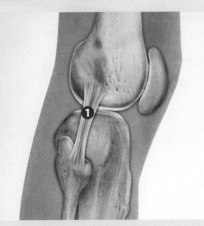

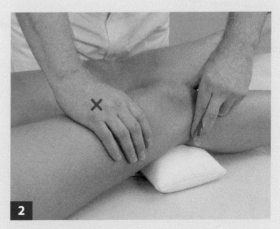

1 Lig. collaterale fibulare
L: Rückenlage, Kniegelenk in Extension
H: Der Therapeut kontaktiert mit dem durch den Mittelfinger beschwerten Zeigefinger der linken Hand von posterior direkt oberhalb des Fibulaköpfchens das

Lig. collaterale fibulare. Die rechte Hand fixiert den distalen Oberschenkel.
B: Der Therapeut bewegt den Zeigefinger mit Druck nach anterior über das Lig. collaterale fibulare. Er führt dabei eine Dorsalextension im Handgelenk aus.

Unterschenkel

Die Spannung des Tractus iliotibialis kann durch die Einstellung des Hüftgelenks während der Querfriktionsbehandlung variiert werden. Zu diesem Zweck kann die Ausgangsstellung des Patienten zwischen Rückenlage und Sitz stufenlos verändert werden.

Tractus iliotibialis

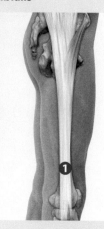

1

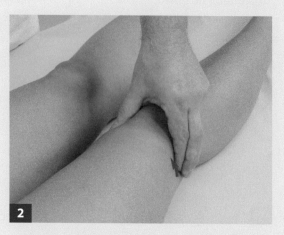

2

1 Tractus iliotibialis
L: Rückenlage, Kniegelenk ca. 20° flektiert
H: Der Zeigefinger der linken Hand liegt von posterior auf der Höhe des Epicondylus lateralis am Tractus iliotibialis an. Den linken Daumen stützt der Therapeut tibial am distalen Femur ab.

B: Der Therapeut bewegt seinen beschwerten Zeigefinger mit Druck gegen den Tractus iliotibialis von posterior nach anterior über den Epicondylus lateralis.

M. biceps femoris

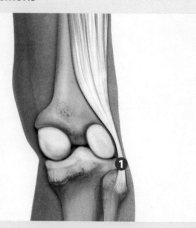

1

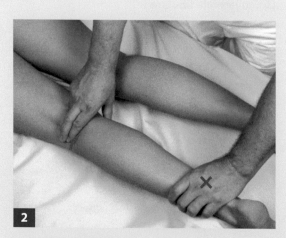

2

1 M. biceps femoris, Ansatz; Ansicht von lateral
L: Bauchlagerung, Kniegelenk leicht flektiert
H: Der Therapeut fixiert den Unterschenkel mit der linken Hand. Der Zeigefinger der rechten Hand kontaktiert dicht oberhalb des Fibulaköpfchens von

fibular die Sehne des M. biceps femoris. Der Daumen wird tibial am distalen Femur abgestützt.
B: Mit Druck nach anterior bewegt der Therapeut den beschwerten rechten Zeigefinger von fibular nach tibial über die Sehne des M. biceps femoris.

Funktionsmassage

Im Bereich des Unterschenkels wird die Funktionsmassage an folgenden Muskeln durchgeführt:

- M. tibialis anterior
- Mm. peronei
- M. extensor hallucis longus
- M. gastrocnemius
- M. popliteus
- M. flexor digitorum longus
- M. flexor hallucis longus

Der **M. tibialis anterior** ist ein Extensor im Sprunggelenk, ferner kann er auf Grund seiner Insertion den medialen Fußrand anheben.

Die **Mm. peronei** pronieren und flektieren den Fuß. Beide Muskeln sind für die Ausrichtung des Fußes an die Bodengegebenheiten wichtig und helfen, beim Einbeinstand das Gleichgewicht zu halten. Die Funktionsmassage erfolgt in Richtung Elongation, also in Richtung Supination und Extension im Sprunggelenk.

Der **M. extensor hallucis longus** ist zum einen der einzige kraftvolle Extensor der Großzehe, zum anderen wirkt er auch als Strecker im Sprunggelenk.

Der **M. gastrocnemius** beugt kraftvoll im Kniegelenk und führt eine Plantarflexion im Sprunggelenk durch. Er ist wichtig für eine koordinierte Abrollbewegung beim Laufen und wirkt im unteren Sprunggelenk als Supinator.

Der **M. popliteus** bewirkt am fest gestreckten Kniegelenk (Standbein) eine Außenrotation des Femurs auf der Tibia. Dadurch können sich Kreuzbänder lockern. Bei der Beugung im Kniegelenk zieht er den lateralen Meniskus auf der Tibia nach dorsal und verhindert damit die Einklemmung des Meniskus

Der **M. flexor digitorum longus** flektiert die Zehen und den Fuß.

Der **M. flexor hallucis longus** setzt am distalen Endphalanx der Großzehe an und beugt daher den großen Zeh. Weiterhin supiniert er den Fuß im unteren Sprunggelenk.

PRAXISTIPP

- Belastungsabhängige Schmerzen in der Achillessehne bezeichnet man als Achillodynie.
- Einer Achillessehnenruptur gehen meist degenerative Veränderung in der Achillessehne voraus.

M. tibialis anterior

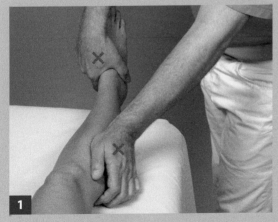

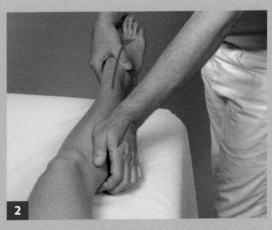

L: Rückenlage, Fuß in Richtung Dorsalextension, Inversion und Supination

H: Der Therapeut umfasst in dieser Position den Fuß. Das Thenar der linken Hand liegt auf dem Muskelbauch des M. tibialis anterior im vorderen Schienbeinbereich.

B: Der Therapeut bewegt mit seiner rechten Hand den Fuß des Patienten in Richtung Plantarflexion, Eversion und Pronation, gleichzeitig übt er mit dem Thenar der linken Hand Druck auf den Muskelbauch des M. tibialis anterior nach posterior und proximal aus.

Die Funktionsmassagen des M. tibiales anterior und des M. extensor hallucis longus können auch als so genannte „Grenzflächenmobilisation" für den N. peroneus superficialis angewendet werden.

Mm. peronei

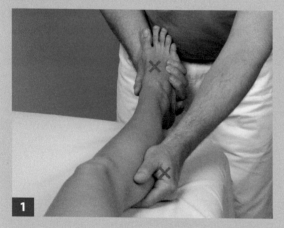

1

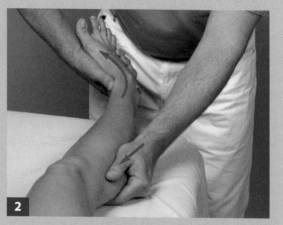

2

L: Rückenlage, Fuß in Plantarflexion, Pronation, Abduktion und Eversion

H: Der Therapeut umfasst mit der rechten Hand den Mittelfuß. Die linke Hand ruht flächig mit dem Thenar auf den Muskelbäuchen der Mm. peronei.

B: Der Therapeut bewegt mit der rechten Hand den Fuß in Richtung Dorsalextension, Inversion, Adduktion und Supination. Gleichzeitig übt er mit dem Thenar der linken Hand Druck über die Muskelbäuche der Mm. peronei nach tibial und proximal aus.

M. extensor hallucis longus

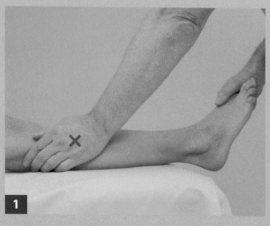

1

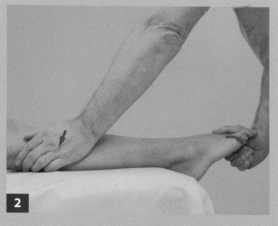

2

A: Rückenlage, oberes Sprunggelenk in Dorsalextension, Großzehe in Plantarflexion

H: Der Therapeut fixiert die Großzehe in Höhe des Grundgelenks. Die linke Hand liegt flächig auf dem Muskelbauch des M. extensor hallucis longus.

B: Der Therapeut bewegt den Fuß im oberen Sprunggelenk in Richtung Plantarflexion, gleichzeitig übt er mit der linken Hand Druck auf den Muskelbauch des M. extensor hallucis longus nach posterior und proximal aus.

4.12

Werden Funktionsmassagen aus der Bauchlage heraus ausgeführt, sollte insbesondere bei Patienten mit Beschwerden im Kniebereich der distale Oberschenkel unterlagert werden, damit die Patella frei liegt.

M. gastrocnemius

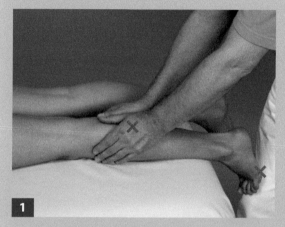

1

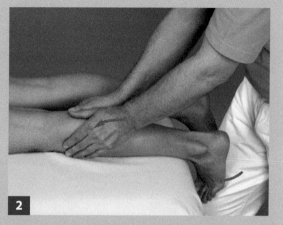

2

A: Bauchlage, leichte Plantarflexion
H: Der Oberschenkel des Therapeuten stellt den Fuß in Richtung Plantarflexion ein. Dann legt der Therapeut beide Hände flächig auf die beiden Muskelbäuche des M. gastrocnemius.

B: Der Therapeut bewegt mit seinem Oberschenkel den Fuß des Patienten in Richtung Dorsalextension, gleichzeitg übt er mit beiden Händen Druck auf den M. gastrocnemius nach anterior und proximal aus.

M. popliteus

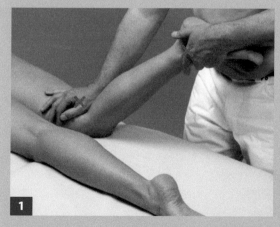

1

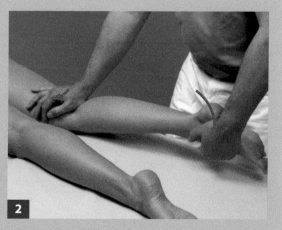

2

L: Bauchlage, Kniegelenk leicht flektiert
H: Der Therapeut legt das Thenar der rechten Hand in die Kniekehle. Mit der linken Hand umfasst er in Höhe des Sprunggelenks den Unterschenkel.

B: Der Therapeut streckt das Bein und übt mit dem Thenar der rechten Hand Druck nach anterior und proximal sowie in Richtung Außenrotation aus.

Unterschenkel

Regionale Anwendung

Die Einstellung der Zehengelenke muss bei den hier gezeigten Funktionsmassagen in einer schmerzfreien Position erfolgen.

M. flexor digitorum longus

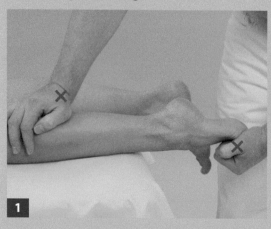

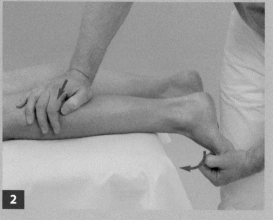

L: Bauchlage, Fuß in Plantarflexion, Zehengelenke in Extension

H: Der Therapeut legt die rechte Hand flächig auf den Muskelbauch des M. flexor digitorum longus. Die linke Hand fixiert die Zehengelenke in Extensionsstellung.

B: Mit der linken Hand bewegt der Therapeut den Fuß des Patienten in Richtung Dorsalextension, gleichzeitig übt er mit der rechten Hand Druck auf den Muskelbauch des M. flexor digitorum longus nach anterior und proximal aus.

M. flexor hallucis longus

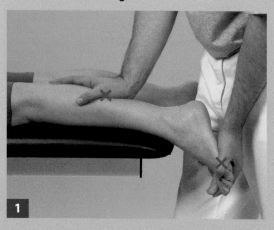

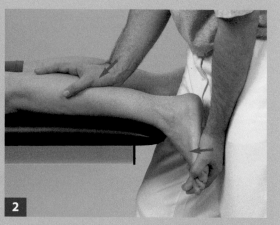

A: Bauchlage, Plantarflexion im Sprunggelenk, Dorsalextension im Großzehengrundgelenk

H: Der Therapeut fixiert in dieser Position das Großzehengrundgelenk.

B: Mit der linken Hand bewegt der Therapeut den Fuß des Patienten in Richtung Dorsalextension, gleichzeitig gibt er mit der rechten Hand Druck auf den Bauch des M. flexor hallucis longus nach anterior und proximal.

Behandlungsbeispiele

Gonarthrose

Die Gonarthrose ist eine häufige Arthroseform. Ab dem 70. Lebensjahr sind bei fast allen Menschen Arthrosezeichen im Bereich der Kniegelenke nachweisbar. Die Arthrose kann den medialen, lateralen oder femuro-patellaren Gelenkanteil betreffen. Sind alle drei Gelenkanteile betroffen, spricht man von einer Panarthrose.

Symptome
- Schmerzen bei Belastung
- Bewegungseinschränkung im Rahmen eines Kapselmusters, Flexion stärker eingeschränkt als Extension
- Gelenkerguss oder Synoviahypertrophie
- endgradige Flexion und Extension oft schmerzhaft
- endgradige Innen- und Außenrotation manchmal schmerzhaft
- häufig schmerzhafte Widerstandstests, insbesondere die Extension bei retropatellarer Arthrose
- Reiben oder Crepitation bei passiven Bewegungen des Gelenks

Behandlungsziele
- Schmerzreduktion, -beseitigung
- Verbesserung der Beweglichkeit
- Reduktion des Gelenkergusses
- Beseitigung der Hypertonie der Beinmuskulatur

Maßnahmen
Klassische Massage
- Vorder- und/oder Rückseite von Ober- und Unterschenkel

Funktionsmassage
- M. quadriceps/M. rectus femoris
- ischiokrurale Muskeln
- Wadenmuskeln

Begleitmaßnahmen
- bei Bewegungseinschränkungen manuelle Gelenkmobilisation
- Muskeldehnung
- neurale Mobilisation
- Physikalische Therapie (Elektrotherapie: Kurzwelle, etc.)

Patellarspitzensyndrom (Jumper's Knee)

Als Patellarspitzensyndrom bezeichnet man eine infrapatellare Insertionstendopathie. Sie tritt häufig bei Sportlern, insbesondere Sprintern, auf.

Symptome
- Besonders bei Extension in der Hüfte schmerzhafte passive endgradige Flexion
- Schmerzhafte Extension im Kniegelenk gegen Widerstand
- Hypertonus und evtl. Verkürzung des M. rectus femoris

Behandlungsziele
- Schmerzreduktion, -beseitigung
- Optimale Beweglichkeit
- Beseitigung der Hypertonie und der Verkürzung der Beinmuskulatur

Maßnahmen
Klassische Massage
- Massage der anterioren Oberschenkelmuskulatur

Querfriktion
- Insertion des Lig. patellae
- Behandlungsdauer bei chronischer Irritation einmalig 10–15 Minuten, danach drei bis fünf Minuten, nach Verschwinden der Schmerzen noch drei Behandlungen
- Behandlungsdauer bei akuten Beschwerden drei bis fünf Minuten

Funktionsmassage
- M. quadriceps femoris

Begleitmaßnahmen
- Thermotherapie
- Elektrotherapie: Ultraschall

Unterschenkel

Insertionstendopathie des M. biceps femoris

Diese Schädigung tritt am häufigsten bei Sportlern auf. Typischerweise ist hier der Ansatzbereich des M. biceps femoris am Fibulaköpfchen betroffen.

Symptome

- schmerzhafte Außenrotation des Kniegelenks gegen Widerstand
- schmerzhafte Flexion des Kniegelenks gegen Widerstand
- passive Extension manchmal schmerzhaft

Behandlungsziele

- Schmerzreduktion, -beseitigung
- optimale Beweglichkeit
- Beseitigung der Hypertonie der Beinmuskulatur

Maßnahmen

Klassische Massage

- Rückseite des Oberschenkels

Querfriktion

- an der Insertionsstelle des M. biceps femoris am Fibulaköpfchen
- bei chronischen Verletzungen einmalig 15–20 Minuten, danach drei bis fünf Minuten
- nach Verschwinden der Beschwerden noch drei Behandlungen

Funktionsmassage

- M. biceps femoris

Begleitmaßnahmen

- Thermotherapie
- Elektrotherapie: Ultraschall
- Muskeldehnung

MEMO

Der Fettkörper von Hoffa kann als Folge von wiederholten Verletzungen des Knies fibrosieren und mit den umliegenden Strukturen verwachsen. In diesem Fall ist eine chirurgische Resektion notwendig.

MEMO

Das Lig. collaterale laterale gehört zusammen mit dem Tractus iliotibialis und den postero-lateralen Kapselanteilen zu den statischen Stabilisatoren des Kniegelenks.

MEMO

Durch Tätigkeiten in knieender Position (Fliesenlegen etc.) kann es zur mechanischen Reizung der Bursa kommen. Da sie keine Verbindung mit dem Gelenkinnenraum hat, bleibt eine Bursitis lokal begrenzt.

MEMO

Das Lig. collaterale mediale ist bei zu starker Palpation oft druckdolent, da es stark sensibel innerviert ist. Es spielt zusammen mit den medialen und posteromedialen Kapselanteilen eine wichtige Rolle bei der statischen Stabilität im medialen Kniegelenksbereich.

Untersuchung _____ 410

Anamnese _____ 410

Inspektion _____ 410

Palpation _____ 412

Funktionsprüfung _____ 418

Alarmzeichen _____ 420

Behandlung _____ 421

Klassische Massage _____ 421

Streichungen _____ 422

Knetungen _____ 424

Reibungen, Tapotements, Vibrationen _____ 425

Querfriktionen _____ 426
Achillessehne, Ansatz _____ 426
M. tibialis anterior, Ansatz _____ 427
M. tibialis posterior _____ 427
Achillessehne, anterofibular _____ 428
Achillessehne _____ 428
Lig. talofibulare anterior _____ 429
Lig. calcaneofibulare _____ 429

Funktionsmassage _____ 430
Achillessehne _____ 430
M. flexor digitorum brevis _____ 430

Behandlungsbeispiele _____ 431

Eversionstrauma _____ 431

Inversionstrauma _____ 431

Achillodynie _____ 432

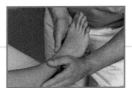

Untersuchung

In der Fußregion können Techniken aus den Bereichen der Klassischen Massage, der Querfriktion und der Funktionsmassage angewendet werden. Ihre Auswahl und Kombination kann variieren und ist abhängig von dem im Vorfeld erstellten Befund. Ausführliche Hinweise zu den allgemeinen Grundlagen der Befunderstellung finden sich in den entsprechenden Abschnitten des Buches (**Anamnese, S. 38; Inspektion, S. 42; Palpation, S. 48; Funktionsprüfung, S. 51**). Neben Inspektion und Funktionsprüfung ist die gezielte Schmerzpalpation ein wichtiger Bestandteil der Befunderhebung. Im Anschluss an die Befunderhebung werden die Alarmzeichen dargestellt, deren Auftreten eine umgehende ärztliche Abklärung erfordert. Am Ende des Kapitels werden einige Behandlungsbeispiele beschrieben, die sich mit den vorangestellten Maßnahmen effektiv behandeln lassen.

Anamnese
Mit Hilfe einer gezielten Befragung erhält der Therapeut einen Überblick über die aktuellen Beschwerden. Die „sieben W's" bilden eine sinnvolle Struktur für eine umfassende Schmerzanamnese. Auch die Medikamentenanamnese sollte bei der Befragung nicht vergessen werden. Eine Übersicht über die Medikamente, die für die physiotherapeutische Behandlung von Bedeutung sein können, findet sich im Anhang (**s. S. 460**).

MEMO

Die sieben W's
- Was schmerzt bzw. wo schmerzt es?
  (Schmerzlokalisation? Segmentale Zuordnung? Schmerzausdehnung oder -projektion?)
- Wann schmerzt es?
  (Bestimmte tageszeitliche Rhythmik? Wann kommen und gehen die Schmerzen?)
- Seit wann bestehen die Beschwerden?
  (Beginn der Beschwerden?)
- Wie sind die Beschwerden?
  (Schmerzqualitäten: dumpf, spitz, bohrend, einschießend?)
- Wodurch werden die Beschwerden beeinflusst?
  (Linderung oder Verstärkung durch äußere Faktoren wie Kälte, Wärme, Bewegung oder Ruhe?)
- Welche Begleiterscheinungen treten auf?
- Was wurde bisher unternommen?
  (Bisherige Therapieversuche mit oder ohne Erfolg? Medikamente? Operationen? Ruhigstellung? Physiotherapeutische Maßnahmen? Hilfsmittel?)

Inspektion
Die Inspektion beginnt bereits mit der Beobachtung des Patienten, wenn er das Untersuchungszimmer betritt. Dabei kann direkt beurteilt werden, ob ein physiologisches Gangbild vorliegt oder ob Hilfsmittel angewendet werden. Im nächsten Schritt erfolgt die direkte Inspektion des nackten Fußes von ventral, dorsal und medial.

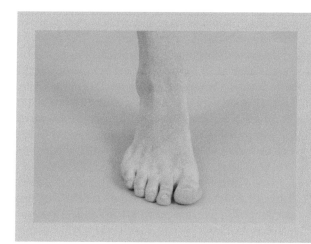

Inspektion von ventral

Bei der Inspektion von ventral sind folgende Kriterien von Bedeutung:

- Achse: Verlauf in der frontalen Ebene von der Mitte der Leistenbeuge über die Patella und die Malleolengabel bis zum Großzehengrundgelenk?
- Sichelfuß? Spreizfuß? Klumpfuß? Plattfuß?
- Zehen: Hammer- oder Krallenzehe? Hallux valgus?
- Nägel: Nagelbetten? Nagelbeschaffenheit? Mykose?
- Haut: Entzündungszeichen? Behaarung? Pigmentation? Tumor?
- Gefäßzeichnung: Varikosis?
- Schwellungen oder Ödeme? Lokalisierte oder generalisierte Schwellung? Hämatom?

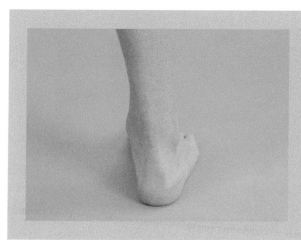

Inspektion von dorsal

Bei der Inspektion von dorsal sind folgende Kriterien von Bedeutung:

- Fersenstellung: Valgusstellung? Varusstellung?
- Haut: Schwielen? Entzündungen?
- Konturen: Relief der Achillessehne deutlich erkennbar?
- Knickfuß? Plattfuß? Klumpfuß? Sichelfuß?
- Schwellungen oder Ödeme? Lokalisierte oder generalisierte Schwellung? Hämatom?

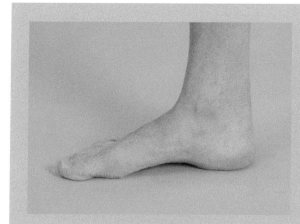

Inspektion von medial

Bei der Inspektion von medial sind folgende Kriterien von Bedeutung:

- Fußgewölbe: normal ausgebildetes Längsgewölbe mit einer Gewölbenhöhe am Os naviculare von 15–18 mm (abhängig von der Fußgröße)?
- Senkfuß? Plattfuß? Hohlfuß? Klumpfuß?
- Haut: Entzündungszeichen? Behaarung? Pigmentation? Tumor?
- Gefäßzeichnung: Varikosis?
- Schwellung oder Ödeme? Lokalisierte oder generalisierte Schwellungen? Hämatom?
- Zehenstellung

Palpation

Die Palpation kann am sitzenden oder liegenden Patienten durchgeführt werden. Zunächst prüft man, ob ein Erguss oder Entzündungszeichen wie Schmerzen oder Überwärmung bestehen. Anschließend prüft man die einzelnen Strukturen.

Knöcherne Strukturen

Etwa zwei Querfinger vor dem Malleolus tibialis findet sich die deutlichste Prominenz auf der Tibialen des Vorfußes, die **Tuberositas ossis navicularis**.

Proximal davon, etwa einen Querfinger vor dem Malleolus tibialis, lässt sich der **Gelenkspalt zwischen dem Talus und dem Os naviculare** tasten. Dies wird erleichtert, indem der Therapeut den Vorfuß passiv in Richtung Ab- und Adduktion bewegt.

Palpiert man von der Tuberositas ossis navicularis aus nach anterior, so findet man den **Gelenkspalt zwischen Os naviculare und Os cuneiforme mediale**. Die Palpation wird durch eine passive Bewegung des Vorfußes in Richtung Ab- und Adduktion erleichtert.

Am proximalen Ende des Os metatarsale I liegt der **Gelenkspalt zwischen Os cuneiforme mediale und Os metatarsale I**.

Der **Malleolus medialis** ist das distale Ende der Tibia. Er kann an seiner höchsten Stelle flächig mit der Fingerkuppe nach posterior, distal und anterior palpiert werden.

Knöcherne Strukturen

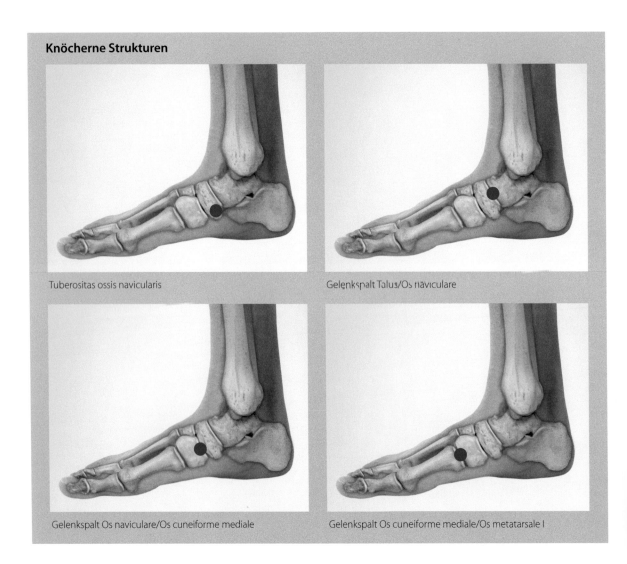

Tuberositas ossis navicularis

Gelenkspalt Talus/Os naviculare

Gelenkspalt Os naviculare/Os cuneiforme mediale

Gelenkspalt Os cuneiforme mediale/Os metatarsale I

4.13

Unterhalb des Malleolus medialis kann durch das Lig. collaterale tibiale, Pars tibiocalcanea hindurch ein Teil des **Caput tali** getastet werden.

Etwa einen Querfinger unter dem Caput tali, unmittelbar unterhalb des Malleolus tibialis, liegt das **Sustentaculum tali**.

Palpiert man das **Os cuboideum** von fibular nach tibial, findet man in der Verlängerung des vierten Strahles nach tibial den **Gelenkspalt zum Os cuneiforme laterale**. Die Artikulation mit dem **Os naviculare**, die weiter proximal liegt, findet sich in der Verlängerung des zweiten Strahles.

Die Palpation des Gelenkspalts zwischen dem Os cuboideum, dem Os naviculare und dem Os cuneiforme laterale dient der Beurteilung der Stellung des Os cuboideum. Nach einem Inversionstrauma **(s. S. 431)** kann hier beispielsweise eine Stufe als Ausdruck einer Fehlstellung in Richtung Außenrotation palpiert werden.

MEMO

- Die Untersuchung der Gelenkspalten auf der Medialseite ist bei allen Fußdeformitäten, insbesondere beim Pes planus, indiziert.
- Vom Malleolus tibialis aus nehmen die vier Anteile des Innenbandes (Lig. collaterale tibiale) ihren Ursprung.

Knöcherne Strukturen

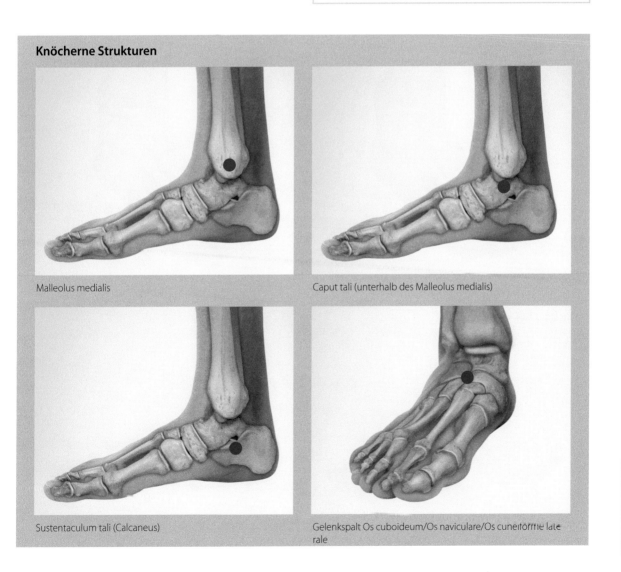

Malleolus medialis

Caput tali (unterhalb des Malleolus medialis)

Sustentaculum tali (Calcaneus)

Gelenkspalt Os cuboideum/Os naviculare/Os cuneiforme laterale

Fuß

Knöcherne Strukturen

Palpiert man den Gelenkspalt zwischen dem Talus und dem Os naviculare nach fibular, so trifft man auf den Gelenkspalt zwischen dem Os cuboideum und dem Calcaneus.

Das Os cuboideum lässt sich, ausgehend von der Tuberositas ossis metatarsalis V, mit zwei Fingern flächig nach tibial bis zum dritten Strahl hin lokalisieren.

Am proximalen Ende des Os metatarsale V, der Tuberositas ossis metatarsalis V, lässt sich der Eingang des Gelenkspalts zwischen dem Os cuboideum und dem Os metatarsale V tasten.

In der Verlängerung des vierten Strahls, deutlich distal des Eingangs zum Gelenk zwischen Os cuboideum und Os metatarsale V, lässt sich der Gelenkspalt zwischen dem Os cuboideum und dem Os metatarsale IV palpieren.

MEMO

Die Lokalisation des Gelenkspalts kann durch Bewegungen des Os metatarsale IV (z. B. durch eine Traktion) erleichtert werden.

Knöcherne Strukturen

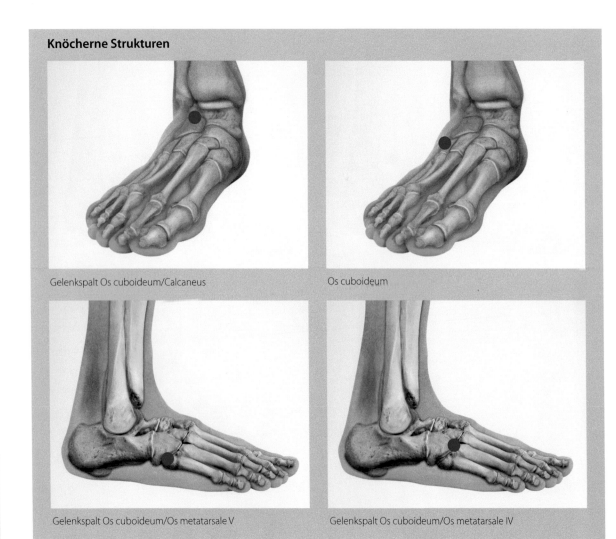

Gelenkspalt Os cuboideum/Calcaneus

Os cuboideum

Gelenkspalt Os cuboideum/Os metatarsale V

Gelenkspalt Os cuboideum/Os metatarsale IV

4.13

Außenbänder

Am distalen Ende der Fibula lässt sich der **Malleolus lateralis** palpieren. Er kann von der Spitze aus nach posterior, distal und anterior getastet werden.

Unmittelbar vor dem Malleolus lateralis lässt sich der vordere Anteil des Außenbandes, **Lig. collaterale fibulare, Pars talofibulare anterior**, palpieren. Es kann zudem durch eine passive Bewegung in Richtung Inversion gespannt und damit der Palpation leichter zugänglich gemacht werden.

Unmittelbar unterhalb des Malleolus lateralis lässt sich der calcaneare Anteil des Außenbandes, **Lig. collaterale fibulare, Pars calcaneofibularis**, palpieren. Die Palpation kann durch eine passive Bewegung des Calcaneus in Richtung Adduktion erleichtert werden.

Unmittelbar hinter dem Malleolus lateralis, mit Kontakt zum Calcaneus, lässt sich der hintere talare Anteil des Außenbandes, **Lig. collaterale fibulare, Pars talofibulare posterior**, palpieren. Die Palpation kann durch eine passive Bewegung des Calcaneus in Richtung Adduktion erleichtert werden.

MEMO

Nach einem Inversionstrauma muss das Lig. collaterale fibulare, Pars talofibulare anterior, häufig mit Querfriktionen behandelt werden.

Außenbänder

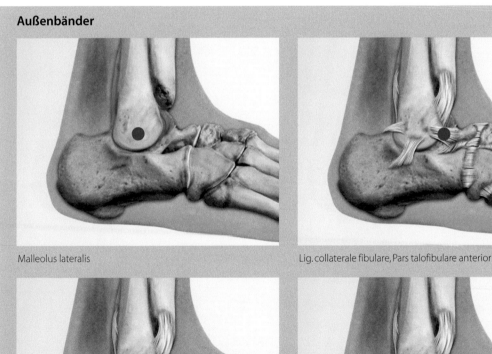

Malleolus lateralis

Lig. collaterale fibulare, Pars talofibulare anterior

Lig. collaterale fibulare, Pars calcaneofibularis

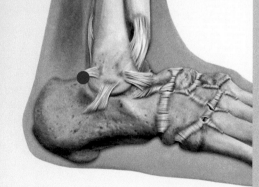

Lig. collaterale fibulare, Pars talofibulare posterior

Fuß

Innenbänder

Die Palpation der Innenbänder kann durch eine Bewegung in Richtung Plantarflexion und Adduktion erleichtert werden.

Distal und leicht anterior des Malleolus medialis tastet man den navicularen Anteil des Innenbandes, **Lig. deltoideum, Pars tibionavicularis,** dorsal der Tuberositas ossis navicularis.

Vor dem distalen Ende des Malleolus medialis, etwas nach distal, kann der Therapeut mit Kontakt zum Collum tali den vorderen Anteil des Innenbandes, **Lig. deltoideum, Pars tibiotalaris anterior,** palpieren.

Zwischen dem distalen Ende des Malleolus medialis und dem Sustentaculum tali lässt sich der calcaneare Anteil des Innenbandes, **Lig. deltoideum, Pars tibiocalcanea,** quer zu seinem Faserverlauf von posterior nach anterior palpieren.

Distal und posterior des Malleolus medialis lässt sich vor dem Proc. posterior tali der hintere talare Anteil des Innenbandes, **Lig. deltoideum, Pars tibiotalaris posterior,** palpieren.

Die Palpation des calcanearen Anteiles des Innenbandes kann durch eine passive Adduktion des Calcaneus, die des hinteren tibialen Anteiles durch eine zusätzliche Dorsalextension erleichtert werden.

Innenbänder

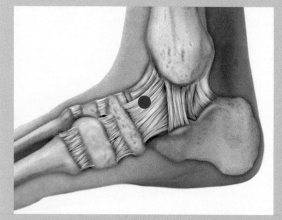

Lig. deltoideum, Pars tibionavicularis

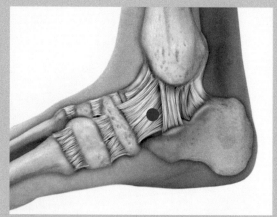

Lig. deltoideum, Pars tibiotalaris anterior

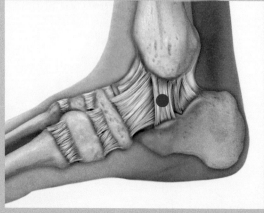

Lig. deltoideum, Pars tibiocalcanea

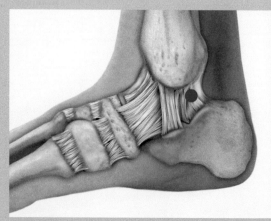

Lig. deltoideum, Pars tibiotalaris posterior

Muskelansätze

Distal der Phalanx medialis lässt sich von plantar der Ansatz des **M. flexor hallucis longus** palpieren. Die Sehne des M. flexor hallucis longus zieht tibial um den Malleolus medialis. Sie liegt hinter dem M. flexor digitorum longus und wird durch das Retinaculum musculorum flexorum pedis fixiert.

Posterior der Tuberositas ossis navicularis lässt sich ein Ansatz des **M. tibialis posterior** palpieren. Die Palpation kann durch eine Anspannung in Richtung Inversion erleichtert werden.

Am Os cuneiforme mediale und der Basis des Os metatarsale I kann der Ansatz des **M. tibialis anterior** von tibial palpiert werden. Die Palpation des M. tibialis anterior kann durch eine aktive Anspannung in Richtung Dorsalextension, Adduktion und Supination erleichtert werden.

Distal des Malleolus lateralis lässt sich die Sehne des **M. peroneus brevis** bis zur Basis des Os metatarsale V hin palpieren. Die Palpation kann durch eine aktive Anspannung in Richtung Plantarflexion und Eversion erleichtert werden.

Muskelansätze

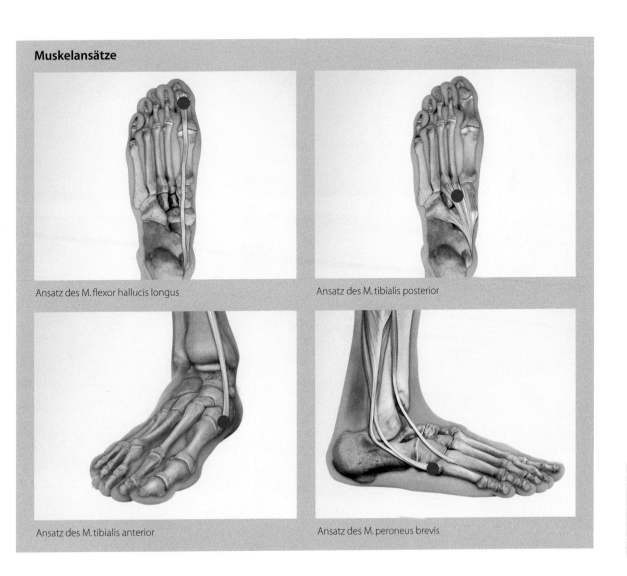

Ansatz des M. flexor hallucis longus

Ansatz des M. tibialis posterior

Ansatz des M. tibialis anterior

Ansatz des M. peroneus brevis

Funktionsprüfung

Die Normalwerte nach der Neutral-Null-Methode betragen für die Dorsalextension/Plantarflexion (oberes Sprunggelenk) 20°–30°/0°/40°–50°.

Das Endgefühl ist fest-elastisch.
Kapselmuster: Oberes Sprunggelenk: Plantarflexion > Dorsalextension. Für das untere Sprunggelenk ist kein Kapselmuster beschrieben.

Dorsalextension

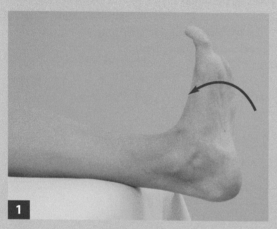

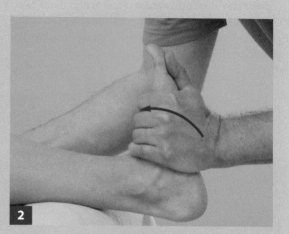

Aktiv
Der Patient bewegt den Fuß im oberen Sprunggelenk aktiv so weit wie möglich in Richtung Dorsalextension. Das Kniegelenk befindet sich in leichter Flexion.

Passiv
Aus der Mittelstellung bewegt der Therapeut den Fuß im oberen Sprunggelenk passiv weiter in die maximal mögliche Dorsalextension. Das Kniegelenk ist leicht flektiert.

Plantarflexion

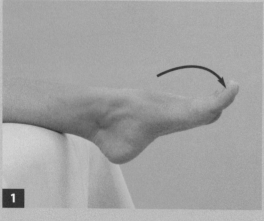

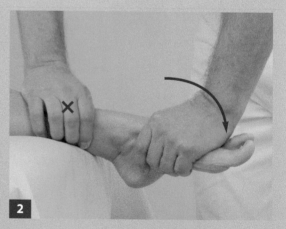

Aktiv
Der Patient bewegt den Fuß im oberen Sprunggelenk aktiv so weit wie möglich in Richtung Plantarflexion.

Passiv
Aus der Mittelstellung bewegt der Therapeut gelenksnah den Fuß im oberen Sprunggelenk in die maximal mögliche Plantarflexion.

Die Normalwerte nach der Neutral-Null-Methode betragen für die Inversion/Eversion (unteres Sprunggelenk) 60°/0°/30°. Das Endgefühl ist fest-elastisch.

Inversion

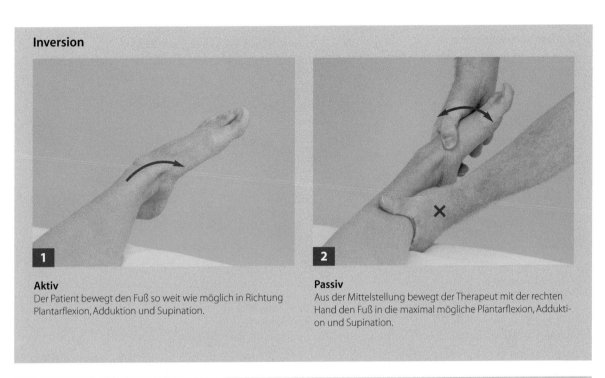

Aktiv
Der Patient bewegt den Fuß so weit wie möglich in Richtung Plantarflexion, Adduktion und Supination.

Passiv
Aus der Mittelstellung bewegt der Therapeut mit der rechten Hand den Fuß in die maximal mögliche Plantarflexion, Adduktion und Supination.

Eversion

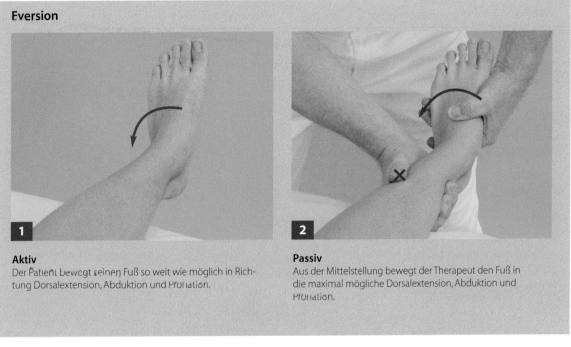

Aktiv
Der Patient bewegt seinen Fuß so weit wie möglich in Richtung Dorsalextension, Abduktion und Pronation.

Passiv
Aus der Mittelstellung bewegt der Therapeut den Fuß in die maximal mögliche Dorsalextension, Abduktion und Pronation.

Alarmzeichen

Treten bei der Befunderhebung Alarmzeichen auf, so bedürfen diese einer umgehenden ärztlichen Abklä- rung, bevor weitere Maßnahmen durchgeführt werden.

Verdacht auf Fraktur

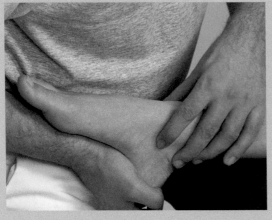

Ist die Kompression besonders schmerzhaft, so kann es sich um eine Fraktur des Talus und/oder des Calcaneus handeln.

Verdacht auf Außenbandruptur

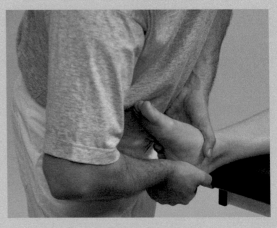

Ist die Bewegung des Calcaneus in Richtung Adduktion vergrö- ßert und/oder schmerzhaft, so kann es sich um eine Ruptur der Außenbänder handeln.

Verdacht auf Syndesmosenruptur

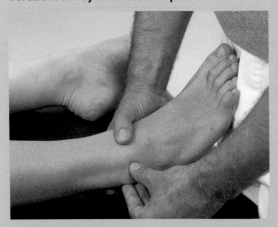

Ist die Beweglichkeit der Fibula gegenüber der Tibia distal stark vergrößert und/oder schmerzhaft, so kann es sich um eine Syn- desmosenruptur handeln. Der Bewegungsausschlag ist dann auch bei einer Dorsalextension deutlich vergrößert.

Verdacht auf Inversionstrauma

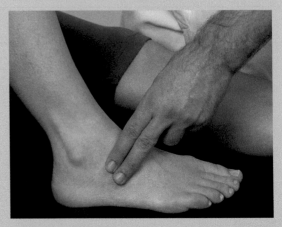

Ist am Gelenkspalt des Os cuboideum zum Os naviculare und Os cuneiforme laterale eine deutliche Stufe tastbar, so kann es sich um eine Außenrotationsfehlstellung des Os cuboideum, beispielsweise nach einem Inversionstrauma, handeln.

Behandlung

Klassische Massage

Die Klassische Massage bezieht sich auf die Muskeln des Fußgewölbes sowie die angrenzende Unterschenkelmuskulatur. Sie findet am liegenden Patienten statt. Die Ferse des zu massierenden Fußes steht etwas über der Tischkante hervor, so dass der Fuß einschließlich Fußsohle und Ferse gut erreichbar ist. Das Bein befindet sich in leichter Außenrotationsstellung und kann mit einer Rolle unterlagert werden. Die Auswahl der entsprechenden Maßnahmen erfolgt auf der Grundlage der vorangegangenen Befunderhebung.

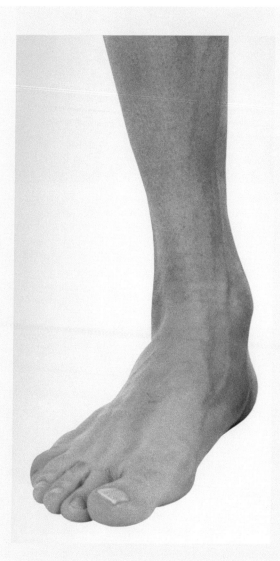

Streichungen
Längsstreichungen, Fußrücken und Fußsohle
Längsstreichungen über dem Fußrücken
Längsstreichung der Fußsohle
Längsstreichung der Zehenzwischenräume

Knetungen
Flache Knetungen der kurzen Extensoren
Flache Knetungen mit der Handwurzel
Daumenknetungen der kurzen Zehenreflektoren

Reibungen, Tapotements, Vibrationen
Reibungen, Fascia plantaris
Klopfungen
Hackungen
Vibrationen

Streichungen

Teilmassagen des Fußes beginnen mit Streichungen. Zunächst erfolgt die beidhändige Längsstreichung, dann folgen gezielte Ausstreichungen des Fußrückens und der Fußsohle, zuletzt werden die einzelnen Metatarsalräume ausgestrichen.

Längsstreichungen, Fußrücken und Fußsohle

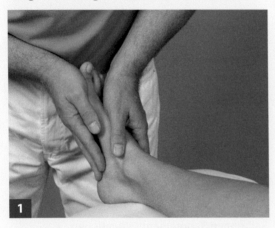

Die rechte Hand des Therapeuten liegt flächig auf der Fußsohle, die linke Hand kontaktiert mit der Palmarseite den Fußrücken.

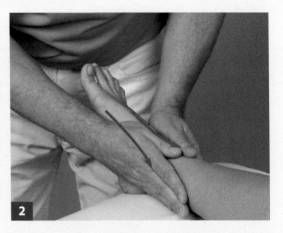

Unter leichtem Druck streichen beide Hände über Fußrücken und -sohle über den Unterschenkel bis unterhalb des Knies.

Längsstreichungen über den Fußrücken

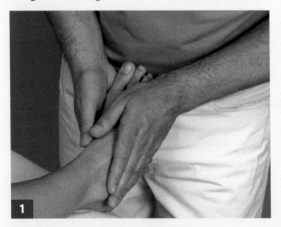

Die rechte Hand des Therapeuten stützt und fixiert den Fuß an der Fußsohle. Die linke Hand kontaktiert mit der Palmarseite den Fußrücken des rechten Fußes. Das Thenar befindet sich im Bereich der Zehen.

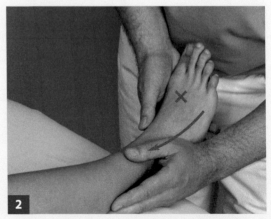

Mit leichtem Druck gleitet die Hand flächig über den Fußrücken bis zur fibularen Seite des Unterschenkels. Der Druck wird hierbei mit Thenar und Handwurzel ausgeübt.

Die Plantarseite des Fußes wird ebenfalls gezielt ausgestrichen. Dies erfolgt flächig mit der Palmarseite der Hand. Die Zehenzwischenräume dagegen werden mit den Fingerkuppen ausgestrichen.

Längsstreichungen der Fußsohle

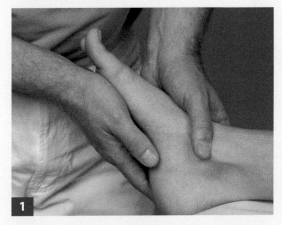

1

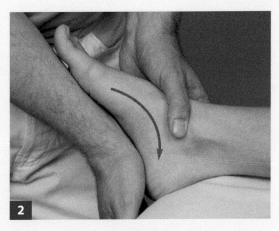

2

Die linke Hand des Therapeuten stützt und fixiert den rechten Fuß am Fußrücken. Die rechte Hand kontaktiert mit der Palmarseite flächig die Fußsohle, wobei Handwurzel und Thenar auf Höhe der Zehengrundgelenke liegen.

Mit leichtem Druck führt der Therapeut Thenar und Handwurzel über die Fußsohle, dem Verlauf des Fußgewölbes folgend.

Längsstreichungen der Zehenzwischenräume

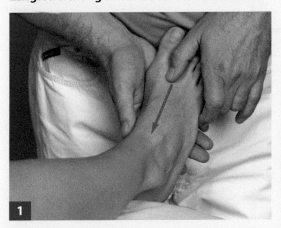

1

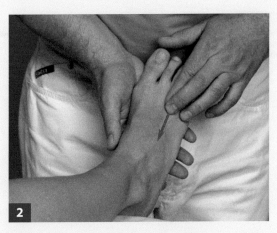

2

Eine Hand des Therapeuten stützt und fixiert den Fuß an der Fußsohle. Daumen oder Fingerkuppe kontaktieren den Zwischenraum zwischen den Mittelfußknochen in Höhe des Grundgelenks. Die Fingerkuppen gleiten mit leichtem Druck entlang des Zwischenraums bis zu den Fußwurzelknochen.

Die einzelnen Zwischenräume können mit den Daumen oder mit den Fingerkuppen, wie hier gezeigt, massiert werden.

Fuß

Knetungen

Die Knetungen beziehen sich am Fußrücken auf die kurzen Extensoren der Zehen und an der Fußsohle auf die Zehenflexoren.

Flache Knetungen der kurzen Extensoren

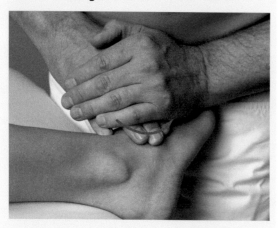

Am Fußrücken werden im Bereich des Sinus tarsi flache Knetungen durchgeführt. Dabei kontaktieren die Fingerspitzen der beschwerten Hand die Muskeln und komprimieren diese gegen die knöcherne Unterlage.

Flache Knetungen mit der Handwurzel

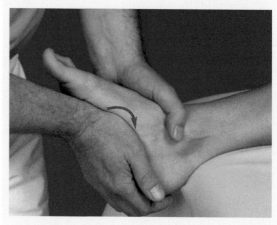

Die linke Hand fixiert und stützt den Fußrücken während die Handwurzel der rechten Hand Kontakt mit den kurzen Flexoren der Fußsohle aufnimmt. Diese werden durch den Druck der Handwurzel intermittierend gegen die Knochen des Fußgewölbes gepresst.

Daumenknetungen der kurzen Zehenflexoren

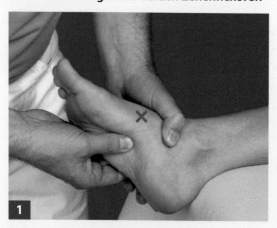

Die linke Hand des Therapeuten stützt und fixiert den Fuß am Fußrücken. Die rechte Hand umfasst zangenförmig mit Daumen und Zeigefingern das Fußgewölbe von lateral.
Dabei kommt der Daumen auf den Flexoren zu Liegen.

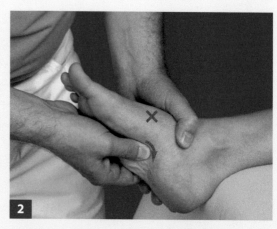

Der Therapeut führt mit dem Daumen knetende Bewegungen im Bereich der kurzen Flexoren und der Fascia plantaris durch.

Reibungen, Tapotements, Vibrationen

Im Bereich der Fußsohle können bei Bedarf Reibungen, Klopfungen, Hackungen und Vibrationen durchgeführt werden. Während das Tapotement in der Regel als Abschluss der Teilmassage angewendet wird, können die Vibrationen jederzeit in den Ablauf integriert werden.

Reibungen, Fascia plantaris

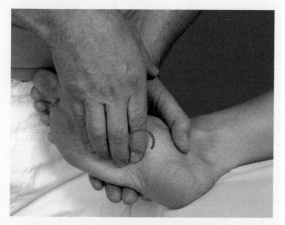

Die linke Hand des Therapeuten fixiert den Fuß am Fußrücken. Die rechte Hand führt mit den Kuppen von Zeige-, Mittel- und Ringfinger kleine kreisende Bewegungen im Bereich der Fascia plantaris aus. Der Druck ist dabei in die Tiefe gerichtet.

Kopfungen

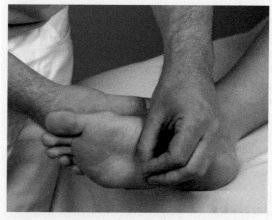

Klopfungen können mit der lockeren Faust auf den Muskeln des Fußgewölbes durchgeführt werden.

Hackungen

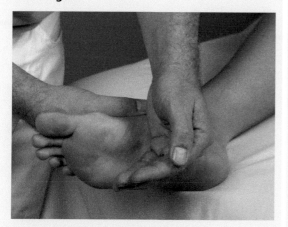

Hackungen werden mit der Ulnarkante der Hand über den kurzen Flexoren durchgeführt.

Vibrationen

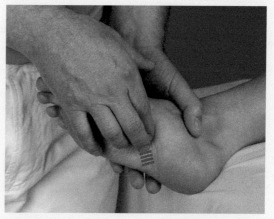

Vibrationen können über allen Bereichen der Muskeln und Sehnen des Fußes angewendet werden. Sie können entweder, wie hier gezeigt, mit Fingerspitzen oder flächig mit der ganzen Hand durchgeführt werden.

Querfriktionen

Im Bereich des Fußes werden Querfriktionen an folgenden Strukturen dargestellt:
Achillessehne:

- M. tibialis anterior
- M. tibialis posterior
- Lig. talofibulare anterior
- Lig. calcaneofibulare

Am häufigsten sind Beschwerden in der Achillessehne. Nicht selten bestehen degenerative Veränderungen, die belastungsabhängige Beschwerden hervorrufen und die Rupturen der Sehne vorangehen. Sportbedingte Fehl- und Überbelastungen führen ebenfalls häufig zu chronischen Problemen. Belastungsabhängige Schmerzen der Achillessehne werden unter dem Begriff Allodynie zusammengefasst: für die Betroffenen oft ein erhebliches, die Lebensqualität einschränkendes Problem, für den Therapeuten im Gegensatz dazu häufig eine Verlegenheitsdiagnose. Trotz massiver und anhaltender Beschwerden findet man mit Hilfe der apparativen Diagnostik (Ultraschall, Röntgen,

Tomographie) oft keinen pathologischen Befund. Wenn sich palpatorisch die Beschwerden im Bereich der Achillessehne lokalisieren lassen, lohnt sich eine Behandlungsserie mit Querfriktionen. Bei akuten Beschwerden werden kurze Behandlungseinheiten mit einer Behandlungsdauer von 2–3 Minuten und bei chronischen Insertionstendopathien von 15–20 Minuten durchgeführt.

Die genaue Beschreibung der Querfrikitionen findet sich auf Seite 113 .

VORSICHT

Kontraindikation Bursitis

Hinter einer Achillodynie kann sich eine akute oder chronische Bursitis verbergen. Typisch für eine akute Bursitis ist der Bursitis-Klopfschmerz: leichtes Beklopfen des Bursabereichs führt zu heftigen Schmerzen. Bei Vorliegen einer Bursitis sind Querfriktionen kontraindiziert. Hier helfen eher Injektionen in die Bursa weiter.

Achillessehne, Ansatz

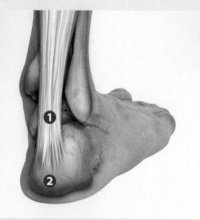

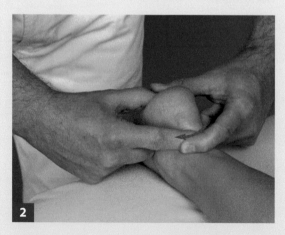

1
1   Achillessehne   2   Tuber calcanei
L: Bauchlage, Fuß in leichter Plantarflexion
H: Der Therapeut hakt sich mit den Zeigefingern beider Hände von proximal am Tuber calcanei ein.

2
L: Der Therapeut bewegt die Zeigefinger mit Druck nach plantar von tibial nach fibular, oder umgekehrt, über den Ansatz der Achillessehne.

Wenn der M. tibialis anterior im Bereich seines Ursprungs an der Schienbeinkante schmerzhaft ist, so können auch hier flächige Querfriktionen ausgeführt werden. Bei der Anwendung von Querfriktionen, hier am M. tibialis posterior, hinter dem Malleolus medialis, darf der N. tibialis nicht irritiert werden.

M. tibialis anterior, Ansatz

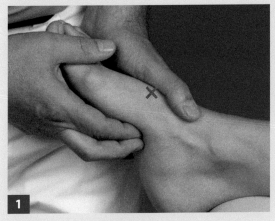

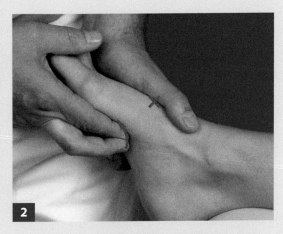

L: Rückenlage, Fuß in leichter Plantarflexion
H: Der Therapeut legt den rechten, durch den Mittelfinger beschwerten Zeigefinger im Bereich des Gelenkspalts zwischen dem Os cuneiforme mediale und dem Os metatarsale I von plantar gegen den Ansatz des M. tibialis anterior.

B: Der Therapeut bewegt den durch den Mittelfinger beschwerten Zeigefinger mit Druck von proximal nach distal über den Ansatz der Sehne des M. tibialis anterior.

M. tibialis posterior

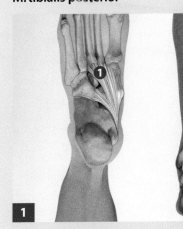

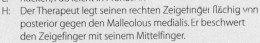

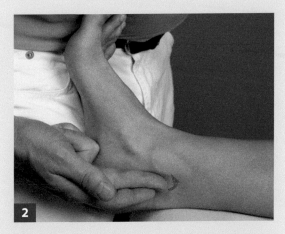

1   Ansatz des Muskels   2   M. tibialis posterior
L: Rücken, Fuß leicht in Pronation
H: Der Therapeut legt seinen rechten Zeigefinger flächig von posterior gegen den Malleolous medialis. Er beschwert den Zeigefinger mit seinem Mittelfinger.

B: Der Therapeut bewegt nun den durch den Zeigefinger beschwerten Mittelfinger durch Supination mit Druck von posterior nach anterior über die Sehne des M. tibialis posterior.

Regionale Anwendung

Bei Entzündungen der Bursa dürfen keine Querfriktionen im Bereich der Achillessehne durchgeführt werden.

Achillessehne, anterofibular

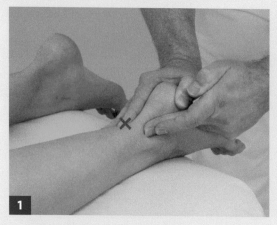 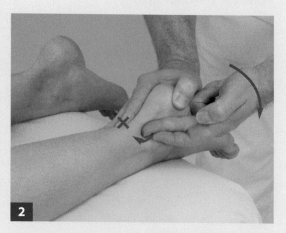

L: Bauchlage, Fuß in Plantarflexion
H: Der Therapeut bringt den Calcaneus mit seinem rechten Daumen in eine Varusposition. Mit Zeige- und Mittelfinger der gleichen Hand drückt er die Sehne nach fibular. Er legt den rechten Mittelfinger von fibular unter

die Achillessehne und beschwert ihn mit dem Zeigefinger.
B: Der Therapeut bewegt den Mittelfinger mit Druck von anterior nach posterior über die Achillessehne, indem er gleichzeitig seinen Unterarm supiniert.

Achillessehne

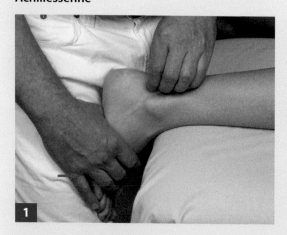 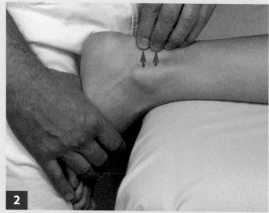

L: Bauchlage, Fuß in Dorsalextension
H: Der Therapeut stellt mit seinem rechten Oberschenkel über die Fußsohle den Fuß in Richtung Dorsalextension ein. Mit der linken Hand fasst er die Achillessehne flächig zwischen Daumen, Zeige- und Mittelfinger.

B: Der Therapeut presst die Finger und Daumen gegen die Achillessehne und bewegt diese nach posterior.

Die Ligg. talofibulare anterior und calcaneofibulare werden häufig bei einem Inversionstrauma geschä- digt. Hierbei kann eine Querfriktionsmassage zu einer Besserung der Beschwerden führen.

Lig. talofibulare anterior

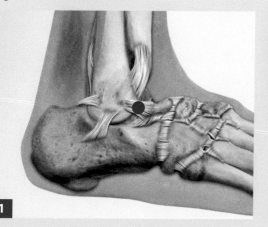 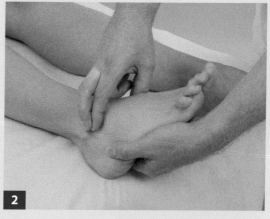

L: Rückenlage, Fuß in Mittelstellung, Knie durch eine Schaumstoffrolle leicht flektiert.

H: Der Therapeut fixiert den rechten Vorfuß mit seiner linken Hand. Die durch den Mittelfinger verstärkte Zeigefingerkuppe liegt posterior des Ligaments. Der Daumen

liegt auf der Gegenseite und dient als Widerlager.

B: Der Therapeut bewegt den beschwerten Zeigefinger von anterior nach posterior, indem er eine leichte Extensionsbewegung im Handgelenk ausführt. Dabei wird das Ligament quer zu seinem Faserverlauf friktioniert.

Lig. calcaneofibulare

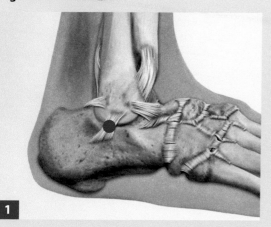 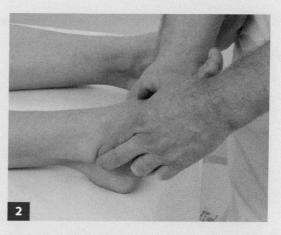

L: Rückenlage, Fuß in Mittelstellung

H: Der Therapeut fixiert mit der rechten Hand den rechten Vorfuß. Die durch den Mittelfinger beschwerte Zeigefingerkuppe der linken Hand liegt posterior des Ligaments. Der Daumen bildet das Widerlager auf der gegenüberliegenden Seite.

B: Durch eine leichte Extensionsbewegung im Handgelenk erfolgt die Friktionsbewegung quer zum Faserverlauf.

Funktionsmassage

Die Funktionsmassage des M. flexor hallucis longus und des M. extensor hallucis longus wurde bei der Unterschenkel-Knieregion dargestellt (**s. S. 404, 406**). Hier wird die Funktionsmassage der Achillessehne und des M. flexor digitorum brevis beschrieben.

Achillessehne

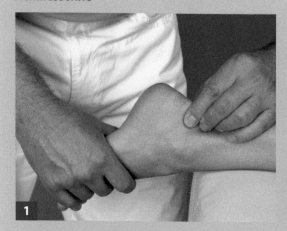
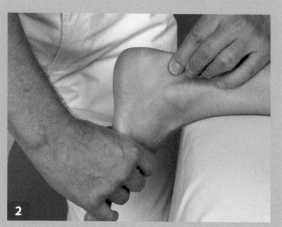

L: Bauchlagerung, Fuß über der Tischkante hängend.
H: Der Therapeut umfasst von plantar die rechte Fußsohle des Patienten. Zwischen Daumen und Zeigefinger seiner linken Hand greift er die Achillessehne von tibial und fibular.

B: Während der Therapeut den Fuß des Patienten mit der rechten Hand in Richtung Dorsalextension bewegt, drückt er die Finger der linken Hand gegen die Achillessehne und bewegt sie gleichzeitig nach proximal.

M. flexor digitorum brevis

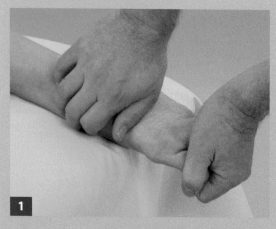
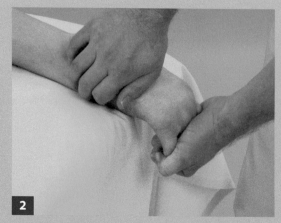

L: Bauchlage, Zehen stehen über der Tischkante.
H: Mit der linken Hand umfasst der Therapeut die Zehen des rechten Fußes. Der Daumenballen der rechten Hand ruht auf dem Muskel im Bereich des Fußgewölbes.

B: Mit der linken Hand bewegt der Therapeut die Zehen in den Grundgelenken in Richtung Extension, während die rechte Hand mit dem Thenar gleichzeitig Druck auf den Muskel ausübt.

Behandlungsbeispiele

Eversionstrauma
(Schädigung des medialen Kapselbandapparates sowie des Lig. calcaneo naviculare plantare)

Ein Trauma, welches Calcaneus und Talus in verstärkte Valgusposition bringt (Auswärtsdrehung), kann zu einer Schädigung des medialen Kapselbandapparates führen.

Symptome
- Palpation des Ligamentum calcaneonaviculare schmerzhaft
- oberes Sprunggelenk, Kapselmuster: Plantarflexion größer eingeschränkt und schmerzhafter als Dorsalextension
- unteres Sprunggelenk: meist unauffällig, evtl. auch Kapselmuster (Valgus und Varus endgradig schmerzhaft und eingeschränkt beweglich)
- Metatarsalgelenk: Dorsalextension, Abduktion und Pronation schmerzhaft, evtl. eingeschränkt beweglich

Behandlungsziele
- Schmerzreduktion, -beseitigung
- Mobilitätsförderung
- Mobilisation neuraler Strukturen

Maßnahmen
Klassische Massage
- anteriore und posteriore Fuß- und Unterschenkelmuskulatur

Querfriktion
- Querfriktion des medialen Kapselbandapparates (Ligg. tibiotalare posterior, tibionaviculare, tibiocalcaneare) und des Lig. calcaneonaviculare
- Behandlungsdauer bei akuten Beschwerden 3–5 Minuten
- Behandlungsdauer bei chronischen Beschwerden einmalig 15–20 Minuten

Funktionsmassage
- Wadenmuskulatur und anteriore Unterschenkelmuskulatur

Begleitmaßnahmen
- manuelle Mobilisation und Stabilisation (passiv – Tape/Bandage, aktiv – Muskulatur)
- neurale Mobilisation (N. saphenus, N. tibialis)
- Physikalische Therapie (Elektrotherapie: Ultraschall)
- propriozeptives Training Beinachsentraining

Inversionstrauma (Sprunggelenksdistorsion)

Die relativ häufige Sprunggelenksdistorsion bezeichnet eine Verletzung des lateralen Kapselbandapparates. Das Verletzungsmuster besteht in einer verstärkten Plantarflexion im oberen Sprunggelenk, die mit einer Supination und Adduktion in den mediotarsalen Gelenken kombiniert wird. Oft tritt diese Verletzung bei Ballsportarten wie Fußball, Tennis und Basketball auf. Am häufigsten betroffen ist das Ligamentum talofibulare anterius. An zweiter Stelle steht die Schädigung des Ligamentum calcaneofibulare, seltener ist das Ligamentum talofibulare posterius betroffen.

Symptome
- oberes Sprunggelenk, Kapselmuster: Plantarflexion mehr eingeschränkt und schmerzhafter als Dorsalextension
- unteres Sprunggelenk: meist unauffällig, im Extremfall auch hier ein Kapselmuster (Valgus und Varus endgradig schmerzhaft und evtl. eingeschränkt)
- Metartasalgelenk: Plantarflexion, Adduktion und Supination schmerzhaft und evtl. eingeschränkt
- Druckschmerz im Verlauf der Ligamente
- verminderte Stabilität
- Schwellung unmittelbar nach der Verletzung (Hämarthros) oder erst nach 12–24 Stunden (Hydrops bzw. extraartikuläre Schwellung)

Behandlungsziele
- Schmerzreduktion, -beseitigung
- Beseitigung der Schwellung
- Beseitigung der Muskelhypertonie am Fuß- und den Unterschenkelmuskeln
- Rezidivprophylaxe

Maßnahmen

Klassische Massage

- Fuß- und Unterschenkelmassage, insbesondere Streichungn zur Resorptionsförderung des Ödems

Querfriktion

- ab dem dritten Tag nach einer Teilruptur
- Behandlungsdauer 3–5 Minuten
- im Anschluss an die Friktionsbehandlung aktive und passive Bewegung des Fußes innerhalb der Schmerzgrenzen
- Behandlungsdauer bei chronischen Beschwerden einmalig 20–25 Minuten, anschließend weiter mit drei bis fünf Minuten

> **VORSICHT**
>
> Die Querfriktion darf keinerlei Schmerzen verursachen!

Funktionsmassage

- Wadenmuskulatur und anteriore Unterschenkelmuskulatur

Begleitmaßnahmen

- Thermotherapie
- manuelle Mobilisation und Stabilisation (passiv – Tape/Bandage, aktiv – Muskulatur)
- neurale Mobilisation (N. cutaneus dorsalisintermedius, N. cutaneus dorsalis lateralis)
- Physikalische Therapie (Elektrotherapie: Ultraschall)

Achillodynie

Bei der Achillodynic handelt es sich um einen chronischen oder rezidivierenden Schmerzzustand im Bereich der Achillessehne.

Symptome

- endgradige passive Dorsalextension im oberen Sprunggelenk
- schmerzhafte Plantarflexion, Adduktion und Supination gegen Widerstand
- Druckschmerz am Ansatz oder im Verlauf der Sehne

Behandlungsziele

- Schmerzreduktion, -beseitigung
- optimale Beweglichkeit
- optimale Belastungsfähigkeit
- Beseitigung der Hypertonie an Fuß- und Unterschenkelmuskeln

Maßnahmen

Klassische Massage

- posteriore Seite des Unterschenkels

Querfriktion

- am druckschmerzhaften Bereich der Achillessehne, oft im anterioren bzw. anteriomedialen Teil, aber auch am lateralen Teil oder an der Insertionsstelle an der distalen Hälfte des Tuber calcanei
- Behandlungsdauer bei akuten Beschwerden 3–5 Minuten
- Behandlungsdauer bei chronischen Beschwerden einmalig 15–20 Minuten, anschließend 3–5 Minuten
- nach Schmerzfreiheit noch drei Behandlungen

Funktionsmassage

- M. gastrocnemius

Begleitmaßnahmen

- manuelle Mobilisation und Stabilisation (passiv – Tape/Bandage, aktiv – Muskulatur)
- Physikalische Therapie (Elektrotherapie: Ultraschall)
- Thermotherapie

> **MEMO**
>
> Im Bereich der Achillessehne können mehrere Krankheitsbilder auftreten: Entzündungen der Sehne (Tendinitis) oder des Sehnengleitgewebes (Peritendinitis), Bursitiden und Achillessehnenrupturen.

Untersuchung _____ 434

Anamnese _____ 434

Inspektion _____ 435

Palpation _____ 436

Funktionsprüfung _____ 438

Alarmzeichen _____ 440

Behandlung _____ 441

Klassische Massage _____ 441

Streichungen _____ 442

Knetungen _____ 444

Hautmobilisation _____ 445

Querfriktionen _____ 447
M. masseter _____ 447
M. temporalis _____ 447
Ansatz des M. pterygoideus medialis _____ 448
Kiefergelenkskapsel _____ 448

Funktionsmassage _____ 449
M. temporalis _____ 449
M. masseter _____ 449

Behandlungsbeispiele _____ 450

Kapsuloligamentäre Hypomobilität __ 450

Discusverlagerung_____ 450

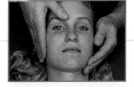

4.14

Untersuchung

Der Bereich des Kopfes ist Projektionsfläche für unterschiedliche Schmerzsyndrome. Entzündungen der Kiefer- und Stirnhöhlen können sich als Kopfschmerzen bemerkbar machen. Das Kiefergelenk mit seinen komplexen Funktionen kann ebenfalls erhebliche Beschwerden verursachen. Es ist ein Bestandteil des so genannten Stomatognatensystems. Dieses setzt sich aus drei Komponenten zusammen:

1. dem Kiefergelenk selbst,
2. den Muskeln, insbesondere dem M. masseter und dem M. temporalis als den Hauptkaumuskeln
3. sowie der physiologischen Ausrichtung der Kiefergelenksachsen und dem daraus resultierenden Zahnschluss (der so genannten Okklusion).

Ist die Kiefergelenksachse gestört, kommt es zu Fehlstellungen, die sich als Über- bzw. Unterbiss oder nächtliches Zähneknirschen ausdrücken können. Aus dieser Fehlstellung resultiert eine Fehlbelastung der Kaumuskulatur. Sie wird vermehrt angespannt, was in der Folge zu Schmerzsyndromen führen kann. Mit den Maßnahmen der Klassischen Massage, der Funktionsmassage und der Querfriktion lassen sich Schmerzsyndrome im Kopfbereich differenziert behandeln. Bei Schmerzsyndromen, die von der Zervikalregion ausgehen, werden entsprechende Maßnahmen in diesem Kapitel beschrieben (**Zervikalregion, S.187**). Stress und seelische Anspannung spiegeln sich häufig auch im Spannungszustand der mimischen Muskulatur wider. Die Klassische Massage der mimischen Muskulatur, die bisweilen auch als kosmetische Massagebehandlung gewertet wird, ist nach wie vor durchaus gerechtfertigt. Die gesamte mimische Muskulatur im Gesichtsbereich wird vom Nervus facialis, dem siebten Hirnnerv, innerviert. Eine Massage dieser Muskeln bewirkt eine generalisierte Entspannung und Stressreduktion. Seelische Belastungszustände können sich allerdings auch im Bereich der Kaumuskulatur manifestieren. Das bekannte „Zähnezusammenbeißen" in psychischen Belastungssituationen führt ebenfalls zu einer Überbelastung und zu einer vermehrten Anspannung mit möglichen Schmerzsyndromen im Bereich des Stomatognatensystems. Die Kaumuskulatur wird vom fünften Hirnnerv, dem N. trigeminus, innerviert. Daher ist anzunehmen, dass eine Behandlung der Kaumuskulatur mit den Maßnahmen der Klassischen Massage, Funktionsmassage und der Querfriktion neben einer lokalen Wirkung auch eine generalisierte Wirkung hat. Anzumerken ist, dass diese generalisierte Wirkung das Ergebnis eigener Beobachtungen ist und es hierzu keine entsprechenden Studien gibt.

Bevor Maßnahmen im Bereich des Kopfes durchgeführt werden, erfolgt eine Befunderhebung. Diese umfasst Anamnese (s. S. 38), Inspektion (s. S. 42), Palpation (s. S. 48) sowie die Funktionsprüfung (s. S. 51). Die im Folgenden dargestellte Funktionsprüfung bezieht sich speziell auf die Funktion des Kiefergelenkes. Weitere Hinweise zu den allgemeinen Grundlagen finden sich im entsprechenden Kapitel des Buches.

Neben der Anamnese und der Inspektion findet eine gezielte Schmerzpalpation im Bereich des Kopfes statt. Sie soll Aufschluss über die Ursachen der Schmerzen geben.

Die Funktionsprüfung bezieht sich auf eine Basisuntersuchung des Kiefergelenks. Im Anschluss an die Befunderhebung werden so genannte Alarmzeichen beschrieben, bei deren Auftreten sich eine dringende ärztliche Abklärung empfiehlt; vorher sollten keine weiteren Maßnahmen durchgeführt werden.

Anamnese:

Neben der allgemeinen Anamnese ist eine gezielte Anamnese wichtig, um die weitere Therapie sinnvoll zu planen. Die sieben Schlüsselfragen (sieben „W's") führen zu einer strukturierten Befragung.

MEMO

Die sieben W's

- Was schmerzt bzw. wo schmerzt es?
  (Schmerzlokalisation? Segmentale Zuordnung?
  Schmerzausdehnung oder -projektion?)
- Wann schmerzt es?
  (Bestimmte tageszeitliche Rhythmik? Wann kommen
  und gehen die Schmerzen?)
- Seit wann bestehen die Beschwerden?
  (Beginn der Beschwerden?)
- Wie sind die Beschwerden?
  (Schmerzqualitäten: dumpf, spitz, bohrend, einschie-
  ßend?)
- Wodurch werden die Beschwerden beeinflusst?
  (Linderung oder Verstärkung durch äußere Faktoren
  wie Kälte, Wärme, Bewegung oder Ruhe?)
- Welche Begleiterscheinungen treten auf?
- Was wurde bisher unternommen?
  (Bisherige Therapieversuche mit oder ohne Erfolg?
  Medikamente? Operationen? Ruhigstellung? Physio-
  therapeutische Maßnahmen? Hilfsmittel?)

Inspektion

Die Inspektion bezieht sich auf Form, Symmetrie und Mimik des Gesichts. Bereits bei der indirekten Inspektion (Sprechen, Lachen usw.) lassen sich Funktion und Dynamik der Gesichtsmuskeln beurteilen. Ein verringertes Mienenspiel (Hypomimie) kommt bei bestimmten neurologischen Erkrankungen wie dem Morbus Parkinson vor. Eine Asymmetrie der Gesichtsbewegung findet sich bei neurologischen Störungen, z. B. bei einer Facialisparese.

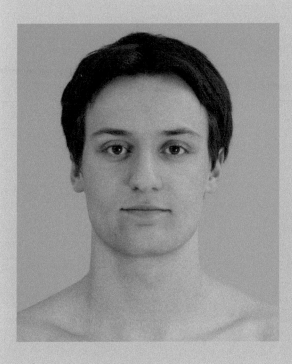

Inspektion des Kopfes
Bei der Inspektion des Kopfes sind folgende Kriterien von Bedeutung:
- Gesichtsform: symmetrisch?
- Mimik: Gesichtszüge beim Mienenspiel symmetrisch?
- Augen: Lidspalte beidseits gleich weit? Pupille beidseits gleich rund und gleich weit?
- Augenmuskeln: Blickkonvergenz? Schielen?

Palpation

Die Palpation kann am sitzenden oder liegenden Patienten durchgeführt werden. Zunächst prüft man, ob ein Erguss oder Entzündungszeichen wie Schmerzen oder Überwärmung bestehen. Anschließend werden die einzelnen Strukturen palpiert.

Knöcherne Strukturen, Nervenaustrittspunkte

Hinter dem Ohr, in der proximalen Verlängerung des M. sternocleidomastoideus, lässt sich der Proc. mastoideus palpieren.

In der Tiefe vor dem Proc. mastoideus und hinter dem Ramus mandibulae, etwa auf der Höhe des Meatus acusticus externus, lässt sich die Spitze des Proc. transversus atlantis palpieren.

Das Caput mandibulae lässt sich etwa einen Querfinger ventral des Meatus acusticus externus auf dem Ramus mandibulae palpieren.

Die Capsula articularis bedeckt den kranialen Anteil des Caput mandibulae, das vor dem äußeren Meatus acusticus externus liegt.

Auf einer Strecke von etwa drei Querfingern lässt sich vor dem Meatus acusticus externus der horizontal verlaufende Arcus zygomaticus palpieren.

Die drei Äste des N. trigeminus (V. Hirnnerv: V1 – N. ophthalmicus, V2 – N. maxillaris, V3 – N. mandibularis) werden an ihren Austrittsstellen auf Druckschmerzhaftigkeit geprüft. Druckschmerz kann Hinweis auf Neuralgien oder Entzündungen im Bereich der Kiefer- oder Stirnhöhle sein.

Knöcherne Strukturen, Nervenaustrittspunkte

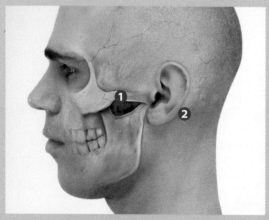

1. Arcus zygomticus, 2. Proc. mastoideus

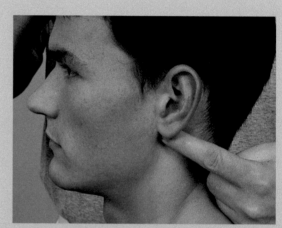

Proc. transversus atlantis

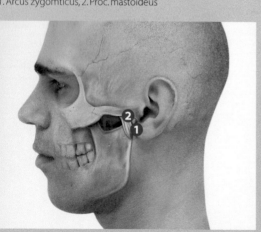

1. Caput mandibulae, 2. Capsula articularis

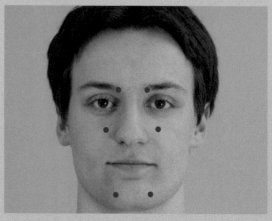

Nervenaustrittspunkte des N. trigeminus

Kopf

Muskeln

Der laterale Bereich des Os temporale oberhalb des Arcus zygomaticus wird flächig vom **M. temporalis** bedeckt.

Unterhalb des Arcus zygomaticus verläuft etwa drei Finger breit der **M. masseter** in Richtung Angulus mandibulae. Bei aktivem Mundschluss sind diese Muskeln gut zu palpieren.

Oberhalb des Os hyoideum lassen sich die **suprahyoidalen Muskeln** palpieren.

Unterhalb des Os hyoideum lassen sich bis zum Ansatz hin die **infrahyoidalen Muskeln** tasten.

MEMO

- Der M. temporalis und der M. masseter sind bei Spannungskopfschmerzen und Dysfunktionen des Kiefergelenks häufig schmerzhaft und hyperton.
- Der Tonus der infra- und suprahyoidalen Muskeln reguliert die Stellung des Os hyoideum, welches physiologischerweise etwa auf der Höhe von C3 steht.

Muskeln

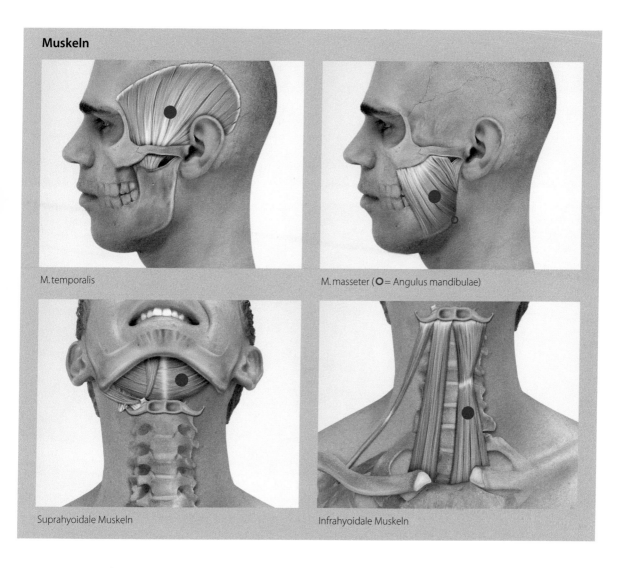

M. temporalis

M. masseter (**O**= Angulus mandibulae)

Suprahyoidale Muskeln

Infrahyoidale Muskeln

Funktionsprüfung

Der Normalwert für die Mundöffnung, gemessen von den Kanten der oberen und unteren Schneidezähne, beträgt 53–58 mm. Das Endgefühl ist fest-elastisch

Der Normalwert für die Protrusion (Vorschieben des Unterkiefers) beträgt ungefähr 8,8,-9,1 mm, das Endgefühl ist fest-elastisch.

Mundöffnung

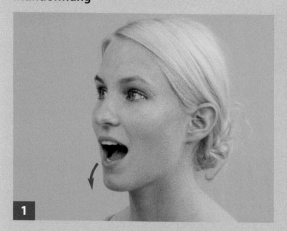

1

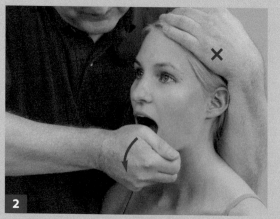

2

Aktiv
Der Patient öffnet seinen Mund aktiv so weit wie möglich.

Passiv
Der Therapeut bewegt die Mandibula passiv durch die gesamte Bewegungsbahn in die maximal mögliche Mundöffnung.

Protrusion

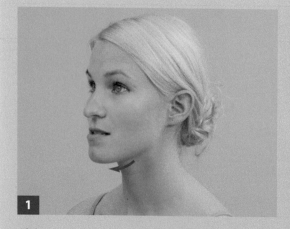

1

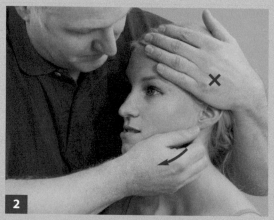

2

Aktiv
Der Patient bewegt die Mandibula so weit wie möglich nach ventral.

Passiv
Der Therapeut bewegt die Mandibula passiv aus der Mittelstellung in die maximal mögliche Protrusion.

Der Normalwert für die Retrusion (Zurückziehen des Unterkiefers) beträgt ungefähr 0–2 mm, das Endgefühl ist fest-elastisch. Das Bewegungsausmaß für die Laterotrusion (Kieferbewegung nach links oder rechts) beträgt etwa 8,7–10,5 mm in jede Richtung. Für das Kiefergelenk ist kein Kapselmuster beschrieben.

Retrusion

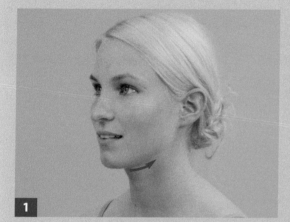

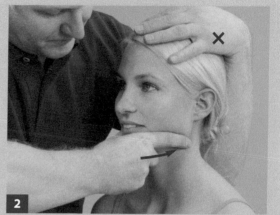

Aktiv
Der Patient bewegt die Mandibula aktiv so weit wie möglich nach dorsal.

Passiv
Der Therapeut bewegt die Mandibula aus der Mittelstellung in die maximal mögliche Retrusion.

Laterotrusion, links/rechts

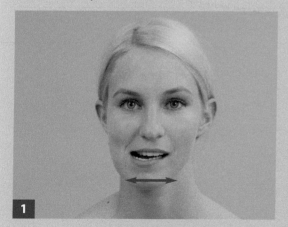

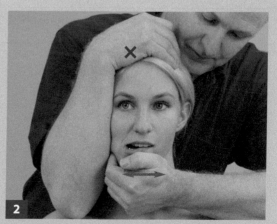

Aktiv
Der Patient bewegt die Mandibula bei leicht geöffnetem Mund aktiv so weit wie möglich in Richtung Laterotrusion nach links und rechts.

Passiv
Der Therapeut bewegt die Mandibula aus der Mittelstellung passiv in die maximal mögliche Laterotrusion nach links und rechts.

Alarmzeichen

Bei Dysfunktionen des Kiefergelenks wird dem Auftreten von Knackgeräuschen besondere Bedeutung beigemessen. Man unterscheidet ein initiales, ein intermediäres und ein terminales Knacken, wobei ersteres auf eine geringe, letzteres auf eine starke Veränderung des Discus hinweist. Auftreten von Alarmzeichen erfordern eine ärztliche Abklärung.

Verdacht auf Luxation

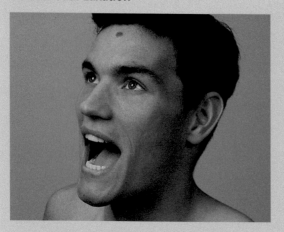

Lässt sich der Mund weder aktiv noch passiv schließen, so spricht dies für eine Luxation.

Entzündung der Stirn- oder Kieferhöhlen

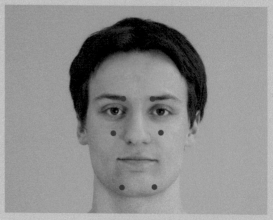

Druckschmerzhaftigkeit der Nervenaustrittsstellen kann ein Hinweis auf Entzündungen der Stirn- oder Kieferhöhlen sein.

Arthrose des Kiefergelenks

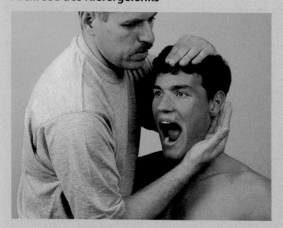

Eine schmerzhafte Kompression auf das Kiefergelenk deutet auf eine Degeneration des Knorpels (Arthrose) oder des Discus hin.

Degenerative Discusveränderungen

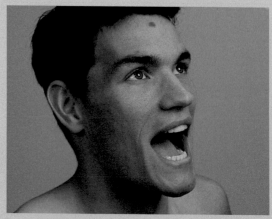

Ist bei aktiver und passiver Mundöffnung ein Knacken hörbar (häufig in Verbindung mit einer Deviation zur betroffenen Seite hin), so spricht dies für eine degenerative Veränderung des Discus.

Behandlung

Klassische Massage

Die Klassische Massage bezieht sich auf Streichungen, Knetungen und Hautmobilisation im Bereich der mimischen Muskeln und der Kaumuskeln. Die klassische Massage der Kopfregion umfasst im Allgemeinen eine reflektorisch entspannende Wirkung auf den gesamten Körper. Um dies zu unterstützen, wird die Massage der Kopfregion in liegender Position durchgeführt.

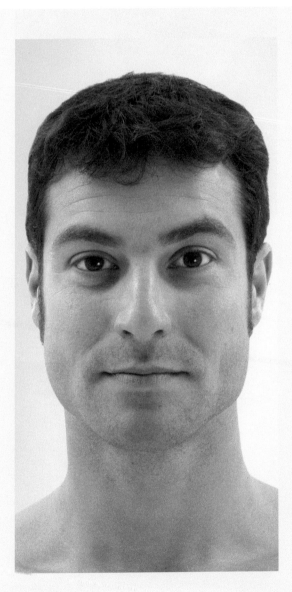

Streichungen

Flächige Querstreichungen
Querstreichungen mit der Daumenkuppe
Periorbitale Ausstreichungen
Querstreichungen im Bereich der Maxilla
Querstreichungen der Kinnregion

Knetungen

Knetungen des M. temporalis
Flache Knetungen des M. masseter
Knetungen der suprahyoidalen Muskulatur
Knetungen des M. strenocleidomastoideus

Hautmobilisation

Flächige Hautverschiebungen, Wangenregion
Flächige Hautverschiebungen, Stirn
Hautfaltungen, Stirn
Hautfaltungen, Wangenregion
Hautfaltungen, Kopfhaut
Traktionen, Kopfhaut

Streichungen

Streichungen sind ein wichtiger Bestandteil der Gesichtsmassage. Streichungen werden in allen Partien des Gesichts, in der Regel mit den Fingerkuppen, ausgeführt. In der Regel werden Gesichtsmassagen eher unter kosmetischen Gesichtspunkten durchgeführt. Dennoch sollte die Durchführung einer Gesichtsmassage bei hartnäckigen und therapieresistenten Span-

Flächige Querstreichungen

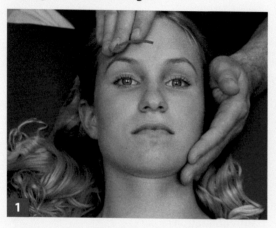

Zunächst wird mit flächig aufgesetzten Fingern die Stirnregion von medial nach lateral bis hin zum Ohr ausgestrichen.

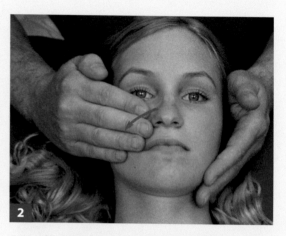

Dann erfolgt die Ausstreichung vom Nasenwinkel mit flächig aufgelegten Fingern nach lateral bis zum Ohr.

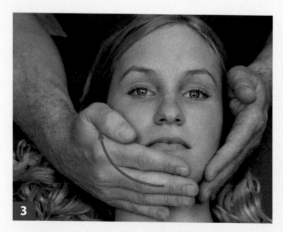

Anschließend erfolgt das Ausstreichen der Kinnregion von der Mittellinie bis hin zum Ohr.

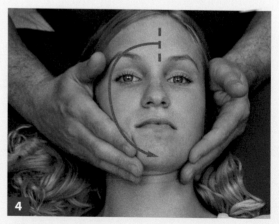

Zuletzt wird das Gesicht von der Mittellinie der Stirn über die Kinnregion bis hin zum Kinn ausgestrichen.

nungskopfschmerzen als adjuvante Therapiemaßnahme in Erwägung gezogen werden. Die quer verlaufenden Streichungen zum Ohr hin können auch mit den Fingerkuppen durchgeführt werden.

MEMO

An den Austrittsstellen des N. trigeminus sollte sehr vorsichtig gearbeitet werden!

Querstreichungen mit der Daumenkuppe

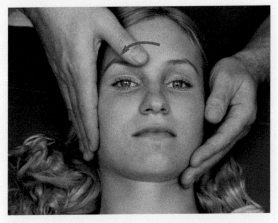

Mit der Daumenkuppe wird das Gesicht von medial nach lateral in mehreren Bahnen ausgestrichen. Die Ausstreichung der Stirn beginnt in der Mittellinie und führt nach lateral bis zum Ansatz des Ohres.

Periorbitale Ausstreichungen

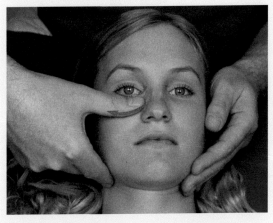

Der Therapeut legt seine Daumenkuppe an den Oberrand des Jochbeins und führt den Daumen von medial nach lateral bis zum Ansatz des Ohres.

Querstreichungen im Bereich der Maxilla

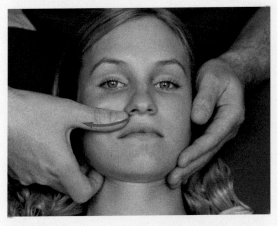

Der Therapeut legt seinen Daumen lateral der Nasolabialfalte auf und bewegt den Daumen unter leichter Druckausübung nach lateral bis zum Ansatz des Ohres.

Querstreichungen der Kinnregion

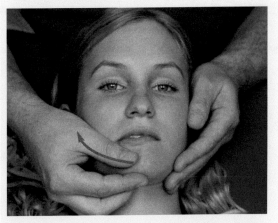

Der Therapeut legt den Daumen lateral der medianen Linie auf das Kinn und führt den Daumen unter leichter Druckausübung bis zum Ohransatz.

Regionale Anwendung

Knetungen

Im Gesichtsbereich werden im Schläfenbereich der M. temporalis, im Kieferbereich der M. masseter, im Bereich des Unterkiefers die suprahyoidale Muskulatur und im vorderen Halsbereich der M. sternocleidomastoideus geknetet.

Knetungen des M. temporalis

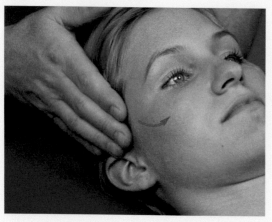

Der M. temporalis wird mit den Fingerkuppen flächig geknetet und dabei intermittierend gegen die knöcherne Unterlage gepresst.

Flache Knetungen des M. masseter

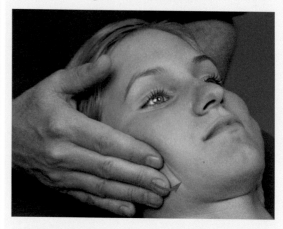

Der M. masseter wird mit flachen Knetungen massiert, wobei die Muskelfasern intermittierend gegen die knöcherne Unterlage gepresst werden.

Knetungen der suprahyoidalen Muskulatur

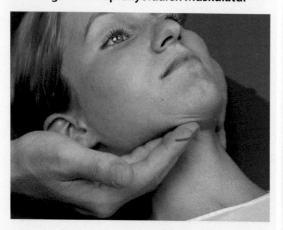

Die suprahyoidale Muskulatur wird mit den Fingerspitzen flach geknetet.

Knetungen des M. sternocleidomastoideus

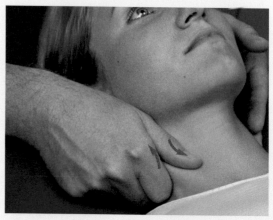

Der M. sternocleidomastoideus wird zwischen Daumen und Zeigefinger geknetet.

Hautmobilisation

Ein weiterer Bestandteil der Gesichtsmassagen sind Hautmobilisationen. Diese können flächig mit der ganzen Hand durchgeführt werden oder als Hautfaltungen.

Flächige Hautverschiebungen, Wangenregion

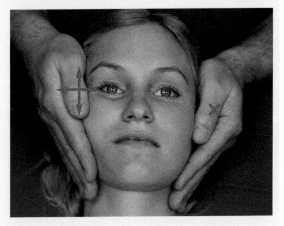

Mit den Handflächen können flächige Hautverschiebungen durchgeführt werden. Die linke Hand fixiert den Kopf, die rechte Hand führt Hautverschiebungen von kranial nach kaudal und umgekehrt, sowie von lateral nach medial durch.

Flächige Hautverschiebungen, Stirn

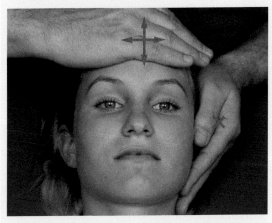

Hautverschiebungen auf der Stirn werden mit der flächigen Hand durchgeführt, wobei die linke Hand des Therapeuten den Kopf stützt. Verschiebungen werden von kranial nach kaudal und umgekehrt sowie von medial nach lateral und umgekehrt durchgeführt.

Hautfaltungen, Stirn

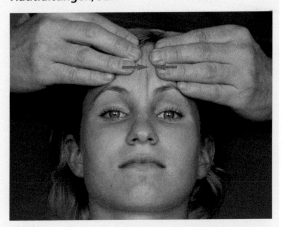

Die Fingerkuppen beider Hände werden medial aufeinander zu bewegt. Dabei entsteht zwischen den Fingerkuppen eine Hautfalte.

Hautfaltungen, Wangenregion

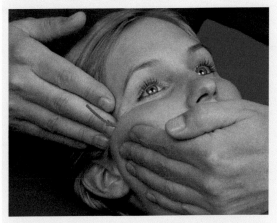

Die Fingerkuppen beider Hände bewegen sich in der Jochbeinregion aufeinander zu, dabei entsteht zwischen den Fingern eine Hautfalte.

Regionale Anwendung

Weitere Möglichkeiten der Hautmobilisationen im Kopfbereich sind Hautfaltungen im Bereich der behaarten Kopfhaut und Hauttraktionen über die Haare.

Hautfaltungen, Kopfhaut

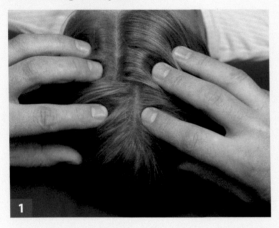

1

Der Therapeut setzt die Fingerkuppen der Zeige-, Mittel- und Ringfinger beidseits der paramedianen Linie auf.

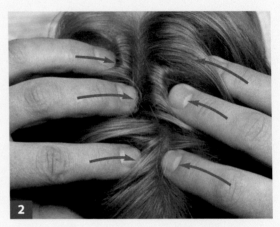

2

Durch das aufeinander Zuschieben der Finger entsteht im Bereich der Kopfhaut eine Falte. Diese Hautfalten können im gesamten Bereich des behaarten Schädels gebildet werden.

Traktionen, Kopfhaut

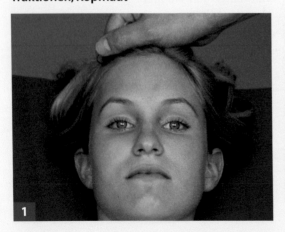

1

Über die Haare können Traktionen der Kopfhaut ausgeführt werden. Dazu umgreift der Therapeut flächig die Haare nahe der Kopfhaut.

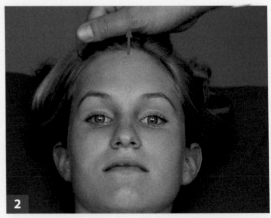

2

Mit leichtem, flächigem Zug hebt er die Kopfhaut etwas ab

Querfriktionen

Der M. temporalis und der M. masseter sind bei Funktionsstörungen des Kiefergelenks und bei Spannungskopfschmerzen häufig druckschmerzhaft und hyperton. Neben der klassischen Massage können diese beiden Muskeln auch mit Querfriktionen behandelt werden.

M. masseter

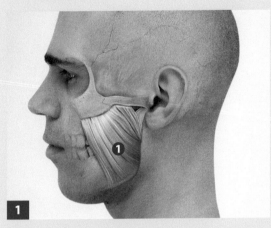

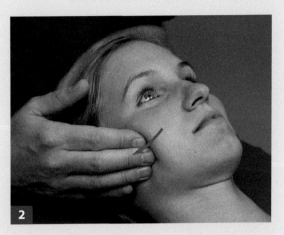

1   M. masseter
L: Rückenlage
H: Der Therapeut kontaktiert den M. masseter mit den Kuppen des Zeige-, Mittel- und Ringfingers. Die andere Hand fixiert den Kopf an der Gegenseite.

B: Der Therapeut massiert den M. masseter quer zur Faserrichtung flächig mit den Fingerkuppen.

M. temporalis

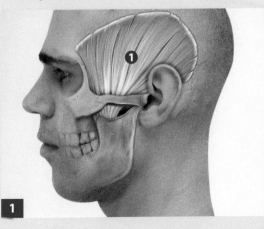

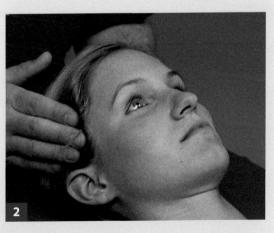

1   M. temporalis
L: Rückenlage
H: Der Therapeut kontaktiert den M. temporalis mit den Kuppen des Zeige-, Mittel- und Ringfingers. Die andere Hand fixiert den Kopf an der Gegenseite.

B: Der Therapeut fixiert den Kopf und massiert mit den Fingerkuppen flächig den M. temporalis von anterior nach posterior quer zu seinem Faserverlauf.

Regionale Anwendung

Querfriktionen können zum Beispiel bei Irritationen am Ansatz des M. pterygoideus medialis oder der Gelenkkapsel des Kiefergelenks durchgeführt werden.

MEMO

Der M. pterygoideus medialis bildet mit dem M. masseter eine Muskelschlinge. Somit wird der Unterkiefer muskulär eingebettet und ein kraftvolles Zubeißen ermöglicht.

Ansatz des M. pterygoideus medialis

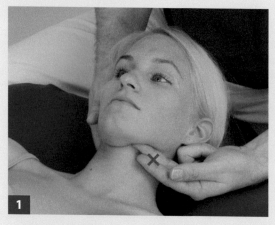

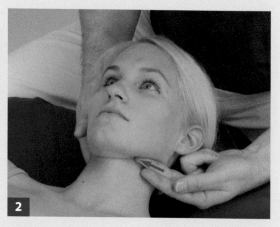

L: Rückenlage
H: Die rechte Hand des Therapeuten stabilisiert flächig den Kopf des Patienten an der rechten Seite. Der linke, durch den Zeigefinger unterstützte Mittelfinger liegt an der Innenseite des Unterkiefers auf dem Ansatz des M. pterygoideus medialis.

B: Die Bewegung erfolgt quer zum Faserverlauf von posterior nach anterior; der Finger darf dabei nicht über die Haut gleiten.

Kiefergelenkskapsel

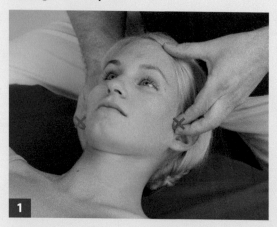

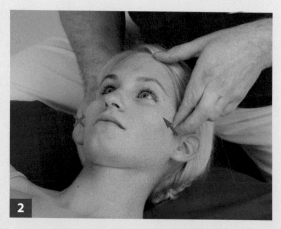

L: Rückenlage
H: Die rechte Hand des Therapeuten stabilisiert flächig den Kopf des Patienten an der rechten Seite. Der linke, durch den Mittelfinger unterstützte Zeigefinger liegt auf der Kiefergelenkskapsel, die über dem Gelenkspalt des Kiefergelenks zu tasten ist.

B: Die Bewegung erfolgt quer zum Faserverlauf von posterior nach anterior; der Finger darf dabei nicht über die Haut gleiten.

Funktionsmassage

Im Gesichtsbereich kann die Funktionsmassage des M. temporalis durchgeführt werden. Dieser Muskel ist häufig bei Spannungskopfschmerzen gemeinsam mit dem M. masseter verspannt. Die Funktionsmassage wird vorzugsweise im Liegen durchgeführt, weil sich der Patient hier am besten entspannen kann.

M. temporalis

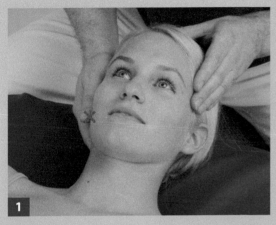

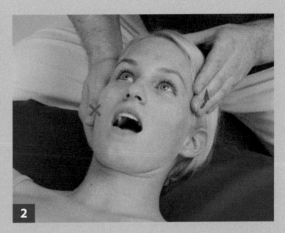

L: Rückenlage

H: Die rechte Hand des Therapeuten stabilisiert flächig den Kopf des Patienten an der rechten Seite. Die Finger II bis V der linken Hand liegen flächig auf dem vorderen Anteil des Muskelbauchs des M. temporalis.

B: Während der Patient den Mund aktiv öffnet, erhöht der Therapeut den Druck mit den Fingern der linken Hand, die Druckrichtung verläuft nach medial und etwas nach kranial.

M. masseter

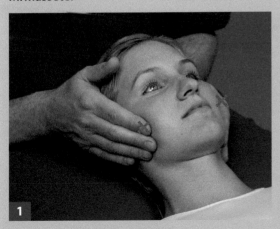

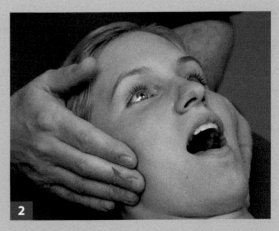

L: Rückenlage

H: Die Fingerkuppen des Zeige-, Mittel- und Ringfingers lokalisieren und komprimieren flächig den Muskelbauch des M. masseter.

B: Während der Patient den Mund aktiv öffnet, verschiebt der Therapeut den Muskelbauch des M. masseter unter Druck nach kranial.

Behandlungsbeispiele

Kapsuloligamentäre Hypomobilität

Immobilisation oder eine längere schmerzbedingte Schonung des Kiefergelenks kann dazu führen, dass sich der Kapsel-Band-Apparat der verminderten Bewegungsanforderung anpasst und sich verkürzt.

Symptome

- verminderte Beweglichkeit, insbesondere eingeschränkte Mundöffnung
- endgradiger Bewegungsschmerz
- vermindertes Gelenkspiel besonders beim Gleiten nach anterior und bei der Traktion
- Hypertonus der Kaumuskulatur
- Bei einseitiger Ausprägung erfolgt die Mundöffnung mit einer Deviation zu einer Seite: auf der betroffenen Seite bleibt der Unterkiefer zurück.

Differenzialdiagnosen

- Subluxation des Discus
- Degeneration des Discus auf der gegenüberliegenden Seite
- Arthrose

Behandlungsziele

- Verbesserung der Beweglichkeit
- Schmerzreduktion

Maßnahmen

Klassische Massage
- Gesichts- und Nackenmassage

Querfriktionen
- M. temporalis
- M. masseter

Funktionsmassage der Kaumuskulatur
- M. temporalis
- M. masseter
- Mobilisation des Kiefergelenks
- Traktion
- Gleiten nach medial und lateral
- Gleiten nach anterior

Begleitmaßnahmen
- Laserbehandlung
- Wärmeapplikation
- Haltungsschulung

Discusverlagerung

Unphysiologische Beanspruchungen wie zum Beispiel Kaugummikauen und Zähneknirschen können zu einer Abflachung des Discus führen. Aufgrund dessen verschlechtert sich die Führung des Gelenks, die bilaminären Zonen und die dorsalen Kapselanteile werden vermehrt belastet und verlieren an Spannung. Auch Traumata wie langwierige Wurzelbehandlungen oder eine HWS-Distorsion können den Halteapparat des Discus schädigen.

Symptome

- hör- und tastbares Knacken als Zeichen der Discusdislokation und –reposition
- seitliche Abweichung des Kiefers bei der Mundöffnung zur nicht betroffenen Seite hin
- vergrößerte Mundöffnung
- Hypertonus der Kaumuskulatur
- Spannungskopfschmerz
- eventuell Bewegungseinschränkung auf der anderen Seite

Differenzialdiagnosen

- Dysplasie der Gelenkpfanne
- Arthrose mit Bewegungseinschränkung auf der gegenüberliegenden Seite
- Ruptur des Kapsel-Band-Apparates

Behandlungsziele

- Detonisierung der verspannten Muskulatur
- Verbesserung der muskulären Führung (Stabilisation)
- optimale Beweglichkeit der Gegenseite

Maßnahmen

Detonisierung
- Kaumuskulatur
- Nackenmuskulatur
- supra- und infrahyoidale Muskulatur

Fazilitation und Kräftigung
- gegebenenfalls Mobilisation der Gegenseite

5 Sportmassage

5	**Sportmassage**	**452**
5.1	**Voraussetzungen und Ziele der Sportmassage**	**452**
	Voraussetzungen für die Durchführung einer Sportmassage	452
5.2	**Die Möglichkeiten der Sportmassage**	**453**
	Präaktivitätsmassage	453
	Postaktivitätsmassage	453
	Durchführung einer Postaktivitätsmassage	454

5 Sportmassage

5.1 Voraussetzungen und Ziele der Sportmassage

Die Sportmassage ist eine Massageform, die primär die Prävention von sportbedingten Verletzungen zum Ziel hat.

Die angestrebten Ergebnisse der Sportmassage richten sich nach den Anforderungen an die Muskulatur: Bei bestimmten Sportarten, bei denen schnelle, explosive und kurz dauernde Kontraktionen notwendig sind, hat die Massage das Ziel, die Muskeln zu aktivieren und deren Tonus zu erhöhen. Andere Sportarten dagegen, die eher langsame und lang andauernde Kontraktionen mit sich bringen, erfordern eine Massage, die die Muskeln lockert und deren Tonus senkt.

Eine weitere wichtige Aufgabe der Sportmassage besteht darin, die Regeneration des Sportlers bzw. der Gewebe zu optimieren. Sie wird überwiegend im Bereich des Leistungssports und bei professionellen Sportlern konsequent durchgeführt. Das Betreuungsteam setzt sich aus Ärzten, Physiotherapeuten und Masseuren zusammen. Die Massage wird generell im Training eingesetzt und ist ein wichtiger Bestandteil der Sportrehabilitation. Sie dient der Verbesserung der Leistung des Athleten, wirkt unterstützend bei der Erholung von Sport- und Übungsanstrengungen und hat nicht zuletzt das Ziel, eine lokale und generelle Entspannung zu unterstützen.

Voraussetzungen für die Durchführung einer Sportmassage

Bei der Sportmassage ist es von Bedeutung, ob die Person ein Freizeitsportler oder ein Weltklasse-Athlet ist. Training und Rehabilitation, zu der auch die Mas-

sage gehört, sollten auf die Bedürfnissen des Sportlers und der Sportart optimal abgestimmt sein.

Legt beispielsweise ein Amateur keinen Wert auf übermäßiges Training, Aufwärm- und Dehnungsphasen, so kann Massage hier eine wichtige Rolle bei der Verbesserung der Dehnfähigkeit des Gewebes spielen, um Verletzungen zu vermeiden. Im Gegensatz dazu trainiert ein Weltklasse-Athlet extrem viel, so dass für ihn die möglichst schnelle Erholung von übermäßigen Trainingsreizen mit Hilfe der Massage im Vordergrund steht.

MEMO

Muskelkater

Unter dem Begriff Muskelkater werden Schäden an Muskelzellen durch zu hohe mechanische (Verletzungshypothese) oder metabolische (Stoffwechselhypothese) Belastungen zusammengefasst. Er beginnt meist verzögert einige Stunden nach ungewohnter intensiver Muskelbelastung (engl. Delayed Muscle Soreness, DOMS). Die Muskeln schwellen an, werden steif, hart, kraftlos und druckempfindlich. Die Schmerzen erreichen ihren Höhepunkt nach zwei bis drei Tagen und dauern etwa eine Woche an, wobei vor allem isometrische Kontraktionen betroffen sind.

In folgenden Fällen kommt es zu Muskelkater:
- körperliche Aktivität nach langer Pause
- außergewöhnlich starke Belastungen bei trainierten Sportlern (Wettkampf)
- ungewohnte Bewegung bei gut trainierten Sportlern
- Gabe depolarisierender Muskelrelaxantien z. B. bei der Narkoseeinleitung
- epileptische Krämpfe

Muskelkater hinterlässt keine Schäden. Durch die gleiche Bewegung ist er für mehrere Wochen nicht wieder auslösbar. Medikamente mit eindeutig erwiesener Wirkung gegen Muskelkater sind nicht bekannt. Ein kraftreduziertes Training mit Wiederholung der muskelkaterauslösenden Bewegungen am folgenden Tag, die Vermeidung hoher Kraftbelastungen sowie vorsichtiges Dehnen und Wärmeanwendungen sind die sinnvollsten therapeutischen Maßnahmen.

Um Sportmassage anwenden zu können, muss man ihre Effekte auf das Bindegewebe verstehen (**s. Kap. 3.1 Mechanische Effekte, S. 22**). Die Kenntnis der Pathophysiologie des Gewebes ist die Grundvoraussetzung zur korrekten Anwendung der Sportmassage.

5.2 Die Möglichkeiten der Sportmassage

Eine Sportmassage muss immer individuell geplant und durchgeführt werden. Es können alle Techniken der Klassischen Massage eingesetzt werden. Das Wirkungsspektrum und die Durchführung der einzelnen Techniken werden ausführlich in Kapitel 6 dieses Buches erläutert.

Die sorgfältige Auswahl der einzelnen Techniken und die Intensität sowie das Tempo der Verabreichungen fördern die Vorbereitung und die Wiederherstellung der Muskulatur. Weiterhin kommt es zu Schmerzreduktion und dadurch zu einer Verbesserung der Funktion und der Leistungsfähigkeit. Wird eine Massage nach einem Wettkampf durchgeführt, so kann das Auftreten von Delayed Onset Muscle Soreness (DOMS) vermindert werden.

Präaktivitätsmassage
Dauer, Frequenz und Intensität der Sportmassage sind abhängig von der jeweiligen Sportart. Ausdauersportarten wie Langstreckenlauf benötigen einen niedrigeren Muskeltonus. Die Ziele der Präaktivitätsmassage sind hier Tonusreduzierung („Auflockerung") und Durchblutungsförderung. Dazu eignen sich Streichungen, Knetungen, Hackungen, Klopfungen und Schüttelungen. Explosivsportarten wie z. B. der Sprint erfordern zur Präaktivierung tonisierende Maßnahmen. Entsprechend sind die Ziele Tonisierung und Durchblutungsförderung. Die oben genannten Maßnahmen werden allerdings in höherem Tempo und höherer Intensität eingesetzt. Die Massage muss unmittelbar vor dem Wettkampf durchgeführt werden, da die durch die Behandlung induzierte Tonuserhöhung nach kurzer Zeit wieder abgebaut wird.

Postaktivitätsmassage
Die Postaktivitätsmassage hat das Ziel, die Regeneration des Organismus nach dem Wettkampf zu unterstützen. Der Abtransport von Stoffwechselmetaboliten kann durch Erhöhung der Durchblutung und An-

regung sowohl des lymphatischen als auch des venösen Rückflusses enorm gesteigert werden.

Die Intensität und das Tempo der Postaktivitätsmassage sind unabhängig von der jeweils ausgeübten Sportart. Die Massagegriffe werden in einem langsamen Tempo und mit wenig Kraft, d. h. mit geringer Intensität, durchgeführt. Unterschiede gibt es lediglich bezüglich der sportartspezifischen Muskelgruppen.

ZUSAMMENFASSUNG

Sportmassage

- Die Sportmassage wird überwiegend im Bereich des Leistungssports und bei professionellen Sportlern konsequent durchgeführt.
- Man unterscheidet Präaktivitätsmassage und Postaktivitätsmassage.
- Die Präaktivitätsmassage dient der Vorbereitung auf die anstehende sportliche Aktivität. Die Zielsetzung ist dabei abhängig von der jeweiligen Sportart. Bei Sportarten, bei denen schnelle, kurz dauernde und explosive Kontraktionen notwendig sind, hat die Massage das Ziel, die Muskeln zu aktivieren und deren Tonus zu erhöhen. Bei Ausdauersportarten, die langsame und lang dauernde Kontraktionen mit sich bringen, ist die Massage dienlich, die Muskeln zu lockern und deren Tonus zu senken.
- Die Postaktivitätsmassage führt zu einer beschleunigten und optimierten Regeneration des Sportlers.
- Massage wird häufig angewendet, um die Auswirkung des Muskelkaters nach sportlichen Anstrengungen zu reduzieren.

ÜBERPRÜFEN SIE IHR WISSEN

- Welche Formen der Sportmassage lassen sich unterscheiden?
- Welche Ziele verfolgt die Massage im Rahmen der Prävention und Rehabilitation?
- Was sind die Merkmale einer Präaktivitätsmassage?
- Was sind die Merkmale einer Postaktivitätsmassage?

Durchführung einer Postaktivitätsmassage

Im Folgenden wird eine Postaktivitätsmassage beschrieben, wie sie zum Beispiel bei laufbetonten Sportarten (Langlauf, Fußball usw.) durchgeführt werden kann. Sie kann auf dem Boden, einer Matte, einer Decke oder ähnlichem durchgeführt werden. Dies entspricht für den Therapeuten jedoch nicht den ergonomischen Prinzipien.

Streichungen mit einer Hand

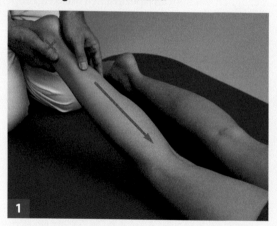

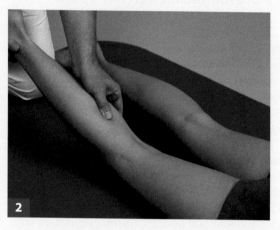

Streichungen der Wadenmuskeln beginnen distal. Der Therapeut hebt das Bein mit der freien Hand etwas an, dadurch wird die rückwärtige Beinmuskulatur entspannt.

Mit der linken Hand streicht der Therapeut flächig die tibiale Seite der Wadenmuskulatur von distal nach proximal mehrmals aus. Anschließend wird auch die fibulare Seite der Wadenmuskulatur in der gleichen Art und Weise massiert.

Streichungen mit beiden Händen

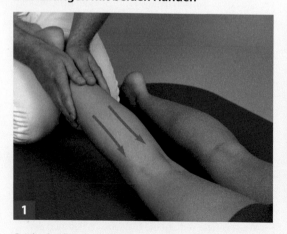

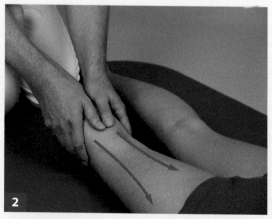

Bei den beidhändigen Streichungen, die ergänzend oder auch als Alternative zu den einhändigen Streichungen eingesetzt werden können, ruht der Fuß auf den Oberschenkeln des knieenden Therapeuten. Dieser umgreift ringförmig den Unterschenkel oberhalb der Malleolen mit beiden Händen.

Mit leichtem Druck gleiten die Hände ringförmig und flächig bis zum Kniegelenk. Dort angekommen kehren sie wieder zur Ausgangsposition zurück.

Streichungen werden zur Einleitung der Massage am ganzen Bein durchgeführt. Auch zwischen den einzelnen Massagetechniken werden immer wieder Streichungen eingesetzt. Die Wadenmuskulatur wird nach den einleitenden Streichungen quer und längs zum Faserverlauf geknetet.

Querknetungen zwischen Daumen, Daumenballen und Fingern

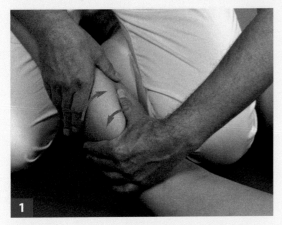

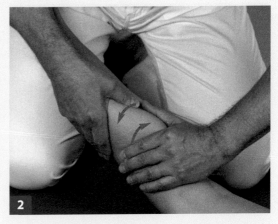

Im nächsten Schritt wird die Wadenmuskulatur flächig zwischen Daumen, Daumenballen der linken und den Fingern der rechten Hand quer zum Faserverlauf geknetet.

In der zweiten Phase vollziehen die Hände eine gegenläufige Bewegung, so dass eine rhythmische intermittierende Querdehnung der Muskelgruppe entsteht.

Längsknetungen mit beiden Händen

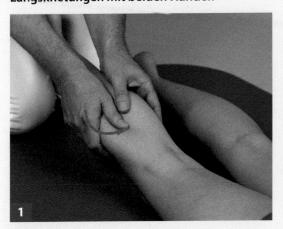

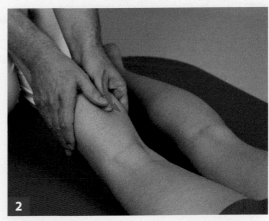

Nach den Querknetungen können Längsknetungen durchgeführt werden. Das Bein ist zur Unterstützung der rückwärtigen Beinmuskeln im Kniegelenk leicht gebeugt.
Der fibulare Kopf des M. gastrocnemius wird mit der rechten Hand längs zum Faserverlauf geknetet.

Der tibiale Kopf des M. gastrocnemius wird mit der linken Hand längs zum Faserverlauf geknetet. Die Knetung der beiden Köpfe erfolgt rhythmisch und abwechselnd mit jeder Hand.

5.2

Im Rahmen der Postaktivitätsmassage können auch Hackungen, Klopfungen und Schüttelungen durchgeführt werden. Diese Techniken werden jedoch sehr sanft ausgeführt, um eine detonisierende Wirkung zu erzielen.

Hackungen

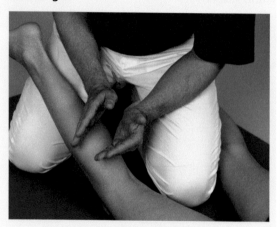

Hackungen werden mit den Ulnarkanten der Hände auf der gesamten Waden- und Oberschenkelmuskulatur verabreicht.

Klopfungen

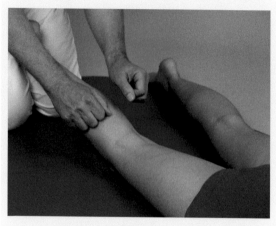

Ergänzend zu den Hackungen können Klopfungen über der gesamten Beinmuskulatur durchgeführt werden. Für Klopfungen und Hackungen auf der Beinrückseite sollte das Kniegelenk leicht gebeugt sein.

Schüttelungen

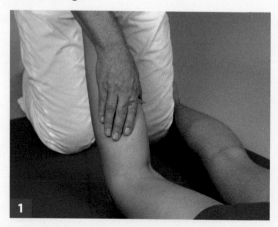

Schüttelungen wie hier an der Wadenmuskulatur werden am im Kniegelenk gebeugten Bein durchgeführt. Die Hand umfasst flächig den Muskelbauch und schüttelt diesen sanft hin und her.

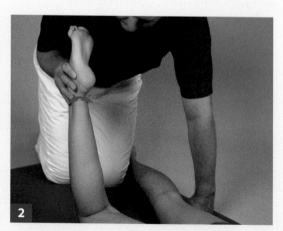

Eine Alternative ist die indirekte Schüttelung des Muskels. Hierbei ergreift der Therapeut den Fuß in Höhe des Sprunggelenks und bewegt den Unterschenkel durch Innen- und Außenrotation im Hüftgelenk leicht hin und her.

Auch Walkungen wirken, wenn sie leicht und langsam ausgeführt werden, detonsisierend. Streichungen können sowohl zum Abschluss als auch zwischen den einzelnen Techniken durchgeführt werden.

Walkungen

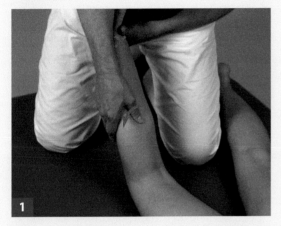

1

Walkungen der Wadenmuskulatur werden am im Kniegelenk flektierten Bein durchgeführt. Mit der einen Hand fixiert und stützt der Therapeut das Bein am Sprunggelenk. Mit der anderen Hand umfasst er so flächig wie möglich den Wadenmuskel.

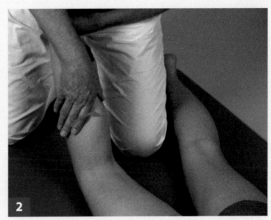

2

Der Therapeut bewegt nun den gesamten Wadenmuskel locker hin und her. Die Rotationsachse für diese Bewegung bilden Tibia und Fibula.

Längsstreichungen

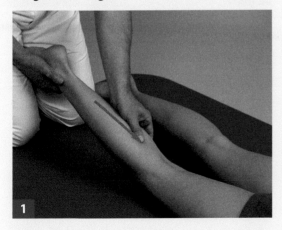

1

Den Abschluss der Postaktivitätsmassage bilden leichte Längsstreichungen. Mit flächigem Kontakt erfolgen Streichungen mit einer Hand von proximal nach distal.

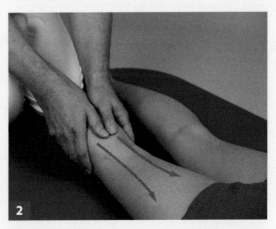

2

Ergänzend oder alternativ können Längsstreichungen auch mit beiden Händen durchgeführt werden. Die Hände streichen hierbei ringförmig von proximal nach distal.

5.1

Weitere Hinweise zu den behandelten Strukturen

MEMO

Im Bereich der Achillessehne können mehrere Krankheitsbilder auftreten: Entzündungen der Sehne (Tendinitis) oder des Sehnengleitgewebes (Peritendinitis), Bursitiden und Achillessehnenrupturen. Dieser Beschwerdekreis wird oft unter dem Begriff Achillodynie zusammengefasst.

MEMO

Eine der häufigsten Sportverletzungen sind Supinationstraumata. Hierbei kommt es primär zu einer Überdehnung oder einer Ruptur des anterioren Bandanteils. Gelegentlich ist auch das Lig. calcaneofibulare betroffen. Der hintere Anteil bleibt meistens intakt.

MEMO

Dysfunktionen der obliquen Fasern des M. quadriceps formis, vastus medialis gelten als Faktoren, die zu einem patellofemoralen Syndrom beitragen (Mc Connell u. Cook 2005).

MEMO

Der M. peroneus longus spielt eine wichtige Rolle bei der Sicherung der Fußgewölbe. Ein Inversionstrauma oder Überbelastungen führen häufig zu einer Tenosynovitis an den Peroneussehnen.

MEMO

Läufer mit zu deutlicher Pronationstendenz bekommen manchmal Beschwerden in der vorderen Logenmuskulatur, u. a. am M. tibialis anterior.

MEMO

Durch intensive sportliche Belastung kann es zu einer Ansatzreizung des M. adductor longus im Bereich der Symphyse kommen.

6	**Faszienbehandlung**	**460**
6.1	**Grundlagen**	**460**
	Bestandteile des Fasziengewebes	461
	Terminologie und Erscheinungsformen der Faszien	462
	Eigenschaften und Funktionen der Faszien	464
	Wirkprinzipien der Faszienbehandlung	465
6.2	**Behandlungstechniken**	**467**
	Grundlegende Grifftechniken	468
	Regionäre Anwendungen	476
6.3	**Zusammenfassung**	**494**

6 Faszienbehandlung

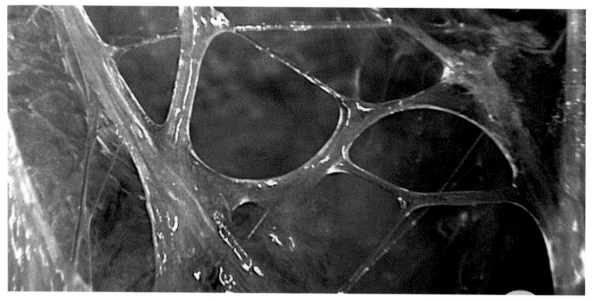

Abb. 6.1. Faszien durchziehen den gesamten Körper als dreidimensionales Netz. Sie geben dem Körper nicht nur Halt und Form, sondern sind auch anpassungsfähig und veränderbar. (Mit freundlicher Genehmigung von EndovivoProductions und Dr. J.-C. Guimberteau.)

6.1 Grundlagen

LERNZIELE

- Woraus bestehen Faszien?
- Was für Faszien gibt es?
- Welche Eigenschaften haben Faszien?
- Welche Veränderungen/Erkrankungen/Einflussfaktoren gibt es?
- Wie wird Fasziengewebe behandelt?

Faszien (entlehnt aus dem Lateinischen 'fascia' für Bündel oder Band) haben sich in den letzten Jahren von einer mehr oder weniger beachteten Struktur zu einer Art „Global Player" innerhalb der funktionellen Anatomie entwickelt. Während Generationen von Medizinstudenten das Fasziengewebe mühsam von den Muskelschichten abpräparierten – und vermutlich dies immer noch tun –, um die „funktionellen" Teile des menschlichen Körpers darzustellen, kommt es diesbezüglich zu einem Sinneswandel. Faszien sind kein nutz- oder funktionsloses, passives Gewebe. Faszien, das ergeben laufenden Forschungen, haben komplexe, lebenswichtige Funktionen. Faszien verbinden im menschlichen (und natürlich auch im tierischen) Organismus quasi alles mit allem. Das gesamte Fasziengewebe kann man sich als Netzwerk vorstellen (**s. Abb. 6.1**).

Es ist aber nicht nur das verbindende Element, was hervorsticht. Faszien erfüllen vielfältige unterschiedlichste Funktionen. Die Verbindungsfunktion sorgt dafür, dass der Körper nicht einfach auseinanderfällt. Ferner sind Faszien in der Lage sich zusammenzuziehen, sie haben demnach kontraktile Fähigkeiten.

Faszien sind reichlich innerviert und dadurch mit dem somatischen und vegetativen Nervensystem verbunden. Sie liefern sensorische Informationen – zum Beispiel über den Dehnungszustand – über das Rückenmark zu den entsprechenden Gehirnzentren. Diese Informationen werden ausgewertet und mit adäquaten Reaktionen vom Gehirn „beantwortet". Ein Leben ohne Faszien wäre also nicht denkbar.

Unter diesen Aspekten soll im Folgenden beleuchtet werden, was Faszien sind: Welches ist das Grundgewebe der Faszien, was gehört zu den Faszien, welche Eigenschaften haben Faszien und, „last but not least", wie kann man sie behandeln?

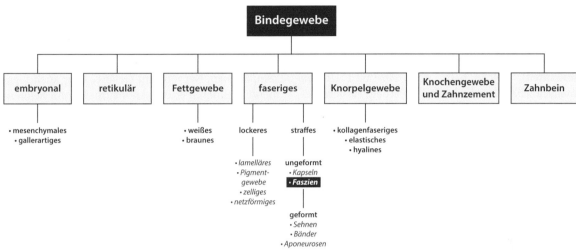

Abb. 6.2. Einteilung des Bindegewebes

Bestandteile des Fasziengewebes

Das Fasziengewebe ist ein Bestandteil des Bindegewebes. Um die Struktur, Eigenschaften und das Vorkommen der Faszien zu verstehen, muss man sich zunächst die "Ausgangssubstanz", das Bindegewebe genauer anschauen.

Grundsätzlich unterscheidet man zelluläre und extrazelluläre Bestandteile. Je nach Zusammensetzung entstehen daraus die unterschiedlichsten Gewebeformen mit den unterschiedlichsten Eigenschaften (s. Abb. 6.2).

Die extrazellulären Bestandteile stellen in ihrer Gesamtheit die Matrix dar, die daher auch extrazelluläre Matrix genannt wird. Sie lässt sich keiner spezifischen Form zuordnen und enthält folgende Bestandteile:

* Wasser
* Grundsubstanz
* Elastische Fasern
* Kollagene Fasern
* Nichtkollagene Proteine

Mit Ausnahme des Wassers werden die Bestandteile der Matrix von den Bindegewebszellen produziert. Dadurch bildet die Matrix ein sehr stabiles Gittergerüst und gibt dem Gewebe das entsprechende Volumen. Dieses Gittergerüst oder Netzwerk der Matrix besitzt durch seine Fähigkeit, Belastungen zu absorbieren, eine Pufferfunktion. Dabei haben besonders die Grundsubstanz sowie das gebundene Wasser die

Funktion der Stoßdämpfung und der Gewichtsentlastung.

So unterschiedlich die Erscheinungsformen und die Funktionen des Bindegewebes sind, so unterschiedlich sind auch die Zellarten selbst. Unterschieden werden:

* Ortsständige oder fixe Zellen
* Bewegliche Zellen

Die ortsständigen oder fixen Zellen sind im Bindegewebe gebunden. Sie entstammen einer undifferenzierten Vorläuferzelle, der Mesenchymzelle. Ortsständig bedeutet, dass ihr Lebenszyklus sich innerhalb des Bindegewebes abspielt, sie besitzen keine oder nur eine geringe Mobilität. Die ortsständigen oder fixen Zellen lassen sich noch einmal untergliedern in die Bindegewebszellen und andere ortsständige Zellen, die im Bindegewebe vorkommen.

Zu den Bindegewebszellen gehören:

* Fibroblasten und Fibrozyten
* Chondroblasten und Chondrozyten (Knorpelzellen)
* Osteoblasten und Osteozyten (Knochenzellen)

Während die zellulären Anteile des Bindegewebes für den Stoffwechsel, das Immunsystem oder den Umbau der extrazellulären Bestandteile zuständig sind, bilden diese wiederum die eigentliche Struktur und Substanz des Bindegewebes.

Die Grundsubstanz, auch als Grundmatrix oder interstitielle Flüssigkeit bezeichnet, nimmt dabei üblicherweise den größten Volumenanteil ein. Sie besteht in erster Linie aus Wasser (ca. 60 bis >90%). Darüber hinaus enthält sie Glykoproteine (Proteine mit Zuckeranteil) und Proteoglykane (Zucker mit Proteinanteil), welche beim Auf-, Ab- und Umbau menschlicher Gewebe benötigt werden. Weitere Bestandteile sind Adhäsionsproteine, Ionen und andere organische Substanzen. Je nach chemischer Zusammensetzung kann die Grundsubstanz eine Konsistenz haben, die von flüssig bis gallertartig variieren kann.

Die Struktur des Bindegewebes wird maßgeblich durch ihren faserigen Anteil bestimmt. Hier kann man generell zwischen kollagenen und elastischen Fasern unterscheiden. Zu den Kollagenfasern zählt man auch die speziellen retikulären Fasern, die in erster Linie in lymphatischen Organen zu finden sind.

Faszien bestehen jedoch hauptsächlich aus Kollagenfasern des Typs I und in geringerem Maß auch aus elastischen Fasern, deren Anteil je nach Lage und Gebrauch der Faszien variieren kann.

Kollagenfasern verleihen dem Bindegewebe mechanische Festigkeit und Stabilität. Sie sind nur wenig dehnbar (< 5%) und halten starker Belastung stand. Elastische Fasern bestehen dagegen hauptsächlich aus Elastin-Proteinen. Sie sind gut dehnbar (< 150 %) und haben eine federnde Wirkung. Werden sie dauerhaft über diesen Punkt hinaus gedehnt, tritt ein anhaltender Verformungsprozess ein.

Fasziengewebe mit einem hohen Elastinanteil lassen sich deshalb gut verformen, während Gewebe mit hohem Kollagenanteil sich als steif und verklebt erweisen. So können beispielsweise Verletzungen, Entzündungen oder Operationsnarben zu einem höheren Neurokollagenanteil (Granulationsgewebe) führen und den Verlust der ursprünglichen Elastizität des Fasziengewebes mit sich bringen.

Terminologie und Erscheinungsformen der Faszien

Faszien bilden unter anderem Umhüllungen für Muskeln, Sehnen, Nerven und Gefäße. Aber auch Ligamente, Sehnen, Periost, Aponeurosen und Sehnenplatten zwischen den Knochen (Membrana interossea) enthalten Faszien.

Zusammen mit den Knochen und Gelenken verspannen die Faszien dynamisch den gesamten Körper und ermöglichen damit ein vielfältiges Spektrum von Bewegungen. Auf dem internationalen Fascia Research Congress 2007 wurde das Fasziengewebe als Bestandteil des Bindegewebes bezeichnet, das alle Strukturen des Körpers durchdringt und umhüllt: Zellen, Gefäße, Nerven, Organe, Muskeln, Knochen und alle anderen Strukturen.

Das Fasziensystem bildet ein dreidimensionales und zusammenhängendes System vom Kopf bis zum Fuß, von vorne nach hinten und von innen nach außen. Dieses Fasziensystem ist für die strukturelle Integrität verantwortlich und bildet den propriozeptiven Bezugsrahmen für alle Körperhaltungen und Bewegungen.

Neben den Schutzfunktionen hat das Fasziensystem als Bestandteil des Bindegewebes die Hauptrolle für die Funktion aller biochemischen und hämodynamischen Prozesse des Organismus. Die Matrix (s. S. 461) vermittelt die Kommunikation sämtlicher Zellen und Gewebe des Körpers untereinander. Das Fasziengewebe übernimmt darüber hinaus eine Abwehrfunktion gegenüber Krankheitserregern und reagiert auf Verletzungen, indem es adäquate Reparaturprozesse im Rahmen der Wundheilungsvorgänge in Gang setzt.

 MEMO

Die beschriebenen zellulären und extrazellulären Bestandteile bilden das Bindegewebe. Das Bindegewebe ist also ein Überbegriff für viele unterschiedlichsten Gewebearten, die überall im Körper vorkommen und zahlreiche Funktionen wahrnehmen. Je nach Funktion und Lokalisation gibt es die unterschiedlichsten Arten von Bindegewebe, die speziell an die Erfordernisse angepasst sind.

 MEMO

Definition der Faszien
Faszien werden als Komponente des Bindegewebes bezeichnet, das den gesamten Körper durchdringt und umhüllt.
Analog der Definition des Fascia Research Congress 2007 (LeMoon, 31.05.2015)

Im Folgenden werden unterschiedliche fasziale Gewebestrukturen erläutert (modifiziert nach Langevin, 2009).

Straffes Bindegewebe
Straffes Bindegewebe enthält zahlreiche Kollagenfasern, die entweder parallel oder geflechtartig (retikulär) ausgerichtet sind. Sehnen und Bänder bestehen aus straffem, parallelfaserig ausgerichtetem Bindegewebe.

Retikuläres straffes Bindegewebe
Retikuläres straffes Bindegewebe bildet beispielsweise Organkapseln und die Hirn- und Rückenmarkshäute.

Lockeres Bindegewebe
Lockeres Bindegewebe enthält wenige und ungleichmäßig ausgerichtete Kollagenfasern. Lockeres Bindegewebe bildet das Stroma, insbesondere der lymphatischen Organe.

Fascia superficialis
Die Fascia superficialis (Synonyme: Hypodermis, Tela subcutanea, Subkutis, Unterhaut) besteht zum größten Teil aus einem dreidimensionalen Netzwerk von Kollagenfasern. Unter der Dermis liegt die Hypodermis (auch Subkutis oder Unterhaut), ein lockeres, fettgewebsreiches Bindegewebe. Dieses stellt die Verbindung zu den Körperfaszien bzw. dem Periost dar. Die in diesem Gewebe eingelagerten Fettzellen fungieren als Druckpolster, Wärmeisolator, Energiespeicher und Polsterung. Die Fascia superficialis verbindet die oberflächlichen Hautschichten (Kutis) mit den darunterliegenden Strukturen wie Faszien und Knochenhaut. Sie ermöglicht die Verschieblichkeit zwischen Kutis und darunterliegender tiefer Faszienschicht. Aufgrund des hohen Anteils miteinander in Verbindung stehender Zellen wurde postuliert, dass diese Schicht als körperumfassendes, kommunizierendes Netzwerk aufgefasst werden kann (Langevin, 2006).

Fascia profunda
Die Fascia profunda bildet ein straffes, flächiges, geflechtartiges Bindegebe mit einem hohen Anteil an Kollagenfasern, das Muskeln umhüllt und zusammenhält. Sie separiert die einzelnen Muskeln durch Septen und umhüllt Nerven, Gefäße und sogar jede einzelne Muskelfaser. Die Fascia profunda füllt die Zwischenräume zwischen den einzelnen Muskelbäuchen und bildet die anatomischen Voraussetzungen für den Verlauf der Nerven- und Gefäßbündel in den intermuskulären Septen.

Viszerale Faszie
Viszerale Faszien bilden eine Doppelschicht seröser Membranen, die die Organe umhüllen. Die äußere Schicht bildet die parietale und die innere, dem Organ anliegende, die viszerale Schicht. Diese Schichten dienen der Aufhängung und Einbettung der inneren Organe. Beide Schichten sind gegeneinander verschieblich und gewähren den Organen dadurch gewisse Bewegungsspielräume. (Hedley, 2005).

Muskelseptum
Muskelsepten (Septum intermusculare) sind Faszienblätter, die verschiedene Muskelgruppen, insbesondere der Extremitäten, voneinander trennen. So werden die antagonistisch wirkenden Muskelgruppen wie Flexoren und Extensoren durch entsprechende Septen getrennt.

Zwischenknochenmembran
Knochen im Unterschenkel oder Unterarm werden durch eine dünne Membran (Membrana interossea) miteinander verbunden. Diese Verbindungen befinden sich zwischen Ulna und Radius und zwischen Tibia und Fibula. Die dünnen, aber starken fibrösen Blätter dienen auch als „Befestigungsflächen" für Muskeln.

Aponeurosen
Aponeurosen sind flache, breite Sehnenbänder. Sie bestehen aus straffem Bindegewebe und dienen der Stabilität und optimalen Kraftübertragung. Aponeurosen können als intra- und extramuskuläre Strukturen auftreten.

Periost
Das Periost bildet eine aus straffem Bindegewebe bestehende Schicht, die die Knochen umhüllt. Die Gelenkflächen bleiben dabei ausgespart. Die Knochenhaut wird aus einer inneren und einer äußeren Schicht gebildet. In der inneren Schicht (Stratum osteogenicum oder Kambium) verlaufen Blutgefäße und Nervenfasern. In dieser Schicht befinden sich auch Vorläuferzellen, die sich zu knochenbildenden Zellen, Osteoblasten, differenzieren können. Osteo-

blasten sind für das Dickenwachstum des Knochens nach Verletzungen wie Frakturen zuständig. Die äußere Schicht der Knochenhaut (Stratum fibrosum) mit den Sharpey-Fasern dient der Verankerung der Knochenhaut am Knochen und als Anheftungsstelle für Sehnen und Bänder. Im Gegensatz zum Knochen selbst ist die Knochenhaut aufgrund ihrer Innervation sehr schmerzempfindlich.

Myofasziale Einheit:
Perimysium – Epimysium – Endomysium

Die quergestreifte Skelettmuskulatur setzt sich aus Bündeln langer vielkerniger Zellen zusammen. Dabei besteht ein Muskel aus vielen Muskelfaserbündeln (**s. Abb. 1.9**) und Bindegewebe. Außen ist der Muskel umhüllt von dichtem Bindegewebe (Epimysium). Von diesem ausgehend ziehen Bindegewebssträngе in das Innere des Muskels hinein (Perimysium) und grenzen die einzelnen Muskelfaserbündel voneinander ab. Innerhalb eines Muskelfaserbündels werden wiederum die einzelnen Muskelfasern von dünnen, bindegewebigen Septen umhüllt (Endomysium).

Dem Bindegewebe des Muskels kommen wichtige Funktionen zu: Zum einen führt es Nerven und Gefäße, zum anderen bewirkt es den Zusammenhalt der einzelnen Komponenten und ermöglicht gleichzeitig die Verschieblichkeit der Muskelfasern untereinander und des ganzen Muskels gegenüber seiner Umgebung. Nicht zuletzt überträgt das Bindegewebe die Muskelkraft sowohl von einer Muskelfaser auf die andere als auch vom Muskel auf die Umgebung.

Eigenschaften und Funktionen der Faszien

Faszien weisen die unterschiedlichsten anatomischen Erscheinungsformen auf. Dementsprechend vielfältig sind auch die Eigenschaften und Funktionen im Organismus. Dabei muss man sich immer bewusst sein, dass es sich um ein körperumfassendes und miteinander verwobenes und kommunizierendes Netzwerk mit unterschiedlichsten Fähigkeiten handelt.

Hydratisierung
Die Funktionalität des Fasziengewebes hängt von der Wassereinbettung ab. Dabei kann man sich das Fasziengewebe wie einen Schwamm vorstellen. Die Wassermoleküle werden in einem gelförmigen Zustand gebunden und verleihen dem Gewebe sowohl Elastizität als auch Festigkeit (Viskoelastizität) (Meert, 2012). Die

Wassereinlagerung sorgt auch dafür, dass die Faszienschichten gegeneinander frei gleiten können (**s. a. „Bestandteile des Fasziengewebes" S. 461**).

Anpassung an Belastung
Das kollagene Gewebe des Körpers befindet sich – wie unser übriger Körper auch – in einem beständigen Umbauprozess. Nach einem halben Jahr ist etwa die Hälfte der kollagenen Fasern erneuert. Dies ermöglicht eine stetige Anpassung an alltägliche Belastung. Durch spezifisches Training lässt sich so auch das fasziale Gewebe remodellieren. Die Anpassung wird im Wesentlichen durch die Aktivität der Fibroblasten ermöglicht. Diese reagieren auf Reize wie spezifische Übungen und Alltagsbelastungen mit einer kontinuierlichen Modulation des Bindegewebes (Kjaer et al., 2009).

Eigenkontraktionsfähigkeit der Faszien
Faszien besitzen die Fähigkeit, sich in gewissem Umfang zu kontrahieren. Diese kontraktile Dynamik wird durch die Aktivität von Myofibroblasten vermittelt. Myofibroblasten entwickeln sich aus Fibroblasten, auf die mechanische Belastungen einwirken. Ferner führt eine Stimulation des vegetativen Nervensystems über eine Freisetzung von Botenstoffen (Zytokine) zu einer Zunahme der Kontraktilität der Myofibroblasten und der damit einhergehenden Kontraktion des Fasziengewebes (Schleip et al., 2014). Somit könnte eine durch Stress oder sonstige Ereignisse ausgelöste Aktivierung des vegetativen Nervensystems einen direkten Einfluss auf die Faszien haben.

Faszien als Sinnesorgan
Nozizeptoren (freie sensorische Nervenendigungen) wurden in großem Umfang im Peri- und Endomysium nachgewiesen. Sie werden auch als interstitielle Muskelrezeptoren bezeichnet. Dabei handelt es sich um langsam leitende, marklose afferente Neurone, die auf mechanische, thermische und chemische Reize reagieren. Entsprechende afferente Signale aktivieren Areale in der Inselrinde. Vereinfacht ausgedrückt repräsentiert die Inselrinde das Selbst im Sinne der Selbst- und Körperwahrnehmung (Craig, 2009; 2010). Aufgrund der hohen Dichte von Nozizeptoren im Fasziengewebe werden Faszien auch als das größte Sinnesorgan des menschlichen Körpers bezeichnet (Olausson, 2008).

Myofasziale Kraftübertragung

Die Leistungsfähigkeit bzw. die Kraftentwicklung und -übertragung hängt maßgeblich von der Flexibilität und Integrität des Fasziensystems ab. Ein Muskel besteht aus vielen Muskelfaserbündeln, die von Fasziensträngen umhüllt, gegeneinander abgegrenzt und durch sie verbunden werden (**vgl. „Myofasziale Einheit" S. 464**). Das Endomysium, das die einzelnen Muskelfasern schlauchartig umhüllt, bildet damit ein dreidimensionales wabenförmiges Netzwerk. Innerhalb dieses Netzwerks sind die benachbarten Muskelfasern durch Scherkräfte miteinander verbunden. Dadurch wird die myofasziale Kraftübertragung in den einzelnen Faszikeln koordiniert. Schließlich geht die Muskelfaszie in die Sehne über und ermöglicht dann die Kraftübertragung auf die Gelenke (Purslow, 2014).

Kontinuität und Tensegrity

Das Fasziensystem bildet ein körperumspannendes sowie alles ein- und umhüllendes Netzwerk. Knochen, Muskeln und Organe sind in diesem Netzwerk quasi eingewoben. In den 60er Jahren postulierte Alfred Pischinger das System der Grundregulation, wonach der gesamte Organismus über die Grundsubstanz verbunden ist (Pischinger, 2014). Während die Grundsubstanz den Organismus auf zellulärer Ebene verbindet, geschieht dies beim Fasziensystem auf struktureller Ebene. Dabei bilden die Faszien miteinander ein Spannungsnetz, in welches Skelett, Muskeln, Organe und der Körper insgesamt integriert sind. Dieses Spannungsnetz bietet einen wesentlich ganzheitlicheren und dynamischeren Ansatz zum Verständnis von Form, Belastungsverhalten und Bewegung des Körpers als der klassische Ansatz, wonach das Skelett maßgeblich an Stabilität und Integrität beteiligt ist. Als Modell für das Spannungsnetz dient das Tensegrity-Modell. Es handelt sich dabei um ein stabiles Stabwerk, in dem sich die Stäbe nicht untereinander berühren und lediglich durch Zugelemente (zum Beispiel Seile) miteinander verbunden sind.

Elastizität und Katapulteffekt

Kängurus und Antilopen sind in der Lage, weite und dynamische Sprünge auszuführen. Dabei fällt auf, dass die Sprünge deutlich weiter sind, als es durch alleinige Muskelkraft möglich wäre. Der Grund dafür liegt darin, dass die Sehnen und Faszien unter der Vorspannung eine große Energiemenge speichern und diese beim Sprung katapultartig freisetzen kön-

nen. Auch menschliche Faszien sind in der Lage, Energie zu speichern und bei Belastung freizugeben (Schleip, 2014; Sawicki et al., 2009). Insbesondere ist dies bei dynamisch oszillierenden Bewegungen wie Gehen der Fall. Während der Abstoßphase kontrahieren sich die entsprechenden Muskeln isometrisch, d. h. sie spannen sich ohne Veränderung der Länge an. Dagegen führen die f014zialen Elemente einen Verlängerungs-/Verkürzungszyklus durch, wodurch der eigentliche Bewegungsvorgang ausgelöst wird. Die Elastizität nimmt übrigens meistens mit zunehmendem Alter ab. Während die Fasern im jugendlichen Alter regelmäßig, scherengitterartig und bidirektional angeordnet sind, kann diese gleichmäßige Struktur, je nachdem wie die Fasern regelmäßig bewegt werden, in höherem Lebensalter ungeordneter werden. Vermehrte Bildung von Crosslinks führt zu einer unregelmäßigen, mehr oder weniger verfilzten Kollagenstruktur, die dadurch immer weniger dynamisch agieren kann. Dies führt zum einen zum Verlust der Elastizität und zum anderen zu einem erhöhten Verletzungsrisiko der Muskel-Faszien-Sehnen-Einheiten. Die gute Nachricht ist allerdings, dass durch gezielte Bewegung, Faszientraining und Faszienbehandlung dieser Prozess aufgehalten oder sogar umgekehrt werden kann.

Wirkprinzipien der Faszienbehandlung

Die Faszienbehandlung beruht auf vielfältigen Vorgängen, die z. T. eng miteinander verflochten sind und sich auch gegenseitig beeinflussen. Von daher lassen sie sich nur bedingt in unterschiedliche Kategorien einteilen. Aufgrund der oben dargestellten Eigenschaften kann man folgende allgemeine Wirkprinzipien postulieren:

- Viskoelastische Effekte
- Creep-Effekt
- Adhäsiolytische Effekte
- Rehydrierende Effekte
- Mechanische Effekte
- Neurophysiologische Effekte
- Sensomotorische Effekte
- Piezoelektrische Effekte

Daraus leitet sich die Fragestellung ab, wie und wodurch die Faszienbehandlung auf das Zielgewebe einwirkt. Im Folgenden werden einige Einwirkmechanismen kurz beschrieben.

Viskoelastizität

Während man früher annahm, dass sich unter Einfluss von Druck, Wärme und langsamer Bewegung der gelartige Zustand der Grundsubstanz während einer Faszienbehandlung in einen flüssigeren Sol-Zustand verändern würde, weiß man heute, dass solche Veränderungen frühestens nach einer einstündigen kontinuierlichen Krafteinwirkung eintreten können. Eine Veränderung des viskoelastischen Zustands der Faszien wird daher eher langfristig durch veränderte regelmäßige Belastungen und Bewegungen des Gewebes bewirkt (vgl. Schleip, 2003a; Schleip, 2003b, Abschnitt "Viskoelastisches Belastungsverhalten").

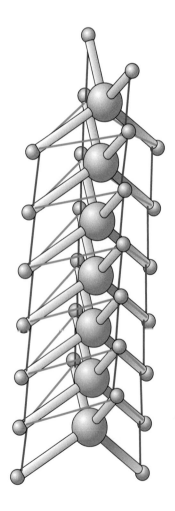

Abb. 6.3. Tensegrity-Modell einer Wirbelsäule, bei dem die stilisierten Wirbelkörper nicht aufeinander lagern, sondern an flexiblen Elementen aufgehängt sind.

Creep-Effekt

Kollagenfasern lassen sich durch kontinuierliche, moderate Zugbelastung plastisch verformen, wenn sie über einen Zeitraum von mehreren Stunden um 1–1,5% gedehnt werden. Während es bei einer Überdehnung zu einer Traumatisierung des Gewebes kommt, bleibt bei geringer Dehnung unter 1% die ursprüngliche Faserlänge unverändert erhalten. Dazwischen siedelt man jedoch den sogenannten Creep-Bereich an, in dem plastische Verformungen nachgewiesen werden können. Da auch dieser Effekt aufgrund des langen Zeitraums nicht durch direkte therapeutische Krafteinwirkung erzielt werden kann, können solche verformenden Einflüsse auf die Faszien nur über regelmäßig durchgeführte Bewegungsübungen oder veränderte Bewegungsmuster erreicht werden (Dölken, 2002).

Adhäsionen/Adhäsiolyse

Durch überhöhten, großflächigen Druck (Traumata) auf membranöse Doppelstrukturen, wie sie beispielsweise bei vielen viszeralen Faszien oder bei den Meningen des ZNS vorkommen, kann die normalerweise zwischen ihnen befindliche seröse Flüssigkeit so stark herausgepresst worden sein, dass die beiden Schichten aufgrund von adhäsiven Kräften unbeweglich miteinander verkleben. Solche Anhaftungen können durch sehr gezielt angesetzte Zugkräfte des Therapeuten gelöst werden. Dabei kann die Flüssigkeit wieder den Kapillarspalt ausfüllen und Gleitfähigkeit herstellen (Bove & Chapelle, 2011).

Rehydrierung

Auch in dreidimensionalen Faszienstrukturen kann das Adhäsionsprinzip zu einer Dehydrierung und zu Anhaftungen führen. Man kann sich das Gewebe im Prinzip wie einen ausgepressten Schwamm vorstellen, der durch Walken und Bewegen wieder mehr Flüssigkeit in sich aufnehmen kann. Der Abbau von gewebeverdichtenden Crosslinks kann dabei zusätzlich den natürlichen Flüssigkeitsdurchsatz erhöhen (Schleip et al., 2012).

Tensegrity

Wenn man den menschlichen Körper als ein alles miteinander verbindendes, dreidimensionales Geflecht aus flexiblen Elementen betrachtet (s. Abb. 6.3), zwischen denen starre Abstandhalter aus Knochen- oder Knorpelgewebe eingebettet sind, dann kann man erklären, warum Veränderungen an einer Stelle des Gewebes auch an ganz anderen, weit entfernten Stellen direkte Auswirkungen hervorrufen können (Ingber, 2008).

Crosslinks

Fasziengewebe kann durch Traumata oder mangelnde Bewegung (Immobilisation) regelrecht verfilzen. Das bedeutet, dass sich die ursprünglich gleichmäßig geordnete Gewebestruktur durch zusätzliche, unregelmäßig angeordnete Crosslinks verdichtet und verfestigt. Durch regelmäßiges Faszientraining, bei dem man z. B. Fliehkräfte bei völlig entspannter Muskulatur auf verfilzte Faszien wirken lässt, kann wieder eine geordnete Gewebestruktur ausgebildet werden (Järvinen et al., 2002).

Haltungs- und Bewegungstraining

Häufig eingenommene Körperhaltungen, die mit der Schwerkraft nicht ergonomisch im Einklang stehen, aber auch permanenter Stress können auf Dauer zu einseitigen Belastungen der Faszien führen und deren Struktur verdichten. Umgekehrt kann aber auch eine kontinuierliche Veränderung der Körperhaltungen wieder Faszienbereiche entlasten und dadurch positiven Einfluss auf die Gewebestruktur ausüben. Sensomotorisches Haltungs- und Bewegungstraining ist deshalb eine wichtige Komponente der Faszienrestrukturierung. Gleichzeitig ist sie auch eine wichtige Vorbeugungsmaßnahme gegen faszienbedingte Beschwerden (Olson et al., 2006).

Piezoelektrische Einflüsse

Der Vollständigkeit halber sei hier auch ein relativ umstrittenes Erklärungsmodell erwähnt, nach dem mithilfe von Druck piezoelektrischer Einfluss auf die Fibroblasten und schließlich auf die Dichte und Anordnung der Kollagenfasern und auf die Grundsubstanz des Bindegewebes genommen werden kann. Nach derzeitigem Forschungsstand kann sich das jedoch nicht auf direkte mechanische Einwirkungen des Therapeuten beziehen. Solche Effekte würden mehrere Tage benötigen, um messbar in Erscheinung treten zu können (Cope, 1975).

Neurophysiologische Wirkungen, Faszientonus

Durch Stimulierung verschiedener, in den Faszien vorkommender Mechanorezeptoren, v. a. der Ruffini-Rezeptoren und der freien Nervenenden, können ve-

getative Reaktionen evoziert und auch Einfluss auf tonusregulierende Reflexbögen genommen werden. Solche Reize können über das ZNS bis in das Bewusstsein des Klienten vordringen und zu einer Resensibilisierung und Wahrnehmungsänderung und somit auch zu veränderten Bewegungsmustern führen. Ferner wirkt auch das vegetative Nervensystem auf den Tonus der glatten Muskelzellen zurück, die sich innerhalb der Faszien befinden (Staubesand & Li, 1997).

6.2 Behandlungstechniken

Im Folgenden werden Grundtechniken der Faszienbehandlung vorgestellt. Dabei hat jede der hier gezeigten Techniken ihre Spezialitäten und Eigenheiten. Grundsätzlich ist die jeweilige Technik an die zu behandelnde Struktur anzupassen. Für feinere Strukturen, wie beispielsweise die Handwurzelknochen, werden auch feinere, sensiblere Handwerkszeuge wie etwa die Fingerkuppen gebraucht. Dagegen benötigt man für kräftigere Bereiche, wie z. B. den M. quadriceps femoris, eher gröbere Werkzeuge wie Ellenbogen, Faust oder Handballen.

Ferner müssen die ausgewählten Maßnahmen auch an die Konstitution des Patienten angepasst werden. Ein durchtrainierter, muskulöser Athlet wird anders behandelt als eine empfindsame, feingliedrige Person. Nur durch sensiblen Kontakt zum Patienten findet man die passende Maßnahme an der richtigen Stelle.

Schließlich spielt bei der Auswahl der geeigneten Technik auch die eigene Konstitution eine Rolle. Ist der Therapeut eher kräftig und durchtrainiert, so sollte er seine Kräfte umso feiner und sensibler dosieren. Hat er dagegen nur wenig Gewichtskraft einzusetzen, so kann er z. B. mit dem Ellenbogen eine sehr hohe Intensität der Intervention erreichen.

Bei manchen Techniken kann es für einen effektiven Einsatz des Körpergewichts auch hilfreich sein, mit einem Knie oder sogar mit dem ganzen Körper mit auf die Behandlungsliege zu steigen. Dazu ist natürlich eine entsprechend stabile Ausführung der Liege notwendig.

Grundlegende Grifftechniken

Für die Ausübung von Faszientechniken muss sich der Therapeut zunächst mit seinem eigenen Körper auseinandersetzen und lernen, diesen möglichst gut mit der Schwerkraft in Einklang zu bringen. Nur eine entspannte, zentrierte Körperhaltung ermöglicht auch eine weiche und flexible Arm- und Handhaltung bei gleichzeitig hohem und gezieltem Krafteinsatz. Diese

Körperhaltung und Zentrierung

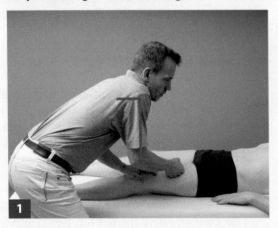
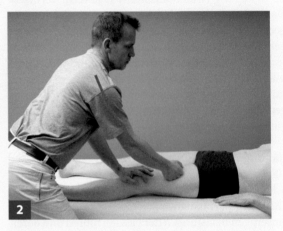

Ungünstig
Die hier gezeigte Körperhaltung schädigt auf Dauer nicht nur den Körper des Therapeuten. Angespannte Schultern, eingezogener Kopf und eine harte Faust sind die ungünstigsten Bedingungen für eine Behandlung.

Besser
Zentrierte KH. Arbeit aus den Füßen. Wichtig sind ein einfühlsamer, anpassungsfähiger Körperkontakt zum Patienten und die Möglichkeit, stufenlos mehr Gewichtskraft auf die entspannte Hand übertragen zu können.

Geradlinige Kraftübertragung

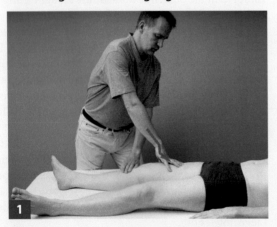
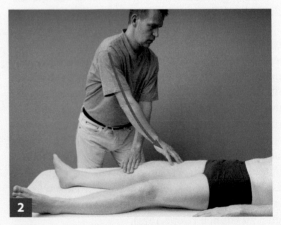

Ungünstig
Gewichtskraft, die durch angewinkelte Gelenke geleitet wird, führt zu Haltespannung und Stress.

Besser
Das Gewicht wird hier gleichmäßig durch alle Fingerknochen geleitet und auf allen Kuppen verteilt.

Kombination von Weichheit und Effektivität schafft die Möglichkeit, sowohl auf intensivste Weise Veränderungen zu induzieren, als auch den eigenen Körper als hochsensibles Tastorgan einzusetzen. Darüber hinaus können potenzielle Probleme, die längerfristig durch den intensiven Körpereinsatz beim Therapeuten selbst entstehen könnten, auf diese Weise von vornherein vermieden werden.

Die Gravitation arbeiten lassen

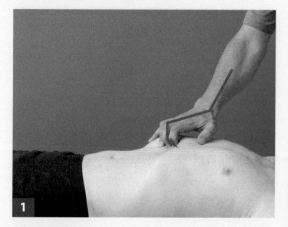
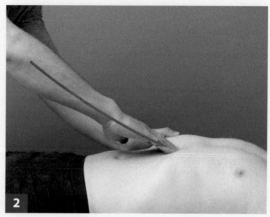

Ungünstig
Hier kommt zu viel Muskelkraft in Unterarm und Hand zum Einsatz. Die Atembewegungen des Patienten können dabei höchstens noch oberflächlich wahrgenommen werden.

Besser
Hier wird dagegen nur das eigene Körpergewicht in die Fingerspitzen geleitet und ermöglicht das sprichwörtliche Fingerspitzengefühl. Es kann eine nonverbale Kommunikation zwischen Therapeut und Patient entstehen.

Das Gewicht des Patienten arbeiten lassen

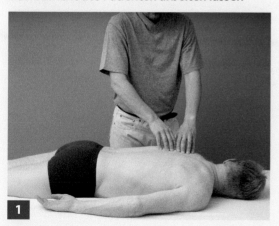
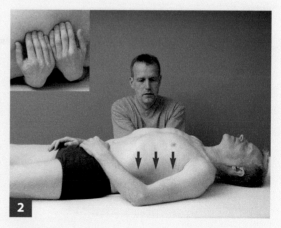

Ungünstig
Der Patient wird ausschließlich durch die Kraft des Therapeuten behandelt.

Besser
Das Eigengewicht des Patienten wird in die Behandlung integriert. So behandelt sich der Patient mithilfe des Therapeuten praktisch selbst und kann dabei bestimmen, wie viel Schmerz er zulassen und wie weit er sich öffnen möchte.

Faszien können so unterschiedlich und individuell ausgeprägt sein wie menschliche Persönlichkeiten. Deshalb ist auch bei der therapeutischen Arbeit mit

Faszien häufig Improvisationstalent und Individualität gefragt. An dieser Stelle werden einige grundlegende Techniken gezeigt, aus denen man im Laufe der

Arbeit mit der Handfläche

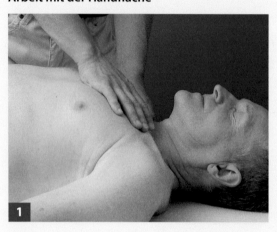

Mit der ganzen Handfläche kann man am besten spüren. Sie eignet sich besonders für oberflächliche und für membranöse Strukturen.

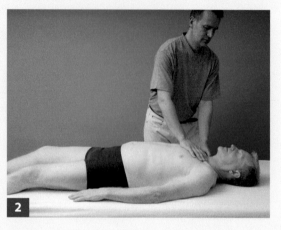

Der Patient wird z. B. durch gezieltes Ein- und Ausatmen beteiligt.

Bimanuelle Techniken

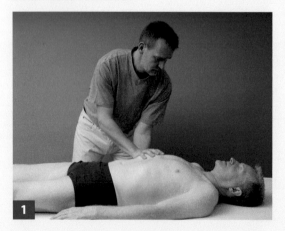

Gerade tief im Körper gelegene Strukturen lassen sich gut über die Zusammenarbeit beider Hände erreichen.

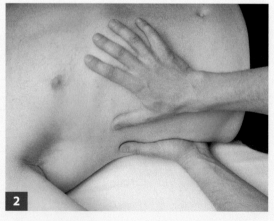

Auch hier kann der Patient aktiv über das Zwerchfell Druck in bestimmte Regionen leiten, wobei die Hände des Therapeuten die Bewegungsrichtung leiten können.

6.2

Zeit sein eigenes Repertoire und Handwerkszeug zusammenstellen und entwickeln kann. Bei allen Faszientechniken sollte zugunsten eines tiefgehenden, intensiven und kraftschlüssigen Kontakts unbedingt auf jegliches Eincremen oder Einölen der Haut verzichtet werden.

Arbeit mit den Fingerkuppen

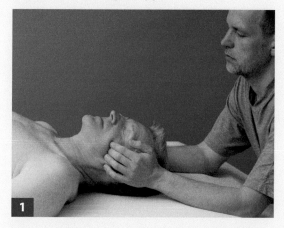

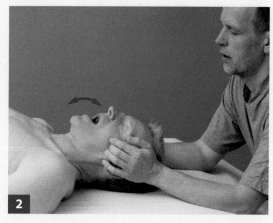

Die Fingerkuppen sind unser bevorzugtes Tastorgan. Mit ihnen lassen sich sehr gezielt und gut dosiert auch sehr feine Strukturen untersuchen und behandeln.

Aktive Mitarbeit des Patienten durch Kaubewegung.

Einsatz der Fingerkuppen unter dem Körper

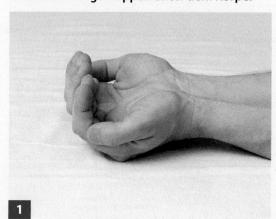

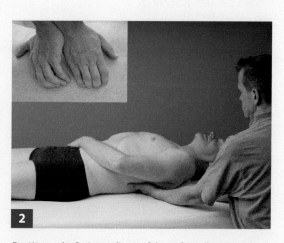

Die aufgestellten Finger können gut in das aufliegende Gewebe des Patienten einsinken. Dies ermöglicht eine kraftsparende und effektive Arbeitsweise.

Der Körper des Patienten liegt auf den aufgestellten Fingerkuppen. Oft helfen dem Patienten beispielhafte Bilder wie „langsam weich werdende Butter", um das Eindringen der Fingerkuppen in das Gewebe zuzulassen.

Um mit den Faszien einen intensiven, kraftschlüssigen Kontakt aufbauen zu können, müssen sich in vielen Strukturen zunächst die Muskelfasern entspan-

nen. Dabei lässt sich möglicherweise das verfilzte oder verklebte Fasziengeflecht als schrumpeliges, faltiges, dreidimensionales Gewebe in der Tiefe wahr-

Kraftkopplung beider Arme

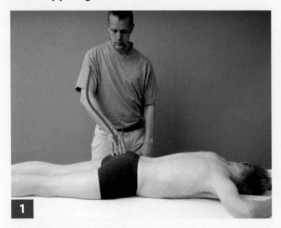

1

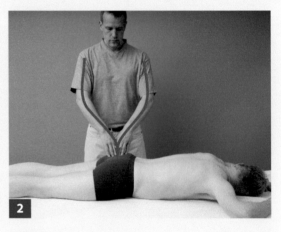

2

Ungünstig
Hier wird nur das Gewicht der rechten Oberkörperseite des Therapeuten in die Fingerkuppen geleitet, …

Besser
… während auf diese Weise das volle Oberkörpergewicht des Therapeuten auf die Zielstrukturen einwirken kann.

Arbeit mit den Knöcheln

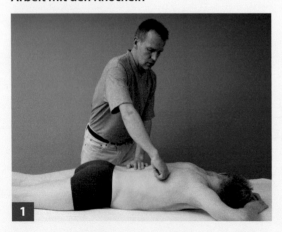

1

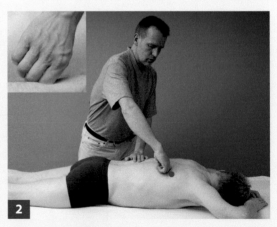

2

Patient hat ausgeatmet. Über die Knöchel lässt sich mehr Kraft als über die Fingerspitzen übertragen. Dafür sind sie auch weniger sensibel.

Patient atmet gezielt gegen die Knöchel des Therapeuten ein (●), wodurch die Zwischenrippenräume geweitet werden.

nehmen. Behandelt werden Bereiche, die der Patient selbst schlecht oder nur sehr undifferenziert bewegen kann. Es gilt also, Bereiche zu finden, die entweder nur ganz fest oder nur ganz locker sein können und dadurch ihre Anpassungs- und Modulationsfähigkeit eingebüßt haben.

Arbeit mit der offenen Faust

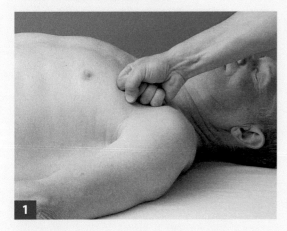
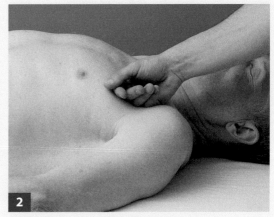

Ungünstig
Arbeiten mit der geschlossenen Faust verhindert die subtile Wahrnehmung der Faszienstruktur. Die Krafteinwirkung lässt sich nicht gut differenzieren und wirkt auf den Patienten brachialer.

Besser
Zu bevorzugen ist die leicht geöffnete Faust. Man kann dabei sowohl flächig mit den proximalen Fingerknochen als auch etwas gezielter mit den Fingergrundgelenken arbeiten.

Arbeit mit dem Handballen

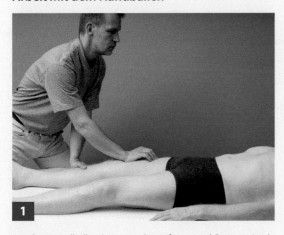
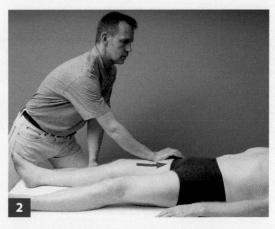

Mit dem Handballen (genauer: Os pisiforme und Os trapezium) kann der Therapeut sehr gezielt auf Strukturen wie den M. quadriceps femoris einwirken. Hier wird die Kontaktaufnahme dargestellt.

Nach der Kontaktaufnahme erfolgen die Druckaufnahme und die Krafteinwirkung. Wichtig ist, dass die Hand dabei relativ locker bleibt und die Veränderungen im Gewebetonus sensorisch aufnehmen kann.

Faszien lassen sich nicht einfach linear auseinanderziehen oder gar „glattbügeln". Man muss mit ihnen einen sensomotorisch-kommunikativen Kontakt aufbauen und sie in kleinsten Schritten langsam in die

gewünschte Richtung bewegen. Man kann dabei sowohl direkt als auch indirekt einwirken, d. h. gegen die wahrgenommene Zugkraft des Gewebes bzw. den Widerstand arbeiten oder sich von den Zugkräften an-

Arbeit mit dem Unterarm

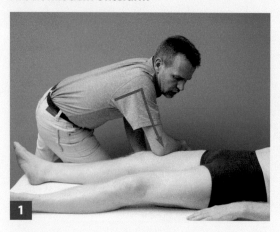

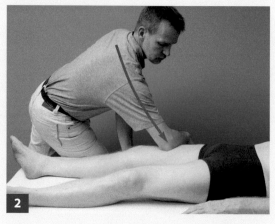

Ungünstig
Mit dem Unterarm kann man sehr entspannt arbeiten, wenn die Körperhaltung des Therapeuten ergonomisch ist. Ein hochgezogenes Schulterblatt, wie hier gezeigt, sollte unbedingt vermieden werden.

Besser
Die Schulter des Therapeuten ist entspannt. Das Gewicht des Oberkörpers wird unmittelbar auf die Elle übertragen. Aufgrund der großen Intensität bei nur sehr geringer Sensibilität ist dabei Vorsicht geboten.

Arbeit mit dem Ellenbogen

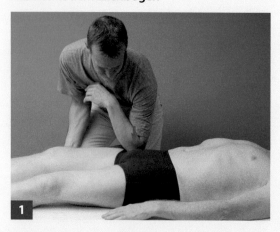

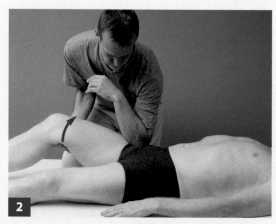

Eine noch höhere Druckintensität wird durch die Ellenbogenspitze erzielt. Der Ellenbogen sollte sehr vorsichtig, wohldosiert und nur mit ausreichender Erfahrung eingesetzt werden.

In Kombination mit Bewegungen, hier passive Flexion des Oberschenkels des Patienten, ist die Ellenbogenspitze eine der effektivsten Möglichkeiten zur Faszienbehandlung.

ziehen lassen und versuchen, die Fasern dabei zu entlasten. Darüber hinaus kann man den Patienten zu einer bestimmten Bewegung verbal oder nonverbal an-
leiten.

Direkte Einwirkung ist das Arbeiten gegen Widerstand, indirekte Einwirkung arbeitet mit der Kontraktilität des Gewebes.

Arbeit mit dem Daumen

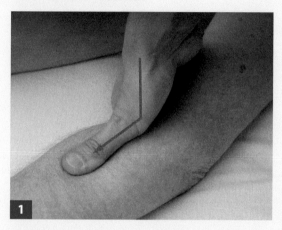

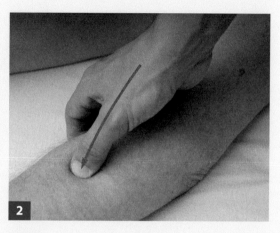

Ungünstig
Mit dem Daumen kann punktuell Druck ausgeübt werden. Es
ist aber zu vermeiden, dass es zu Fehlbelastungen des Daumen-
grundgelenks kommt. Ein abgeknicktes Grundgelenk verhindert außerdem die präzise Kraftübertragung in das Gewebe.

Besser
Korrekte Positionierung des Daumen: Das Grundgelenk ist
nicht abgeknickt und der Druck wird direkt in das Gewebe geleitet. Beim Daumen ist eine entspannte Grundhaltung schwie-
riger zu finden als bei den anderen Fingern. Dafür ist er ein sehr
sensibles Tastorgan.

Einsatz eines oder beider Daumen

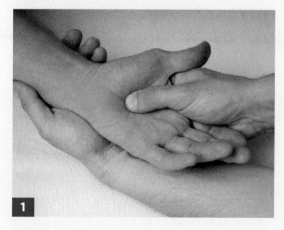

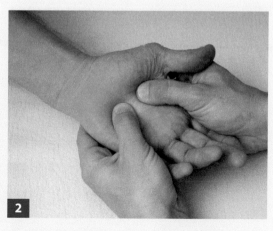

Eher selten kommt es in der Praxis vor, dass der Einsatz eines
einzelnen Daumens sinnvoll ist.

Mit beiden Daumen lassen sich die faszialen Strukturen wie
hier an der Handfläche besser bearbeiten.

6.2

Regionäre Anwendungen
Rücken

Die Fascia thoracolumbalis als prominente Faszienschicht des Rückens ist für viele Probleme mit der Wirbelsäule verantwortlich. Diese Faszie hat einen wesentlichen Einfluss auf die gesamte Körperstatik. Mit zwei verschiedenen Blättern (Stecco, 2015) koordiniert die Fascia thoracolumbalis die Kräfte von vie-

Rücken: Fascia thoracolumbalis

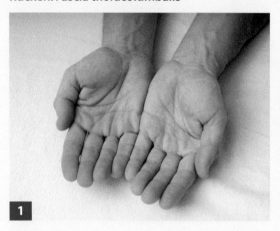

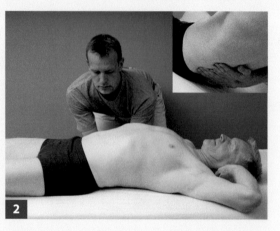

Handhaltung
Die Fascia thoracolumbalis lässt sich am besten durch das Eigengewicht des Patienten stimulieren. Hier ist die Handhaltung zur Kontaktaufnahme ersichtlich.

Der Patient lässt seinen Rücken auf die Hände des Therapeuten absinken. Dadurch nehmen sie Kontakt mit der Faszie auf. Der Therapeut kann den Patienten zusätzlich auffordern, gezielt in Richtung der Fingerkuppen zu atmen.

Rücken: Fascia thoracolumbalis

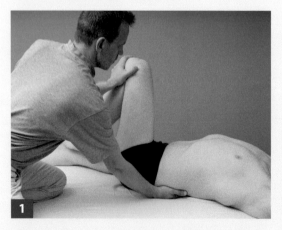

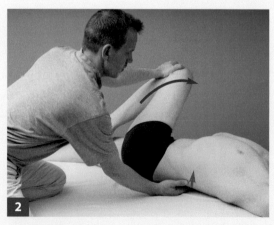

Die offene Hand liegt im lumbalen Bereich, die andere umfasst das angewinkelte Kniegelenk. Zur Separation verklebter Faszienschichten kann ein diagonaler Dehnungsimpuls eingesetzt werden.

Der Druck über das angewinkelte Bein führt zu einem diagonalen Zug auf die Fascia thoracolumbalis. Gleichzeitig atmet der Patient in die im Lumbalbereich liegende Hand des Therapeuten.

len verschiedenen Muskeln. Man kann mit unterschiedlichen Techniken auf sie Einfluss nehmen.

Rücken: Brustwirbel

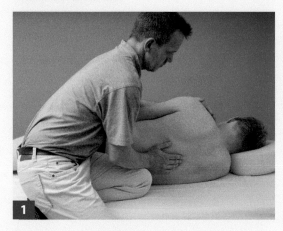 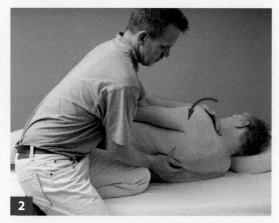

Die faszialen Strukturen im Bereich der BWS lassen sich gut in Kombination mit einer Rotationsbewegung des Schultergürtels erreichen. Die Fingerkuppen der rechten Hand befinden sich seitlich des jeweiligen Brustwirbels. Die andere Hand umfasst flächig den ventralen Schulterbereich.

Der Therapeuten rotiert den Oberkörper des Patienten über das Schultergelenk auf die Fingerkuppen. Dabei entsteht eine Torsion zwischen den benachbarten Wirbeln. Die Rotation sollte ohne Kraftanstrengung durch Entspannen und Sinkenlassen erfolgen, da eine Strukturveränderung der Faszien erst bei entspannten, raumgebenden Muskelfasern möglich ist.

Rücken: Erektoren

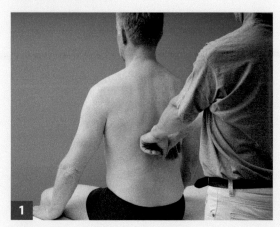 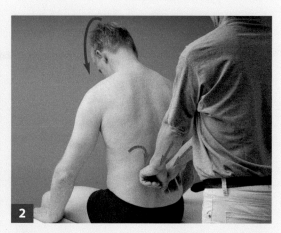

Kontaktaufnahme mit der paravertebralen Region mit der offenen Faust (proximale Fingerknochen). Kopf, Schultern und Arme des Patienten sollten möglichst entspannt herabhängen, der Oberkörper ist aufgerichtet.

Während sich der Patient nach vorne sinken lässt, werden die offenen Fäuste des Therapeuten in das Gewebe rotiert und nach kaudal verschoben. Durch die eigene Atmung kann der Patient unterstützend einwirken.

Zervikalregion/Schulter

Die Faszien des Kopfes werden häufig auch durch Einschränkungen im Schulter-Nacken-Bereich ungünstig beeinflusst, was zu den unterschiedlichsten Beschwerdebildern führen kann. Gut strukturierte Faszien an diesem Übergang ermöglichen dem Kopf ex-

Zervikalregion: Nackenfaszie

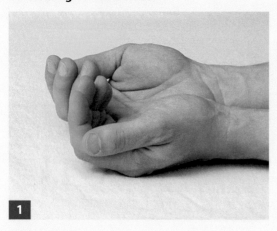

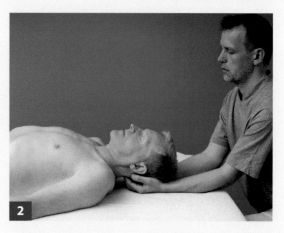

Handhaltung
Die Fingerkuppen ertasten vorsichtig den Bereich zwischen Schädelbasis und Halswirbelsäule. Die Fingerkuppen sind dabei aufgestellt.

Der Patient lässt das Gewicht seines Schädels so passiv wie möglich nach unten auf die aufgestellten Fingerkuppen des Therapeuten sinken. Diese tauchen in schmelzender Weise in das Bindegewebe ein.

Zervikalregion: Halsfaszie

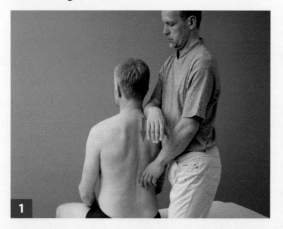

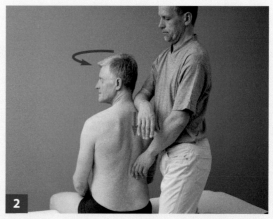

Die Zervikalregion kann im Liegen oder Sitzen behandelt werden. Der Ellenbogen nimmt Kontakt mit dem Gewebe auf.

Der Patient dreht langsam und sehr bewusst den Kopf zur Seite, dadurch wird das fasziale Gewebe gedehnt und strukturiert.

6.2

trem viele Bewegungsnuancen, darunter auch eine breite Palette von Gesichtsausdrücken. Stress kann dagegen Faszien auf Dauer verkürzen und verdichten.

Das macht sich gerade in dieser Region schnell bemerkbar.

Schulter: Dorsale Strukturen

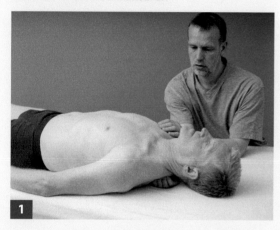

1 Die rechte Hand des Therapeuten nimmt mit aufgestellten Fingerkuppen Kontakt zu den Mm. rhomboidei auf. Die Finger schmelzen durch das Eigengewicht des Patienten in das Gewebe und warten auf eine spürbare Entspannung.

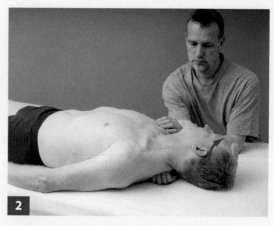

2 Wenn die Fingerspitzen langsam in tiefere Schichten vorgedrungen sind, kann der Patient die Faszien mit einer zusätzlichen Kopfdrehung stimulieren.

Schulter: Ventrale Strukturen

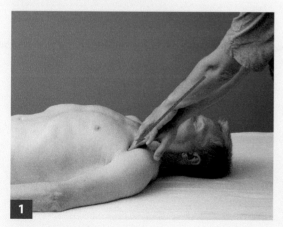

1
Aktive Behandlung
Die Fingerkuppen des Therapeuten nehmen Kontakt mit der Pectoralisfaszie auf. Der Druck erfolgt über die gestreckten Arme des Therapeuten.

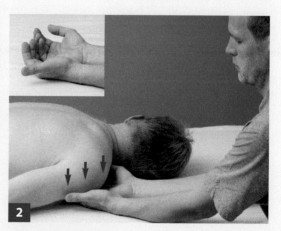

2
Passive Behandlung
Die Fingerkuppen des Therapeuten nehmen Kontakt mit der Pectoralisfaszie auf. Der Druck erfolgt über das Eigengewicht des Patienten.

Schulter/Oberarm

Arme, Hände und Schulter-Nacken-Bereich werden im Berufsalltag oft stark gefordert oder überfordert. Stereotype Bewegungen, Schreibtischarbeit und Fehl-

haltungen führen u. a. zu einer Beeinträchtigung der faszialen Strukturen in diesen Bereichen. Das fasziale Gewebe kann dadurch verkleben oder regelrecht verfilzen. Ob Mausarm, Tennisellenbogen, Frozen

Schulter-Nacken: Halsfaszie

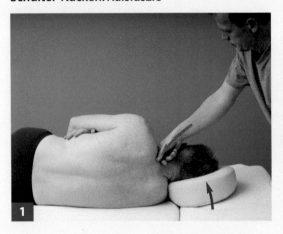

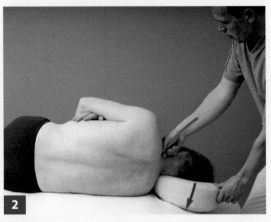

Zur Mobilisierung der seitlichen Halsfaszie liegt die geöffnete Faust des Therapeuten im Bereich der seitlichen Halsfaszie.

Die Einwirkung auf das fasziale Gewebe erfolgt unter langsamer Absenkung des Kopfteils der Liege. Der Therapeut kann aber auch den Kopf des Patienten direkt mit der anderen Hand passiv nach oben und unten bewegen.

Schulter: Deltoideusfaszie

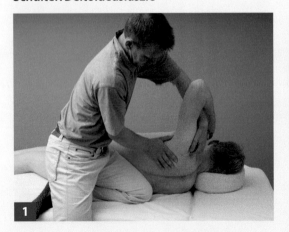

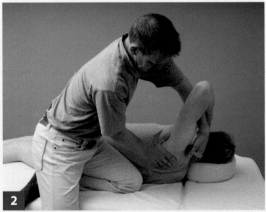

Der Therapeut legt die Fingerkuppen seiner linken Hand an den kranialen Anteil der Deltoideusfaszie. Die andere Hand umfasst das Schulterblatt.

Der Therapeut bewegt das Schulterblatt in verschiedene Richtungen, während die andere Hand auf der Faszie verweilt. Der Patient sollte dabei so passiv wie möglich bleiben und den Bewegungen des Schulterblatts innerlich nur „zuschauen".

Shoulder oder Karpaltunnel-Syndrom – fast immer ist dabei auch die Fascia brachialis beteiligt. Bei der Arbeit an diesen Strukturen sollte man auch berücksichtigen, dass Arme sehr eng mit dem Gefühlsleben verbunden sein können. So können sich beispielsweise Gesten wie Festhalten, Abwehren, Berühren oder Umarmen in der Struktur der Armfaszien widerspiegeln.

Oberarm: Brachialfaszie

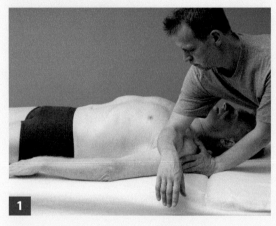

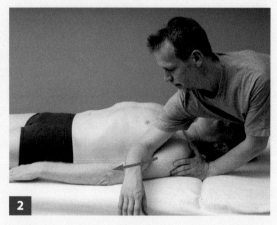

Die linke Hand fixiert das Schultergelenk. Der rechte Unterarm liegt auf der Fascia brachialis.

Der rechte Unterarm wird langsam handwärts bewegt, wodurch die Faszie in verschiedene Richtungen stimuliert wird. Mit dem Unterarm kann der Therapeut diese Faszien relativ intensiv bearbeiten.

Oberarm: Brachialfaszie

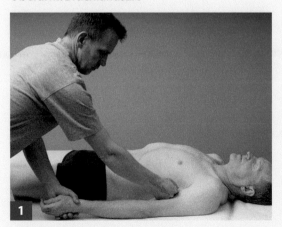

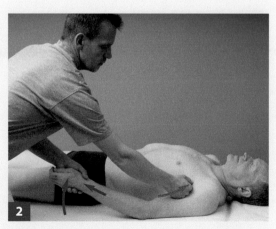

Die linke Hand des Therapeuten fixiert den Unterarm, während die offene Faust der rechten Hand Kontakt mit der Fascia brachialis aufnimmt. Diese Variante ist weniger intensiv und für empfindliche oder weniger muskulöse Patienten geeignet.

Die Stimulation erfolgt durch die Flexion bei gleichzeitiger Traktion des Unterarms. Während der passiven Flexion gleitet die andere Hand nach kranial.

Unterarm/Hand

Die Hand beginnt aus der Sicht des myofaszialen Systems bereits am Ellenbogen. Die Differenzierung von Hand und Arm sowie der einzelnen Finger erfolgt oftmals bereits in den verschiedenen Schichten der Unterarmfaszie. Aber auch die Hand selbst enthält eine Fülle von Strukturen, die sich mithilfe der Faszien zu relativ unbeweglichen Einheiten verbunden haben

Unterarm: Antebrachialfaszie

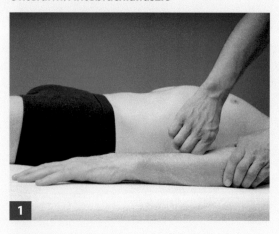

1

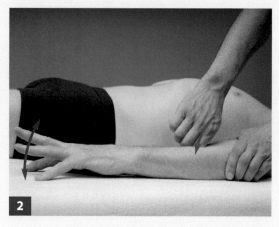

2

Die Knöchel (oder Fingerkuppen) des Therapeuten liegen auf den Fingerextensoren.

Durch das aktive Bewegen einzelner Finger können die verschiedenen Faszienhüllen der einzelnen Muskeln voneinander separiert werden. Die Knöchel des Therapeuten bleiben auf der Stelle.

Unterarm: Membrana interossea antebrachii

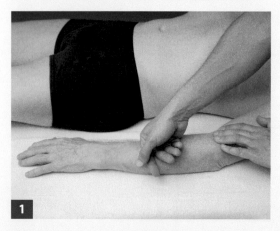

1

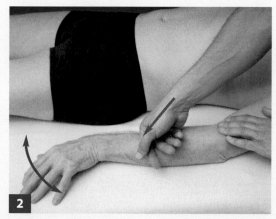

2

Zielstruktur sind die tiefen Faszienschichten, wie z. B. die Membrana interossea. Der Therapeut platziert die offene Faust auf die Unterarmmitte zwischen Radius und Ulna..

Der Patient führt mit der ganzen Hand langsam eine intermittierende horizontale Ab- und Adduktion durch. Der Therapeut lenkt den Druck und Fokus seiner Wahrnehmung auf die Membrana interossea.

können. So liegen beispielsweise die Handwurzelknochen relativ gut geschützt in einem üppigen Geflecht aus Faszien. Dennoch findet man hier häufig Verfestigungen des Bindegewebes, welche z.B. ursprünglich als Folge eines Sturzes eine Ruhigstellung dieser Knochen gewährleisten sollten.

Hand: Handwurzelknochen

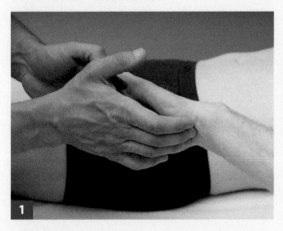

1

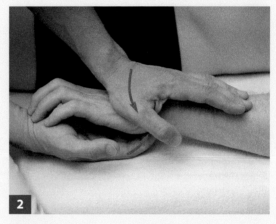

2

Handhaltung
Die Fingerkuppen der rechten Hand des Therapeuten liegen an den Handwurzelknochen.

Die Handwurzelknochen des Patienten liegen in Pronationsstellung auf den Fingerkuppen des Therapeuten. Die linke Hand übt leichten Druck aus, während die Fingerkuppen die einzelnen Handwurzelknochen separieren. Auch ein verengter Karpaltunnel kann auf diese Weise wieder mehr Raum gewinnen.

Hand: Palmarfaszie

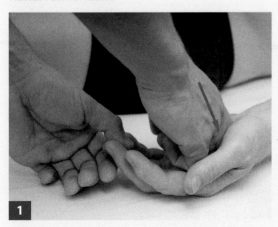

1

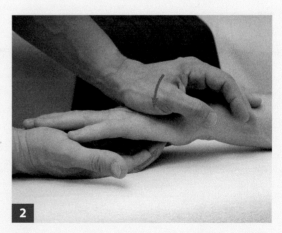

2

Zielstrukturen sind die Palmaraponeurose, die tiefere Palmarfaszie oder die Tenar- und Hypothenarfaszien. Diese lassen sich mit der offenen Faust sehr intensiv ansprechen.

Zielstrukturen sind hier ebenfalls die Palmaraponeurose, die tiefere Palmarfaszie oder die Tenar- und Hypothenarfaszien. Diese können mit den Fingerkuppen jedoch wesentlich feiner bearbeitet werden. Die obere Hand verstärkt dabei nur das geringe Figengewicht der Patientenhand.

Thorax

Im Brustkorb gibt es unterschiedliche Faszien-schichten: Oberflächliche Thoraxfaszien, etwas tie-fer gelegene Faszien wie die Pectoralisfaszie oder die Interkostalfaszien und schließlich die tiefen Schich-ten wie Pleura oder Perikard (Stecco, 2015). Je nach-dem, welche Ebene erreicht werden soll, stehen ver-schiedene Techniken zur Verfügung. Besonders bei

Thorax: Pectoralisfaszie

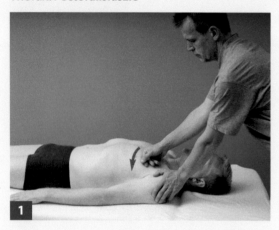

Die offene Faust liegt auf der Pectoralisfaszie. Der Druck ist in die Tiefe gerichtet und folgt der Atemexkursion des Patienten. Diese Technik ist intensiver und bei athletischen Personen geeignet.

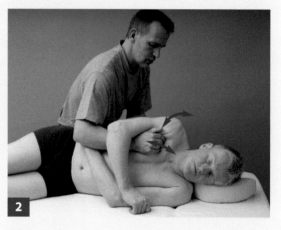

Die Fingerkuppen der rechten Hand liegen auf der Pectoralis-faszie. Mit der linken Hand bewegt der Therapeut die rechte Schulter des Patienten in verschiedene Richtungen.
Diese Technik ist weniger invasiv und daher für empfindliche Personen geeignet.

Thorax: Halsfaszien

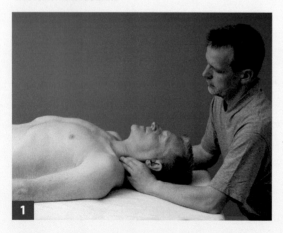

Zielstrukturen sind die tiefen Faszienschichten im Bereich der Mm. scaleni. Die Fingerkuppen des Therapeuten sinken in die Zielstrukturen, **während der Patient ausatmet**.

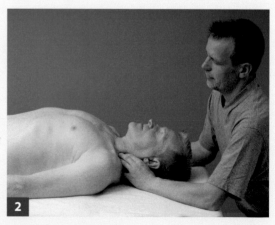

Auch während der Einatmung versucht der Therapeut, Kon-takt mit den tiefen Faszien aufzunehmen. Die Pleura parietalis ist mit den Halsfaszien verbunden und kann auf diese Weise mitbehandelt werden.

der Arbeit an der Pectoralisfaszie sollte man sich
darüber im Klaren sein, dass eine Verfestigung auch
mit verschiedenen Emotionen im Zusammenhang
stehen kann.

Thorax: Pleura parietalis

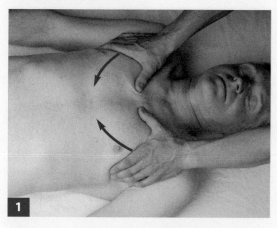

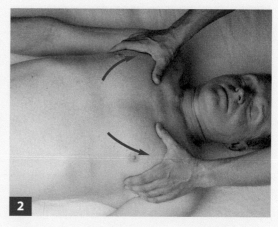

Die Hände des Therapeuten üben einen flächigen Kontakt
über der Pectoralisfaszie aus, während der Patient **ausatmet**.
Zielstrukturen sind die tieferen Schichten im Thorax wie Pleura
visceralis und parietalis, deren Gleitfähigkeit gegeneinander
verbessert werden soll.

Die Hände des Therapeuten fixieren die Pectoralisfaszie und
hemmen die Pleura parietalis, während der Patient **einatmet**
und die Pleura viszeralis mobilisiert. Beim Ein- und Ausatmen
sollte nicht nur die kraniokaudale Bewegung der beiden Pleu-
rae, sondern auch deren Außen-/Innenrotation wahrgenommen werden können.

Thorax: Interkostalfaszien

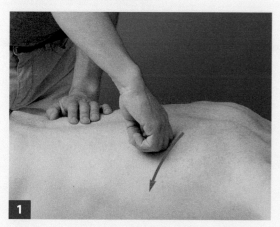

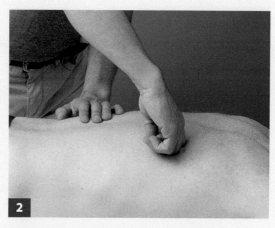

Zielstrukturen sind die Interkostalfaszien. Die Fingerknöchel
liegen kaudal des Schulterblatts im jeweiligen Interkostalraum.
Der Therapeut übt den Druck während der **Ausatmung** aus.
Cave: Der Druck sollte dem Patientenzustand angepasst sein,
da die Gefahr von Rippenfrakturen bei zu starker Druckausübung besteht.

Zielstrukturen sind ebenfalls die Interkostalfaszien. Die Fingerknöchel liegen kaudal des Schulterblatts im jeweiligen Interkostalraum. Dabei kann der Patient aufgefordert werden, **den
Atem genau zu dieser Stelle (●) zu lenken** und zu versuchen,
mit den Rippen kleinere Bewegung aktiv auszuführen.

Abdomen/Glutealregion

Die Verbindung zwischen Ober- und Unterkörper wird entscheidend von den tieferen Faszienstrukturen im LWS-Bereich geprägt. Sie bestimmen, wie Brustkorb und Becken zueinander ausgerichtet sind und welchen Bewegungsspielraum das Becken hat. Gerade Letzteres wird natürlich auch durch die dorsalen Beckenstrukturen festgelegt. Die Faszien im Bereich der Taille und des M. quadratus lumborum verbinden Becken und Thorax miteinander. Ihre Be-

Abdomen: Mittlere Faszien (Stecco, 2015)

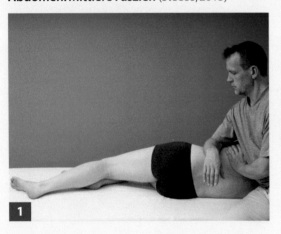

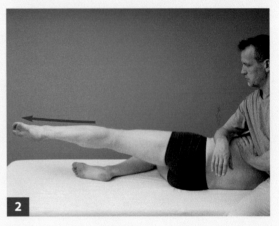

Der Ellenbogen des Therapeuten liegt im Bereich der Taille bzw. des M. quadratus lumborum und sinkt mit der Atembewegung des Patienten in die Tiefe.

Mithilfe von Atmung oder der Bein- bzw. Armstreckung kann der Patient den Prozess des Differenzierens aktiv ausüben, während der Therapeut in der Ausgangsstellung verharrt.

Abdomen: Tiefe Faszien (Stecco, 2015)

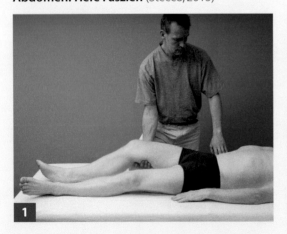

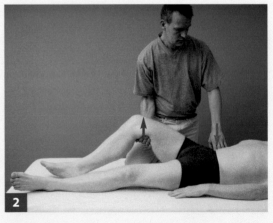

Die rechte Hand flektiert das Bein im Hüftgelenk, um die Psoasregion zu entspannen. Die Fingerkuppen der linken Hand suchen dann vorsichtig den Kontakt zu den Faszien des M. iliopsoas.

Die Handhaltung bleibt gleich, während der Patient das rechte Bein minimal im Hüftgelenk beugt, um den M. psoas an- und wieder zu entspannen. Dabei hilft die Vorstellung, das Knie an einem Faden zur Decke ziehen zu lassen. Die Anspannung des M. quadriceps femoris soll dadurch vermieden werden.

schaffenheit hat großen Einfluss auf die Beweglichkeit in diesem Bereich. Sehr tief im Abdomen verlaufen die Faszien vom M. iliopsoas. Hier ist sehr behutsame, langsame und einfühlsame Arbeit ratsam. Verdickte Faszienschichten im Bereich des M. piri-

formis können auf den Ischiasnerv drücken, aber auch eine Außenrotation des Beins verursachen.

Glutealregion: Piriformisfaszie

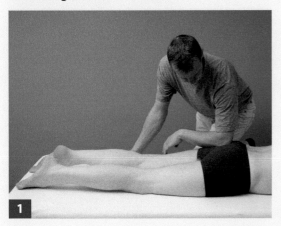

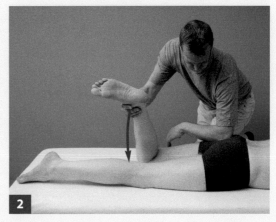

Zielstruktur ist die Piriformisfaszie. Der Ellenbogen des linken Arms nimmt Kontakt zur Piriformisfaszie auf.

Während der Ellenbogen langsam in tiefere Schichten sinkt, kann mithilfe der anderen Hand der Oberschenkel nach innen und außen rotiert werden.

Glutealregion: Iliosakralgelenke

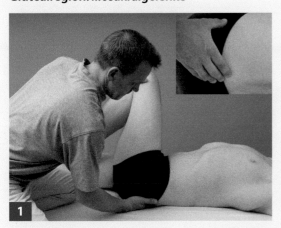

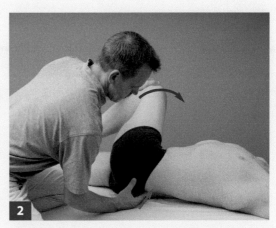

Die Fingerkuppen der rechten Hand liegen auf dem linken Gelenkspalt des Iliosakralgelenks. Die linke Hand umfasst das linke Knie.

Die Handhaltung bleibt gleich, während der gebeugte Oberschenkel passiv nach medial rotiert wird. Dadurch öffnet sich der Gelenkspalt und die darunterliegenden Fingerkuppen können das Gewebe weiter mobilisieren.

6.2

Glutealregion/Oberschenkel

Die Stellung und Beweglichkeit des Kreuzbeins und des Beckens haben grundlegenden Einfluss auf die Beweglichkeit und Form der ganzen Wirbelsäule. Im Bereich der Tubera ischiadica setzen kräftige Muskeln an, durch deren Faszienhüllen die Neigung des Beckens und die Hüftbeweglichkeit maßgeblich mitbestimmt werden. Eine weitere Struktur mit Auswir-

Glutealregion: Tuber ischiadicum

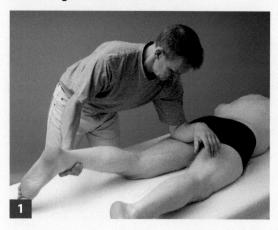

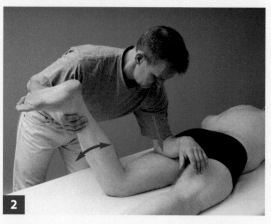

Der Therapeut platziert den Unterarm kaudal des Tuber ischiadicum. Die andere Hand umfasst den linken Unterschenkel.

Der linke Unterarm sinkt weiter in tiefere Schichten, während das Gewebe gleichzeitig durch Anwinkeln des Unterschenkels entlastet wird. Zwischendurch kann der Therapeut die Gewebespannung wieder erhöhen, indem er den Unterschenkel sinken lässt.

Oberschenkel: Quadrizepsfaszie

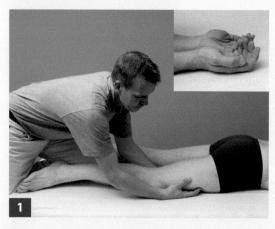

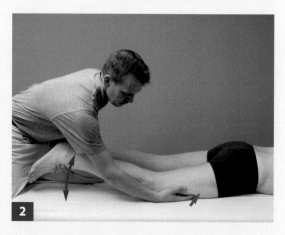

Die Fingerkuppen sind aufgestellt und nehmen Kontakt zur Quadrizepsfaszie auf. Der Patient lässt das Bein mit seinem Eigengewicht auf die Kuppen sinken. Der Therapeut kann dabei aktiv die Gewebestruktur beeinflussen.

Alternativ nehmen hier nur die Fingerkuppen der rechten Hand des Therapeuten Kontakt zur Quadrizepsfaszie auf, während der Therapeut mit seiner linken Hand den Unterschenkel anheben und dabei über den Unterschenkel Spannung in den Faszien aufbauen und sie auch wieder entspannen kann.

kung auf die ISG-Region ist die Fascia lata, deren Tonus maßgeblich durch den M. tensor fasciae latae bestimmt wird. Aber auch die Beschaffenheit der Faszie selbst kann von entscheidender Bedeutung

sein. Die Neigung des Beckens und die Hüftbeweglichkeit werden u. a. auch durch die Faszienschichten des M. quadriceps femoris beeinflusst.

Oberschenkel: Fascia lata

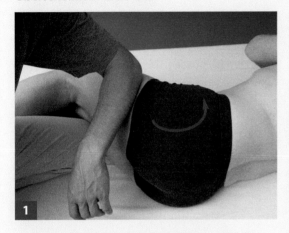

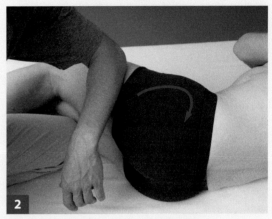

Der Therapeut platziert den Unterarm im kranialen Teil der Fascia lata. Während der Patient das Becken um die Transversalachse rotiert (obere Beckenhälfte nach anterior, untere nach posterior), sinkt der Unterarm tiefer in das Gewebe.

Bei gleicher Armhaltung bewegt der Patient das Becken in die Gegenrichtung. Dadurch wird ein weiteres Einsinken in das Gewebe ermöglicht.

Oberschenkel: Adduktorenfaszien

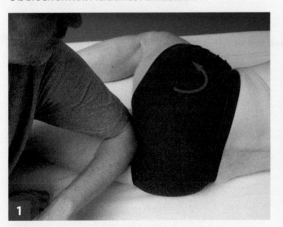

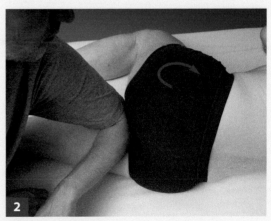

Der Therapeut platziert seinen linken Unterarm im Bereich der Adduktorenursprünge. Mit der Beckenrotation des Patienten um die Transversalachse (obere Beckenhälfte nach anterior, untere nach posterior) sinkt der Unterarm tiefer in das Gewebe. Hinweis: Respekt vor der Intimsphäre des Patienten!

Bei gleicher Armhaltung bewegt der Patient das Becken in die Gegenrichtung. Dadurch wird ein weiteres Einsinken in das Gewebe ermöglicht.

Unterschenkel/Fuß

Beim Unterschenkel ist – ähnlich wie beim Arm – zu berücksichtigen, dass der Fuß aus der Sicht des myofaszialen Systems bereits unterhalb des Knies beginnt.

Es reicht deshalb meist nicht aus, sich allein auf die Fußfaszien zu beschränken. Der Unterschenkel enthält ein vielschichtiges Fasziensystem mit der mehrblättrigen Fascia cruris, den Septen zwischen den ver-

Unterschenkel: Fascia cruris

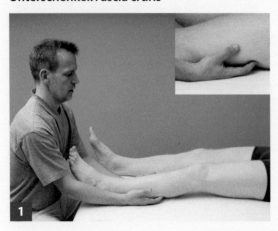

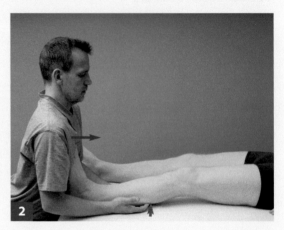

Die Fingerkuppen des Therapeuten befinden sich im kranialen Bereich der Fascia cruris.

In dieser Position übt der Therapeut mit der Brust Druck auf die Fußsohle des Patienten aus, um damit den Tonus dieser Faszien intermittierend zu verändern. Dadurch können die Fingerkuppen in tiefere Schichten einsinken.

Unterschenkel: Extensorenfaszie

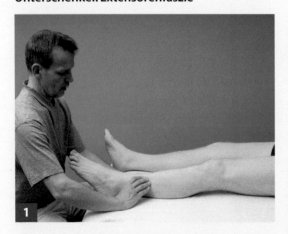

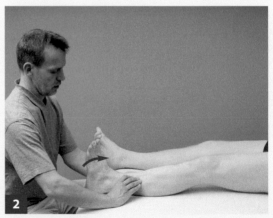

Die Fingerkuppen der rechten Hand liegen auf der Extensorenfaszie. Eine Differenzierung der Extensoren erfolgt durch aktive Fußbewegungen des Patienten. Hier wird der Fuß zunächst komplett ausgestreckt.

Bei gleicher Fingerstellung winkelt der Patient den Fuß aktiv an. Dabei kann entweder der ganze Fuß bewegt werden oder auch nur die Zehen.

schiedenen Muskellogen und der tief liegenden Membrana interossea cruris. Die Arbeit am Unterschenkel hat auch immer einen direkten oder indirekten Einfluss auf die faszialen Strukturen des Fußes.

Fuß: Plantarfaszie

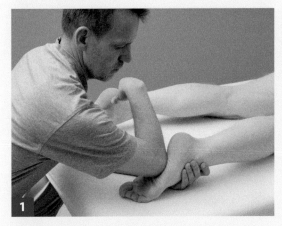

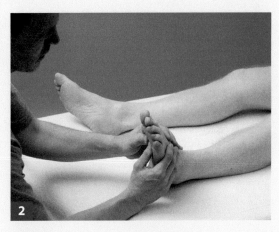

Der rechte Ellenbogen des Therapeuten wird auf der Plantarfaszie des rechten Fußes platziert. Die linke Hand unterstützt und bewegt den Fuß, während der Ellenbogen in das Gewebe einsinkt.
Cave: In diesem Bereich befinden sich empfindsame Fußreflexzonen.

Bei empfindlichen Personen kann die Plantarfaszie mit den Fingerkuppen behandelt werden. Damit kann man wesentlich detaillierter an den Strukturen des Fußes und auch gut an den einzelnen Zehen arbeiten.

Fuß: Retinacula / Sprunggelenke

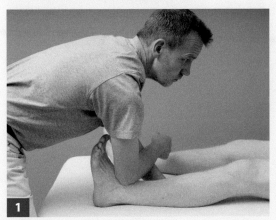

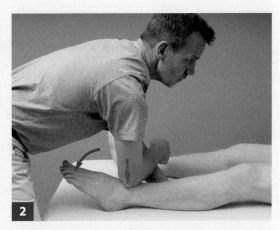

Der rechte Unterarm des Therapeuten liegt auf den Retinaculae der Sprunggelenke, während der Patient den Fuß aktiv anwinkelt.

Nachdem der Therapeut mit seinem Unterarm in die tiefen Schichten um die Fußwurzelknochen vorgedrungen ist, streckt der Patient langsam seinen Fuß. Alternativ kann der Therapeut den Fuß des Patienten passiv bewegen.

Kopf

Die Faszien des Gesichtsbereichs sind nicht nur für die Bildung von Falten verantwortlich. Ihr Tonus hat auch Einfluss darauf, wie der Kopf oberhalb vom Rumpf positioniert ist und wie gut er sich bewegen lässt. Die Gesichtsfaszien spiegeln die Persönlichkeit des Patienten wider wie kaum ein anderer Körperbereich. Die Arbeit an diesen Strukturen erfordert ein

Kopf: Temporalisfaszie

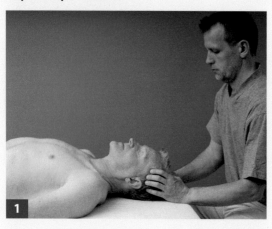
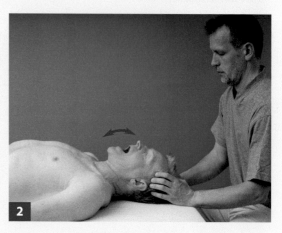

Die Fingerkuppen des Therapeuten nehmen beidseitig Kontakt mit der Temporalisfaszie auf.
Cave: An den Faszien des M. temporalis sollte nur mit wenig Druck gearbeitet werden.

Während die Fingerkuppen langsam in die Tiefe sinken, öffnet und schließt der Patient sehr langsam seinen Mund. Alternativ kann der Unterkiefer auch herausgestreckt oder zur Seite bewegt werden.

Kopf: Fascia parotideomasseterica (Stecco, 2015)

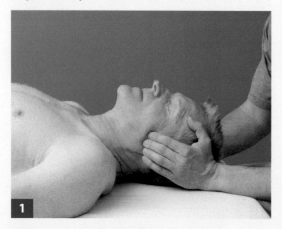
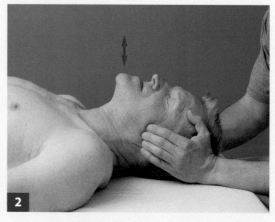

Die Fingerkuppen des Therapeuten nehmen beidseitig kaudal des Jochbeins Kontakt mit der Fascia parotideomasseterica auf.

Während die Fingerkuppen in dieser Position bleiben, bewegt der Patient seinen Unterkiefer aktiv in verschiedene Richtungen.

hohes Maß an Einfühlungsvermögen und Sensibilität. Falten, Asymmetrien, Kiefergelenksspannungen, der Klang der Stimme und auch die zur Verfügung stehende Palette der Gesichtsausdrücke werden maß-

geblich durch die Struktur der Gesichtsfaszien bestimmt. Verfilzte oder verklebte Fasern im Bereich der Stirnfaszien können außerdem auch bei chronischen Kopfschmerzen eine wesentliche Rolle spielen.

Kopf: Mundbodenfaszien

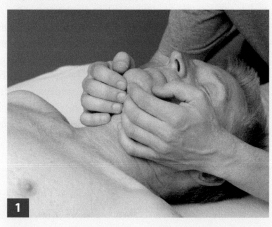

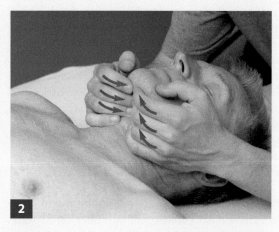

Die Fingerkuppen des Therapeuten nehmen beidseitig Kontakt mit den Faszien des Mundbodens auf.
Cave: Bei der Arbeit in diesem Areal sind unbedingt die Ängste und Widerstände des Patienten zu respektieren.

Während die Fingerkuppen langsam den Weg in die tieferen Schichten suchen, um diese zu differenzieren, atmet der Patient durch den geöffneten Mund ein und aus. Dabei kann viel Geduld von therapeutischer Seite erforderlich sein.

Kopf: Stirnfaszie

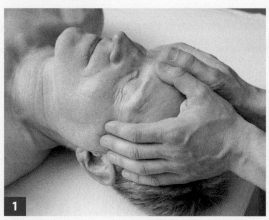

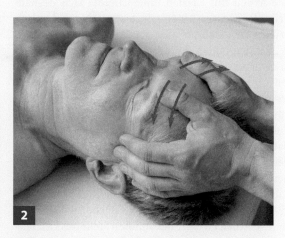

Während die Finger seitlich am Schädel anliegen, platziert der Therapeut die Daumenkuppen medial und zentral auf der Stirnfaszie.

Die Daumen gleiten mit sanften Druck nach lateral und öffnen die Strukturen der Stirnfaszie.

6.3

6.3 Zusammenfassung

Faszien zeichnen sich durch die unterschiedlichsten Eigenschaften und Funktionen im Organismus aus. Das Fasziensystem stellt in seiner Gesamtheit ein körperumfassendes und miteinander verwobenes und kommunizierendes Netzwerk dar.

Faszien können durch äußere Einflüsse in ihrer Struktur verändert werden. Neben den durch Bewegungs- und Haltungstraining ausgelösten **sensomotorischen Langzeiteffekten** können die Veränderungsfähigkeit des **viskoelastischen Zustands** von Grundsubstanz und Fasern, die Rückerlangung der Gleitfähigkeit durch **Adhäsiolyse**, die **Rehydrierung** des Gewebes und der Abbau von **Crosslinks** dabei eine Rolle spielen. Auch **piezoelektrische Effekte, neurophysiologische Mechanismen** und sogar **Fernwirkeffekte nach dem Tensegrity-Prinzip** können bei einer Faszienbehandlung zum Tragen kommen.

Wichtige Aspekte der Faszienbehandlung

Die Funktion der Faszien geht weit über die Aspekte von Formgebung und Auspolsterung hinaus. Faszien repräsentieren die Struktur und letztendlich auch die Charakterzüge und – wenn man so will – die gesamte Persönlichkeit des Patienten. Es kann deshalb ein sehr schmerzhafter und langwieriger Prozess sein, Haltungs- und Identitätsmerkmale, die sich über Jahrzehnte entwickelt haben, abzulegen und zu verändern. Die Arbeit mit Faszien unterscheidet sich deshalb grundlegend von einer rein technisch-mechanisch orientierten Manipulation des Körpers.

Faszien bilden das propriozeptive Bezugssystem des Körpers. Eine Änderung an diesem fundamentalen Rahmen ist weitaus essenzieller und tiefgreifender als die Arbeit mit dem Muskelsystem. Sie erfordert empathische Sensibilität und Aufmerksamkeit, Geduld und Zeit, Flexibilität und Offenheit. Sie erfordert darüber hinaus eine gute räumliche Vorstellung von den dreidimensionalen Strukturen unterhalb der Körperoberfläche, die über die anatomische Kenntnis der Knochen, Muskeln, Organe, Gefäße und Nerven bei einem leblosen Körper weit hinausgehen sollte.

Die Arbeit an einer bestimmten Stelle des Fasziensystems bedeutet immer auch die synchrone Arbeit mit vielen anderen Bereichen dieses dreidimensionalen Netzes. Die Wahrnehmung der daraus resultierenden Fernwirkungen ist bei der Faszienbehandlung von großer Bedeutung.

Und einen ganz wesentlichen Aspekt sollte man bei der Faszienbehandlung nie aus den Augen verlieren: Nicht der Therapeut macht die Hauptarbeit, sondern der Patient hat mit seiner Aufgabe, loszulassen und unerwartete Veränderungen zu akzeptieren, die eigentliche Arbeit zu leisten. Er sollte stets mit einbezogen, in seinen Grenzen anerkannt und zu verstärkter Aufmerksamkeit animiert werden. Und er sollte bei der Behandlung selbst aktiv mitarbeiten.

Auch wenn es aufgrund der beruflichen Rahmenbedingungen oft schwierig ist, die eigentlich notwendige Zeit und Geduld für ganzheitliche Entwicklungsprozesse zur Verfügung zu stellen, so sollte man bei der Faszienbehandlung trotz aller Kompromisse diese Aspekte stets im Auge behalten. Eine oberflächlich-technische Arbeitsweise hat kaum eine Chance, langfristig nachhaltige Veränderungen zu bewirken.

ZUSAMMENFASSUNG

Faszien besitzen folgende Eigenschaften

- Hydratisierungsfähigkeit
- Belastungsanpassungsfähigkeit
- Kontraktilität
- Sensibilität
- Kraftübertragungsfähigkeit
- Netzartige Kontinuität
- Federnde Elastizität

Die wichtigsten Voraussetzungen für erfolgreiche faszientherapeutische Arbeit sind

- Geduld und Zeit
- Sensibilität und Einfühlungsvermögen
- Aktive Beteiligung des Patienten
- Gute dreidimensionale Vorstellung der zu behandelnden Strukturen
- Offenheit für emotionale Zusammenhänge

ÜBERPRÜFEN SIE IHR WISSEN

- Worin unterscheiden sich Muskelfasern und Faszien?
- Was ist der Unterschied zwischen elastischen und kollagenen Fasern?
- Welche Aufgaben haben Faszien?
- Was versteht man unter einem Crosslink?

7 Anhang

7	Anhang	495
7.1	Häufige Medikamente und ihre Bedeutung für die Massage	496
7.2	Dermatologische Krankheitsbilder	503
7.3	Curriculum Klassische Massage	510
7.4	Kontaktadressen	513
7.5	Literatur	514
7.6	Register Behandlungsbeispiele/Erkrankungen	518
7.7	Sachverzeichnis	519

7.1 Häufige Medikamente und ihre Bedeutung für die Massage

Häufig erhalten Patienten wegen Begleit- oder Primärerkrankungen unterschiedliche Medikamente. Im Folgenden werden hier Informationen über gängige Medikamente einschließlich ihrer möglichen Wechselwirkungen im Rahmen physiotherapeutischer Maßnahmen dargestellt. Es gehört zu den Sorgfaltspflichten des Therapeuten, sich diesbezüglich zu informieren. Dazu gehören auch Nebenwirkungen, die durch physiotherapeutische Maßnahmen gelindert werden können. Die folgende Liste nennt einige der gebräuchlichsten Medikamente und erhebt keinen Anspruch auf Vollständigkeit. Auch die angegebenen Handelsnamen stellen nur Beispiele dar. In vielen Fällen gibt es Nachahmerprodukte (sog. Generika) auf dem Markt. Bei bestehenden Unsicherheiten hinsichtlich eines Medikaments kann der Wirkstoffname als Grundlage genommen werden.

Medikamente mit Wirkung auf das kardiovaskuläre System

1. Vasodilatatoren
Beispiel: Glyceroltrinitrat (Corangin®), Isosorbiddinitrat (Isoket®); arteriell: Dihydralazin (Nepresol®), Nitroprussidnatrium (Nipruss®).
Indikationen: Blutdrucksenkung, Behandlung eines Schlaganfalls, Durchblutungsstörungen, Angina pectoris.

Bedeutung für die Massage: Massage löst eine milde periphere Vasodilatation aus. Medikamente und Massage können sich in ihrer Wirkung gegenseitig verstärken. Dies kann z. B. zu einer orthostatischen Kreislaufreaktion wie Schwindel beim Lagewechsel (vom Liegen in den Stand) führen.

2. Beta-Rezeptoren-Blocker
Beispiel: Bisoprolol (Concor®), Carvedilol (Dilatrend®), Metoprolol (Beloc-Zok®), Sotalol (Sotalex®).
Indikationen: u. a. Angina pectoris, Hypertonie, Herzrhythmusstörungen, Migräne.

Bedeutung für die Massage: Beta-Rezeptoren-Blocker können die Wirkung der Massage verstärken. Detonisierende Maßnahmen können in Kombination mit Beta-Rezeptoren-Blockern zu vorübergehendem Schwindel führen. Um den Kreislauf anzuregen, sollte der Patient für ein bis zwei Minuten die Beinmuskulatur im Wechsel an- und entspannen, bevor er von der Liege aufsteht.

3. Kalziumkanal-Blocker
Beispiel: Diltiazem (Dilzem®), Nifedipin (Adalat®), Verapamil (Isoptin®).
Indikationen: Hypertonie, Angina pectoris, Herzrhythmusstörungen, Herzinsuffizienz.
Nebenwirkungen: Es kann eine Obstipation auftreten.

Bedeutung für die Massage: Wie bei den Beta-Rezeptoren-Blockern; eine Kolonmassage kann zusätzlich helfen, die Beschwerden der Obstipation zu lindern.

4. Antiarrhythmika
Beispiel: Propranolol (Dociton®), Metoprolol (Beloc-Zok®), Sotalol (Sotalex®), Amiodaron (Cordarex®), Diltiazem (Dilzem®), Verapamil (Isoptin®), Lidocain (Xylocitin-cor®).
Anmerkung: Zahlreiche Medikamente haben antiarrhythmische Nebenwirkungen und werden deshalb auch als Antiarrhythmika eingesetzt, z. B. das Lokalanästhetikum Lidocain, verschiedene Beta-Rezeptoren-Blocker (z. B. Metoprolol) und Kalziumkanal-Blocker (Verapamil und Diltiazem).
Indikationen: Stabilisierung von Herzrhythmusstörungen.
Nebenwirkungen: Es kann zu Gelenk- und Muskelschmerzen sowie peripheren Ödemen kommen. In diesem Falle sollte der behandelnde Arzt umgehend darüber informiert werden. Des Weiteren kann Obstipation auftreten.

Bedeutung für die Massage: Bei physikalischen Maßnahmen, die am liegenden Patienten verabreicht werden, kann ein kreislaufbedingtes Schwindelgefühl auftreten. Als kreislaufanregende Maßnahme sollte der Patient für ein bis zwei Minuten die Beinmuskulatur im Wechsel an- und wieder entspannen, bevor er aufsteht.

5. Antihypertensiva und Diuretika
Antihypertensiva
Beispiel: Beta-Rezeptoren-Blocker; Kalziumkanal-Blocker; ACE-Hemmer: Captopril (ACE-Hemmer-ratiopharm®), Enalapril (Xanef®), Ramipril (Delix®) u. a.; Alpha-Rezeptoren-Blocker: Prazosin (Adversuten®), Terazosin (Heitrin®).

Diuretika
Beispiel: Furosemid (Lasix®), Piretanid (Arelix®), Xipamid (Aquaphor®), Spironolacton (Aldactone®), Hydrochlorothiazid (Disalunil ®).

Bedeutung für die Massage: Die gefäßerweiternde Wirkung detonisierender Maßnahmen (z. B. einer Massage) kann verstärkt werden. Der Patient kann sich nach der Behandlung vorübergehend schwindelig fühlen. Nach Ende der Behandlung sollte er für ein bis zwei Minuten die Beinmuskulatur im Wechsel an- und wieder entspannen, bevor er von der Liege aufsteht. Dadurch wird der Blutfluss angeregt. Die entspannende Wirkung der Massage kann eine Dosisreduktion der Medikamente erfordern. Sowohl der Patient als auch der behandelnde Arzt sollten gebeten werden, auf Zeichen möglicher Überdosierung zu achten und die Medikation bzw. Dosis entsprechend anzupassen. Die Massage verändert auch die Flüssigkeitsbewegungen im Körper. Dadurch kann die Wirkung von Diuretika vorübergehend verstärkt werden.

6. Herzglykoside
Beispiel: ß-Acetyldigoxin (Novodigal®), Digitoxin (Digimerck®), Digoxin (Lanicor®).
Indikationen: chronische Herzinsuffizienz, Herzrhythmusstörungen.
Nebenwirkungen: Herzrhythmusstörungen.

Bedeutung für die Massage: Detonisierende Maßnahmen senken normalerweise die Herzfrequenz; diese sollte daher überwacht werden. Bei einer Frequenz von weniger als 50 Schlägen pro Minute sollte die Behandlung sofort abgebrochen und der behandelnde Arzt informiert werden. Regelmäßige Anwendungen wie Massage können eine Dosisreduktion der Medikamente erfordern. Sowohl der Patient als auch der behandelnde Arzt sollten gebeten werden, auf Zeichen möglicher Überdosierung zu achten und die Medikation bzw. Dosis entsprechend anzupassen.

Medikamente mit Wirkung auf die Blutgerinnung

1. Antikoagulantien
Beispiel: Heparine: Certoparin (Mono-Embolex®), Dalteparin (Fragmin®), Heparin (Heparin-Calcium-ratiopharm®, Heparin-Natrium-ratiopharm®, -Braun®); Cumarine: Phenprocoumon (Marcumar®).
Indikationen: Heparine werden u. a. zur Thromboembolieprophylaxe vor und nach Operationen angewendet. Cumarine wie Marcumar® werden u. a. nach einem Schlaganfall oder Herzinfarkt zur Vorbeugung eines weiteren Ereignisses gegeben sowie bei Herzrhythmusstörungen, künstlichen Herzklappen, der Versorgung mit Stents und anderen Erkrankungen sowie Eingriffen, bei denen sich Thromben im Gefäßsystem bilden können.
Nebenwirkungen: Mit zunehmender Tagesdosis und Verlängerung der Gerinnungsparameter steigt die Blutungsgefahr an. Des Weiteren kann es bei Injektionspräparaten zu Fettgewebsnekrosen an der Einstichstelle kommen.

Bedeutung für die Massage: Es dürfen keine Techniken angewendet werden, die zu Hämatomen führen können. Dazu gehören z. B. Kompressionen, Reibungen, Klopfungen und Hautrollungen. Der Therapeut sollte speziell nach Hämatomen suchen und den Patienten darüber informieren. Des Weiteren können Gelenkschwellungen und -schmerzen auftreten. In diesem Fall sollte der behandelnde Arzt informiert werden.

2. Thrombozytenaggregationshemmer

Beispiel: Acetylsalicylsäure (ASS; Aspirin®, Godamed®).

Indikationen: ASS wird u. a. bei arteriellen thromboembolischen Komplikationen wie instabiler Angina pectoris oder akutem Herzinfarkt eingesetzt. Außerdem wird es nach einem Schlaganfall oder Herzinfarkt zur Vorbeugung eines weiteren Ereignisses gegeben.

Nebenwirkungen: Durch die Einnahme von ASS kann möglicherweise die Blutungsgefahr erhöht werden.

Bedeutung für die Massage: Techniken wie Kompressionen, Reibungen, Klopfungen und Hautrollungen sollten mit Vorsicht angewendet werden.

Medikamente mit Wirkung auf den Fettstoffwechsel

Lipidsenker

Beispiel: Fibrate: Bezafibrat (Cedur®); Statine: Atorvastatin (Sortis®), Lovastatin (Mevinacor®), Simvastatin (Zocor®).

Indikationen: im Rahmen einer Arteriosklerose-Therapie, Hyperlipoproteinämie.

Nebenwirkungen: Sowohl Fibrate als auch Statine können auf Muskelzellen toxisch wirken, wenn die eingenommene bzw. im Körper zirkulierende Dosis zu hoch ist (etwa bei Nierenerkrankungen). Es können Muskelschmerzen und entzündungsähnliche Symptome auftreten (Cave: Rhabdomyolyse).

Bedeutung für die Massage: Bei Auftreten von Muskel- und Gelenkbeschwerden unter der Therapie mit Lipidsenkern ist der behandelnde Arzt zu informieren.

Medikamente mit Wirkung auf das gastrointestinale System

Anticholinergika, H_2-Rezeptoren-Blocker

Beispiel: Anticholinergika: Pirenzepin (Gastrozepin®); H_2-Rezeptoren-Blocker: Cimetidin (H_2-Blocker-ratiopharm®), Ranitidin (Zantic®); Protonenpumpenhemmer: Omeprazol (Antra®).

Indikationen: bei Magen- und Duodenalulkus sowie bei Refluxbeschwerden.

Nebenwirkungen: Es kann u. a. zu Übelkeit, Durchfall oder Verstopfung kommen. Bei Vorerkrankungen am Herzen können Rhythmusstörungen und Hypotonie auftreten.

Bedeutung für die Massage: Die entspannende Wirkung detonisierender Maßnahmen kann die Effektivität der medikamentösen Therapie unterstützen. Der Patient kann sich nach der Behandlung im Liegen vorübergehend schwindelig fühlen. Nach der Behandlung sollte er für ein bis zwei Minuten die Beinmuskulatur im Wechsel an- und wieder entspannen, bevor er aufsteht. Dadurch wird der Blutfluss angeregt.

Hormone

1. Insulin

Beispiel: kurzwirkend, schneller Wirkeintritt: Normalinsulin (Berlinsulin H Normal®, Actrapid®, Huminsulin Normal®), die Insulinanaloga Insulin Glulisin (Apidra®), Insulin Lispro (Humalog®), Insulin Asparat (Novorapid®); intermediär wirkend: Isophan-Insulin (Insulin B. Braun Basal®, Insuman Basal®, Protaphane®); langwirkend: Insulinanaloga Insulin Detemir (Levemir®) und Insulin Glargin (Lantus®).

Indikationen: Wenn die Bauchspeicheldrüse im Rahmen einer Erkrankung kein Insulin mehr bildet, muss das Hormon zugeführt werden. Dies ist vor allem beim (juvenilen) Typ I-Diabetes der Fall.

Nebenwirkungen: Bei Überdosierung kann es zu Symptomen einer Unterzuckerung kommen, z. B. Herzrasen, Zittern, Unruhe. Unterdosierungen können ebenfalls zu Unruhe, Schwindel, Bewusstlosigkeit bis hin zum Koma führen. Weitere Nebenwirkungen sind Wassereinlagerungen („Insulinödeme") und Arteriosklerose.

Bedeutung für die Massage: Detonisierende Maßnahmen, ausgedehnte und regelmäßige Massagen können eine Dosisreduktion der Medikamente erforderen. Sowohl der Patient als auch der behandelnde Arzt sind angehalten, auf Zeichen möglicher Überdosierung zu achten und die Medikation bzw. Dosis entsprechend anzupassen.

2. Östrogene, Gestagene (Progesteron)

Beispiel: Estradiol (Progynova®); Gestagene: Medroxyprogesteronacetat (MPA) (Climopax®), Östrogen-Gestagen-Kombinationen: Levonorgestrel und Estrogen (Femigoa®, Monostep®).

Indikationen: Östrogene werden substituiert, wenn Frauen während oder nach den Wechseljahren keine ausreichenden Mengen der Hormone mehr selbst bilden können. Gestagene sind Bestandteil oraler Kontrazeptiva („Minipille") und werden v. a. bei Menstruationsstörungen und Endometriose verwendet. Die hormonelle Kontrazeption („Pille") wird überwiegend mit Östrogen-Gestagen-Kombinationen durchgeführt.

Nebenwirkungen: Akne, Gewichtszunahme; für Östrogene gesteigerte Gefahr von kardiovaskulären Komplikationen wie z. B. Thrombosen, Lungenembolien, Herzinfarkte v. a. bei Raucherinnen über 35 Jahren. Die Einnahme von Hormonen kann auch zu fluktuierenden Emotionszuständen führen.

Bedeutung für die Massage: Es sollten keine Techniken angewendet werden, bei denen die Gefahr einer Hämatombildung besteht. Bei der Behandlung sollte auf mögliche Zeichen einer Thrombose geachtet und diese ggf. sofort dem behandelnden Arzt gemeldet werden. Ödeme können z. B. durch Lymphdrainage reduziert werden. Über außergewöhnlich großflächige und umfangreiche Ödeme sollte der Arzt informiert werden. Die entspannende Wirkung einer Massage kann helfen, Stress zu reduzieren und emotionale Spannungen abzubauen, und somit zum allgemeinen Wohlbefinden beitragen.

3. Kortikosteroide

Beispiel: Hydrocortison (Hydroson®), Prednison (Decortin®), Betamethason (Celestan®), Dexamethason (Fortecortin®); inhalativ: Budesonid (Pulmicort®), Fluticason (Flutide®).

Indikationen: Intensivmedizin (z. B. Akuttherapie des anaphylaktischen Schocks), Langzeitbehandlung allergischer und rheumatischer Erkrankungen, Substitution bei Nebennierenrindeninsuffizienz; Asthma und COPD (s. 1.6.9.5).

Nebenwirkungen: z. B. Blutzuckererhöhung („Steroiddiabetes"), Muskelschwund und -schwäche, Verdünnung der Haut mit Blutungsneigung („Kortisonhaut"), Stammfettsucht, Ödemneigung, Osteoporose, erhöhte Thromboseneigung, Immunsuppression mit erhöhter Infektanfälligkeit, Bluthochdruck, Stimmungsschwankungen; Cushing-Syndrom. Die unerwünschten Arzneimittelwirkungen (UAW) sind abhängig von der Dosis und der Therapiedauer; jedes Kortikosteroid weist dabei eine eigene Schwellendosis auf.

Bedeutung für die Massage: Behandlungsserien mit detonisierenden Maßnahmen können eine Dosisreduktion der Medikamente erfordern. Generell sollten alle Techniken behutsam durchgeführt werden. Friktionen, Hautrollen und andere stark gewebedehnende Methoden sollten vermieden werden. Sowohl der Patient als auch der behandelnde Arzt sind angehalten, auf Zeichen möglicher Überdosierung zu achten und die Medikation bzw. Dosis entsprechend anzupassen.

4. Schilddrüsenhormone

Beispiel: Levothyroxin (Euthyrox®).

Indikationen: Schilddrüsenunterfunktion, Zustand nach Schilddrüsenentfernung, Schilddrüsenentzündung, Schilddrüsenkrebs.

Nebenwirkungen: Es können kardiale Nebenwirkungen wie Angina pectoris oder Herzrhythmusstörungen auftreten.

Bedeutung für die Massage: Behandlungsserien mit detonisierenden Maßnahmen können eine Dosisreduktion der Medikamente erfordern. Sowohl der Patient als auch der behandelnde Arzt sind angehalten, auf Zeichen möglicher Überdosierung zu achten und die Medikation bzw. Dosis entsprechend anzupassen.

Antibakteriell, virustatisch und antimykotisch wirkende Medikamente

1. Antibiotika

Beispiel: Penicilline: Penicillin V (Isocillin®), Flucloxacillin (Staphylex®), Ampicillin, Amoxicillin (Infectomax®), Mezlocillin (Baypen®), Piperacillin; Cephalosporine: parenteral: Cefotaxim (Claforan®), Ceftazidim (Fortum®), oral: Cefalexin (Cephalex®), Cefuroximaxetil (Zinnat®), Ceftibuten (Keimax®); Carbapeneme: Imipenem (Zienam®); Aminoglykoside: Gentamicin

(Refobacin®); Tetracycline: Doxycyclin (Doxycyclin-ratiopharm®); Makrolide: Azithromycin (Zithromax®), Erythromycin (Infectomycin®); Lincosamide: Clinda-mycin (Sobelin®); Chinolone: Ciprofloxacin (Cipro-bay®), Levofloxacin (Tavanic®), Ofloxacin (Tarivid®); Nitroimidazole:Metronidazol (Clont®);Co-trimoxazol: Trimethoprim + Sulfamethoxazol (Cotrim®).
Indikationen: zur Bekämpfung bakterieller Infek-tionen; Antibiotika sind nicht wirksam gegen vira-le Infektionen (z. B. Erkältung, Grippe).

2. Virostatika

Beispiel: Aciclovir (Zovirax®), Ganciclovir (Cyme-ven®), Foscarnet (Foscavir®), Amantadin (Amanta-din- ratiopharm®), Ribavirin (Virazole®), Zidovudin (Retrovir®).
Indikationen: zur Bekämpfung viraler Infektionen (z. B. Herpes, Gürtelrose, Zytomegalie, Influenza-Prophylaxe, Hepatitis B, Hepatitis C, HIV).

3. Antimykotika

Beispiel: Amphotericin B (Ampho-Moronal®), Nystatin (Moronal®), Clotrimazol (Canesten®), Itraconazol (Sempera®), Fluconazol (Diflucan®).
Indikationen: zur Bekämpfung von Pilzinfektionen.

Bedeutung der antiinfektiösen Therapie für die Massage: Jede antiinfektiöse Therapie – ob mit Antibiotika, Virostatika oder Antimykotika – weist auf eine Einschränkung des Immunsystems hin. Bei der Therapie sollte der Patient keinem größe-ren Stress ausgesetzt sein. Außerdem ist darauf zu achten, dass der Patient keinen ansteckenden Krankheiten durch den Therapeuten ausgesetzt wird (z. B. Erkältung, Grippe). Lieber sollte der The-rapeut den Termin verschieben. Bei der Behand-lung eines Patienten mit potenziell ansteckenden Erkrankungen ist generelle Vorsicht geboten und an entsprechende Desinfektionsmaßnahmen zu denken.

Medikamente mit Wirkung auf das Zentral-nervensystem (ZNS)

1. Sedativa

Beispiel: Benzodiazepine:Midazolam (Dormicum®), Lormetazepam (Noctamid®), Diazepam (Valium®), Flunitrazepam (Rohypnol®); Barbiturate:Thiopental (Trapanal®).

Indikationen: Benzodiazepine werden gegen Angst- und Erregungszustände, schwere Schlafstö-rungen, Krampfanfälle und zur anästhesiologischen Prämedikation bzw. Narkoseeinleitung sowie zur zentralen Muskelrelaxation verwendet. Barbiturate verwendet man gegen Krampfanfälle und Schlaf-störungen sowie zur Narkoseeinleitung.

2. Neuroleptika

Beispiel: Phenothiazinderivate: Promethazin (Atosil®); Butyrophenone: Haloperidol (Haldol®).
Indikationen: Neuroleptika sind die klassischen Medikamente zur Behandlung von Schizophrenie und anderen Psychosen. Sie wirken antipsycho-tisch und dämpfend.

3. Antidepressiva

Beispiel: trizyklische Antidepressiva: Amitriptylin (Saroten®); selektive Serotoninwiederaufnahme-Hemmer: Fluoxetin (Fluctin®); tetrazyklische Anti-depressiva: Mianserin (Mianserin-neuraxpharm®); Monoaminoxidase-Hemmer (MAO-Hemmer): Moclobemid (Aurorix®).
Indikationen: Antidepressiva werden bei Depres-sionen, Angststörungen, Phobien und Schmerzen angewendet.

4. Anti-Parkinson-Medikamente

Beispiel: Levodopa: L-Dopa + Benserazid (Mado-par®), L-Dopa + Carbidopa (isicom®); Dopamin-Re-zeptor-Agonisten: Bromocriptin (Pravidel®), Lisurid (Dopergin®); Amantadin (PK-Merz®); MAO-B-Hem-mer: Selegilin (Movergan®); Anticholinergika: Bipe-riden (Akineton®).
Indikationen: Das Parkinson-Syndrom (Morbus Parkinson) ist eine chronisch progrediente Erkran-kung, der ein Mangel des Neurotransmitters Do-pamin im Gehirn zugrunde liegt. Die Symptome sind Bewegungsarmut, Steifheit und Ruhetremor. Die Medikamente bekämpfen in erster Linie die Symptome der Erkrankung, nicht jedoch deren Ur-sache.

Bedeutung der Einnahme von ZNS-wirksamen Me-dikamenten für die Massage: Physiotherapeuti-sche Maßnahmen wie Massagen bewirken unter anderem eine unspezifische Umverteilung von Neurotransmittern sowie einen stimulierenden Ef-fekt auf das ZNS. Daher sollte der Therapeut sorgfältig beobachten, ob die angewendeten Maßnahmen die Wirkung der Medikamente unterstützen oder hemmen. Wenn physiotherapeutische Maßnahmen unter der Therapie mit Sedativa, Antidepressiva oder Anti-Parkinson-Medikamenten angewendet werden, ist eine enge Zusammenarbeit mit dem behandelnden Arzt notwendig, damit ggf. die Medikamentendosis neu angepasst werden kann.

Schmerz- und/oder entzündungshemmende Substanzen

1. Periphere Analgetika/nichtsteroidale Antiphlogistika (NSAR)
Beispiel: schmerzstillende und fiebersenkende Wirkung: Acetylsalicylsäure (ASS; Aspirin®), Paracetamol (ben-u-ron®), Metamizol (Novalgin®); schmerzstillende und entzündungshemmende Wirkung: NSAR: Ibuprofen (Dolormin®), Diclofenac (Voltaren®).

Bedeutung für die Massage: Alle Maßnahmen, bei denen Gewebe geschädigt und eine entzündliche Reaktion ausgelöst werden kann, sind zu unterlassen. Physiotherapeutische Maßnahmen können neben der Stimmung auch die Schmerzwahrnehmung verändern. V. a. bei Einnahme von ASS steigt die Blutungsgefahr an. Es dürfen keine Techniken angewendet werden, die zu Hämatomen führen können. Dazu gehören z. B. Querfriktionen, Reibungen, Klopfungen und Hautrollungen. Der Therapeut sollte speziell nach Hämatomen suchen und den Patienten darüber informieren. Während einer Schmerztherapie ist die Wahrnehmung von Druck (z. B. durch Querfriktionen) nicht immer adäquat, auch die Schmerzempfindlichkeit ist herabgesetzt. Die Intensität der Maßnahmen sollte deshalb reduziert werden. Unter Schmerzen kann es oft zu Muskelverspannungen kommen, die als Schutzmechanismus der Ruhigstellung des betroffenen Gebietes dienen sollen, aber gleichzeitig in einem Circulus vitiosus (Teufelskreis) die Schmerzen verstärken können. Detonisierende Maßnahmen wie Massage können diese Muskelverspannungen lindern. Durch die Lockerung pathologischer Muskelverspannungen kann der eventuelle Gebrauch von Muskelrelaxanzien (v. a. Benzodiazepine) reduziert werden. Daher ist in diesem Fall eine enge Zusammenarbeit mit dem behandelnden Arzt erforderlich.

2. Zentral wirkende schmerzhemmende Substanzen
Beispiel: Opiate und Opioide: Morphin (MST®, Sevredol®), Hydromorphon (Jurnista®, Palladon®), Buprenorphin (Temgesic®), Pethidin (Dolantin®), Piritramid (Dipidolor®), Tramadol (Tramal®).

Indikationen: Morphin übt sowohl dämpfende als auch anregende Wirkung auf das ZNS aus. Therapeutisch macht man sich zumeist den schmerzhemmenden (analgetischen) Effekt zunutze. Darüber hinaus wirken Opiate und Opioide aber auch antitussiv.

Nebenwirkungen: Die Substanzen wirken in der Frühphase emetisch, d. h. sie führen zu Übelkeit und Erbrechen. In der Spätphase der Einnahme können sie allerdings auch antiemetisch wirken. Sie steigern den Tonus der glatten Muskulatur, was durch eine Pyloruskonstriktion zu einer verzögerten Magenentleerung und durch segmentale Einschnürungen am Darm zu einer starken Obstipation führen kann. Eine verstärkte Kontraktion der Harnblase kann einen Harnverhalt auslösen. Atemdepression und orthostatische Dysregulation sind möglich. Die Substanzen können abhängig machen.

Bedeutung für die Massage: Durch die Tonusminderung der glatten Muskulatur, zu der auch die Gefäßmuskulatur gehört, leiden die Patienten öfter an Schwindel, wenn sie aus dem Liegen aufstehen. Aufgrund einer verstärkten Histaminfreisetzung werden gehäuft Rötungen der Haut beobachtet. Während einer Schmerztherapie ist die Wahrnehmung von Druck (z. B. durch Querfriktionen) nicht immer adäquat, auch die Schmerzempfindlichkeit ist herabgesetzt. Die Intensität der Maßnahmen sollte deshalb reduziert werden.

Medikamente mit Wirkung auf den Respirationstrakt

1. Antitussiva
Beispiel: Codein, Dihydrocodein (Paracodin®).
Indikationen: Antitussiva hemmen das Hustenzentrum im Gehirn bzw. unterdrücken den Hustenreflex und kommen daher hauptsächlich bei Reizhusten zum Einsatz.

Nebenwirkungen: Da ein intakter Hustenreflex bei Vorliegen von Schleim in den Atemwegen lebensnotwendig ist, dürfen Antitussiva nur bei strikt unproduktivem Reizhusten ohne vermehrte Schleimproduktion angewendet werden, z. B. bei einem Bronchialkarzinom. Es handelt sich um Morphinderivate mit Abhängigkeitspotenzial. Antitussiva und Expektoranzien sollten nicht miteinander kombiniert werden, da der produzierte Schleim nicht abgehustet werden kann.

2. Expektoranzien
Beispiel: N-Acetylcystein (Fluimucil®, ACC®), Bromhexin (Bisolvon®), Ambroxol (Mucosolvan®).
Indikationen: Expektoranzien dienen der Schleimlösung, d. h. sie ermöglichen das Abhusten von Schleim aus den Atemwegen, indem sie das Sekret verflüssigen. Die Therapie kann durch ausreichendes Trinken (1,5–2 l Flüssigkeit/Tag) und Anfeuchtung der Atemluft maßgeblich unterstützt werden.

3. Bronchospasmolytika
Beispiel: Beta-2-Sympathomimetika: Fenoterol (Berotec N®), Salbutamol (Sultanol®), Terbutalin (Bricanyl®), Formoterol (Oxis®), Salmeterol (Atmadisc®), systemische Gabe: Reproterol (Bronchospasmin®); Theophyllin (Afonilum®, Euphylong®, Bronchoparat®).
Indikationen: Bronchospasmolytika erweitern die glatte Muskulatur der Atemwege und sorgen für eine verbesserte Ventilation, sie finden daher z. B. im Rahmen der Therapie eines Asthma bronchiale oder einer allergischen Erkrankung Anwendung.

4. Antihistaminika
Beispiel: Cetirizin (Reactine®, Zyrtec®), Dimetinden (Fenistil®), Loratadin (Loraderm®).
Indikationen: Histamin ist eine körpereigene Mediatorsubstanz, die nicht nur zu Schwellungen und Juckreiz führt, sondern auch die Bronchien verengt. Antihistaminika wirken diesen Effekten entgegen. Ein Beispiel für die Anwendung von Antihistaminika ist der Heuschnupfen.

5. Kortikosteroide
Beispiel: inhalativ: Budesonid (Pulmicort®), Fluticason (Flutide®).

Indikationen: Asthma, chronisch-obstruktive Lungenerkrankungen (engl. chronic obstructive pulmonary disease, COPD).
Nebenwirkungen: s. S. 499, 3. Kortikosteroide.

Bedeutung der Einnahme von Medikamenten mit Wirkung auf den Respirationstrakt für die Massage: Insbesondere die Antihistaminika können die Schweißbildung reduzieren, deshalb sollten keine Hitzetherapien wie Fango, Rotlicht oder Heiße Rolle durchgeführt werden. Die bronchodilatierenden Beta-2-Sympathomimetika wirken außerdem nervenstimulierend, was zu Aufgeregtheit und Nervosität führen kann. Antihistaminika haben eine sedierende Wirkung, die je nach Wirkstoff auch stark ausgeprägt sein kann. Der Patient klagt möglicherweise nach der Behandlung über sehr starke Müdigkeit und Schwindel. Auch die vermehrte Gewebedurchblutung nach tonisierenden Maßnahmen wird durch Histamin vermittelt. Die Einnahme von Antihistaminika kann diesen erwünschten Effekt mindern. Die Einnahme von Codein kann zu Verstopfung führen, wobei z. B. eine Kolonbehandlung die Beschwerden lindern kann. Für die inhalative Einnahme von Kortikosteroiden gelten auch die auf S. 499 genannten UAW.

Medikamente, die zur Therapie von bösartigen Tumoren eingesetzt werden

Zytostatika
Zytostatika sind hochtoxische Substanzen, die zur Behandlung von Krebs verwendet werden. Zytostatika hemmen das Wachstum schnell proliferierender Zellen. Dazu gehören Krebszellen, aber auch gesunde Zellsysteme wie Haarfollikel und Darmepithelzellen. Daher können bei einer Zytostatikatherapie ernste Nebenwirkungen auftreten.

Bedeutung für die Massage: Aufgrund der toxischen Medikamente sind Patienten unter Zytostatikatherapie stark geschwächt. Alle Maßnahmen sollten behutsam und in direkter Absprache und enger Zusammenarbeit mit dem behandelnden Arzt durchgeführt werden.

7.2 Dermatologische Krankheitsbilder

Zwangsläufig wird der Therapeut bei der Ausübung seiner Tätigkeit mit Erkrankungen der Haut konfrontiert. Das hier vorliegende Verzeichnis häufiger Erkrankungen dient dem Therapeuten dazu, seine Beobachtungen einzuordnen. Wie geht der Therapeut mit solchen Befunden um? Er sollte den Patienten in respektvoller Art und Weise auf den Befund hinweisen und eine weitere ärztliche Abklärung empfehlen. Weiterhin müsste der Therapeut vor dem Behandlungsbeginn mit dem überweisenden Arzt abklären, ob die Hautveränderungen Kontraindikationen für weitere Therapiemaßnahmen darstellen.

Der Therapeut sollte sich allerdings mit vorschnellen „Diagnosen" zurückhalten, um den Patienten nicht zu verunsichern.

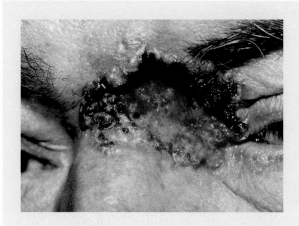

Basaliom (Basalzellkarzinom)

Sehr verschiedenartig aussehender „maligner" Tumor, der hauptsächlich durch chronische UV-Schädigung der Haut entsteht und lokal destruierend wächst, jedoch nicht metastasiert. Er tritt besonders häufig im Gesicht und an den Ohren auf. Charakteristisch ist ein schmerzloser, meist unpigmentierter Tumor mit perlschnurartigem Randwall und sichtbarer Gefäßzeichnung. Im fortgeschrittenen Stadium steht die Ulzeration im Vordergrund.

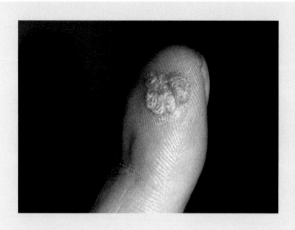

Verruca vulgaris (Warze)

Häufige gutartige Hautwucherung, viral übertragen (HPV), meist im Hand- und Fußbereich.
Wächst an druckbelasteten Stellen wie der
Fußsohle oft nach innen und schmerzt dann
beim Laufen. Bis erbsgroße, derbe Wucherung
mit rauer Oberfläche. Kann sich beetartig ausbreiten, Spontanheilung ist möglich. Starke
Ausbreitung insbesondere bei immunsuppri-
mierten Patienten.

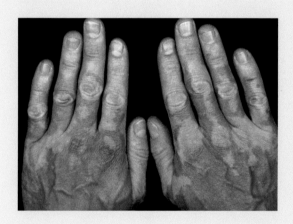

Vitiligo (= Weißfleckenkrankheit)

Depigmentierung der Haut bedingt durch
einen Untergang der Pigmentzellen. Beginnt in
der Regel an der Handrückseite mit weißen
Flecken, die später konfluieren und sich in
Richtung Körperstamm ausbreiten. Meist auf
beiden Körperhälften symmetrisches Auftreten. Bis auf gelegentlich auftretenden Juckreiz
keine weitere Symptomatik. Achtung: extrem
hohe Sonnenbrandgefahr in den befallenen
Arealen.

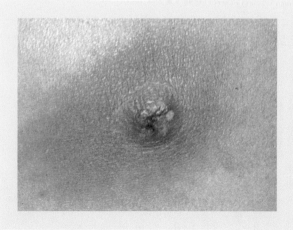

Furunkel

Abszedierende Entzündung eines Haarbalges.
Häufig an Nacken, Nase, Oberlippe, Gesäß und
Oberschenkeln. Beginnt als kleines Knötchen,
wird sehr schnell größer. Schmerzhaft, teilweise
mit Fieber einhergehend. Nach einigen Tagen
spontane Entleerung von gelblich rahmigem
Eiter möglich. Mehrere Herde können zu einem
Karbunkel verschmelzen.

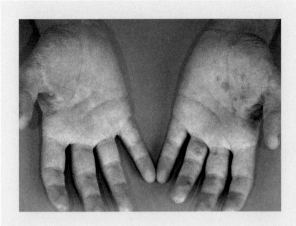

Skabies (= Krätze)

Infektion der Haut durch Milben. Entzündliche Papeln und längliche Milbengänge an Beugeseiten von Handgelenk und Ellenbogen sowie im Leistenbereich, Genitalbereich und der Innenseite der Fußknöchel. Starker Juckreiz, besonders abends und nachts. Durch Kratzen ist das klinische Erscheinungsbild häufig verändert. Übertragung durch engen Körperkontakt.

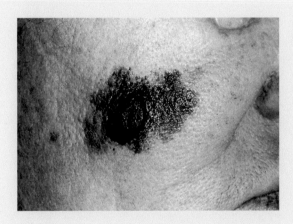

Malignes Melanom (= Schwarzer Krebs der Haut)

Verschiedene Formen mit sehr variablem Aussehen. Meist dunkelbraun bis schwarz pigmentierter, unregelmäßig begrenzter und sehr bösartiger Tumor, der zunächst sehr flach wächst, später aber auch Knötchen bildet. Seltener gibt es auch unpigmentierte Melanome. Aufgrund vermehrter Sonnenexposition finden sich Melanome bei Männern häufig am Rumpf, bei Frauen im Gesichtsbereich.

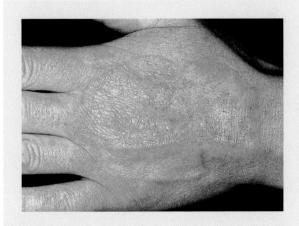

Tinea manuum

Pilzinfektion der Körperhaut. Typisch sind scheibenförmige, entzündlich gerötete Herde, die zentral abheilen und am Rand eine weißliche Schuppung aufweisen. Die Tinea kann am ganzen Körper auftreten und wird von mäßigem Juckreiz begleitet.

7.2

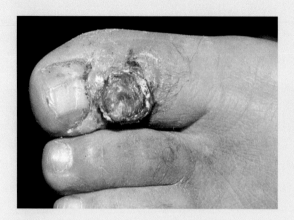

Kaposi-Sarkom

Tumor der Haut, dessen Ursprung Zellen der Blutgefäßwände sind. Er kann gleichzeitig an mehreren Stellen der Haut entstehen und zeigt zunächst kleine rötliche bis schwarze Knötchen sowie blaurote Flecke. Später bilden sich größere Knoten und Plaques mit Schwellungen und Einblutungen in das umliegende Gewebe. Tritt praktisch nur bei AIDS-Kranken auf und beruht auf einer gleichzeitigen Infektion mit dem Herpes-Virus 8.

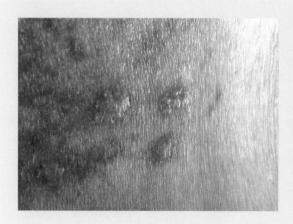

Herpes zoster (=Gürtelrose)

Zweiterkrankung nach Infektion mit Varizella-Zoster-Virus (Windpocken). Typisch sind gruppiert stehende Bläschen auf gerötetem Grund, das befallene Areal bleibt meist streng begrenzt auf ein Segment. Charakteristisch ist ein brennender Schmerz, der auch als stechend beschrieben wird. Es ist immer nur eine Körperseite betroffen. Tritt eher bei älteren Personen auf. Im jugendlichen oder mittleren Alter oft gleichzeitig Immunschwäche.

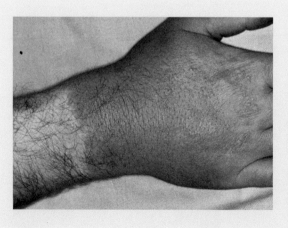

Kontaktdermatitis (Kontaktekzem)

Entzündliche Rötung der Haut, verursacht durch Kontakt mit einer toxischen Substanz (wie konzentrierte Lösungs- und Reinigungsmittel, Säuren oder Laugen) oder durch Kontakt mit einer Substanz, auf die der Betroffene allergisch reagiert. Meist akutes Ekzem mit Papeln, Bläschen, evtl. nässend. Typisch ist ein starker Juckreiz. Chronische Formen sind meist trocken, schuppend und weniger scharf begrenzt.

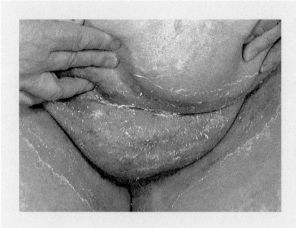

Intertrigo

Entzündliche Veränderung der Haut im Bereich von Körperfalten, verursacht durch eine Vermehrung der physiologischen Hautflora und Candidas-Superinfektion. Juckend bis schmerzhaft, häufig mazeriert, evtl. mit Bildung von kleinen Hautrissen. Eine scharfe Begrenzung mit rotem Randsaum weist auf die Candida-Besiedelung hin.

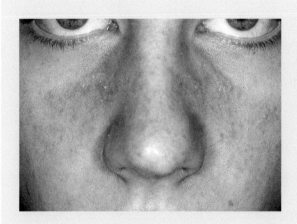

Seborrhoisches Ekzem

Fettig gelbliche, kleieförmige Schuppung auf entzündlich geröteter Haut, meist im Bereich der seborrhoischen Zonen (Stirn, Nasenflügel, Schweißrinne und in Körperfalten) und des behaarten Kopfes. Mäßiger Juckreiz.

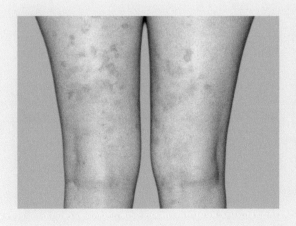

Atopisches Ekzem (Neurodermitis)

Akut entzündlich gerötete Ekzemherde, trocken oder auch nässend, im chronischen Stadium verdickte trockene Hautbereiche mit grober Hautfelderung. Sehr starker Juckreiz, oft durch Kratzeffekte veränderte Herde. Meist sind Beugeregionen betroffen (Handgelenk, Ellenbogen, Kniekehle). Beginnt in der Regel im Kindesalter. Familiär gehäuft.

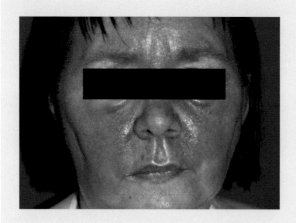

Erysipel

Bakterielle Infektion (Streptokokken) der Haut mit Ausbreitung durch die Lymphspalten. Eintrittspforte können kleinste Hautläsionen sein. Es folgt eine scharf begrenzte flammende Rötung der Haut, die sich flächenhaft ausbreitet. In der Regel mit deutlichen Krankheitszeichen (hohes Fieber, Abgeschlagenheit). Betroffen sind meist die Unterschenkel, weiterhin auch Gesicht und Arme.

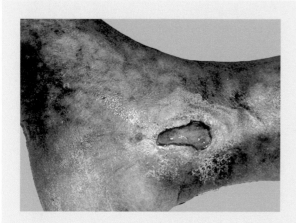

Ulcus cruris venosum

Chronische Gewebeschädigung bei gestörtem venösen Abfluss. Feuchtes, oft schmieriggelblich belegtes Geschwür am Unterschenkel, meist im Bereich des Innenknöchels. In der Regel nur wenig schmerzhaft. Tritt nach Jahren bei unbehandelten Krampfadern auf.

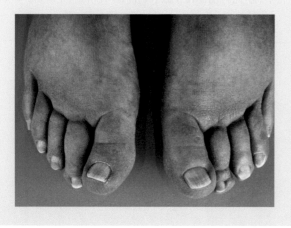

Lymphödem

Stauung meist infolge Insuffizienz der abführenden Lymphgefäße. Einseitige Umfangsvermehrung der Extremitäten mit Schwellung von Zehen oder Fingern. Die Haut erscheint teigig verdickt, oft bestehen gleichzeitig Nagelwachstumsstörungen.

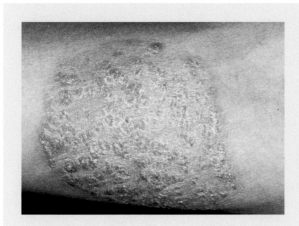

Psoriasis vulgaris (= Schuppenflechte)

Kennzeichnend sind Herde von entzündlich geröteten Plaques mit einer charakteristischen weißlich-silbrigen Schuppung an der Streckseite der Extremitäten (besonders Knie- und Ellenbogenregion) sowie dem Sakralbereich und dem behaarten Kopf. 30 bis 50 % der Patienten weisen typische Nagelveränderungen in Form von gelblich-bräunlichen Flecken, Tüpfel- oder Krümelnägeln auf.

Für die oben stehenden Abbildungen danken wir Herrn Prof. Dr. C. Thomas und Herrn Prof. Dr. med. Walter Krause.

7.3 Curriculum Klassische Massage

Unterrichtsfach:	Klassische Massagen und andere Massagen
Unterrichtseinheit:	Klassische Massage
Groblernziel:	Der Schüler soll befundorientiert die Durchführung einer Klassischen Massage demonstrieren können.

Teillernziele	Lerninhalte	Details	Lernvoraussetzungen
Der Schüler soll den Stellenwert der klassischen Massage innerhalb der Krankengymnastik sowie allgemeine Grundsätze dieser Behandlungsform veranschaulichen können.	Begriffsbestimmungen	wie z. B. mechanische Behandlung von Haut und tiefer liegendem Gewebe mit nervalreflektorischer Beeinflussung innerer Organe usw., Massage als besondere Art von Körperkontankt, Massage als Kommunikationsform	
	Historische Entwicklung		
	Massage im Rahmen der Krankengymnastik	Erwerb diagnostischer Tastfähigkeit als Voraussetzung von Methodik/ Dosierung anderer Techniken/Maßnahmen	
	Allgemeine Behandlungsgrundsätze	Rahmenbedingungen der Massage, z. B. Vorbereitung der Hände, Lagerung, Gestaltung des Raumes etc.	

Teillernziele	Lerninhalte	Details	Lernvoraussetzungen
Der Schüler soll von der Demonstration der verschiedenen Massagegriffe die wesentlichen Wirkungen ableiten können.	Wirkungen der Klassischen Massage	Effekte, wie z. B.: mechanischer, hyperämisierender, analgetischer, muskeltonusregulierender, stoffwechselbeeinflussender, reflektorischer, psychologischer und pädagogischer Art	Anatomie des Skelettsystems, Grundlagen der Physiologie
	Grifftechniken	Effleuragen (Streichungen), Friktionen (Reibungen), Pétrissagen (Knetungen, Walkungen), Vibrationen, Tapotements (Klopfungen, Hackungen, Klatschungen)	
Der Schüler soll am Modell eine befundorientierte Massage mittels der entsprechenden Techniken der Klassischen Massage durchführen können.	Palpation am gesunden Gewebe	z. B. Tasten von Schwellungen, Hypertonus, Muskelhärten usw.	Anatomie der Haut
	Befundorientierter Behandlungsaufbau	Massage einzelner Körperregionen, z. B. Rücken-, Gesichtsmassage, Massage der Extremitätigen etc., Massage der verschiedenen Strukturen, wie z. B. der Sehneninsertionen, der Bänder, des Muskelgewebes	
	Kontraindikationen	z. B. alle akuten Erkrankungen, Hauterkrankungen, Thrombose/Thrombophlebitis usw.	

Quelle: Deutscher Verband für Physiotherapie – Zentralverband der Physiotherapeuten/Krankengymnasten (ZVK) e.V.

7.4

7.4 Kontaktadressen

IFK
Bundesverband selbständiger PhysiotherapeutInnen e. V.
Lise-Meitner-Allee 2
44801 Bochum
Tel. (02 34) 9 77 45-0
www.ifk.de

VDB-Physiotherapieverband e. V.
Prinz-Albert-Str. 41
53113 Bonn
Tel. (02 28) 21 05 06
www.physio.de/vdb

ZVK
Deutscher Verband für Physiotherapie – Zentralverband der
Physiotherapeuten/Krankengymnasten e. V.
Postfach 21 02 80
50528 Köln
Tel. (02 21) 9 81 02 70
www.physio.de/zvk

Bundesschülersprechergremium der Physiotherapeuten
Postfach
74638 Waldenburg
www.bssg.de

Verband Physikalische Therapie VPT
Bundesgeschäftsstelle
Hofweg 15
22085 Hamburg
Tel. (040) 22 72 32 22
www.vpt-online.de

7.5 Literatur

Ammon H.P.T. (Hrsg.): Hunnius Pharmazeutisches Wörterbuch. 10. Aufl., De Gruyter Berlin New York, 2010.

Ang J.Y., Lua J.L., Mathur A., Thomas R., Asmar B.I., Savasan S., Buck S., Long M., Shankaran S.: A randomized placebo-controlled trial of massage therapy on the immune system of preterm infants. Pediatrics 130(6): e1549–1558, 2012.

Böning D.: Muskelkater. Deutsche Zeitschrift für Sportmedizin, 51 (2), 63–64, 2000.

Bove G.M., Chapelle S.L.: Visceral mobilization can lyse and prevent peritoneal adhesions in a rat model. J Bodyw Mov Ther, doi:10.1016/j.jbmt.2011.02.004, 2011.

Bumann A., Lotzmann U.: Farbatlanten der Zahnmedizin, Funktionsdiagnostik und Therapieprinzipien. Thieme Stuttgart, 2000.

Carreck A.: The effect of massage on pain perception threshold. Manipulative Therapist, 26 (2), 10–16, 1994.

Cassar M.-P.: Handbook of Massage Therapy. Butterwort-Heinemann Oxford, 2001.

Cherkin D.C., Sherman K.J., Kahn J., Wellman R., Cook A.J., Johnson E., Erro J., Delaney K., Deyo R.A.: A comparison of the effects of 2 types of massage and usual care on chronic low back pain: a randomized, controlled trial. Ann Intern Med. 155(1): 1–9, 2011.

Clamette R., Miniacy A.: Clinical exam of the shoulder. Med Sci Sports Exerc 30 (4, Suppl 1): 1–6, 1998.

Cope F.W.: A review of the applications of solid state physics concepts to biological systems. J Biol Phys 3: 1–41, 1975.

Craig A.D.: How do you feel--now? The anterior insula and human awareness. Nat Rev Neurosci. 10(1): 59–70, 2009.

Craig A.D.: The sentient self. Brain Struct Funct. 214(5–6): 563–577, 2010.

Cyriax J.: Textbook of Orthopaedic Medicine, Volume one. 8th Edition, Bailliere Tinall London, 1982.

Cyriax J.: Textbook of Orthopaedic Medicine, Volume two. 11th Edition, Bailliere Tinall London, 1984.

Dölken M.: Was muss ein Manualtherapeut über die Physiologie des Bindegewebes und die Entwicklung einer Bewegungseinschränkung wissen? Manuelle Medizin 40(3): 169–176, 2002.

Egle U.T., Derra C., Nix W.A., Schwab R.: Spezielle Schmerztherapie. Leitfaden für Weiterbildung und Praxis. Schattauer Stuttgart New York, 1999.

Eitner D., Kuprian W., Meissner L., Ork H.: Sportphysiotherapie. 2. Auflage, Fischer Stuttgart New York, 1990.

Field T.: Touch Therapy. Churchill Livingstone Edinburgh London New York Philadelphia St. Louis Sydney Toronto, 2000.

Field T.: Massage therapy research review. Complement Ther Clin Pract. 20(4): 224–229, 2014.

Field T., Ironson G., Scafidi F., Nawrocki T., Goncalves A., Burman I., Pickens J., Fox N., Schanberg S., Kuhn C.: Massage therapy reduces anxiety and enhances EEG pattern of alertness and math computations. Int. J. Neuroscience, 86 (3–4), 197–205, 1996.

Field T., Morrow C., Valdeon C., Larson S., Kuhn C., Schanberg S.: Massage reduces anxiety in child and adolescent psychiatric patients. J. Am. Acad. Child. Adolesc. Psychiatry, 31 (1), 125–131, 1992.

Földi M.: Anatomical and physiological basis for physical therapy of lymphedema. Experientia 33, 15–18, 1978.

Frisch H.: Programmierte Untersuchung des Bewegungsapparates. 8. Auflage, Springer Berlin Heidelberg New York, 2001.

Fritz S.: Mosby`s Fundamentals of Therapeutic Massage. 2nd Edition, Mosby, Inc. St Louis Missouri, 2000.

Habermeyer P., Lehmann L., Lichtenberg S.: Rotatorenmanschetten- Ruptur: Diagnostik und Therapie. Orthopäde 29 (3): 196–208, 2000.

Hamann A. (Hrsg.): Massage in Wort und Bild: Grundlagen und Durchführung der Heilmassage. 3. bearb. Auflage, Fischer Stuttgart New York, 1980.

Hamilton C.: Physiotherapie bei Schleudertrauma. physiopraxis 11–12 (Suppl 1): 3–15, 2006.

Hedley G.: The Integral Anatomy Series. Band 1: Skin and Superficial fascia. DVD. Integral Anatomy Productions, 2005.

Holey E.A., Cook E.M.: Therapeutic Massage. 2nd Edition, W. B. Saunders Company Ltd. London, 1998.

Howitt S.D.: Lateral epicondylosis: a case study of conservative care utilizing ART® and rehabilitation. J Can Chiropr Assoc 50 (3): 182–189, 2006.

Huxley A.F., Niedergerke R.: Structural changes in muscle during contraction. Nature 173, 971, 1954 (a).

Huxley H.E., Hansen J.: Changes in the cross-striations of muscle during contraction and stretch and their structural interpretation. Nature 173, 973, 1954 (b).

Ingber D.E.: Tensegrity and mechanotransduction. J Bodyw Mov Ther 12(3):198–200, 2008.

Ironson G., Field T., Scafidi F., Hashimoto M., Kumar M., Price A., Goncalves A., Burman I., Tetenman C., Patarca R., Fletcher M.A.: Massage therapy is associated with enhancement of the immune system s cytotoxic capacity. Int. J. Neuroscience, 84 (1–4), 205–217, 1996.

Järvinen T.A., Józsa L., Kannus P., Järvinen T.L., Järvinen M.: Organization and distribution of intramuscular connective tissue in normal and immobilized skeletal muscles. An immunohistochemical, polarization and scanning electron microscopic study. J Muscle Res Cell Motil 23(3): 245–254, 2002.

Jull G.: Management of cervical headache. Manual Therapy: 2 (4): 182–190, 1997.

Junqueira L.C., Carneiro J., Schiebler T.H., Peiper U.: Histologie. Springer, Berlin Heidelberg New York, 1984.

Karow T., Lang R.: Allgemeine und spezielle Pharmakologie und Toxikologie. Selbstverlag, 2001.

Kim E.J., Buschmann M.T.: The effect of expressive physical touch on patients with dementia. Int. J. Nurs. Stud. 35 (3), 235–243, 1999.

Kjaer M., Langberg H., Heinemeier K., Bayer M.L., Hansen M., Holm L., Doessing S., Kongsgaard M., Krogsgaard M.R., Magnusson S.P.: From mechanical loading to collagen synthesis, structural changes and function in human tendon. Scand J Med Sci Sports 19(4): 500–510, 2009.

Klonz A., Loitz D., Reilmann H.: Proximale und distale Bizepssehnen- ruptur. Unfallchirurg 106 (9): 755–63, 2003.

Kolster B.C, Ebelt-Parprotny G.: Leitfaden Physiotherapie. 4. Auflage, Urban und Fischer München Jena, 2002.

Kurz W., Wittlinger G., Litmanovitch Y.I., Romanoff H., Pfeifer Y., Tal E., Sulman F.G.: Effect of manual lymph drainage massage on urinary excretion of neurohormones and minerals in chronic lymphedema. Angiology 29, 764–772, 1978.

Langevin H.M.: Connective tissue: A body-wide signaling network? Med Hypotheses 66(6): 1074–1077, 2006.

Langevin H.M., Huijing P.A.: Communicating about fascia: history, pitfalls, and recommendations. Int J Ther Massage Bodywork 2(4): 3–8, 2009.

LeMoon, K.: Terminology used in Fascia Research. First International Fascia Congress. http://www.fasciacongress.org/2007/glossary.htm (31.05.2015)

Little P., Lewith G., Webley F., Evans M., Beattie A., Middleton K., Barnett J., Ballard K., Oxford F., Smith P., Yardley L., Hollinghurst S., Sharp D.: Randomised controlled trial of Alexander technique lessons, exercise, and massage (ATEAM) for chronic and recurrent back pain. Br J Sports Med. 42(12): 965–968, 2008.

McConnell J., Cook J.: Anterior knee pain. In: Brukner P, Khan K (Hrsg) Clinical Sports Medicine. 3. Aufl., 2005. Online chapter in: www.clinical- sportsmedicine.com

Meert G.F.: Strömungsdynamik im Fasziengewebe. In: Schleip R. et al. (Hrsg.): Lehrbuch Faszien, S. 131 ff.. Elsevier Urban & Fischer München, 2014.

Melzack R., Wall P.D.: Pain mechanisms: a new theory. Science 150, 971–979, 1965.

Moller J.U.: Psychological aspects of massage. Basic considerations and advanced concepts for physical therapists. Lymphologie 18 (1), 16 19, 1994.

Morhenn V., Beavin L.E., Zak P.J.: Massage increases oxytocin and reduces adrenocorticotropin hormone in humans. Altern Ther Health Med. 18(6): 11–18, 2012.

Netter F. H.: Farbatlanten der Medizin: Bewegungsapparat I. Thieme Stuttgart, 1992.

Olausson H.W., Cole J., Vallbo A., McGlone F., Elam M., Krämer H.H., Rylander K., Wessberg J., Bushnell M.C.: Unmyelinated tactile afferents have opposite effects on insular and somatosensory cortical processing. Neurosci Lett. 436(2):128–132, 2008.

Olson M., Solomonow M., Li L.: Flexion–relaxation response to gravity. J Biomech 39(14): 2545–2554, 2006.

Pan Y.Q., Yang K.H., Wang Y.L., Zhang L.P., Liang H.Q.: Massage interventions and treatment-related side effects of breast cancer: a systematic review and meta-analysis. Int J Clin Oncol. 19(5): 829–841, 2014.

Pischinger A.: Das System der Grundregulation: Grundlagen einer ganzheitsbiologischen Medizin. 12. Aufl., Haug Verlag Stuttgart, 2014.

Psychrembel Klinisches Wörterbuch 2014. 265. Aufl., De Gruyter Berlin, 2013.

Purslow P.P., Delage J.P.: Allgemeine Anatomie der Muskelfaszie. In: Schleip R. et al. (Hrsg.): Lehrbuch Faszien, S. 4 ff. Elsevier Urban & Fischer München, 2014.

Puustjarvi K., Airaksinen O., Pontinen P.J.: The effects of massage in patients with chronic tension headache. Int. J. Acup. Electroth. 13, 159–62, 1990.

Rapaport M.H., Schettler P., Bresee C.: A preliminary study of the effects of repeated massage on hypothalamic-pituitary-adrenal and immune function in healthy individuals: a study of mechanisms of action and dosage. J Altern Complement Med. 18(8): 789–797, 2012.

Rote Liste® 2014 Buchausgabe. Rote Liste Service GmbH Frankfurt/Main, 2014. Auch online unter: http://www.rote-liste.de.

Ryf Ch., Weymann A.: Range of Motion – AO Neutral-0 Methode, Messung und Dokumentation. AO Publishing und Thieme Stuttgart New York, 1999.

Sato A., Schmidt R.F.: Somatosympathetic reflexes: afferent fibers, central pathways, discharge characteristics. Physiol. Rev. 53 (4), 916–947, 1973.

Schäfer F.K., Order B., Bolte H., Heller M., Brossmann J.: Sportverletzun-gen des Kniestrekkapparates. Radiologe 42 (10): 799–810, 2002.

Schilder A., Hoheisel U., Magerl W., Benrath J., Klein T., Treede R.D.: Deep tissue and back pain: stimulation of the thoracolumbar fascia with hypertonic saline. Schmerz 28(1): 90–92, 2014.

Schleip R.: Fascial plasticity – a new neurobiological explanation: Part 1, Part 2. J Bodyw Mov Ther 7(1): 11–19 (Part 1), 7(2): 104–116 (Part 2), auch: http://www.somatics.de/schleip2003.pdf, 2003 (a).

Schleip R.: Faszien und Nervensystem. Osteopathische Medizin 4(1): 20–28, Abschnitt „Viskoelastisches Belastungsverhalten", auch: http://www.somatics.de/artikel/for-professionals/2-article/122-faszien-und-nervensystem, 2003 (b).

Schleip R., Findley T.W., Chaitow L., Huijing P. (Eds.): Fascia: The Tensional Network of the Human Body. The Science and Clinical Applications in Manual and Movement Therapies. Churchill Livingstone Edinburgh, 2012.

Schleip R., Jäger H., Klingler W.: Die Faszie lebt: wie Faszientonus und -struktur von Zellen moduliert werden. In: Schleip R. et al. (Hrsg.): Lehrbuch Faszien, S. 115 ff. Elsevier Urban & Fischer München, 2014.

Staubesand J., Li Y.: Begriff und Substrat der Fazienklerose bei chronisch-venöser Insuffizienz. Phlebologie 26: 72–79, 1997.

Schmidt R.F., Thews G.: Physiologie des Menschen. 26. Auflage, Springer Berlin Heidelberg New York, 1995.

Urquhart D.M., Hodges P.W., Allen T.J., Story I.C.H.: Abdominal muscle recruitment during a range of voluntary exercises. Man Ther 10 (2): 144–153, 2005.

Van den Berg F.: Angewandte Physiologie. Bd. I–III, Thieme Stuttgart New York, 2000.

Van den Berg F., Wolf U.: Manuelle Therapie. Springer Berlin Heidelberg New York, 2002.

Weinrich S.P., Weinrich M.C.: The effect of massage on pain in cancer patients. Appl. Nurs. Res. 3 (4), 140–145, 1990.

Werner G.T., Bieger W.P., Blum B. et al.: Wirkungen einer Serie Ganzkörpermassagen auf zahlreiche Parameter des Immunsystems. Physikalische Medizin 7, 51–54, 1997.

Winkel D., Aufdemkampe G., Meijer O. G., Opitz G.: Nichtoperative Orthopädie und Manualtherapie, Teil 2: Diagnostik. Fischer Stuttgart Jena New York, 1985.

Wolf C., Fetzner A. (Hrsg.): Facts Arzneimittel 2013. KVM – Der Medizinverlag Berlin, 2013.

Wolf U.: Angewandte Manuelle Therapie, Band 1. 1. Auflage, Urban und Fischer München Jena, 2001.

Wolf U.: Angewandte Manuelle Therapie, Band 2. 1. Auflage, Urban und Fischer München Jena, 2001.

7.6 Register Behandlungsbeispiele/Erkrankungen

Behandlungsbeispiel/Erkrankung	Seite
Achillodynie	432
Chondrose	166
Coxarthrose	350
Discusverlagerung	450
Epicondylitis humeri radialis	267
Epicondylitis humeri ulnaris	268
Eversionstrauma	431
Gonarthrose	407
Insertionstendopathie des M. biceps femoris	408
Inversionstrauma	431
Irritation des Ursprungs der Adduktoren	350
Kapsuloligamentäre Hypomobilität	450
Lumbalsyndrom	167/322
Obstipation	322
Omarthrose	219
Osteochondrose	166
Patellarspitzensyndrom	407
Rhizarthrose	289
Spondylarthrose	166
Spondylose	166
Supraspinatus-Sehnen-Syndrom	218
Tendovaginitis de Quervain	289
Zervikalsyndrom	187
Zervikozephalgie	187

7.7 Sachverzeichnis

A

Adhäsiolyse 466

B

Befundbogen 60
Behandlungsziele 58
Beobachtungskriterien 42 ff.
Bewegung
–, aktive 51
–, passive 52
Bindegewebe 461 ff.
–, Strukturen 461 f.
–, Zellarten 461
Blase 46
Blutfluss, Steigerung 22

C

Creep-Effekt 466
Crosslinks 22, 98, 467
Cyriax, s. Querfriktionen

D

Dermis 7
Dicke, Elisabeth 3

E

Effleurage, s. Streichungen
Eis am Stiel 123
Eistuch 123
Elastizität 465
Endgefühl 52
Endorphine 25
Entzündungsmediatoren 24
Epidermis 6
Erosion 47
Exkoriation 47

F

Fango 119
Fascia superficialis s. Hypodermis
Fascia profunda 463
Faszien 460 ff.
–, Eigenschaften und Funktionen 464 f.
–, Gewebestrukturen 463 f.
Field, Tiffany 3, 33
Filament
–, Aktin- 12 ff.
–, Myosin- 12 ff.
Fixierung 51
Friktionen s. Reibungen/Zirkelungen
Funktionsmassage 110 ff.
–, Fehlerquellen 112

G

Galen 2
Gate-Control-Theorie 29
Gelenkuntersuchung 52
Golgi-Sehnenorgane 19
Goniometer 55

H

Handfassung 51
Hautmobilisation 95 ff.
–, Hautfaltungen 96
–, Hautknetungen 97
–, Hautrollungen 97
–, Hautverschiebungen 96
Hautrötung 24
Hautveränderungen 45 ff., 503 ff.
Hippokrates 2
Hoffa, Albert 3
Hypodermis 7, 463

I

Immunsystem 34
Insertion 20
Insertionstendopathien 21

7.7

K

Kältepackung   123
Katapulteffekt   465
Kiblersche Hautfalte   95
Knetungen   90 ff.
–, Fehlerquellen   94
–, flächige   92 ff.
–, Längs-   92
–, mit einer Hand   93
–, Parallel-   94
–, Quer-   91
Kontraktilität   464

L

Ling, Per Henrik   3
Lymphfluss, Steigerung   22

M

Makula   46
Matrix, extrazelluläre   461 f.
Meissner-Tastkörperchen   10, 11
Merkel-Zellen   9 ff.
Muskelarbeit   12, 15
Muskelfaser   12 ff.
Muskelkontraktion   15 ff.
Muskel-Sehnen-Übergang   21
Muskelspindeln   18
Muskeltonus
–, Senkung   32
–, Steigerung   32
Muskelverhärtungen s. Myogelosen
Muskelzelle s. Muskelfaser
Myofibrille   12
Myofasziale Einheit   464
Myogelosen   49, 98

N

Nervenendigungen, freie   9 ff., 464
Nervenfasern
–, A-Beta   26
–, A-Delta   26
–, C   26
–, Leitungsgeschwindigkeit   27

P

Palpationskriterien   48 ff.
Palpationstechniken   48 ff.
Papel   46

Paré, Ambroise   2
PECH-Schema   122
Pétrissage s. Knetungen
Pischinger, Alfred   465
Pustel   47

Q

Quaddel   47
Querfriktionen n. Cyriax   113 ff.
–, Fehlerquellen   118

R

Reflexbogen   30
Reflexzonen   31
Reibungen/Zirkelungen   98 ff.
Rolle, heiße   119 ff.
Rotlicht   119
Ruffini-Körperchen   10, 11

S

Sägegriff   106 ff.
Sarkomer   13
Schmerz
–, Ausdehnung   40
–, Charakteristik   40
–, Entstehung   28
–, Hemmung   29
Schüttelungen   108 ff.
Serotonin   25
Skelettmuskulatur, quergestreifte   12 ff.
Sliding-filament-Theorie   17
Squama   46
Streichungen   80 ff.
–, Fehlerquellen   89
–, Hand-über-Hand-   85
–, Harkengriff   88
–, Knöchel-   84
–, kreisförmige   83
–, Längs-   82
–, mit den Unterarmen   84
–, Plättgriff   87
–, Quer-   82
–, ringförmige   86
Stresshormone   33
Sympathikus   30

T
Tapotements   100 ff.
–, Hackungen   100
–, Klatschungen   102
–, Klopfungen   101
Teirich-Leube, H.   3
Tensegrity   465
Trigger-Punkte   49
Tubulussystem
–, longitudinales   15
–, tranversales   15

U
Ulkus   47

V
Vater-Pacini-Körperchen   10, 11
Vibrationen   103 ff.
Viskoelastizität   464, 466
Vodder, Emil   3

W
Walkungen   108 ff.
Widerstandstests   52
Winkelmesser   55
Wundheilung, Verbesserung   25, 34, 462

Z
Zellarten   461 f.